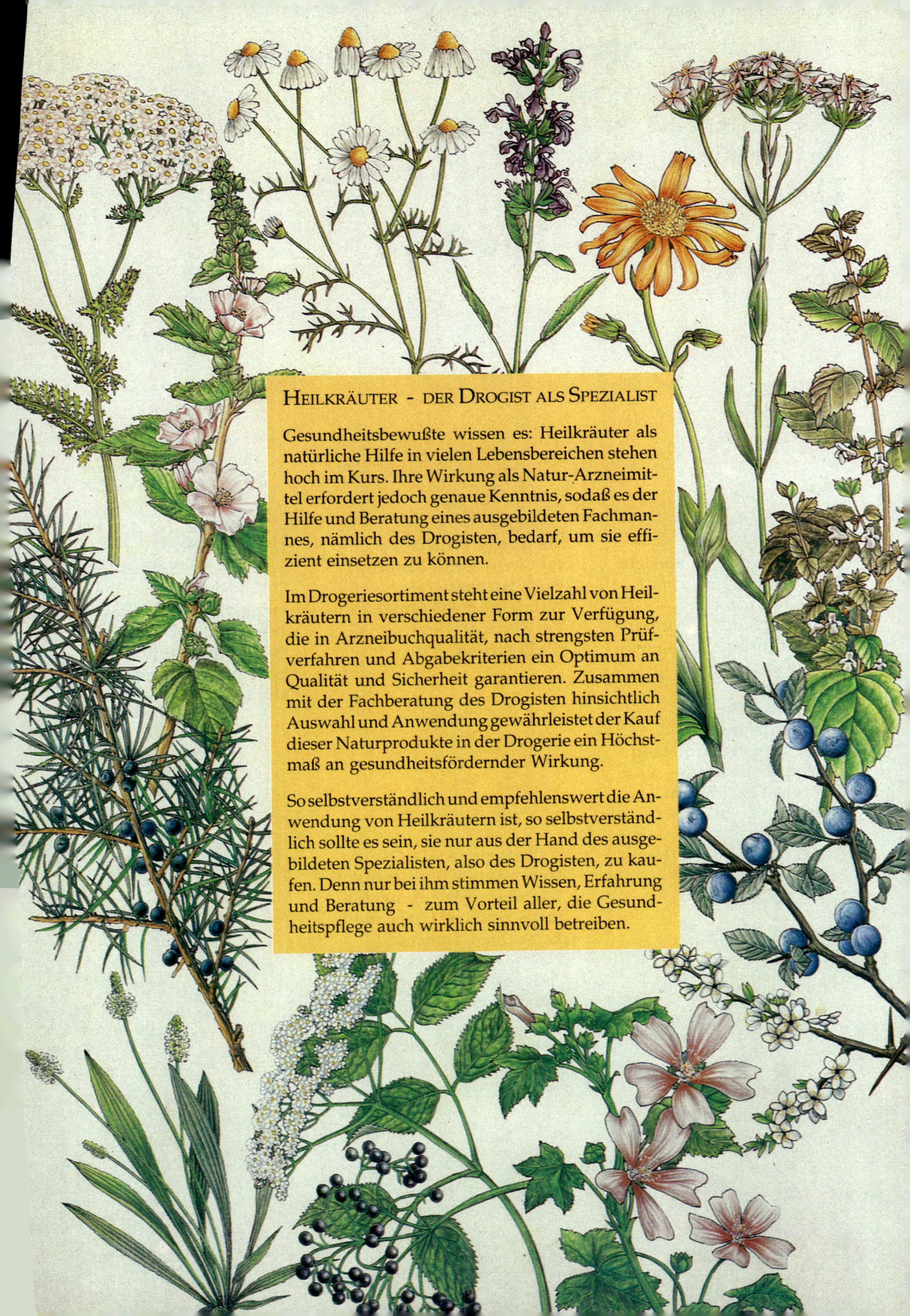

Heilkräuter – der Drogist als Spezialist

Gesundheitsbewußte wissen es: Heilkräuter als natürliche Hilfe in vielen Lebensbereichen stehen hoch im Kurs. Ihre Wirkung als Natur-Arzneimittel erfordert jedoch genaue Kenntnis, sodaß es der Hilfe und Beratung eines ausgebildeten Fachmannes, nämlich des Drogisten, bedarf, um sie effizient einsetzen zu können.

Im Drogeriesortiment steht eine Vielzahl von Heilkräutern in verschiedener Form zur Verfügung, die in Arzneibuchqualität, nach strengsten Prüfverfahren und Abgabekriterien ein Optimum an Qualität und Sicherheit garantieren. Zusammen mit der Fachberatung des Drogisten hinsichtlich Auswahl und Anwendung gewährleistet der Kauf dieser Naturprodukte in der Drogerie ein Höchstmaß an gesundheitsfördernder Wirkung.

So selbstverständlich und empfehlenswert die Anwendung von Heilkräutern ist, so selbstverständlich sollte es sein, sie nur aus der Hand des ausgebildeten Spezialisten, also des Drogisten, zu kaufen. Denn nur bei ihm stimmen Wissen, Erfahrung und Beratung – zum Vorteil aller, die Gesundheitspflege auch wirklich sinnvoll betreiben.

Informieren Sie sich über
ERSTE-HILFE-KURSE bei Ihrer zuständigen
ROT-KREUZ-BEZIRKSSTELLE!

Leben erhalten
Rettungskette beachten!

1.

☐ Sichern Sie die Unfallstelle ab!
☐ Bringen Sie gefährdete Personen in Sicherheit!
☐ Halten Sie die Atemwege des Verunfallten frei, bringen Sie einen Bewußtlosen in die Seitenlage!
☐ Beatmen Sie bei Atemstillstand!
☐ Bei Kreislaufstillstand führen Sie Beatmung und Herzmassage durch!
☐ Stillen Sie starke Blutungen!
☐ Führen Sie die Schockbekämpfung durch!

2.

☐ Geben Sie klare Meldungen durch.
WO wird Hilfe benötigt?
WAS ist passiert?
WIE VIELE Erkrankte/Verletzte gibt es?
WER ruft an?

3.

☐ Überprüfen Sie ständig Atmung und Blutkreislauf!
☐ Lindern Sie Schmerzen durch richtige Lagerung (keine Medikamente)!
☐ Bleiben Sie beim Verletzten!
☐ Halten Sie Zuschauer fern!
☐ Kontrollieren Sie Ihre Haus- und Kfz-Apotheke!

4.

☐ 13.000 Helfer des Roten Kreuzes arbeiten in ihrer Freizeit zu Ihrem Wohl
☐ Alle zwei Minuten fährt eines der 500 Sanitätsfahrzeuge aus.
☐ 2 Rettungshubschrauber und 14 Notarztwagen stehen bereit.

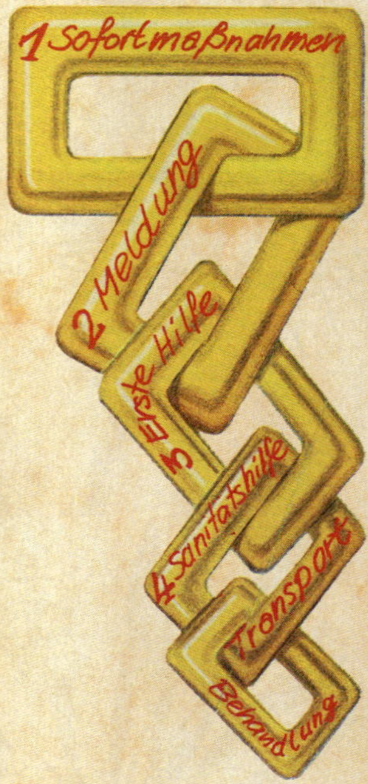

Die milde Wirkung der Heilkräuter

Die Menschen unserer Zeit leben in einer völlig veränderten Umwelt und haben zu einem Lebensstil gefunden, der charakterisiert ist durch einen Mangel an Bewegung, falscher Ernährung, Einfluß von Reizstoffen, wie Alkohol und Nikotin und seelischer Disharmonie. Viele Menschen leben in einem Schwebezustand zwischen Gesundheit und Krankheit. Die sogenannte "halbe Gesundheit" wird hervorgerufen durch mangelndes Wohlbefinden, Müdigkeit, Nervosität, Wallungen, Depressionen usw. Aus all diesen Gründen und aus Selbsterhaltungstrieb finden die Menschen allmählich wieder zu den Urkräften der Natur zurück, vor allem zu den Heilpflanzen. Die menschliche Natur braucht die natürlichen Mittel. Schon um 3700 v. Chr. hat Shing-Nong, ein chinesischer Herrscher, ein bedeutendes Pflanzenheilbuch geschrieben, in dem über 200 Heilpflanzen behandelt werden.

Er sagt unter anderem:
"Die Kraft deines Körpers liegt in den Säften der Kräuter."

Durch alle Jahrhunderte hat es Menschen gegeben, die die Heilkraft der Pflanzen erkannten und vielen Menschen Heilung brachten.
Von Hippokrates über Hildegard von Bingen, Paracelsus, den Kräuterpfarrern Würzle, Kneipp und Weidinger bis zu den Wissenschaftlern unserer Zeit erkannte man die milde Heilkraft vieler Pflanzen und ihre wohltuende Wirkung für Menschen.

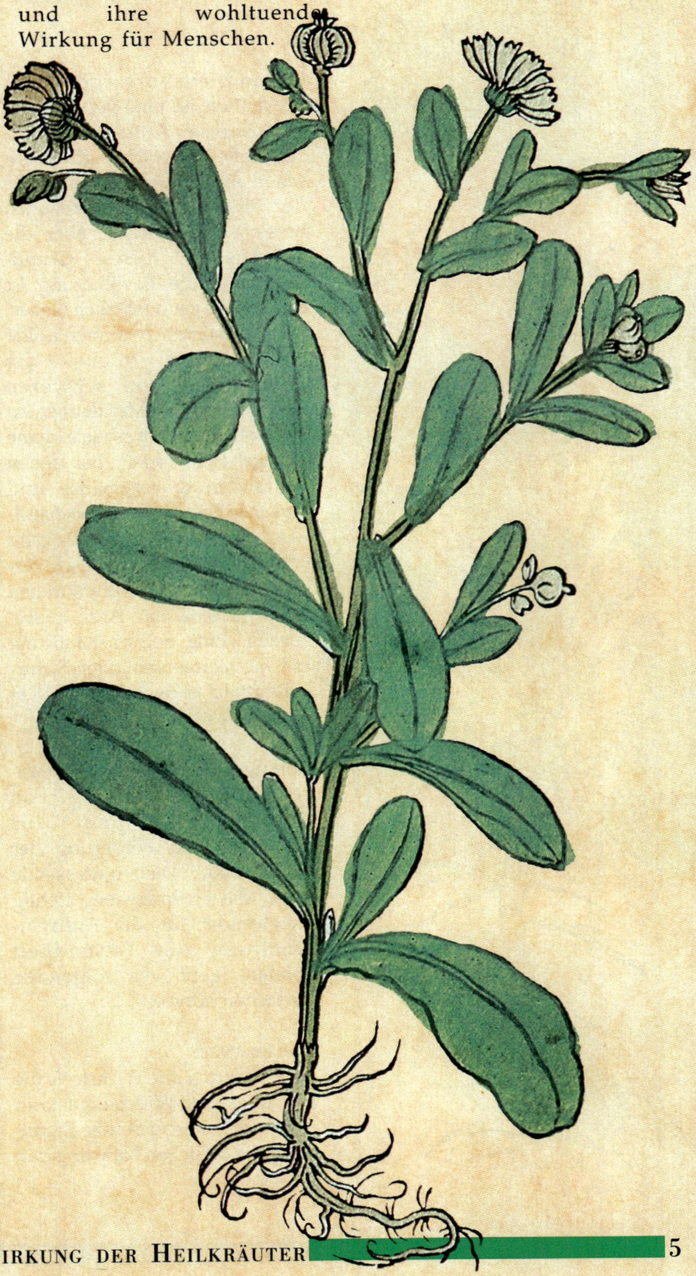

Gesundheit
Krankheit

"Gesundheit ist nicht alles,
aber ohne Gesundheit ist
alles nichts"
(Schopenhauer)

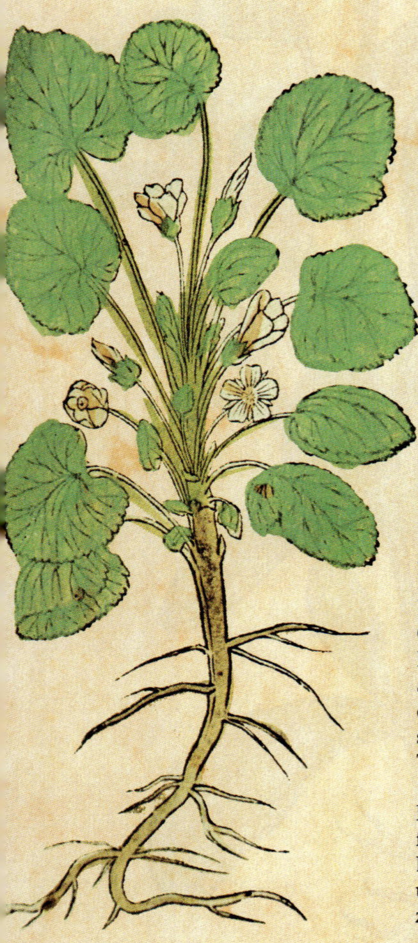

Heilpflanzen in der Gesundheitsvorsorge

Gesundheitsvorsorge oder Prevention ist eine neue sozialmedizinische Aufgabe größten Ausmaßes geworden. Zwar gilt schon immer in der Heilkunde der alte Satz, daß vorbeugen besser sei als heilen, aber die Übertragung dieses Grundsatzes auf die Bevölkerung ist doch etwas grundsätzlich Neues. Selbstverständlich können milde Heilpflanzen nicht die Behandlung von schweren Krankheiten mit Medikamenten ersetzen, doch gibt es viele kleine Alltagsbeschwerden, bei denen sie Linderung verschaffen und eine medikamentöse Behandlung wirksam unterstützen können. Bei ernsten Beschwerden und akuten Erkrankungen ist prinzipiell ein Arzt aufzusuchen. Eine Selbstbehandlung mit Medikamenten oder Naturheilmitteln ist in solchen Fällen zu unterlassen.

Vorzugsweise dienen Heilpflanzen der Vorbeugung von Erkrankungen und zur Erhaltung und Förderung der Gesundheit. Die umfassende Rolle, die Heilpflanzen, richtig angewendet, für die Aufrechterhaltung der Gesundheit spielen, geht aus folgenden Tatsachen hervor:

Heilpflanzen
fördern durch ihre Wirkstoffe die Leistungs- und Widerstandskraft und stellen eine wertvolle Ergänzung der täglichen Nahrung dar.

Heilpflanzen
enthalten u. a. Mineralsalze, Spurenelemente, Duft- und Aromastoffe, spezielle Wirkstoffe und Pflanzenhormone. Diese wirken in günstiger Form auf den Stoffwechsel des Menschen ein.

Heilpflanzen
unterstützen durch ihre speziellen Wirkstoffe die Tätigkeit der blutreinigenden, entgiftenden und ausscheidungsfördernden Organe, insbesondere der Leber, Nieren, Haut, Lunge und des Darms.

Heilpflanzen
von innen oder von außen angewendet, sind echte Gesundheits- und Schönheitsmittel. Sie üben vor allem auf Haut und Haare schützende, pflegende und regenerierende Wirkungen aus. Sie fördern die Durchblutung und dienen der Steigerung der Lebensfreude.

Heilpflanzen
mit milder Wirkung sind Langzeittherapeuthika, die man am besten kurmäßig (21 Tage) verwendet.

Heilpflanzen
verwendet man am besten in Arzneibuchqualität. Beim Einkauf soll man sich sorgfältig beraten lassen.

Heilpflanzen
verstärken ihre Wirkung, wenn man sie in Verbindung mit Vollwertkost und Diät, Intensivatmung und Bewegung, Wasseranwendungen und Bäder einsetzt.

Durch eine kurmäßige Ganzheitsbehandlung kommt der "Verstärkerkreis" der Heilpflanzen voll zum Tragen.

Heilpflanzen - Phytopharmaka

Einkauf und Aufbewahrung

Heilpflanzen sind Naturprodukte. Sie sind daher den gleichen Gefahren ausgesetzt wie die Menschen. Saurer Regen, Abgase, Spritzmittel, Strahlen, Bakterien und Pilze können Heilpflanzen krank machen und in ihrer Wirkung beeinträchtigen. Aus diesen Gründen werden heute in Bundesanstalten Heilpflanzen ständig untersucht und kontrolliert, bevor sie zum Verkauf freigegeben werden. Heilpflanzen und Gewürze müssen entweder den Bestimmungen des Lebensmittelgesetzes oder den Qualitätsanforderungen des Arzneibuches entsprechen. Daher sollte man das Sammeln von wilden Heilkräutern unterlassen und Heilpflanzen nur in qualifizierten Fachgeschäften, in denen man eine sorgfältige Beratung bekommt, kaufen.

Für den Hausgebrauch gibt man Heilkräuter in gut schließende, braune Glasgefäße und Badekräuter in Pappkartons, die man sorgfältig beschriftet. Wichtig ist, daß man Heilkräuter trocken, bei nicht zu warmer Temperatur aufbewahrt und sie einer baldigen Verwendung zuführt.

Heilkräuter trocken und kühl aufbewahren: Vor Licht und Sauerstoff schützen.

Gesundheit
ist körperliches, geistiges, seelisches und soziales Wohlbefinden. Das für jeden Menschen erreichbare Höchstmaß an Gesundheit bezeichnet man als eines seiner Grundrechte.

Krankheit
ist eine Auseinandersetzung des Organismus mit schädlichen Einflüssen, die von außen oder innen auf die Zellen einwirken. Diese krankhaften Änderungen der Lebensvorgänge können die Entwicklung, den Stoffwechsel, die Atmung,das Blut, die Verdauung, aber auch das Seelen- und Gemütsleben betreffen, und zwar in gesteigerter, geschwächter oder qualitativ veränderter Form.

Halbe Gesundheit
wird hervorgerufen durch mangelndes Wohlbefinden, Müdigkeit, Nervosität, Wallungen, Depressionen usw.

Voraussetzungen für das Entstehen einer Krankheit:

- ☐ vorhandene Anlagen
- ☐ schädliche Umwelteinflüsse
- ☐ fehlerhafte Lebensführung
- ☐ Bewegungsmangel
- ☐ mangelnde Abhärtung
- ☐ Überforderung durch Streß
- ☐ geschwächtes Immunsystem
- ☐ Fehlernährung
- ☐ degenerative Veränderungen

Anwendungsformen von Heilkräutern

Jedes Naturarzneimittel ist nur dann optimal wirksam, wenn es zweckmäßig angewendet, regelmäßig eingenommen und richtig dosiert wird. Neben der innerlichen Anwendung in den verschiedensten Formen, kann man Heilkräuter auch äußerlich, in Form von Bädern, Umschlägen, Kräutersäcken usw. verwenden. Sehr wichtig ist es, daß man eine innere mit einer äußeren Anwendung kombiniert. Man kann damit im Sinne einer Ganzheitsmedizin, die Wirkung eines Heilkrautes wesentlich verstärken.

Innerliche Anwendung

Käutertee soll immer frisch zubereitet und kurmäßig, 21 Tage, eingenommen werden. Zweckmäßig wird zwei- bis dreimal täglich - wenn nicht anders angeordnet - in kleinen Schlucken getrunken. Bei hustenreizlindernden oder stärkenden Tees kann man mit Honig süßen.

Kräutertinktur ist ein Auszug mit Weingeist und wird in Tropfenform eingenommen.

Kräutersaft gewinnt man durch Auspressen frischer Pflanzen. Die Konzentrate für Frühjahrs-, Entschlakkungs- und Blutreinigungskuren werden in einer Verdünnung 1:6 eingenommen.

Die milde Wirkung der Heilkräuter

Kräuterpulver erhält man durch Pulverisieren von Pflanzenteilen. Es wird zwei- bis dreimal täglich eine Messerspitze voll, mit etwas Wasser, vor oder nach dem Essen eingenommen.

Kräuterwein erhält man durch Ausziehen von Pflanzenteilen in Wein. Kräuterweine werden meistens vor dem Essen, zur Appetitanregung oder nach dem Essen, zur Verdauungsanregung, getrunken.

Kräuterextrakte sind eingedickte Auszüge aus Frischpflanzen oder getrockneten Pflanzenteilen. Bei dieser Zubereitungsform erfolgt eine sehr wesentliche Wirkstoffanreicherung. Man unterscheidet Fluid- und Trockenextrakte. Sie werden verdünnt verwendet.

Kräutersirupe sind Zuckerlösungen, die Heilkräuter enthalten. Die meisten Sirupe werden zur Bekämpfung von Husten eingesetzt und von Kindern gerne genommen.

Kräuterkapseln enthalten durch ein Spezialverfahren gewonnene wirksame Pflanzenteile. Die Kapseln werden zwei- bis dreimal täglich zu den Mahlzeiten, mit etwas Flüssigkeit, unzerkaut geschluckt.

Kräuterelixiere enthalten einen Auszug aus erlesenen Pflanzenteilen. Sie sind aromatisch frisch im Geschmack, wohltuend und bekömmlich. Man sollte ein Likörglas eines Elixiers nach jeder Mahlzeit trinken.

Äusserliche Anwendung

Kräuterumschläge werden mit Kräutertees oder verdünnter Tinktur gemacht und bei einer Vielzahl von Beschwerden angewendet. Umschläge können warm oder kalt angewendet werden.

Kräuterwickel werden bei Fieber und Schmerzen als Hals-, Lenden-, Waden- und Fußwickel kalt oder warm angewendet. Ein Leinentuch wird in den Kräuterabsud getaucht und auf der Haut, eng anliegend, um den Körperteil gewickelt.

Kräutersäcke enthalten getrocknete Pflanzen. Die Säkke werden mit heißem Wasser übergossen, ausgepreßt und auf die schmerzende Stelle gelegt. Der bekannteste Kräutersack ist der Heublumensack.

Kräuterbäder nähren die Haut mit den Wirkstoffen der Pflanzen. Dabei wird entweder ein Kräuterabsud oder ein fertiges Kräuterölbad verwendet. Je nach Heilkraut unterscheidet man belebende, erfrischende oder beruhigende Kräuterbäder.

Kräuterdampfbäder finden als Gesichts- oder Sitzdampfbad Anwendung. Eine Handvoll Kräuter werden in 1 l Wasser in einem Emailgefäß kurz zum Sieden gebracht. Ein Dampfbad soll ca. 5 Minuten dauern.

Kräutermixturen sind Einreibungsmittel, die wertvolle Pflanzenteile enthalten.

Kräutersalben enthalten Pflanzenteile, die besonders hautwirksam sind. Gut bewährt haben sich Kräutersalben bei Entzündungen, Rötungen, Prellungen und Quetschungen. Kräutersalben nicht auf offene Wunden bringen.

Kräutercremes enthalten die wirksamen Bestandteile von Heilkräutern, die auf Grund ihrer Molekularstruktur die Fähigkeit besitzen, in die Haut einzudringen und hautwirksam zu werden.

Kräutershampoos enthalten wirksame Bestandteile oder Auszüge von Heilkräutern, die in gezielter Form strapaziertes dünnes, fettes Haar normalisieren.

Verstärkerkreis: Durch Kombination innerer und äusserer Anwendung kann man die Wirkung eines Heilkrautes wesentlich verstärken.

Der Mensch ist eine Einheit von Körper, Geist und Seele

Tee-Zubereitung

Jede getrocknete Heilpflanze bzw. ihre Teile benötigen - damit die Wirkstoffe richtig gelöst werden - eine spezielle Zubereitung. Folgende Zubereitungsarten haben sich bewährt.

Sekundenaufguss

2 Teelöffel der zerkleinerten Pflanzenteile werden mit 1/4 Liter eines gerade siedenden Wassers überbrüht. Man läßt 20 bis 30 Sekunden lang ziehen, rührt einmal um und seiht ab.

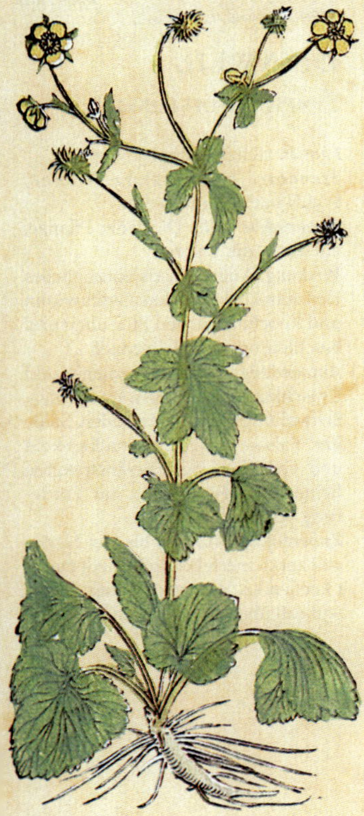

Die Sekundenüberbrühung wird vor allem bei aromatischen Blüten und Blättern angewendet. Diese geben durch eine kurze Überbrühung ihre aromatischen Heilkräfte an das Wasser ab.

Minutenaufguss (Infus)

1 - 2 Teelöffel getrocknete Pflanzenteile werden in ein Glas- oder Porzellangefäß gegeben und mit 1/4 Liter kochendem Wasser übergossen. Man läßt je nach Pflanze 3 bis 6 Minuten ziehen. Nach dem Abseihen ist der Aufguß gebrauchsfertig und soll frisch verwendet werden. Den Minutenaufguß verwendet man für Blüten, Blätter, Samen und Pflanzen mit hohem Gehalt an ätherischen Ölen.

Abkochung (Dekokt)

Diese Teezubereitung eignet sich für Wurzeln, Rinden, Hölzer und Samen. Die fein zerkleinerten Pflanzenteile werden in einem emaillierten Topf angesetzt, zugedeckt, langsam zum Kochen gebracht und ca. 10 Minuten auf kleiner Flamme gekocht. Dann läßt man noch 5 Minuten ziehen und seiht ab.

Kaltansatz (Mazerat)

Dieser eignet sich für alle Schleimdrogen, wie Leinsamen, Eibischwurzel, Isländischmoos, Käsepappel, aber auch für Kalmus und Mistel. Man übergießt einen gehäuften Teelöffel mit kaltem Wasser, läßt den Ansatz über Nacht bei Zimmertemperatur stehen, wärmt morgens auf Trinktemperatur und seiht ab.

Heissansatz (Infus-Mazerat)

Er wird besonders bei harten Wurzeln, Hölzern und Rinden zur Lösung wertvoller Heilstoffe angewendet, z. B. bei Baldrian, Alant, Engel- und Meisterwurz. Ein Teelöffel bis ein Eßlöffel der zerkleinerten Pflanze wird mit 1/4 Liter kochendem Wasser überbrüht und anschließend bis zum Erkalten stehen gelassen.

Kalt-Warm-Methode (Mazerat-Dekokt)

Dieser Ansatz ist besonders für Mischtees geeignet. Diese Methode vereinigt die Vorzüge des Kaltansatzes und der Sekundenüberbrühung. Ein Teelöffel der Kräutermenge wird mit 1/4 Liter kaltem Wasser übergossen und über Nacht stehen gelassen. Dadurch gelangt bereits ein Teil der Wirkstoffe in den Tee. Am Morgen wird der Ansatz erhitzt, man läßt einmal kurz aufwallen und ca. 20 bis 30 Sekunden ziehen. Danach abseihen und verwenden. Durch die Erhitzung gelangt der andere Teil der Wirkstoffe in den Tee.

Wichtige Hinweise:

Für die Zubereitung von Kräutertees soll man nur Glas-, Porzellan- oder Keramikgefäße verwenden. Metallgefäße sollen auf gar keinen Fall verwendet werden.

Abkürzungen:
1 Tl = 1 Teelöffel,
1 El = 1 Eßlöffel
1/4 l = 1/4 Liter

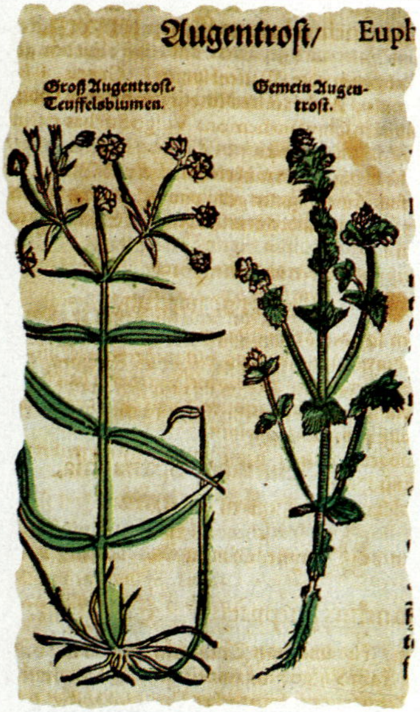

AUGENTROST

EUPHRASIA ALPINA

Familie: Rachenblütler
Standort: Hochgelegene Gebirgswiesen auf magerem Boden, Blüten weiß mit gelber und violetter Zeichnung.
Verwendete Teile: Das ganze blühende Kraut.
Wirkung: Zusammenziehend, entzündungswidrig, besonders bei Augenerkrankungen.
Anwendung: Für Augenbäder - zunächst stark verdünnt ausprobieren.
Zubereitung: 1/2 Tl, kalt ansetzen, zum Sieden bringen und zwei Minuten ziehen lassen.

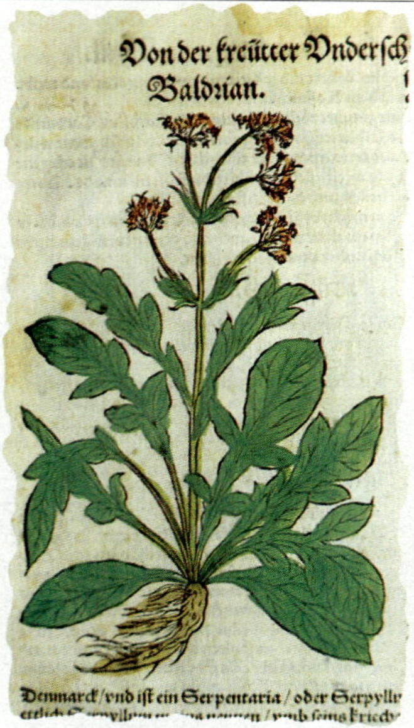

BALDRIAN

VALERIANA OFFICINALIS

Familie: Baldriangewächse
Standort: Nasse Wiesen, Gräben, feuchte Wälder, blaßrosa Blüten in dichten Blütenständen.
Verwendete Teile: Wurzeln.
Wirkung: Die ätherischen Öle und Valepotriate wirken bei nervösen Störungen, Erregbarkeit, Schlaflosigkeit, Kopfschmerzen und bei jeder Art von Verkrampfung.
Anwendung: Tee und Tinktur zur Beruhigung der Nerven und Herbeiführung eines gesunden Schlafes. Baldrianölbäder wirken dämpfend und beruhigend. Kurmäßige Verwendung nicht länger als 14 Tage.
Zubereitung: 1 Tl der zerkleinerten Wurzel mit 1/4 l kaltem Wasser ansetzen und 12 Sunden ziehen lassen. Lauwarm täglich zwei Gläser trinken.

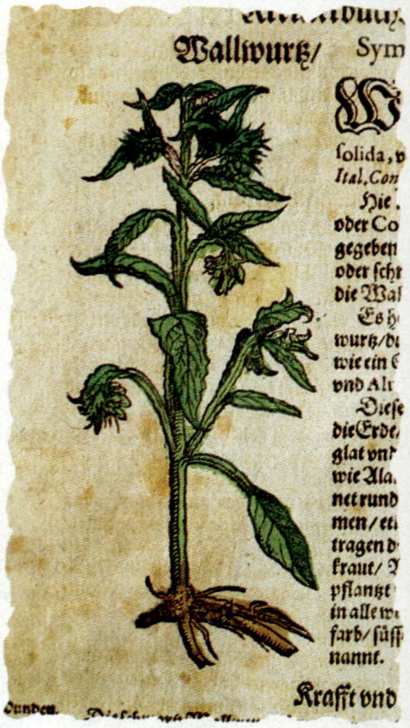

BEINWEIL

SYMPHYUM OFFICINALE

Familie: Rauhblattgewächse
Standort: Humusreiche Wiesen, Wald- und Sumpfränder.
Verwendete Teile: Die ganze Pflanze, vor allem die Wurzel.
Wirkung: Äußerlich als vorzügliches Heilmittel bei Wunden, Geschwüren und Knochenbrüchen. Stimuliert und beschleunigt den Heilprozeß.
Anwendung: Tee für Waschungen und Umschläge bei Brüchen, Hautrissen, Schwellungen und Schrunden. Salbe und Balsam zur Pflege von Muskeln und Gelenken, bei überanstrengten Beinen und Füßen und zur Förderung von Heilprozessen.
Zubereitung: Auf drei bis vier Handvoll zerkleinerteWurzeln gießt man 1 l kochendes Wasser und läßt diesen Aufguß über Nacht stehen.

Heilkräuter

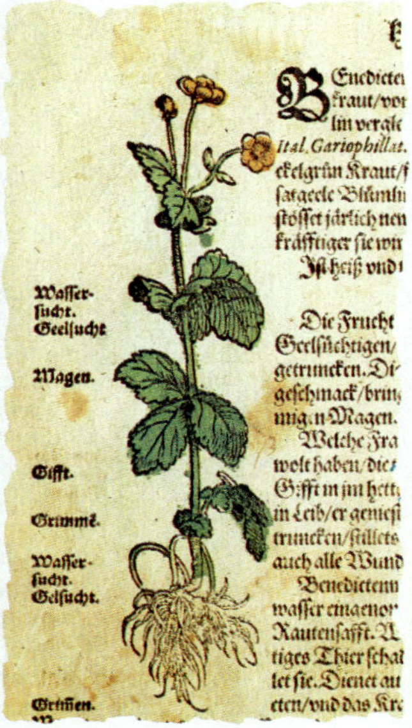

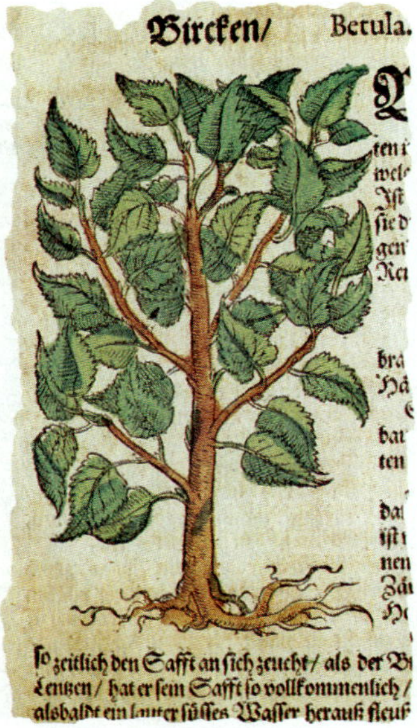

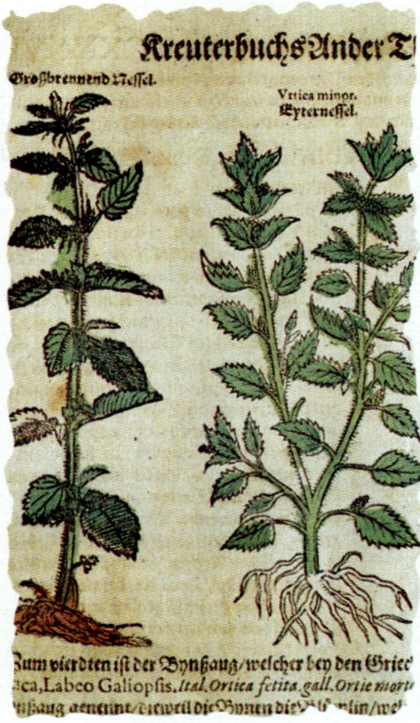

Benedikten-kraut

Cnicus benedictus

Familie: Korbblütler
Standort: Kulturen und wild im Mittelmeergebiet. Einjährige Pflanze, distelartig.
Verwendete Teile: Blühendes Kraut und Zweigspitzen.
Wirkung: Appetitanregend und mild abführend. Regt die Magensaftsekretion an, vermehrt die Galleerzeugung und verbessert den Galleabfluß.
Anwendung: Tee als Hausmittel bei Magen-, Galle-, Leber- und Darmstörungen.
Zubereitung: 1 gehäufter El mit 1/4 l Wasser übergießen, zum Sieden erhitzen, zwei Minuten ziehen lassen. Lauwarm und schluckweise, ungesüßt, ein- bis zweimal am Tag trinken. Kombination mit Kalmuswurzel verstärken die Wirkung.

Birkenblätter

Betula pendula

Familie: Birkengewächse
Standort: Die Hängebirke wächst in anspruchslosen Wäldern und Heidegebieten.
Verwendete Teile: Getrocknete Laubblätter, Blattknospen und der Saft aus den angebohrten Stämmen.
Wirkung: Die Flavonoide wirken blutreinigend, wassertreibend und harnsäurelösend.
Anwendung: Tee und Pflanzensaft eignen sich vorzüglich für Blutreinigungskuren. Bäder und Umschläge sorgen für reine Haut. Der Saft aus den Stämmen wird für Haarkuren verwendet.
Zubereitung: 1 El Blätter mit 1/4 l Wasser kurz aufkochen, zwei Stunden ziehen lassen und eine Messerspitze Natriumbikarbonat hinzufügen. Zwei Tassen täglich zwischen den Mahlzeiten trinken. Der Birkenblättersaft wird 1:5 verdünnt und in Verbindung mit Brennessel-, Löwenzahn- und Spitzwegerichsaft für Frühjahrskuren verwendet.

Brennessel

Urtica dioica

Familie: Brennesselgewächse
Standort: Wegränder, Schuttplätze und in Waldlichtungen.
Verwendete Teile: Blätter, Kraut und Samen.
Wirkung: Durch den Reichtum an Mineralstoffen, Spurenelementen, Chlorophyll und Gerbstoffen wirkt die Brennessel ausschwemmend, stoffwechselregulierend und verdauungsfördernd. Auszüge von Brennesselblättern wirken auf die Kopfhaut stimulierend und tonisierend.
Anwendung: Brennesseltee als Blutreinigungsmittel, Brennesselsaft für Frühjahrskuren, Brennesselauszüge für Haarwässer und Shampoos, Brennesselsamen in Saftform als Tonikum, 21 Tage-Kuren sind zweckmäßig.
Zubereitung: 2 El Blätter oder Kraut mit kochendem Wasser übergießen und 10 Minuten ziehen lassen. Drei Tassen täglich trinken. Brennesselsaft 1:6 verdünnen mit Sauermilchgetränken als Kur trinken. Kaltauszug von getrockneten Blättern mit reinem Birkensaft vermengt für Haar und Kopfhaut.

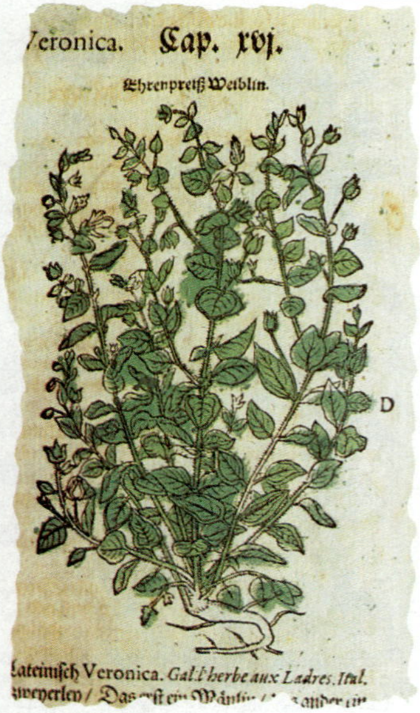

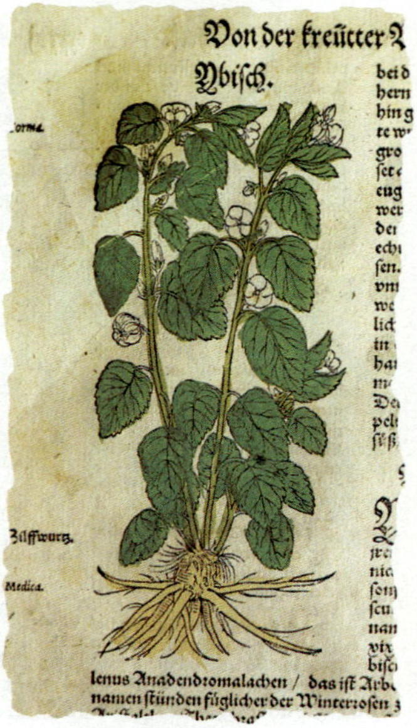

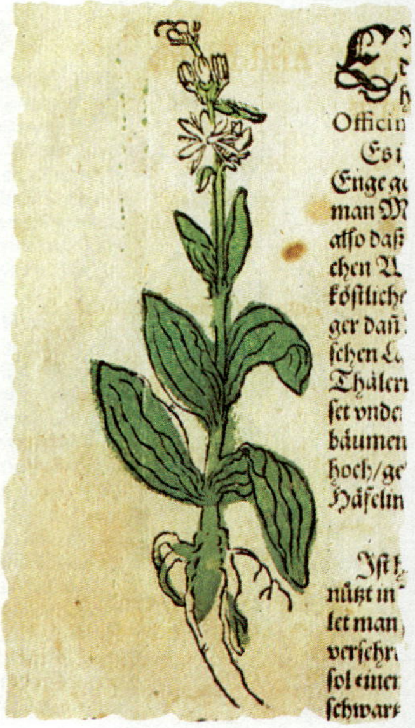

Ehrenpreis

Veronica officinalis

Familie: Rachenblütler
Standort: An warmen und trockenen Weiden und Lichtungen.
Verwendete Teile: Alle Pflanzenteile über dem Boden als Kraut.
Wirkung: Magenfreundlich, verdauungsfördernd, schleimlösend.
Anwendung: Zur Förderung der Verdauung, bei Bronchitis und Bronchialkatarrh; Kneipp empfiehlt bei Rheuma, Gicht und Blasenkatarrh. In der Volksmedizin wird diese Pflanze als Allerweltsheilmittel gepriesen.
Zubereitung: 1 Tl mit 1/4 l kochendem Wasser übergießen, 10 Minuten ziehen lassen; dreimal täglich eine Tasse schluckweise trinken.

Eibisch

Althaea officinalis

Familie: Malvengewächse
Standort: Auf feuchten Wiesen, in Kulturen angebaut.
Verwendete Teile: Wurzeln, Blätter und Blüten.
Wirkung: Erweichend, reizmildernd und entschleimend durch den hohen Gehalt an Pflanzenschleim.
Anwendung: Tee mit Honig gesüßt bei Rachenkatarrh, Bronchitis und Luftröhrenkatarrh. Sirup besonders bei Kinderhusten. Abkochungen als Gurgelflüssigkeit, für Waschungen und Kompressen.
Zubereitung: Eibischwurzel - 1 gehäufter Tl auf 1/4 l Wasser kalt ansetzen, 12 Stunden stehen lassen und morgens lauwarm trinken. Durch das Kochen würde die Wurzel verkleistern und der wertvolle Pflanzenschleim könnte nicht in Lösung gehen. 2 El Blätter oder Blüten werden mit 1/4 l siedendem Wasser übergossen, nicht aufkochen, 5 Minuten ziehen lassen.

Enzian

Gentiana lutea

Familie: Enziangewächse
Standort: Auf Bergwiesen und Lichtungen im gesamten Alpengebiet.
Verwendete Teile: Wurzeln.
Wirkung: Durch den hohen Gehalt an Bitterstoffen wirken die Wurzeln verdauungsanregend und magenstärkend.
Anwendung: Tee, Tinktur und Sirup bei Appetitlosigkeit, schlechter Verdauung, Dyspepsie und Blähungen. Enzianpräparate eigenen sich nicht für Personen, die unter erhöhter Magensäure leiden.
Zubereitung: 1 Tl zerkleinerter Wurzeln wird mit 1/4 l Wasser übergossen und 5 Minuten gekocht. Zwei bis drei Tassen pro Tag, ungesüßt vor den Hauptmahlzeiten, mäßig warm, trinken

HEILKRÄUTER

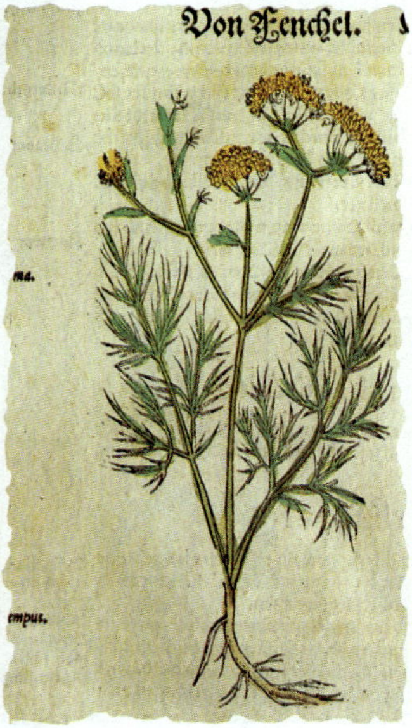

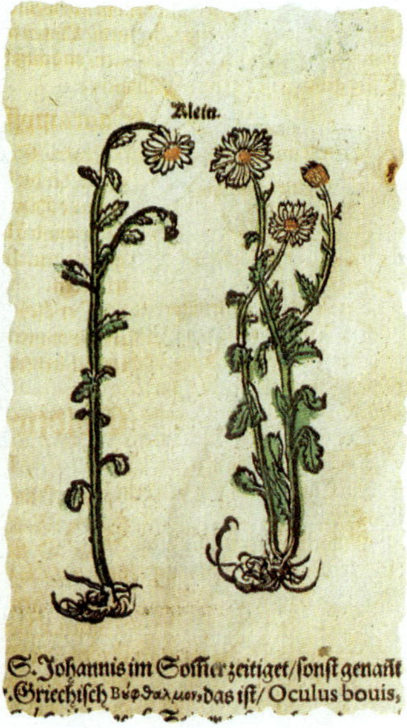

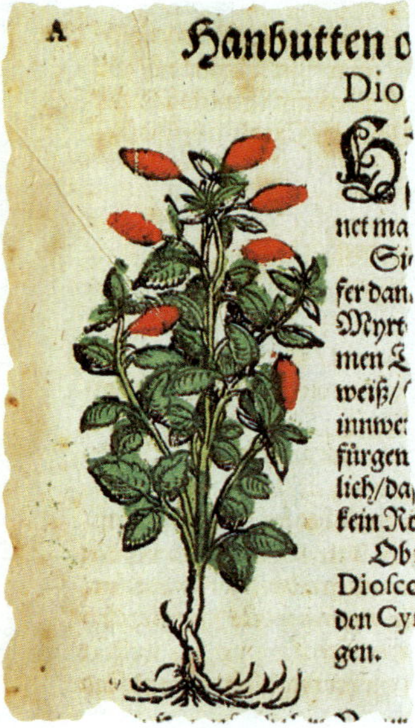

FENCHEL

FOENICULUM VULGARE

Familie: Doldengewächse
Standort: Der ein- bis zweimeter hohe Doldenblütler ist im Mittelmeerraum beheimatet und wird heute in allen südeuropäischen Ländern angebaut.
Verwendete Teile: Früchte.
Wirkung: Das ätherische Öl - Anethol - wirkt auswurffördernd, beruhigend und blähungswidrig.
Anwendung: Tee gegen Husten, Blähungen, Darmbeschwerden. Äußerlich zu Augenwaschungen. Fenchelsirup für Kinder bei Husten. Gewürz: für Brot und Backwaren.
Zubereitung: 1 Tl zerdrückter Fenchelfrüchte mit 1/4 l kochendem Wasser übergießen und nach 10 Minuten abseihen. Gegen Husten trinkt man zwei- bis viermal eine Tasse, mit Honig gesüßt. Gegen Blähungen wählt man eine Mischung von Anis mit Kümmel.

GÄNSEBLÜMCHEN

BELLIS PERENNIS

Familie: Köpfchenblütler
Standort: Reichlich auf humosen Grasflächen.
Verwendete Teile: Kraut.
Wirkung: Schleimlösend, schweißtreibend und ausscheidungsfördernd.
Anwendung: Innerlich als Tee bei Verschleimungen, Erkältungen der Bronchien und der Atemwege. Äußerlich zu Kompressen und Waschungen bei Blutergüssen, Quetschungen, Furunkeln und Geschwüren.
Zubereitung: 2 Tl mit 1/4 l kochendem Wasser übergießen, 10 Minuten ziehen lassen und abseihen. Zweimal täglich eine Tasse ungesüßt trinken. Diese Zubereitung kann auch für Umschläge verwendet werden.

HAGEBUTTE

ROSA CANINA

Familie: Rosengewächse
Standort: An Wald- und Wegrändern als Heckenstrauch.
Verwendete Teile: Früchte mit und ohne Samen.
Wirkung: Leicht abführend, wassertreibend und immunkraftfördernd.
Anwendung: Bei Infektionen, Fieber und allgemeiner Schwäche. Die Früchte sind Vitamin-C-hältig.
Zubereitung: Heißer Aufguß von einem gehäuften Tl auf 1/4 l Wasser. Beim Kochen wird das Vitamin-C zerstört. Bei Grippe ist eine Mischung mit Lindenblüten vorteilhaft. Weitere Präparate - Haustees, Hagebuttenmarmelade, Hagebuttenwein, Hagebuttensaft.

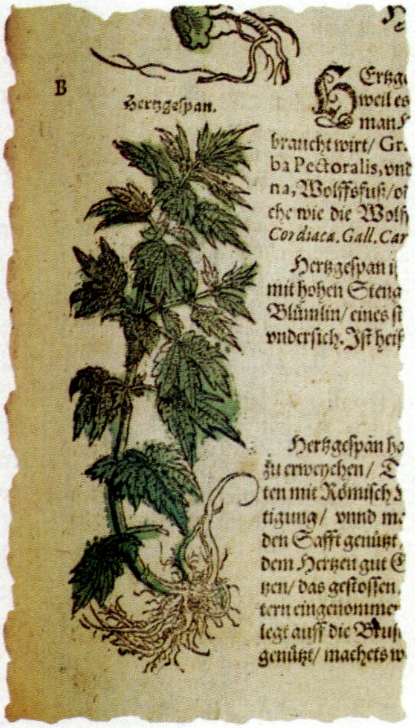

Herzgespann

Leonurus cardiaca

Familie: Lippenblütler
Standort: An Wegrändern und Hekken in ganz Europa.
Verwendete Teile: Das blühende Kraut.
Wirkung: Beruhigend und blähungswidrig.
Anwendung: Als Tee bei starkem Herzklopfen, nervöser Unruhe, Angstzuständen, klimakterischen Beschwerden, aber auch bei Blähungen und Darmstörungen. Besonders aber als Herzstärkungsmittel mit Baldrian, Johanniskraut und Weißdornblüten.
Zubereitung: 2 Tl des Krautes mit 1/4 l kochendem Wasser übergießen, 10 Minuten ziehen lassen, abseihen und ungesüßt 2 Tassen täglich, schluckweise trinken. Als Schlaf- und Beruhigungstee mischt man die Pflanze am besten mit Melissenblätter, Johanniskraut und Baldrianwurzel.

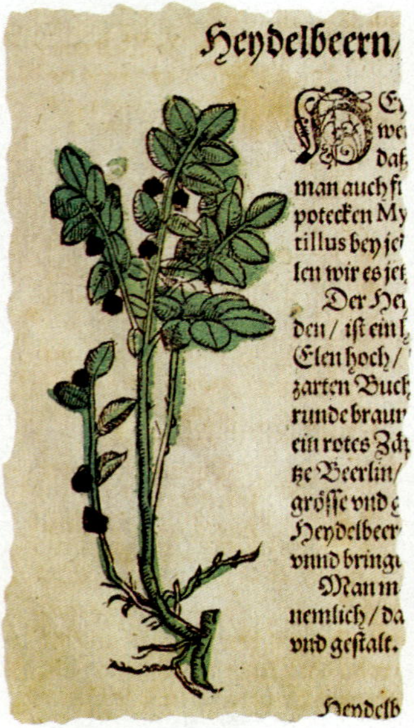

Heidelbeere

Vaccinium myrtillus

Familie: Heidekrautgewächse
Standort: In schattigen Wäldern und Heidegebieten.
Verwendete Teile: Früchte und Blätter.
Wirkung: Die Inhaltsstoffe, besonders die Gerbstoffe wirken stopfend.
Anwendung: Mehrmals täglich die ganzen, getrockneten Beeren kauen. Auf diese Weise werden die vorhandenen Gerbstoffe langsam im Darm freigesetzt und üben ihre stopfende Wirkung bis in die tiefer gelegenen Darmabschnitte aus. Weiters bei Magenbeschwerden, Blasenschwäche und bei Hautkrankheiten als Tee. Heidelbeerblättertee für Spülungen, Waschungen und Umschläge und bei leichter Zuckerkrankheit.
Zubereitung: 3 gehäufte El getrocknete Heidelbeeren mit 1/2 l Wasser übergießen und 10 Minuten kochen; ungesüßt ein bis drei Tassen täglich. 2 Tl Blätter mit 1/4 l kochendem Wasser übergießen, 10 Minuten ziehen lassen und abseihen. In der Volksmedizin wird auch ein Ansatz der zerquetschten Beeren mit einem herben Rotwein bei Durchfall empfohlen.

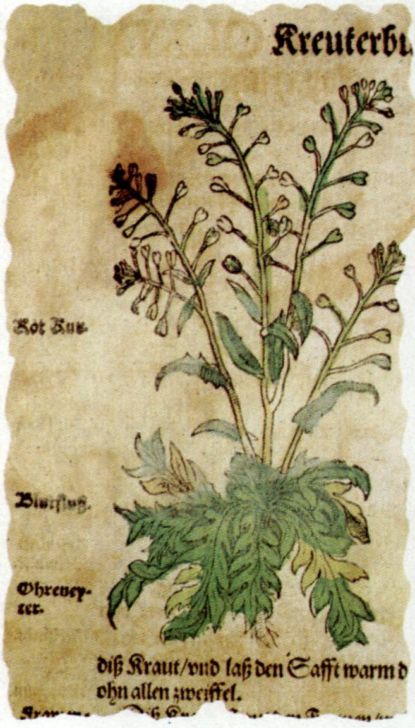

Hirtentäschel

Capsella bursapastoris

Familie: Kreuzblütler
Standort: An Wegrändern, auf Wiesen und Äckern und in Gärten.
Verwendete Teile: Blütentragende Triebe.
Wirkung: Zusammenziehend, ausgleichend und regulierend auf das geschwächte Herz.
Anwendung: Bei Blutungen und bei hohem Blutdruck, Krampfadern und Hämorrhoiden, zur Verbesserung der Herz- und Kreislauffunktion, in der Volksmedizin bei Rheuma und Gicht und als Blutreinigungsmittel.
Zubereitung: 2 Tl mit 1/4 l kaltem Wasser übergießen, 10 Stunden ausziehen und dann angewärmt schluckweise, ein bis zwei Tassen täglich trinken.

Heilkräuter

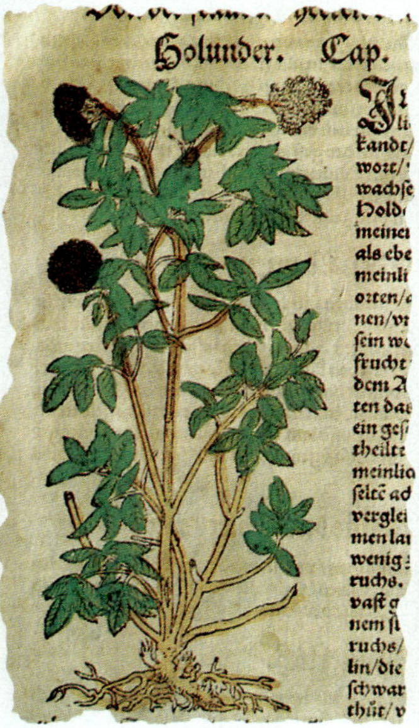

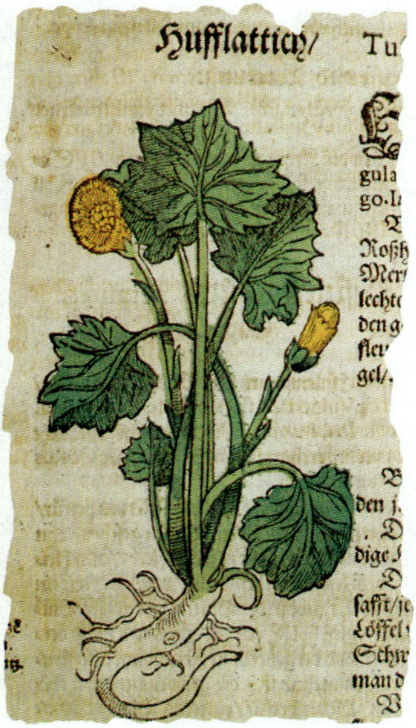

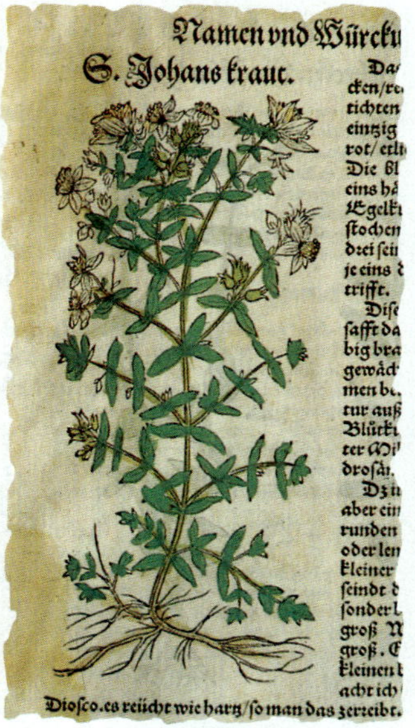

Holunder

Sambucus nigra

Familie: Geißblattgewächse
Standort: An Ufern, Straßenrändern und in Wäldern.
Verwendete Teile: Rinde, Blätter, Blüten und Früchte.
Wirkung: Schweißtreibend, sanft abführend und harntreibend.
Anwendung: Die Rinde wirkt bei Rheumatismus, Gicht und Wassersucht; die Blätter bei chronischer Darmträgheit, die Blüten bei Erkältungen, Bronchitis und Fieber, die Beeren als Darmreinigungs- und Abführmittel. Anwendung in Form von Tee, Wein und Sirup.
Zubereitung: 2 Tl Blüten werden mit 1/4 l kochendem Wasser übergossen und 10 Minuten ausgezogen. Als Schwitztee mit Lindenblüten kombinieren. Gegen rheumatische Beschwerden kurmäßig 21 Tage 3x täglich eine Tasse trinken.

Huflattich

Tussilago farfara

Familie: Korbblütler
Standort: Auf Schuttplätzen, an Bachufern, Acker- und Wegrändern.
Verwendete Teile: Blätter, seltener die Blüten.
Wirkung: Der Pflanzenschleim, die Bitterstoffe und Flavonoide wirken schleimlösend, hustenlösend und reizlindernd.
Anwendung: Hustenmittel, besonders bei Reizhusten und bei der Bekämpfung von Infektionen des Brustraumes. Unterstützend bei Heiserkeit und bei Magen- und Darmreizungen. Huflattichsaft ist besonders wirksam bei akuten und chronischen Bronchialkatarrhen, selbst Kinder vertragen ihn gut. Man nimmt ihn am besten stündlich in sechsfacher Verdünnung, in heißer Milch oder heißem Honigwasser. Vorteilhaft ist eine Kombination mit Spitzwegerichsaft.
Zubereitung: Zwei gehäufte Tl werden mit 1/4 l kochendem Wasser übergossen, 10 Minuten ausgezogen und dann abgeseiht. Mit Honig süßen, dreimal täglich eine Tasse trinken.

Johanniskraut

Hypericum perforatum

Familie: Johanniskrautgewächse
Standort: An warmen sonnigen Plätzen, besonders an Wegrändern und nicht mehr bebauten Feldern.
Verwendete Teile: Kraut und Blüten.
Wirkung: Beruhigend, nervenstärkend, leicht verdauungsfördernd.
Anwendung: Johanniskraut ist ein wertvolles Antidepressivum. Der Saft ist ein natürliches Nervenaufbaumittel und wirkt besonders bei nervösen Erschöpfungszuständen und bei nicht organisch bedingten Nervenschmerzen. Johanniskrautöl wird in der Hautpflege und als Wundöl, bei Verbrennungen, Verletzungen und Krampfadern sehr geschätzt.
Zubereitung: 2 gehäufte Tl Johanniskraut mit 1/4 l Wasser übergießen und bis zum Sieden erhitzen. Einige Minuten ziehen lassen, zwei bis drei Tassen täglich, vor den Mahlzeiten, kurmäßig 21 Tage, trinken. Der Johanniskrautsaft 1:6 verdünnt und in Kombination mit Baldriansaft bei Schlafstörungen und zur Nervenberuhigung.

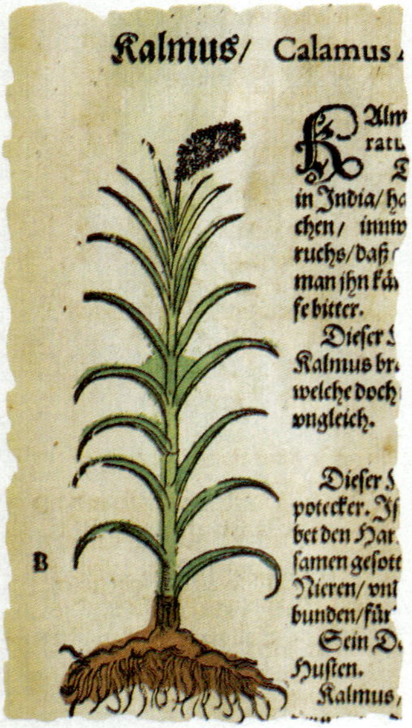
Kalmus/ Calamus
Alm
ratu
in India/ h
chen/ innw
ruchs/daß
man jhn kä
se bitter.
Dieser
Kalmus br
welche doch
ungleich.
Dieser
potecker.
bet den Har
samen gesott
Nieren/ vnd
bunden/für
Sein
Husten.
Kalmus/

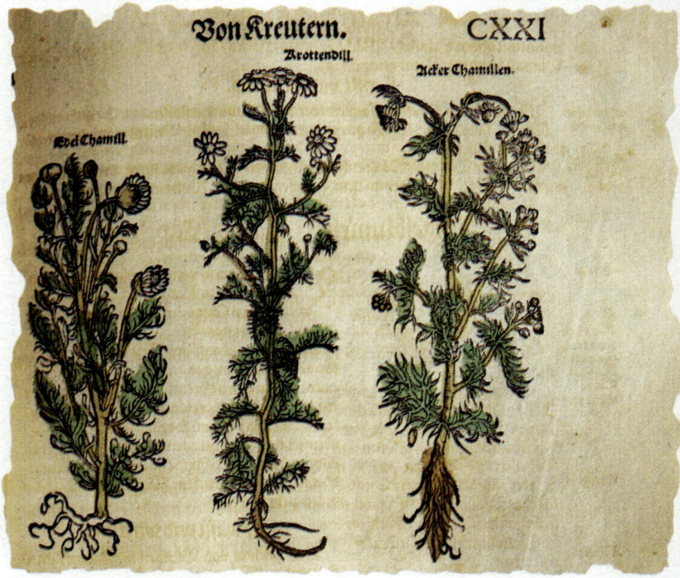
Von Kreutern. CXXI
Krottendill.
Acker Chamillen.
Edel Chamill.

Kalmus

Acorus calamus

Familie: Arongewächse
Standort: An Teichen, Sümpfen und langsam fließenden Gewässern.
Verwendete Teile: Wurzelstock und Blätter zur Gewinnung des ätherischen Öles.
Wirkung: Das ätherische Öl und die Bitterstoffe wirken appetitanregend, durchblutungsfördernd und spasmolytisch.
Anwendung: Innerlich bei Appetitlosigkeit, Koliken, Blähungen, Völlegefühl und vor allem bei nervösem Reizmagen. Äußerlich als Gurgelmittel bei Halsentzündungen, zu Bädern und Umschlägen bei Durchblutungsstörungen und bei Frostbeulen. Als Badezusatz bei überreizten Nerven und nervöser Schlaflosigkeit.
Zubereitung: Tee - 2 Tl des zerkleinerten Wurzelstockes werden mit 1/4 l heißem Wasser überbrüht und etwa 15 Minuten lang ausgezogen. Nach dem Abseihen 1 bis 2 Tassen täglich lauwarm trinken. Kalmusbad: 100 g des Wurzelstockes werden 10 Minuten in 1 l Wasser gekocht und dann abgeseiht. Der Absud reicht für ein Vollbad.

Kamille

Matricaria chamomilla

Familie: Korbblütler
Standort: In ebenem und gebirgigem Gelände, an Feldwegen und an Getreidefeldern. Die Kamille steht in der Weltproduktion der Heilpflanzen an erster Stelle und der größte Teil der Handelsware stammt aus Kulturen.
Verwendete Teile: Die voll aufgeblühten Blütenköpfchen mit den gelben Röhren und den weißen Zungenblüten.
Wirkung: Krampflösend, entzündungswidrig, fiebersenkend, hautpflegend. Hauptwirkungsfaktoren sind das Chamazulen, die Flavonoide und die Schleimstoffe.
Anwendung: Innerlich als Tee bei Magen- und Darmstörungen, Durchfällen und Blähungen. Äußerlich als heiße Kompressen bei schlecht heilenden Wunden, als Umschläge bzw. Sitzbäder bei Abszessen, Hämorrhoiden und Furunkeln. Gesichtsdampfbäder beruhigen und glätten sensible Haut und normalisieren die Talgproduktion. Kamille macht außerdem blonde Haare heller und leuchtender. Im Sinne der Verstärkerkreistherapie verwendet man die Kamille innerlich als Tee, Tinktur und Extrakt und äußerlich für Umschläge, Bäder, Kompressen und in Form von wirksamen Hautpflegemitteln. Kamille sollte ständig angewendet werden.
Zubereitung: 2 Tl mit 1/4 l Wasser überbrühen und nach 10 Minuten abseihen. Ein bis zwei Tassen täglich, eventuell in Kombination mit Pfefferminze. Für ein Kamillendampfbad übergießt man eine Handvoll Kamillenblüten mit 1 l kochendem Wasser und atmet fünf Minuten die Kamillendämpfe ein.

Die milde Wirkung der Heilkräuter

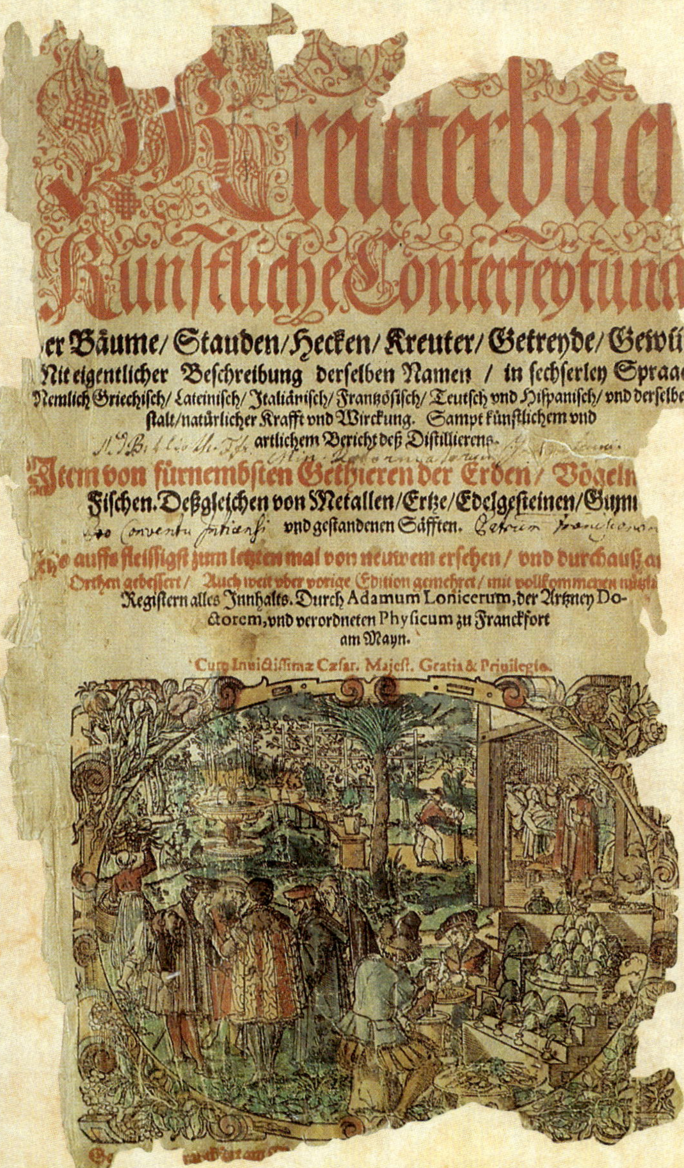
reuterbuc
Künstliche Conterfeytun
er Bäume/ Stauden/ Hecken/ Kreuter/ Getreyde/ Gewürtz
Mit eigentlicher Beschreibung derselben Namen / in sechserley Spraache
Nemlich Griechisch/ Lateinisch/ Italiänisch/ Frantzösisch/ Teutsch vnd Hispanisch/ vnd derselben
stalt/natürlicher Krafft vnd Wirckung. Sampt künstlichem vnd
artlichem Bericht deß Distillierens.
Item von fürnembsten Gethieren der Erden/ Vögeln
Fischen. Deßgleichen von Metallen/Ertze/Edelgesteinen/Gum
vnd gestandenen Säfften.
auffs fleissigst zum letzten mal von newem ersehen / vnd durchauß an
Orthen gebessert/ Auch weit vber vorige Edition gemehret/ mit vollkommenen
Registern alles Innhalts. Durch Adamum Lonicerum/der Artzney Doctorem, vnd verordneten Physicum zu Franckfort am Mayn.
Cum Invictissimæ Cæsar. Majest. Gratia & Privilegio.

Diesen Kräuterratgeber widmen Ihnen zur Gesundheitsvorsorge:

Rotes Kreuz Niederösterreich

DROGERIE

Drogistenverband Niederösterreich

Wichtige Telefonnummern:

Rotes Kreuz
Notruf **144**

Ärztenotdienst
Notruf **141**

Gendarmerie
Notruf **133**
Vergiftungs-informationszentrale
0222/43 43 43

Österreichisches Rotes Kreuz, Landesverband für Niederösterreich
0222/34 25 16-0*

So hilft das Rote Kreuz:

Krankentransporte
Rettungsfahrten
Notarztwagen
Rettungshubschrauber
Ambulanzfahrten

Erste Hilfe-Kurse
Krankenhilfekurse
Altenhilfekurse
Nachbarschaftshilfekurse

Essen auf Rädern
Jugendgruppen
Wasserhilfe
Hundestaffeln
Katastrophendienst
Dekontaminations-einheiten
Trinkwasseraufbereitungsanlagen

Blutspendedienst
Behindertenhilfe
Sauerstoff-Notdienst
Medikamentendienst
Gehörlosen-Schreibtelefon
Seniorennotruf

Bitte helfen Sie dem Roten Kreuz durch Ihre Spende auf das Konto Nr. 1155-005404 bei der Landeshypothekenbank Niederösterreich

Impressum:
Herausgeber: Österreichisches Rotes Kreuz, Landesverband Niederösterreich, in Zusammenarbeit mit dem Österr. Drogistenverband, Landesstelle NÖ, 1010 Wien, Krugerstr. 3
Redaktion: Prof. Robert Gieler, Österr. Kneippbund, Referent für Diät- und Reformwaren
Gestaltung und Grafik: Kessler-Werbung, 2620 Neunkirchen/Hannspeter Andress
Druck: Gistel-Druck Ges.m.b.H, 2722 Weikersdorf
Die Illustrationen sind alten Kräuterbüchern aus den Jahren 1568 und 1582 entnommen, die sich im Besitz des Österr. Drogistenverbandes befinden.

HEILKRÄUTER

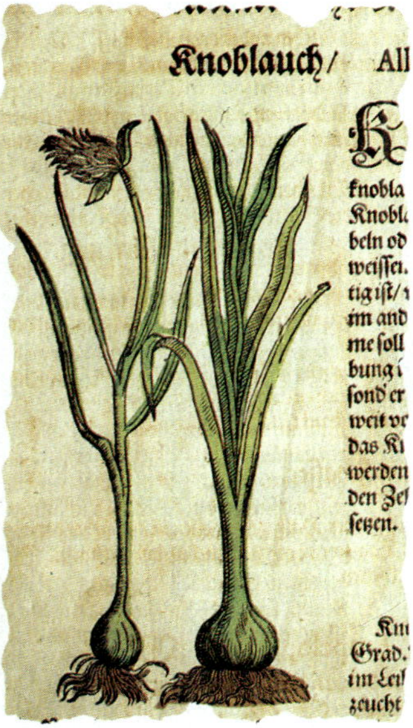

KNOBLAUCH

ALLIUM SATIVUM

Familie: Liliengewächse
Standort: In Gärten und Kulturen. ***Verwendete Teile:*** Reife Zwiebeln (Knoblauchzehen). ***Wirkung:*** Der Hauptwirkstoff, das Allicin, ein ätherisches, schwefelhältiges Öl, breitet sich rasch im Organismus aus und tötet schädliche Bakterien. Knoblauch wirkt antiseptisch, desinfizierend, reaktionsverbessernd, widerstandssteigernd und aufbauend. ***Anwendung:*** In Form von Knoblauchzehen, Tinkturen, Kapseln, Perlen und Preßsäften. Knoblauch entgiftet den Darm, senkt erhöhte Blutfette und Cholesterin, hemmt das Wachstum von Krankheitserregern und ist ein erprobtes Hilfsmittel bei Alterserscheinungen von Herz und Kreislauf. Wirkt vorbeugend bei infektiösen Magen- und Darmerkrankungen, Darmgrippen, Erkältungskrankheiten und Bronchitis. Besonders wirksam bei hohem Blutdruck und Zirkulationsstörungen.
Zubereitung: Alkoholhältigen Knoblauchsaft kann man tropfenweise verdünnt trinken oder Speisen zuführen. Knoblauchperlen und -kapseln nimmt man ein- bis zweimal täglich nach den Mahlzeiten ein.

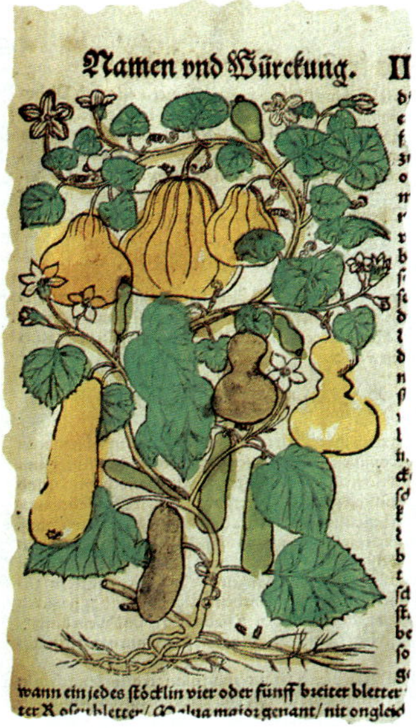

KÜRBIS

CURCUBITA PEPO

Familie: Kürbisgewächse
Standort: In Kulturen in wärmeren Ländern, in Österreich in der Steiermark und im Burgenland.
Verwendete Teile: Kerne und Öl.
Wirkung: Kürbiskerne wirken normalisierend und kräftigend auf Funktion und Muskulatur der Blase. An der Wirkung ist der gesamte Inhaltsstoffkomplex beteiligt. Das Kürbiskernöl enthält einen hohen Anteil an mehrfach ungesättigten Fettsäuren und Vitamin E.
Anwendung: In Form von ganzen oder zerkleinerten Samen (Kerne), Granulaten und Kürbiskernkapseln. Die Handelsprodukte verwendet man bei Störungen der Blasenfunktion, sie stärken und normalisieren die gesamte Blasenmuskulatur. Das Kürbiskernöl verwendet man bei Arterienverkalkung und Altersbeschwerden. Das Öl besitzt einen hohen diätetischen Wert. Kürbiskernprodukte sind ein wichtiges Prostatavorbeugungsmittel.
Zubereitung: Es ist zweckmäßig, täglich Kürbiskernprodukte einzunehmen.

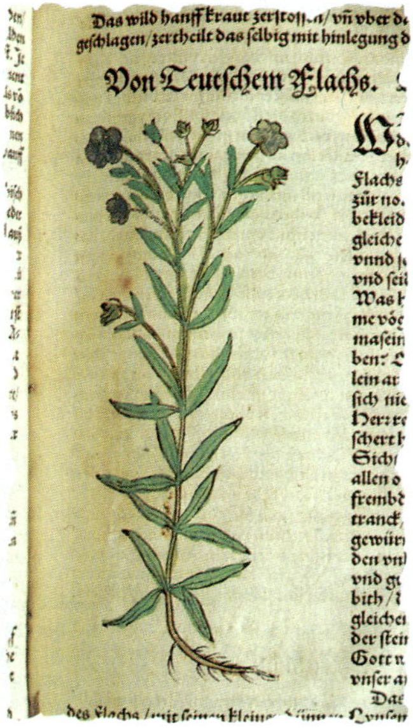

LEINSAMEN

LINUM USITATISSIMUM

Familie: Leingewächse
Standort: Kulturen. ***Verwendete Teile:*** Reife Samen und Leinöl. ***Wirkung:*** Auf Grund der Schleimstoffe und des fetten Öles wird der Darm geschmeidig und gleitfähig gemacht und damit die Verdauung optimal auf natürliche Weise angeregt. Außerdem legen sich die Schleimstoffe, wie ein Schutzfilm über die empfindlichen Schleimhäute, dadurch wirkt der Leinsamen reiz- und schmerzlindernd. ***Anwendung:*** Naturarzneimittel zur Regulierung der Verdauung. Leinsamen dient zur Dauerbehandlung bei chronischer Darmträgheit, zur Erhaltung normaler Magen- und Darmfunktion; im Rahmen leichter Vollwertkost bei Magen-, Darm, Leber- und Gallenleiden; im Rahmen von Diäten bei Diabetes, Bluthochdruck und Schwangerschaft. ***Zubereitung:*** Bei hartnäkkiger Stuhlverstopfung kurmäßige Anwendung von dreimal täglich 2 El Leinsamen nach den Hauptmahlzeiten. Wichtig ist immer eine reichliche Flüssigkeitszufuhr. Man kann den Leinsamen mit Milchzucker, Sanoghurt, Bioghurt und Acidophilusmilch einnehmen.

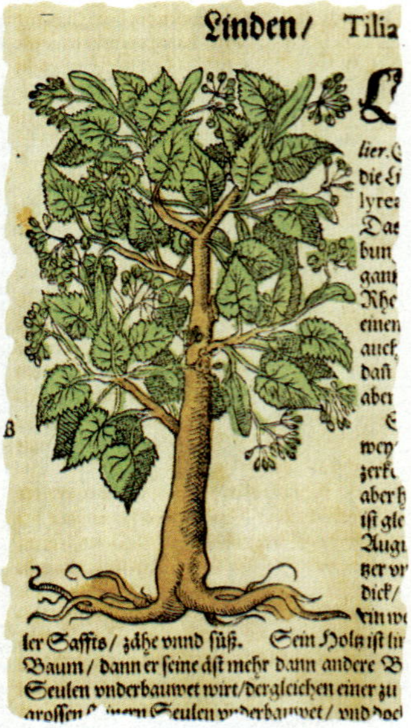

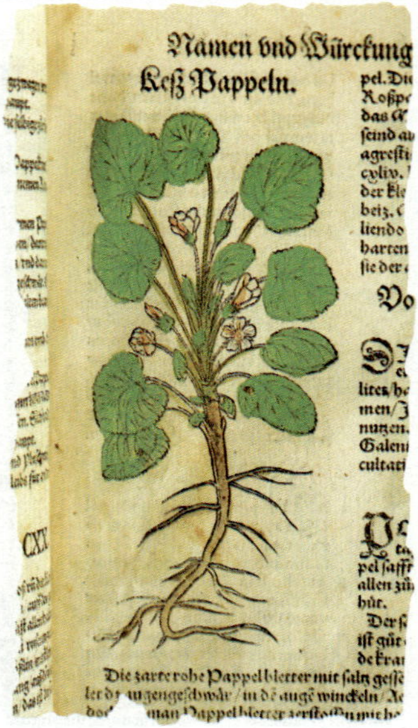

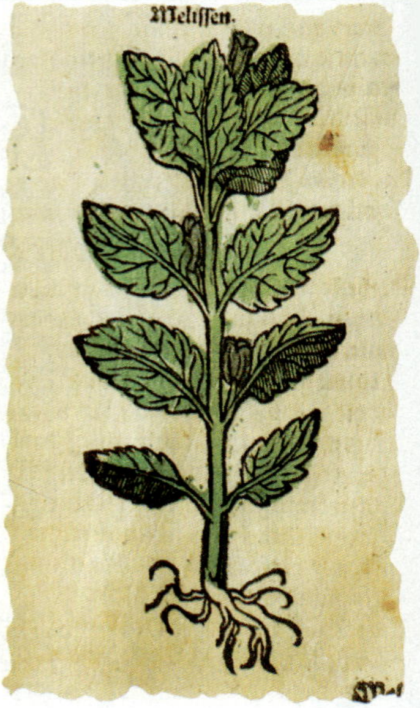

LINDE

TILIA CORDATA/ TILIA PLATYPHYLLOS

Familie: Lindengewächse
Standort: Die Sommer- und Winterlinde findet man als Einzel- und Alleebaum in Österreich. *Verwendete Teile:* Blütenstände mit dem Hochblatt. *Wirkung:* Schweißtreibend, auswurf- und giftausscheidend, hustendämpfend, fiebersenkend und abwehrkräftesteigernd. Die Wirkungen ergeben sich aus dem Pflanzenschleim, der Glykoside und dem ätherischen Öl. *Anwendung:* Die schweißtreibende Wirkung des Lindenblütentees, meistens in Kombination mit Holunderblüten, schätzt man vornehmlich bei Erkältungskrankheiten. Darüber hinaus aktiviert Lindenblütentee die Abwehrkräfte des Körpers, sodaß Erkältungskrankheiten schneller überwunden werden. Ganz besonders trifft das bei Kindern zu. Weiters wirken Lindenblüten beruhigend auf den Organismus. *Zubereitung:* 2 Tl Lindenblüten mit 1/4 l kochendem Wasser übergießen, 10 Minuten ziehen lassen und sehr heiß für eine Schwitzkur trinken. Kombinationen mit Pfefferminze und Kamille sind empfehlenswert.

MALVE, KÄSEPAPPEL

MALVA SILVESTRIS

Familie: Malvengewächse
Standort: Trockene, nährstoffreiche Stellen, in der Nähe von Bauernhöfen, Wegrändern und Weingärten. *Verwendete Teile:* Blüten, Blätter und seltener Wurzeln. *Wirkung:* Auf Grund der Schleimstoffe reizmildernd, zusammenziehend, einhüllend und lindernd. *Anwendung:* Die Schleimdroge wirkt direkt, durch Bildung eines Schutzfilmes auf die behandelten Körperstellen. Sie wirkt erweichend bei allen Arten von Entzündungen, beruhigend bei Husten, bei Katarrhen der Atemwege, bei Entzündungen der Mundhöhle und bei Schleimhautentzündungen des Magens und Darms. Äußerlich angewendet erhöht sie die Elastizität und den Feuchtigkeitsgehalt der Haut. *Zubereitung:* 2 Tl der Pflanzenteile in 1/4 l Wasser kalt ansetzen oder mit kochendem Wasser überbrühen und mindestens 10 Minuten ziehen lassen. Diesen Tee lauwarm, drei- bis viermal täglich trinken. Um die schleimlösende Wirkung der Malve zu erhöhen, kann man Blätter und Blüten gemischt in 100 g Milch wie einen Tee zubereiten.

MELISSE

MELISSA OFFICINALIS

Familie: Lippenblütler
Standort: Anbau, als Kulturpflanze in vielen Teilen Europas auf humusreichem Boden an Hecken und Waldrändern.
Verwendete Teile: Blätter und blühende Triebe, ätherisches Öl.
Wirkung: Entspannend, beruhigend, krampflösend, antibakteriell.
Anwendung: Das ätherische Öl der Melisse hilft bei Schlafstörungen, nervösen Magen- und Herzbeschwerden und Nervosität. Melissenbäder sind besonders bei Abgespanntheit und Erschöpfung wirksam.
Zubereitung: 2 Tl mit 1/4 l kochendem Wasser übergießen und 5 Minuten ziehen lassen. Besonders wirksam ist der Melissengeist, auch Karmelitergeist genannt. Er wird bei nervösen Magenbeschwerden, Verdauungsstörungen und gegen Blähungen verwendet. Am Abend, bei Schlafstörungen, empfehlenswert eine Kombination Melissentee und Melissenbad.

Heilkräuter

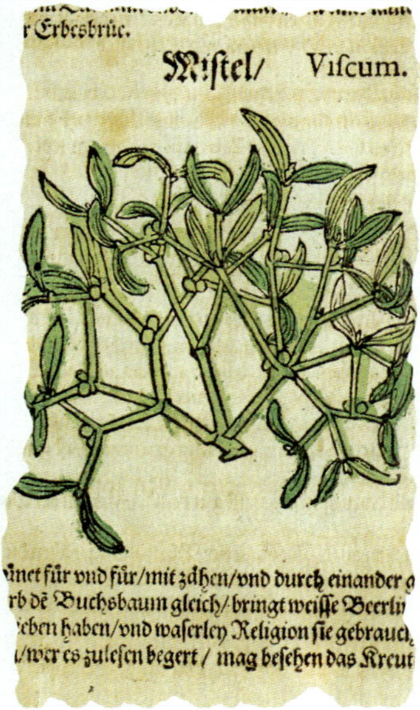

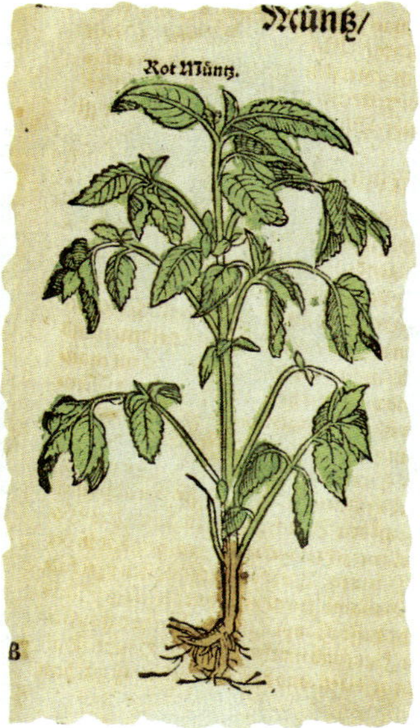

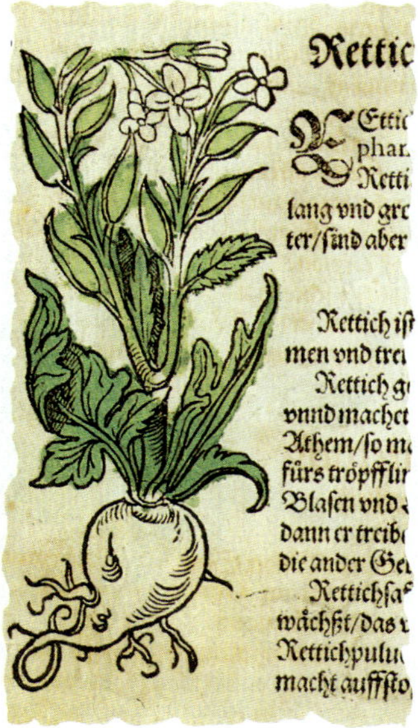

Mistel

Viscum album

Familie: Mistelgewächse
Standort: Halbschmarotzer auf Laubbäumen und Nadelhölzern.
Verwendete Teile: Die Blätter und die zarten Ästchen.
Wirkung: Die wertvollen Inhaltsstoffe wirken blutdruckregulierend, gefäßerweiternd und entkrampfend.
Anwendung: Zur Senkung des Blutdruckes, bei Arterienverkalkung; mit Weißdorn kombiniert - verbessert die Leistungen des Herzens beim alternden Menschen.
Zubereitung: 2 Tl mit 1/4 l kaltem Wasser übergießen, 12 Stunden ziehen lassen - 2 Tassen täglich lauwarm trinken. Anstelle von Tee kann man auch Mistelsaft, in Verdünnung 1:6 verwenden.

Pfefferminze

Menthae piperita

Familie: Lippenblütler
Standort: Als Bastard in Kulturen.
Verwendete Teile: Blätter, Kraut und das daraus gewonnene ätherische Öl.
Wirkung: Krampflösend, gallenproduktionsfördernd, antiseptisch und erfrischend.
Anwendung: Als Teeaufguß, kombiniert mit Melisse oder Kamille bei Magenbeschwerden und Gallenleiden, als Aromatikum in Zahnpasten und Mundwässern. Der Pfefferminzlikör mindert die unangenehmen Ausdünstungen von Knoblauch. Bei chronischen Magenbeschwerden ist von einem Dauergebrauch von Pfefferminzzubereitungen abzuraten.
Zubereitung: 1 El mit 1/4 l kochendem Wasser übergießen und 10 Minuten ziehen lassen, ungesüßt ein bis zwei Tassen täglich trinken. Bei empfindlichem Magen mit Kamille mischen.

Rettich

Armoracia rusticana

Familie: Kreuzblütler
Standort: In Gärten und auf Wiesen.
Verwendete Teile: Wurzeln
Wirkung: Rettich und Rettichsaft beeinflussen durch ein Senfölglykosid günstig Galle und Leber. Die Dünndarmmuskulatur wird angeregt, der Verdauungsablauf dadurch beschleunigt. Zusätzlich werden körperfreundliche Bakterien im Dünndarm gefördert, körperfeindliche gehemmt. ***Anwendung:*** Rettichsaft wirkt anregend auf Appetit und Verdauung, Gallensystem und die Bauchspeicheldrüse. Der Saft hat einen stark harntreibenden und entwässernden Erfolg, damit erklären sich günstige Wirkungen bei rheumatischen Erkrankungen. Durch Verdünnung mit Honig wird eine wirksame Hilfe zur Förderung des Auswurfes bei Katarrhen der oberen Luftwege erzielt. ***Zubereitung:*** Der Rettichsaft wird 1:6 verdünnt und zwischen den Mahlzeiten eingenommen. Der Saft wirkt auf nüchternem Magen oft aggressiv. Sehr zweckmäßig ist eine Intervallkur: 5 Tage Kur - 3 Tage Pause und dreimal wiederholen. 1 - 2 Tassen täglich.

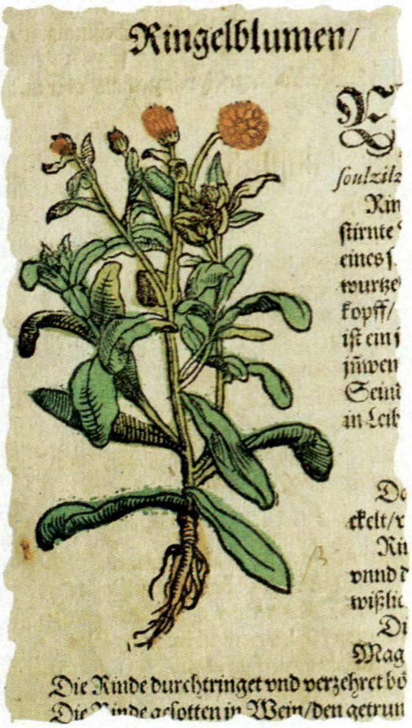

Ringelblume

Calendula officinalis

Familie: Korbblütler
Standort: Als Zierpflanze häufig angebaut, verwildert als Ackerringelblume.
Verwendete Teile: Blüte und Kraut.
Wirkung: Harntreibend, blutreinigend, abführend, schweißtreibend und äußerlich hautpflegend.
Anwendung: Innerlich eingenommen wirken die Teile schwach schweiß- und harntreibend und blutreinigend. Äußerlich, in Form von Ringelblumensalben und Cremes zur Pflege von schlecht heilenden Wunden, Rissen und Hautabschürfungen. Die Ringelblume wirkt auf der Haut lindernd und schützend und fördert das Wachstum von neuem Gewebe.
Zubereitung: 2 Tl mit 1/4 l kochendem Wasser übergießen, 10 Minuten ziehen lassen, zwei Tassen täglich trinken. Die Zubereitung ist auch für Umschläge und Kompressen anwendbar.

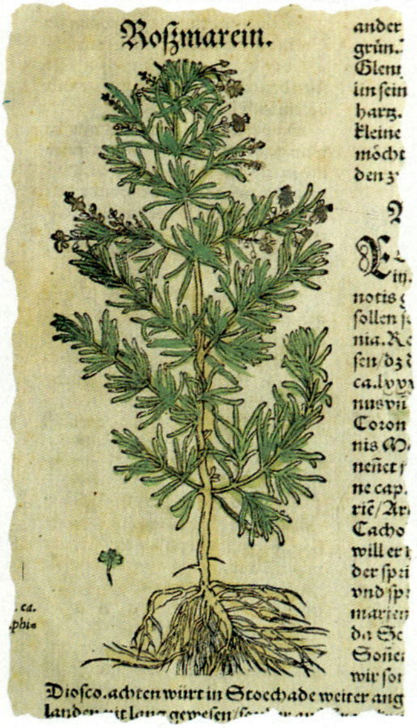

Rosmarin

Rosmarinus officinalis

Familie: Lippenblütler
Standort: Als Garten- und Kulturpflanze, wildwachsend in Küstennähe.
Verwendete Teile: Blätter, Blüten, Kraut und ätherisches Öl.
Wirkung: Kreislaufstärkend, durchblutungsanregend, belebend.
Anwendung: Bei Kreislaufschwäche, Überanstrengung, niedrigem Blutdruck, Störungen im vegetativen Nervensystem, Kopfschmerzen und Migräne.
Zubereitung: Innerlich als Tee: 1 Tl mit 1/4 l kaltem Wasser übergießen, zum Sieden bringen und abseihen. Morgens und mittags eine Tasse zur Kreislaufbelebung trinken. Rosmarinwein bei Erschöpfungszuständen. Äußerlich: Rosmarinspiritus als Einreibungsmittel bei Muskel- und Gelenksschmerzen; Rosmarinölbad als belebendes und erfrischendes Morgenbad. Zweckmäßig Tee und Bad kombinieren.

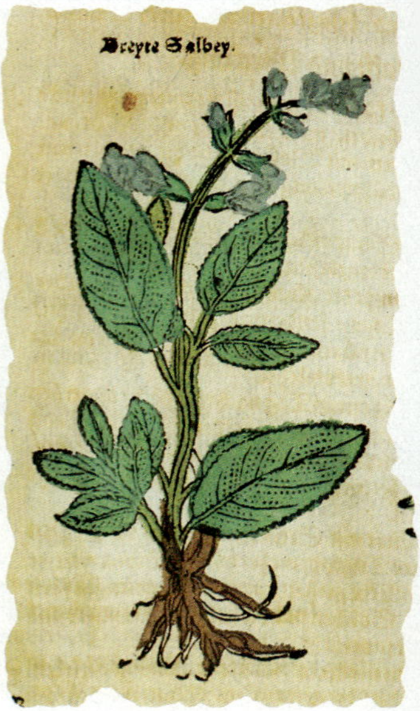

Salbei

Salvia officinalis

Famile: Lippenblütler
Standort: Als Garten- und Kulturpflanze.
Verwendete Teile: Blatt, Kraut und ätherisches Öl.
Wirkung: Anregend, verdauungsfördernd, krampflösend, harntreibend bakteriostatisch.
Anwendung: Als Heil- und Gewürzpflanze. Der Tee heilt Entzündungen am Zahnfleisch, im Mund und Rachen, setzt Schweißabsonderungen herab und beeinflußt Magen und Darm günstig. Waschungen mit Salbeitee verringern starkes Transpirieren und sind bei unangenehmen Körpergeruch und Nachtschweiß angebracht. Salbeiöl wird in der Zahnpflege eingesetzt.
Zubereitung: 2 Tl Salbeiblätter mit 1/4 l Wasser übergießen, langsam zum Sieden bringen und abseihen. Dieser Tee ist innerlich - 2 Tassen pro Tag - und äußerlich, sowie als Spülmittel im Mund- und Rachenraum zu verwenden.

HEILKRÄUTER

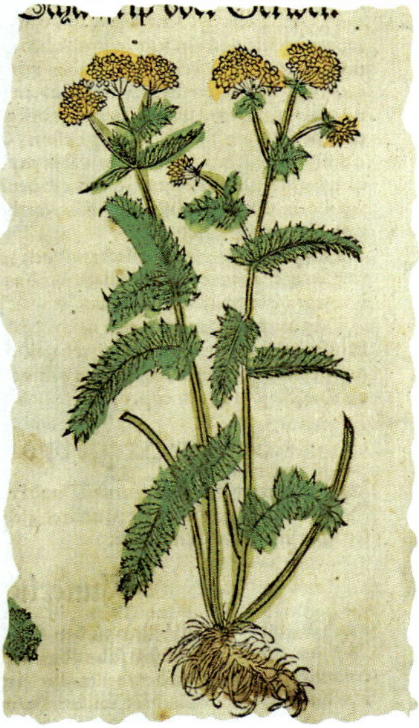

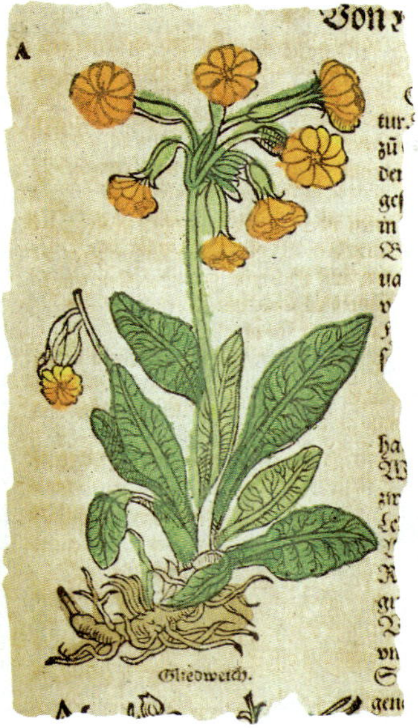

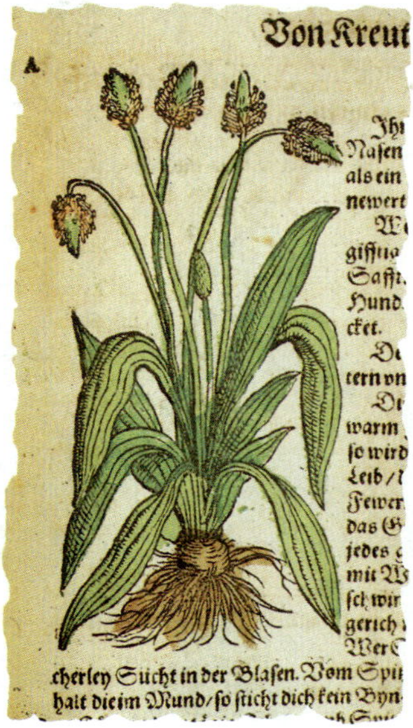

SCHAFGARBE

ACHILLEA MILLEFOLIUM

Familie: Korbblütler
Standort: An Äckern und Wegrändern, Wiesen und Schutthalden.
Verwendete Teile: Kraut und Blüten.
Wirkung: Kreislauffördernd, krampflösend, blutreinigend.
Anwendung: Das ätherische Öl und die Bitterstoffe machen die Schafgarbe zu einem aromatischen Bittermittel. Außerdem zieht sie die Giftstoffe heraus und reinigt den Organismus. Der hohe Kaliumgehalt regt die Tätigkeit der Nieren an, was die Schafgarbe für Frühjahrs- und Herbstkuren wertvoll macht. Schafgarbensaft wird außer zur Blutreinigung auch zur Magenpflege und gegen Blähungen verwendet.
Zubereitung: 2 Tl Schafgarbenkraut mit 1/4 l kochendem Wasser übergießen und nach 15 Minuten abseihen, 2 Tassen täglich vor den Mahlzeiten trinken. Schafgarbenbäder klären die Haut und regulieren Durchblutungsstörungen. Als Tee und Bademittel gleichzeitig zu verwenden.

SCHLÜSSELBLUME

PRIMULA VERIS

Familie: Primelgewächse
Standort: In den Alpen auf Wiesen.
Verwendete Teile: Wurzel, Blätter und Blüten.
Wirkung: Entkrampfend, schleimlösend, harntreibend.
Anwendung: Bei chronischer Bronchitis, Kopfschmerzen, Migräne, Rheuma, Gicht, Schwindelanfällen und beim Altershusten.
Zubereitung: 1 Tl mit 1/4 l Wasser zum Sieden erhitzen, 5 Minuten ziehen lassen - 2 Tassen pro Tag trinken. Günstig sind Kombinationen mit Anis, Huflattich und Fenchel.

SPITZWEGERICH

PLANTAGO LANCEOLATA

Familie: Wegerichgewächse
Standort: Auf Wiesen und Wegen, auf Böschungen und im Garten.
Verwendete Teile: Blatt, Preßsaft.
Wirkung: Entzündungshemmend, abschwellungsfördernd, krampflösend und schleimbefördernd.
Anwendung: Der Saft wirkt bei frischen und chronischen Katarrhen der Atemwege, bei chronischem Bronchialkatarrh, als Blutreinigungsmittel, in Verbindung mit Löwenzahn-, Brennessel- und Selleriesaft. Auch der Tee wirkt in dieser Form. Äußerlich fördert Spitzwegerich die Wundheilung und ist ein ideales Mittel gegen unreine und fette Haut.
Zubereitung: 1 Tl Blätter mit 1/4 l kochendem Wasser übergießen und 15 Minuten ausziehen. Nach dem Abseihen mit Honig süßen und zwei bis drei Tassen täglich trinken. Spitzwegerichsaft 1:6 verdünnen, Sirup 3 El täglich.

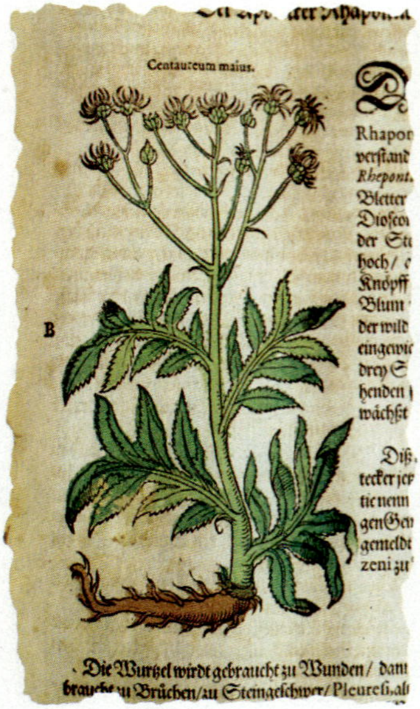

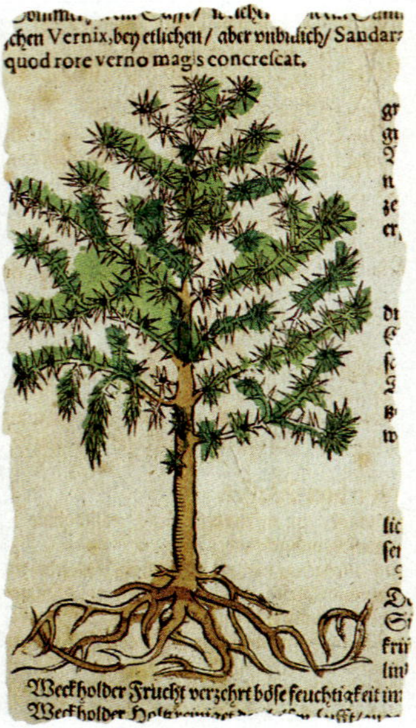

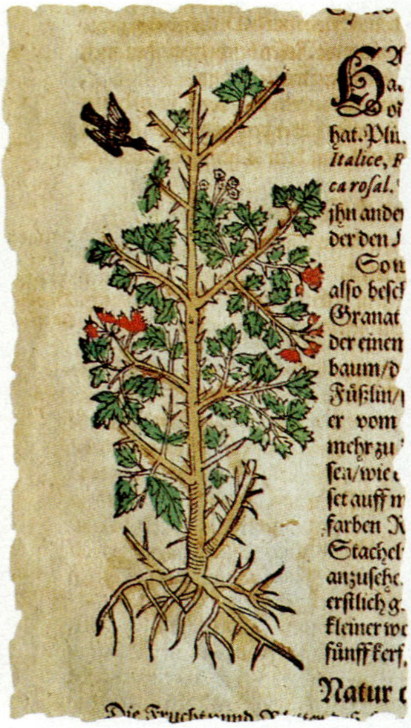

Tausendgulden-kraut

Centaurium minus

Familie: Enziangewächse
Standort: Wiesen und Waldlichtungen.
Verwendete Teile: Blätter und Blütentriebe.
Wirkung: Durch die Bitterstoffe verdauungsfördernd, appetitanregend, gärungshemmend.
Anwendung: Das Kraut regt die Tätigkeit der Magen-, Darm und Speicheldrüsen an. Der Stuhlgang wird gefördert, Stauungen werden abgeleitet. Günstige Wirkung auf Leber und Nieren.
Zubereitung: 1 Tl mit 1/4 l heißem Wasser überbrühen oder Kaltansatz 8 bis 10 Stunden. Der mäßig erwärmte Tee wird 1/2 Stunde vor den Mahlzeiten langsam und schluckweise, ungesüßt getrunken. Weitere Zubereitungen sind Tausendguldenkrautwein und Tinktur.

Wacholder

Juniperus communis

Familie: Zypressengewächse
Standort: An sonnigen Stellen im Bergland und Heidegebieten.
Verwendete Teile: Die reifen blauen Beeren und Nadeln und das daraus hergestellte ätherische Öl.
Wirkung: Wassertreibend, hautreinigend, umstimmend. ***Anwendung:*** Als harntreibendes Mittel und zur Linderung rheumatischer Beschwerden. In der Volksmedizin gegen Blähungen und als Blutreinigungsmittel. Wacholderöl in Salben und Linimenten zu durchblutungsfördernden Einreibungen gegen Rheuma und Hautparasiten. Personen mit Nierenleiden und Schwangere sollen Wacholderbeeren nicht anwenden. Frühjahrskuren mit Beeren, nicht länger als 21 Tage.
Zubereitung: 1 Tl getrocknete und zerquetschte Wacholderbeeren mit 1/4 l kochendem Wasser übergießen und 10 Minuten ziehen lassen. Für eine Blutreinigungskur kaut man dreimal täglich eine Beere und steigert täglich um jeweils eine Beere bis zu 15 Beeren, um dann absteigend die Kur zu beenden. Wacholderspiritus wird innerlich und äußerlich verwendet.

Weissdorn

Crataegus monogyna

Familie: Rosengewächse
Standort: Häufig in Hecken an sonnigen, warmen Böschungen.
Verwendete Teile: Blätter, Blüten, Früchte und vereinzelt auch die Rinde.
Wirkung: Herzpflegend, kreislaufpflegend, krampfstillend und blutdruckregulierend.
Anwendung: Weißdornzubereitungen verbessern die Sauerstoffzufuhr des Herzmuskels und wirken dadurch herzstärkend und blutdruckregulierend. Weiters als Beruhigungs- und Entkrampfungsmittel bei Störungen des sympathischen Nervensystems. Außerdem hilft Weißdorn bei Schlafstörungen, Schwindel und Angstzuständen.
Zubereitung: Innerlich als Pflanzenpreßsaft in Verdünnung 1:6 oder als Teeaufguß, 2 Tl werden mit 1/4 l heißem Wasser überbrüht und 20 Minuten ausgezogen, mit Honig oder Sanddornsaft süßen - 2 bis 3mal täglich einen Tee trinken. Der Saft wird kurmäßig mit Schafgarben- und Bohnensaft kombiniert.

HEILKRÄUTER

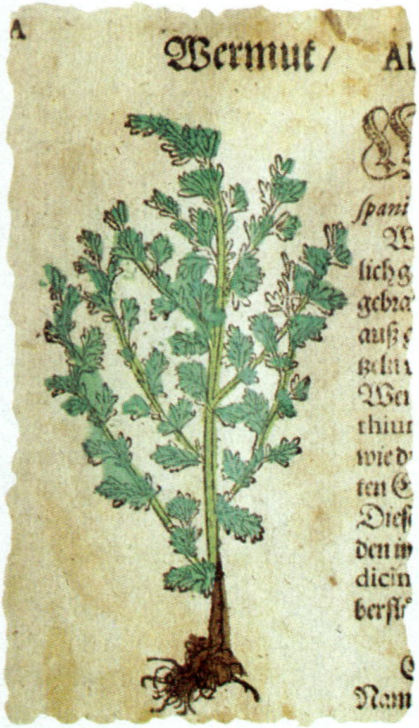

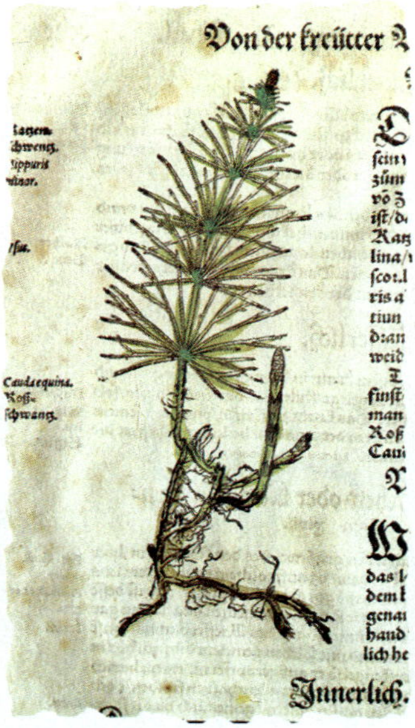

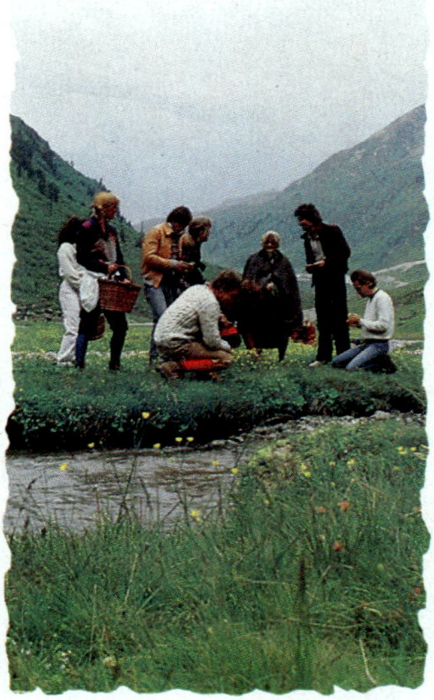

WERMUT

ARTEMISIA ABSINTHIUM

Familie: Korbblütler
Standort: Warme, sonnige Plätze vom Flachland bis zu einer Höhe von 1600 m.
Verwendete Teile: Blätter und Kraut.
Wirkung: Magenstärkend, appetitanregend und verdauungsfördernd auf Grund der Bitterstoffe und des ätherischen Öls.
Anwendung: Bei verminderter Magensäureproduktion, Blähungen, Appetitlosigkeit, Leber- und Galleerkrankungen, in Form von Tee, Wein und Tinktur. In der Volksmedizin äußerlich bei Blutergüssen und Entzündungen.
Zubereitung: 1 Tl geschnittenes Kraut wird mit 1/4 l kochendem Wasser überbrüht und nach 10 Minuten abgeseiht. Kurmäßig dreimal täglich eine Tasse Tee nach dem Essen trinken. Kombinationen mit Tausendguldenkraut und Pfefferminze sind zweckmäßig. Der Wermutschnaps, der sogenannte Absinth, ist schädlich und als Naturarzneimittel nicht zugelassen.

ZINNKRAUT

ACKERSCHACHTELHALM - EQUISETUM ARVENSA

Familie: Schachtelhalmgewächse
Standort: Auf kühlen, feuchten Wiesen und Wegrändern. ***Verwendete Teile:*** Grüne Sprossen der ganzen Pflanze.
Wirkung: Gewebestärkend, lungen- und nierenstärkend, harntreibend.
Anwendung: Zinnkraut ist reich an Kieselsäure und Mineralstoffen, wirkt bei brüchigen Fingernägeln und Haaren und wird bei rheumatischen Beschwerden und chronischem Husten empfohlen. Die kräftigende und regenerierende Heilpflanze mobilisiert die Abwehrstoffe im Organismus. Zinnkrautbäder verwendet man bei Bindegewebsschwäche und bei Hautunreinheiten. Zinnkrautölbäder sind ein Jungbrunnenbad.
Zubereitung: 6 Tl trockenes Zinnkraut läßt man 1/2 Stunde in einem halben Liter Wasser kochen, läßt 15 Minuten ziehen und seiht ab. 2 bis 3 Tassen täglich, ungesüßt trinken. Zinnkrautsaft verwendet man zur Organpflege von Nieren und Blase in Kombination mit Birken- und Selleriesaft. Zinnkraut soll in der inneren und äußeren Anwendung kombiniert werden.

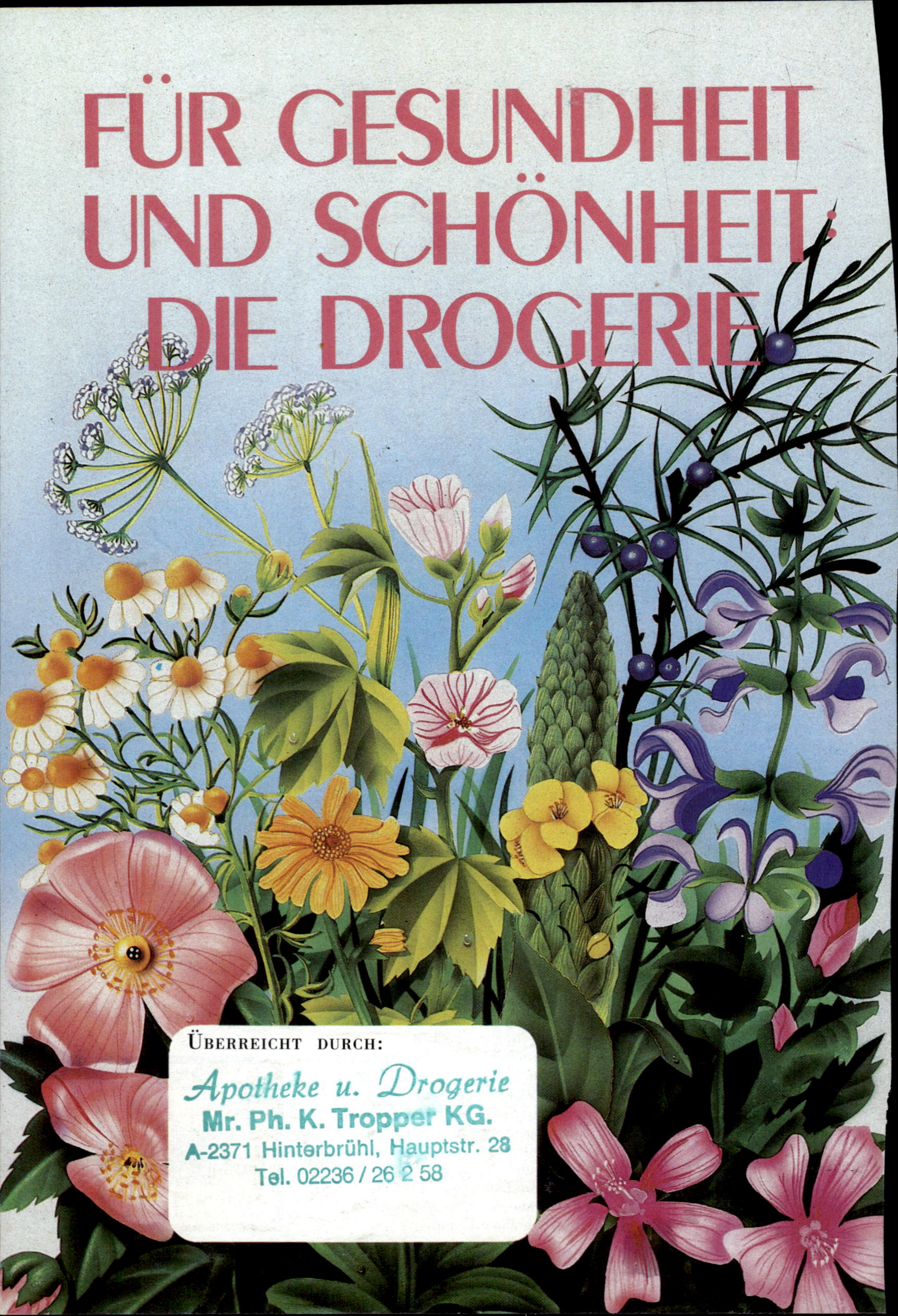
FÜR GESUNDHEIT
UND SCHÖNHEIT:
DIE DROGERIE
ÜBERREICHT DURCH:
Apotheke u. Drogerie
Mr. Ph. K. Tropper KG.
A-2371 Hinterbrühl, Hauptstr. 28
Tel. 02236 / 26 2 58

Großes Kräuter- und Gewürzbuch

FALKEN SACHBUCH

Grosses Kräuter- und Gewürzbuch

von Heinz Görz

FALKEN VERLAG

Weitere natürliche Heilmethoden wie z.B. die Anwendung von Bewegung, Licht, Luft, Wärme, Elektrizität und Wasser findet der interessierte Leser im „Großen Hausbuch der Naturheilkunde" von Gerhard Leibold, das im gleichen Verlag erschienen ist.

ISBN 3 8068 4026 1

Farbtafeln: Narodua Knijga
Satz: Typo-Oberländer
Druck: Offset-Team Zumbrink
Bindung: Gebhardt, Ansbach

817

Inhalt

Tafelverzeichnis

Die Natur hilft dem Menschen

Es ist durchaus nicht ein Zeichen der Nostalgie, wenn dieses Buch den Wert der Kräuter und Gewürze, einschließlich von Gemüse und Obst, aufzeigt. Vielmehr soll eine immer mehr um sich greifende Einsicht unterstützt werden, die Erkenntnisse aus dem Wissen der Alten zieht und im Interesse der eigenen Gesundheit bereit ist, dieses Wissen zu nutzen.

Es gibt viele Kräuter, die hohen Wert haben, den zu nutzen ganz einfach die Vernunft gebietet. Es gibt andere, deren unbestreitbarer Wert in unserer Zeit durch moderne, wissenschaftlich erforschte und systematisch hergestellte Drogen zwar nicht wertlos, aber herabgemindert worden ist.

Wir sprechen in diesem Buch von allen und weisen bewußt darauf hin, wenn der Wert und die Wirkungskraft einer Pflanze heute überholt oder fraglich sind. Dieses Buch ist ein reines Sach- und Nachschlagewerk. Es will weder eine Geschichte der Pflanzenkunde, noch etwa ein Mach-es-selber – Ärztebuch sein. Wenn es sich eine Aufgabe gestellt hat, so ist es ganz einfach die, das Wissen von unseren Kräutern, Nutzpflanzen und Gewürzen weitesten Kreisen wieder in Erinnerung zu bringen und deutlich zu machen, daß die Natur immer noch der beste Arzt ist. Der Sinn dieses Buches ist es nicht, dem Arzt oder Heilpraktiker ins Handwerk zu pfuschen. Eher wollen wir beiden helfen, indem wir den Weg für eine der Gesundheit dienende, richtige Ernährung und die Auswertung der Kräuter und Gewürze weisen, bevor die Krankheit in das Haus tritt.

Jeder moderne Arzt weiß die Heilkräfte der Natur zu schätzen und wird seinen Patienten raten, gesund zu leben und alles zu meiden, was ihrem Körper schaden kann. Er wird ihnen zu Gemüse,

Kräutern, Obst und Säften raten, weil er ihren Wert höher als tausend Pillen schätzt.
Ihn bei dieser Auffassung zu unterstützen, ist Sinn und Aufgabe dieses Buches. Es will ein praktischer Ratgeber sein und alle Möglichkeiten aufzeigen, die uns die einheimische Flora zum gesunden Leben bietet.

Übersicht über das Pflanzenreich

In der Geschichte der Botanik wurden schon etliche Systeme aufgestellt. Wir setzen voraus, daß, genau wie in der Tierwelt, die einfachen und urtümlichen Pflanzen am Anfang der Entwicklung standen.

Die Reihenfolge wäre dann die folgende:

Lagerpflanzen – also Pflanzen ohne Stengel und Blätter, die vorwiegend im Wasser leben (Algen) und Blattgrün (Chlorophyl) enthalten, und andere ohne Blattgrün, zu denen wir Pilze aller Art zählen (Schleimpilze, Flechten, Schwämme, Hutpilze).

Moose – also Pflanzen ohne Wurzeln und Gefäßbündel, die sich laubartig gliedern (Lebermoose, Laubmoose).

Farnpflanzen – ebenfalls blütenlose, sich durch Sporen vermehrende Pflanzen, die aber bereits in Wurzel, Stengel und Blätter gegliedert sind. Beispiele Bärlappgewächse, Schachtelhalme, Farne.

Nacktsamige Gewächse – Bereits hochentwickelte Samen- oder Blütenpflanzen, deren Samenknospen aber noch nicht in einem Fruchtknoten eingeschlossen sind, vielmehr auf einem offenen Fruchtblatt stehen. Wir unterscheiden:

1. Ginkogewächse
2. Kieferngewächse (Kiefer, Fichte, Tanne, Arve, Lärche)
3. Zypressengewächse (Wacholder, Lebensbaum, Sumpfzypresse)
4. Eibengewächse

Bedecktsamige Gewächse – Hochentwickelte Samen- und Blütenpflanzen, deren Samenknospen ein Fruchtknoten birgt. Sie unterscheiden sich vor allen Dingen dadurch, daß bei den einen der Keimling mit zwei Keimblättern ausgerüstet ist (Zweikeimblättrige Pflanzen) und die Blütenteile vorwiegend in der 5- oder 4-Zahl vorkommen, bei den anderen der Keimling mit nur einem Keimblatt versehen ist (Einkeimblättrige Pflanzen) und die Blütenteile meist in der 3-Zahl auftreten.

Zweiblattkeimer

Birkengewächse (z. B. Haselnuß, Birke, Schwarzerle, Hainbuche)
Becherfrüchtler (z. B. Eiche, Buche, Edelkastanie)
Walnußgewächse (z. B. Walnußbaum)
Weidengewächse (z. B. Salweide, Korbweide, Pappel, Espe)
Nesselgewächse (z. B. Große und Kleine Brennessel)
Hanfgewächse (z. B. Hopfen, Hanf)
Maulbeergewächse (z. B. Schwarze und Weiße Maulbeere)
Ulmengewächse (z. B. Feldulme, Flatterrüster)
Platanengewächse (z. B. Platane)
Mistelgewächse (z. B. Mistel)
Wolfsmilchgewächse (z. B. Sonnen-, Garten-, Zypressenwolfsmilch)
Nelkengewächse (z. B. Steinnelke, Kornrade, Leimkraut, Pechnelke)
Knöterichgewächse (z. B. Knöterich, Buchweizen, Ampfer)
Hahnenfußgewächse (z. B. Scharbockskraut Buschwindröschen, Hahnenfüße, Leberblume, Kuhschelle, Waldrebe, Rittersporn, Akelei, Nieswurz)
Seerosen (z. B. Seerose, Teichrose)
Sonnentaugewächse (z. B. Sonnentau)
Osterluzeigewächse (z. B. Osterluzei, Pfeifenkraut)
Kreuzblütler (z. B. Raps, Kohlarten, Senf, Hederich, Wiesenschaumkraut, Hungerblümchen, Hirtentäschel)
Mohngewächse (z. B. Klatschmohn, Schellkraut, Schlafmohn)
Veilchengewächse (z. B. Hundsveilchen, Waldveilchen, Stiefmütterchen)
Lindengewächse (z. B. Linde)

Storchschnabelgewächse (z. B. Wiesenstorchschnabel, Reiherschnabel, Rupprechtskraut).
Leingewächse (z. B. Lein oder Flachs)
Roßkastaniengewächse (z. B. Roßkastanien, Rote Kastanie)
Ahorngewächse (z. B. Feld-, Berg-, Spitzahorn und andere Ahornarten)
Weinrebengewächse (Weinstock, Wilder Wein)
Dickblattgewächse (z. B. Mauerpfeffer, Hauswurz)
Steinbrechgewächse (z. B. Stachel- und Johannisbeere)
Rosenartige Gewächse (z. B. Birne, Apfel, Quitte, Mispel, Eberesche, Kirschbaum, Pflaumenbaum, Traubenkirsche, Heckenrose, Erdbeere, Frauenmantel, Nelkenwurz)
Schmetterlingsblütler (z. B. Bohne, Erbse, Wicke, Platterbse, Robinie, Blasenstrauch, Wiesenklee, Goldregen, Besenginster, Luzerne, Lupine, Hauhechel)
Nachtkerzengewächse: (z. B. Nachtkerze, Weidenröschen, Wassernuß)
Doldengewächse (z. B. Möhre, Pastinak, Dill, Fenchel, Kümmel, Petersilie, Hundspetersilie, Schierling)
Efeugewächse (z. B. Efeu)
Heidekrautgewächse: (z. B. Heidekraut, Heidelbeere, Preiselbeere)
Schlüsselblumengewächse: (z. B. Schlüsselblumen, Ackergauchheil, Pfennigkraut, Alpenveilchen)
Ölbaumgewächse (z. B. Flieder, Liguster, Enzian, Esche)
Windengewächse (z. B. Ackerwinde, Zaunwinde, Hopfenseide)
Rauhblättrige Gewächse (z. B. Beinwell, Ochsenzunge, Natterkopf)
Lippenblütler (z. B. Taubnessel, Gundermann, Günsel, Brunelle, Pfefferminze, Thymian, Wiesensalbei, Minzen)
Rachenblütler (z. B. Leinkraut, Löwenmaul,

Königskerze, Ehrenpreis, Augentrost, Fingerhut, Klappertopf)

Nachtschattengewächse: (z. B. Kartoffel, Schwarzer und Bittersüßer Nachtschatten, Tomate, Judenkirsche, Bilsenkraut, Stechapfel, Tollkirsche)

Wegerichgewächse (z. B. Wegeriche, Spitz- und Breitwegerich)

Labkrautgewächse (z. B. Labkräuter, Waldmeister)

Geißblattgewächse (z. B. Waldgeißblatt, Jelängerjelieber, Holunder, Schneeball, Schneebeere)

Glockenblumengewächse (z. B. Glockenblumen, Teufelskralle)

Kürbisgewächse (Kürbis, Gurke, Zaunrübe)

Korbblütler (z. B. Sonnenblume, Löwenzahn, Gänseblume, Margerite, Schafgarbe, Huflattich, Kamille, Kreuzkraut, Berufskraut, Kornblume, Flockenblume, Distel)

Einblattkeimer

Gräser (z. B. Roggen, Weizen, Hafer, Gerste, Mais, Quecke)

Riedgräser (z. B. Seggen, Wollgras)

Laichkrautartige Gewächse (z. B. Seegras, Teichfaden, Laichkraut, Salde)

Aronartige Gewächse (z. B. Aronstab, Kalmus, Calla)

Liliengewächse (z. B. Tulpe, Lilie, Hyazinthe, Bärenlauch, Maiglöckchen, Schattenblume, Germer, Herbstzeitlose, Türkenbund, Knoblauch, Spargel)

Knabenkrautgewächse (z. B. Knabenkräuter, Zweiblatt, Frauenschuh, Nestwurz, Sumpfwurz)

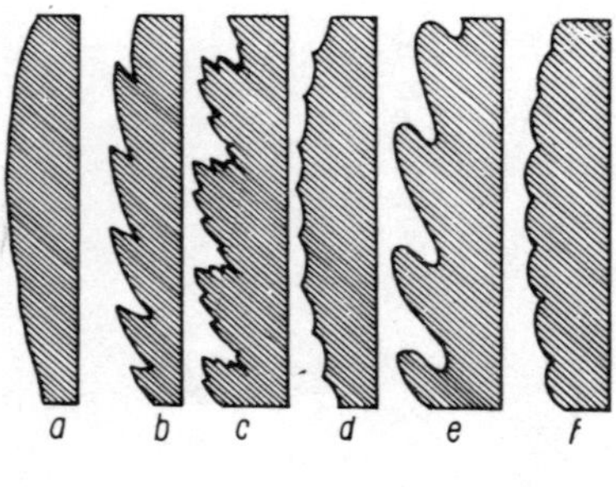

Gestaltung des Blattrandes: *a* ganzrandig (Flieder), *b* einfach gesägt (Rose), *c* doppelt gesägt (Hainbuche), *d* gezahnt (Kleine Brennessel), *e* buchtig (Eiche), *f* gekerbt (Veilchen).

Wenn im folgenden die Angabe „aus der Familie der xy-Gewächse“ auftaucht, so geschieht es, um Herkunft und Charakter der Kräuter anzugeben.

Botanische Grundbegriffe

Bei der kurzen und übersichtlichen Beschreibung der Kräuter und Heilpflanzen werden oftmals dem Leser noch unbekannte Ausdrücke gebraucht, die ihm aber – wenn er sich mit ihnen vertraut gegemacht hat – mehr über die Pflanze aussagen. Anhand der neben dem Text stehenden Illustrationen werden die verschiedenen Benennungen noch deutlicher.
Beachten Sie bitte im eigenen Interesse, was Ihnen hier stichwortartig gesagt wird. Diese botanischen Grundbegriffe lassen die Gestalt der Pflanze auch dann vor Ihren Augen erstehen, wenn keine Zeichnung oder kein Foto zur Hand ist. Unsere Erklärungen sind alphabetisch geordnet, damit man sie sofort leicht finden kann.

A

Abgestutzt – ist ein Blatt mit scheinbar abgestutztem, oberen Ende.

Abstehend – sind Äste, die sich vom Stamm abneigen, bzw. mit ihm einen starken Winkel bilden.

Abwechselnd gefiedert – ist ein Blatt mit abwechselnd großen und kleinen Seitenblättern.

Achtmännig – ist eine Blüte mit 8 Staubfäden.

Achtzählig – zu 8 in ungleicher Höhe am Stengel stehenden, wirtelige Blätter.

Ähre – viele, sitzende Blüten auf einer astlosen Spindel.

Anklammernd – sind Pflanzen, die sich ohne besondere Werkzeuge an einen fremden Gegenstand anschließen.

Ästig – ist eine Pflanze, die sich in 2 oder mehrere Äste teilt.

Aufrecht – nennt man Pflanzen oder Pflanzenteile, die nahezu senkrecht in die Höhe gehen.

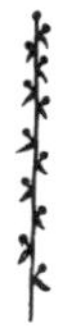

Ähre (z. B. Wegerich)

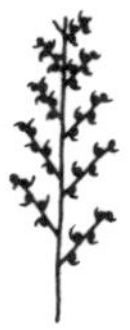

zusammengesetzte Ähre (z. B. Weizen)

Augen – Bezeichnung für Knospen.

Ausgerundet – ist ein Blatt mit durch eine spitze Bucht in 2 Lappen geteiltem oberen Ende.

Ausgezwickt – ist ein Blatt, das oben durch eine spitze Bucht in 2 stumpfe Lappen abgeteilt ist.

B

Balgkapsel – Bezeichnung für eine ein- oder mehrsamig aus einem Schalenstück bestehende Samenfrucht, die der Länge nach an einer Naht aufspringt.

Bandförmig – sind lange, schmale, ziemlich gleich breite Blätter.

Bast – die innere Rindenschicht von Bäumen, Sträuchern und anderen Pflanzen, die häufig aus sehr zähen Fasern besteht.

Beere – eine bald ein- bald mehrfächerige, als Eigen- und Gemischtfrucht vorkommende Samenfrucht.

Befruchtungsteile – Teile einer Blüte, welche sich entweder zur Frucht ausbilden oder ihre Bildung veranlassen.

Blattkeime – Keime, die sich aus Samen mit Samenlappen entwickeln.

Blattscheide – ein den Stengel röhrenförmig umfassendes Blatt.

Blütendecke – Hülle oder Hüllen, welche die Fruchtteile umgeben.

Blütenkolben – hüllenlose, auf einer astlosen fleischigen Spindel sitzende, von einer Blattscheide umgebene Blüten.

Blütenscheide – tütenförmiges, blütenständiges Blatt, das die Blüten vor der Entwicklung und noch nachher scheidenartig umschließt.

Blütenständig – sind die der Blüte zunächst stehenden Blätter.

Blütenstaub – zarter, gefärbter Staub, der in den Staubbeuteln enthalten ist.

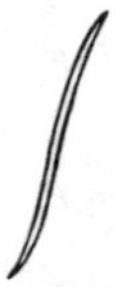

borsten-förmig

Blumenkrone – zweite Geschlechtshülle von außen, ein- bis vielblättrig.

Brennborstig – sind Pflanzen oder ihre Teile, deren spitze Haare bei Verwundungen einen scharfen, Brennen und Jucken erregenden, Saft in die Wunde ergießen.

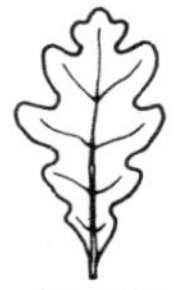

buchtig

Buchtig – ist ein Blatt in stumpfen Buchten, wenn es am Rande noch vorspringt.

Büchse – ein- oder mehrsamige Samenfrucht, die der Breite nach aufspringt, wobei der obere Teil abfällt.

D

Deckblatt – blütenständiges Blatt, das mehrere Blüten vor der Entwicklung bedeckt. Oft ist es die einzige Bedeckung der Befruchtungsteile.

Deckblättchen – Blatt, das eine Blüte vor der Entwicklung bedeckt.

Deckel – verschließt – rund, hohl – die Mündung der Keimbüchse, Kapsel u. a.

Degenspitzig – ist ein Blatt mit langgedehnter Spitze.

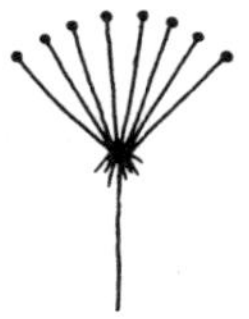

Dolde
(z. B. Schlüsselblume)

Dolde – auf Speichstielen sitzende Speichstielchen, die die Blüten tragen.

Döldchen – auf einem Blattstiel sitzende Blüten.

Doppelt gefiedert – ist ein gefiedertes Blatt mit einfacher Seitenverästlung des Blattstiels.

Dorn – holzige, spitze, blattlose aus den Knospen entspringende Spitzen.

Dreifach gefiedert – ist ein Blatt mit doppelter Seitenverästlung des Blattstiels.

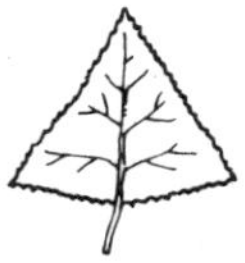

dreieckig

Dreigabelig – nennt man einen Pflanzenoberstock, der in drei Teile (Äste, Zweige) geteilt ist.

Dreizählig – sind zu dritt in gleicher Höhe stehende wirtelige Blätter.

Drüsenhaarig – ist ein Blatt, dessen Haare an der Spitze eine zähe oder gefärbte Feuchtigkeit aufweisen.

E

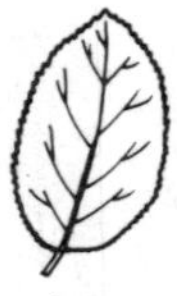
ei-
förmig

Eigenfrucht – zur Frucht entwickelter Fruchtknoten, der nicht mit anderen Teilen verwachsen oder von ihnen umgeben ist.

Eineiig – ist ein Fruchtknoten, der nur einen Samen enthält.

Einfach – ist ein Blatt, das nur allein auf einem Stiel sitzt.

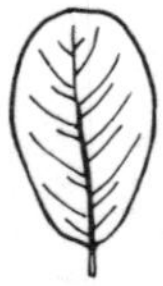
verkehrt
eiförmig

Einfächerig – ist ein Fruchtknoten, der nur eine einzige Höhlung bildet.

Eingedrückt – nennt man ein Blatt, dessen oberes Ende durch eine stumpfe Bucht in zwei stumpfe Lappen geteilt ist.

Einhäusig – sind Pflanzen, auf deren Oberstock männliche und weibliche Blüten gefunden werden.

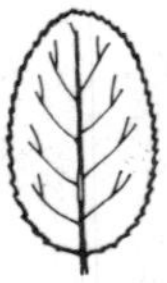
elliptisch

Einköpfig – ist eine Pfahlwurzel, die sich an ihrem oberen Ende in keine weiteren Teile scheidet.

Einmännig – Blüten mit nur einem Staubgefäß.

Einweibig – Blüten mit nur einem Griffel.

Einzeln – sind Sonderfrüchte, die alleine stehen.

F

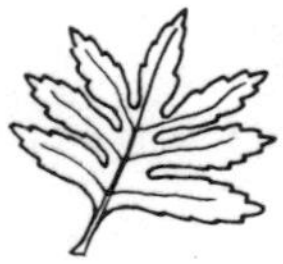

Fiederspaltig – ist ein Blatt mit spitzen, gerade abstehenden oder vorwärts gerichteten Zipfeln zwischen stumpfen, gegen die Mitte des Blattes eindringenden Buchten.

Filzig – nennt man, was mit untereinander verwebten Haaren bedeckt ist.

Fruchthülle – äußerer, aus den Wänden des Fruchtknotens entstehender Teil, der bei den Samenfrüchten mehr oder minder deutlich auftritt und in seinem Inneren den Samen enthält.

Fruchtknoten – unterer Teil des Staubweges.

Fruchtkrone – mit dem Fruchtknoten des Hauptfruchtbodens verwachsener Kelch, der zur Zeit der Fruchtreife seine Ausbildung erlangt.

Fünfmännig – ist eine Blüte mit 5 Staubfäden.

Fünfzählig – sind zu 5 in gleicher Höhe am Stengel stehende, wirtelige Blätter.

Fußzehig – ist ein Blatt mit an der Spitze in 2 Teile geteiltem Blattstiel, an dessen innerer Seite sich Blättchen befinden (Beispiel: Nieswurz).

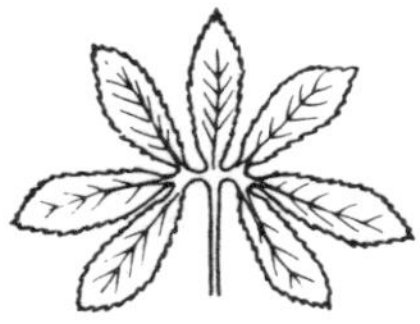

G

Ganz – ist ein Blatt, das weder gespalten, noch gezähnt, noch buchtig oder lappig ist.

Gefäße – röhrenförmige, aus Fasern gebildete Gänge.

Gefiedert – ist ein Blatt, an dessen Stiel zu beiden Seiten Blättchen stehen.

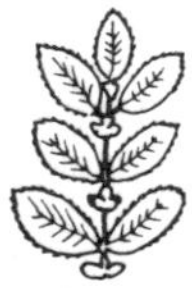

unterbrochen gefiedert

Gefingert – ist ein Blatt, an dem mehrere Blättchen der Spitze des Blattstieles angeheftet sind. Je nach der Anzahl der Blätter ist es gezweit-, gedritt-, geviert-, gefünft- usw. gefingert.

Gegenständig – sind Blätter, die am Stengel stets zu 2 einander gegenüber stehen (Nelken).

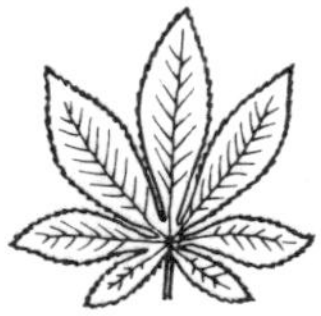

gefingert-handförmig zusammengesetzt

Gegliedert – sind Pflanzen, die gleichsam aus einzelnen Teilen zu bestehen scheinen, an deren Berührungspunkte sich deutlich unterschiedene Absätze, Gelenke, befinden (Schachtelhalm).

Gehäuft – sind Sonderfrüchte, die mit anderen auf gemeinschaftlichem Boden stehen.

Gekerbt – ist ein Blatt mit abgerundeten Zähnen und dazwischen liegenden spitzen Buchten.

Gelappt – nennt man Blätter, die durch spitze Buchten in größere, abgerundete Lappen geteilt sind.

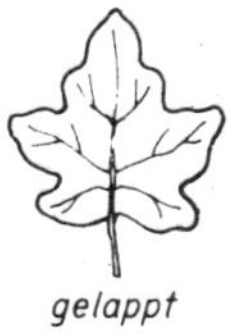

gelappt

Gesägt – ist ein Blatt mit spitzen Buchten und spitzen Vorsprüngen am Rande. Es kann fein-, grobgesägt usw. sein.

Gespornt – ist ein Blüte, deren Kelch nach hinten in eine spornartige Verlängerung ausläuft.

Gestielt – sind Blätter und Blüten, die sich an

Blätter- und Blütenstielen, d. h. an besonderen Stielen befinden.

Gewimpert – ist ein Blatt, das am Rande mit Haaren versehen ist.

Gezähnt – ist ein Blatt mit spitzen Vorsprüngen und stumpfen Buchten am Rande.

Gezüngelt – nennt man eine einblätterige Blumenkrone mit an der Seite befindlicher handförmiger Fortsetzung.

Glatt – ist ein Blatt, das auf seiner Oberfläche keinerlei Erhabenheiten oder Unebenheiten aufweist.

Griffel – faden- oder säulenförmiger, auf dem Fruchtknoten stehender Teil des Staubweges.

Griffelsäule – Verschmelzung der Staubgefäße und Staubwege in einen Teil.

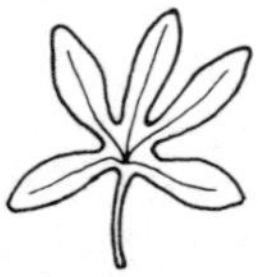

handförmig geteilt

H

Halm – knotiger, knospenähnlicher, nicht in die Dicke wachsender Oberstock (Gräser).

Haufenblume – Vereinigung mehrerer, durch eine besondere Hülle voneinander unterschiedener Blüten an einem Hauptfruchtboden.

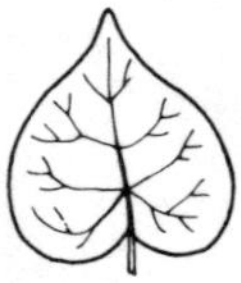

herzförmig

Hauptfruchtboden – Bodenteil, auf dem die Blütendecken und Befruchtungsteile mehrerer Blüten zusammen stehen.

Hülse – aus zwei Schalenstücken bestehende, nicht aufspringende Frucht (Erbse, Wicke).

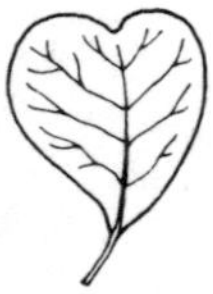

verkehrt herzförmig

J

Jahresringe – im Holz der Bäume und Sträucher sich zeigende ringförmige Schichten.

Immergrün – sind Pflanzenteile, namentlich Blätter, die mehr als ein Jahr überdauern.

K

Kätzchen – ährenähnlicher, filzig-dichter, meist hängender Blütenstand.

Kahl –ist ein Blatt ohne jede Behaarung.

Kammförmig – ist ein Blatt mit spitzen, der Länge nach stehenden Zipfeln mit tiefen Buchten.

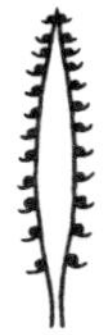

Kolben (z. B. Mais)

Kapsel – ein- oder mehrsamige Frucht, die aus einem oder mehreren Schalenstücken besteht, die meist der Länge nach aufspringen.

Keimung – Erwachen des Lebens im Samen.

Keimblätter – Samenlappen, die ursprünglichen Blattgebilde am Keimling der Blütenpflanzen. Nach ihrer Zahl unterscheidet man einkeimblättrige und zweikeimblättrige Pflanzen.

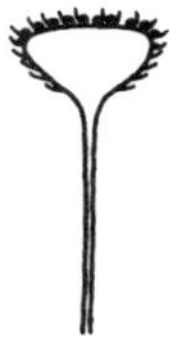

Körbchen (z. B. Gänseblümchen)

Kelch – Teil der Blüte.

Kelchhülle – oder Hülldecke – blütenständige, deckblattartige, kreisförmig gestellte, am Grunde des Blütenstandes befindliche (Hüll-) Blätter.

Knospen – bleibende, äußere Entwicklungskeime, die bei den niedrigen Pflanzen fehlen.

Korbblume – Vereinigung vieler nicht durch eine besondere Hülle voneinander geschiedener Blüten auf einem von der Kelchhülle umgebenen Hauptfruchtboden.

Kreuzkrone – 2blättrige Blumenkrone, deren Blätter kreuzweise einander gegenüberstehen.

Kriechend – nennt man Pflanzen, deren Oberstock auf der Erde liegend fortwächst.

Kronenblätter – einzelne Blätter der Blumenkrone.

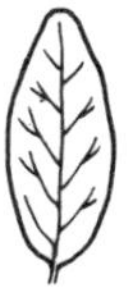

länglich eiförmig

L

Länglich – ist ein ovales Blatt, das mehr als 2mal und weniger als 3mal so lang wie breit ist.

Lanzettig – ist ein ovales Blatt, das mehr als 3mal so lang wie breit ist.

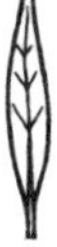

lanzettlich

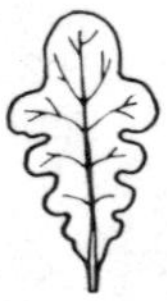

leier-
förmig

Leierförmig – ist ein kamm- oder fiederspaltiges Blatt, dessen oberes Ende einen großen, meist abgerundeten Endlappen bildet.

M

Männlich – sind Blüten, die nur Staubgefäße haben.

Mantel – äußere Samenhülle.

Mark – bei Pflanzen das Zellgewebe von innerer Lage und lockerer, weicher Beschaffenheit (Holunderm. Binsenm.).

Mehlig – sind Pflanzen oder Pflanzenteile, die mit einem abwischbaren Staub bedeckt sind.

Mittelstock – Grundbestandteil, der nur bei wenigen Gewächsen vorkommt, zwiebelartig, knollenartig oder als Wurzelstock.

Mondförmig – sind Blätter, deren Grund durch eine runde Bucht in zwei spitze Zipfel geteilt ist.

N

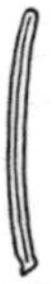

nadel-
förmig

Nacktkeimer – erscheinen als hüllenlose Keimlinge aus den Keimkörnern.

Nackt – oder kahl ist ein Blatt mit keinerlei Bedeckung.

Nadelborstig – ist, was mit steifen Haaren bedeckt erscheint und beim Berühren leicht in die Haut eindringt.

Nagel – unterer, stielartiger Teil der Kronenblätter.

Narbe – oberer Teil des Staubweges, der auf dem Griffel oder – wenn dieser fehlt – auf dem Fruchtknoten sitzt, den Blütenstaub aufnimmt und von verschiedenartiger Gestalt ist.

Nebenblätter – häufig am Grunde des Blattstieles oder Blattes befindliche kleine Blättchen.

Nelkenkrone – Blumenkrone, deren Staubgefäße abwechslungsweise mit dem Nagel der Kronenblätter und dem Kelche verwachsen sind.

Neumännig – ist eine Blüte mit 9 Staubgefäßen.

Niederliegend – sind Pflanzen, deren Oberstock, in schiefer Richtung in die Höhe wachsend, sich nicht weit vom Boden entfernen.

Nierenförmig – sind Blätter, die etwas breiter als lang und am Grunde in 2 dumpfe Lappen geschieden sind.

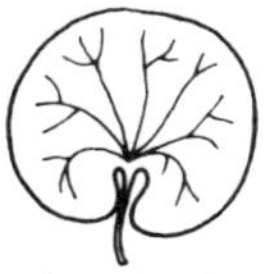

nierenförmig

O

Oberhaut – äußerste, verschiedenartig erscheinende Umhüllung der Pflanzen.

Oberständig – ist ein Kelch, der einen oder mehrere Fruchtknoten ganz bedeckt und sich erst über ihm erweitert.

Oberstock – Pflanzenteil, zu dem alle oberen Pflanzenteile, wie Pflanzenkörper, Knospen, Blätter, Blüten und Früchte gehören.

Offenblütig – werden Pflanzen mit deutlich wahrnehmbarer Blüte bezeichnet.

P

Paarig gefiedert – ist ein Blatt, an dem sich zu beiden Seiten des Blattstieles Blättchen ohne Endblatt befinden.

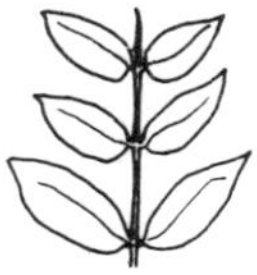

paarig gefiedert

Paarig kreuzend – sind gegenständige Blätter, die am Stiel abwechselnd so stehen, daß sie ein Kreuz bilden.

Pfahlwurzel – achsenförmiger, senkrecht in den Boden dringender Unterstock mit astartigen Ausläufern.

Pfeilförmig – sind Blätter, deren Grund in 2 spitze Lappen geteilt ist.

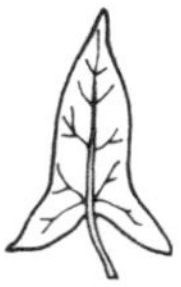

pfeilförmig

R

Rauh – sind Pflanzen und Pflanzenteile, die durch das Gefühl oder Gesicht wahrnehmbare Erhöhungen besitzen.

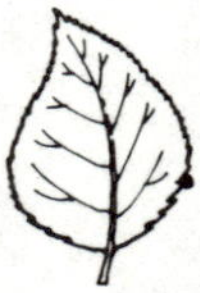
rauten-
förmig

Rautenförmig – ist ein viereckiges Blatt, an dessen einer Ecke sich der Blattstiel befindet, während die gegenüberliegende die Spitze bildet.

Riefen – Längsfurchen an einzelnen Pflanzenteilen.

Rillen – zwischen Hautriefen liegende, mindervertiefte Furchen.

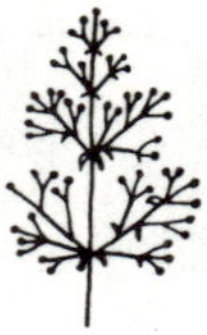
Rispe
(z.B. Hafer)

Rinde – unter der Oberfläche befindliche Umgebung der holzigen Pflanzen.

Rispe – traubig angelegter Blütenstaub mit traubigen oder ährigen Zweigen.

S

Schildförmige Blätter – haben den Stiel unter der Mitte, nicht am Rande angefügt.

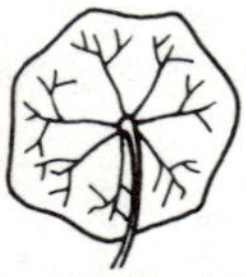
schildförmig

Schlingend – sind Pflanzen, deren ganzer Oberstock sich um einen fremden Körper windet.

Saum – äußerer, oberer Teil der (einblättrigen) Blumenblätter.

Schließfrüchte – einsamige Samenfrüchte, deren Fruchthülle nur eine Haut über dem Samen bildet oder mit ihm verwachsen ist, wie bei Gräsern, Getreide, Eiche, Haselnuß.

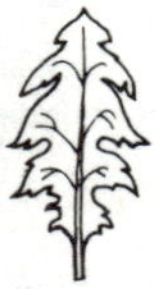
schrotsäge-
förmig

Schopf – mehrere vereint über den Blüten stehende Deckblätter und Blättchen.

Schotenfrucht – Samenfrucht aus 2 durch Nähte verbundenen Teilen.

Schrotsägeförmig – ist ein fiederspaltiges Blatt, dessen Zipfel abwärts gerichtet sind.

Schwertförmig – sind lange, zweischneidige, zusammengedrückte, spitzige Blätter.

Sechsmännig – ist eine Blüte mit 6 Staubgefäßen.

Sechszählig – zu 6 in derselben Höhe am Stengel stehende Blätter.

Sitzend – nennt man Blätter und Blüten, die keinen Stengel haben und unmittelbar auf dem

Stamm oder Stengel oder den Ästen und Zweigen sitzen.

Sonderfrüchte – aus Blüten mit nur einem Staubweg entwickelte Früchte.

Spatelförmig – ist ein oben bogenförmiges, sich nach unten schnell verschmälerndes, in die Länge gezogenes Blatt.

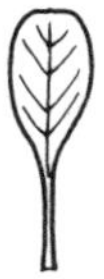
spatelig

Speichstiele – aus der Spitze eines gemeinschaftlichen Stieles hervorgehende Blütenstiele.

Spelzenblumen – Blüten, die an einem Stielhäutchen sitzen und aus zwei Kläppchen mit umgebender Blütenhülle bestehen.

Spießförmig – ist ein Blatt, an dessen Grund auf jeder Seite ein spitziger, nach außen gerichteter Zipfel ist.

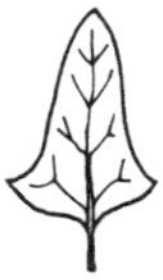
spieß-
förmig

Spindel – gemeinschaftlicher Blütenstiel, der an seinen Seiten mehrere Blüten trägt.

Spirre – eine oder mehrere auf der Spitze des Oberstocks sitzende Blüten, unter und um die herum blütentragende, sich weiter verzweigende Äste entspringen.

Spreublättrig – sind Pflanzen, deren Oberstock ganz oder in einzelnen Teilen mit kleinen, trockenen Blättchen bedeckt ist.

Stacheln – in der Rinde mancher Pflanzen bestigte Spitzen.

Stammblätter – wachsen unmittelbar aus dem Stamm hervor.

Steifhaarig – ist ein Blatt mit langen, abstehenden borstenartigen Haaren.

Stiefel – ein blattwinkelständiges, den Stengel umfassendes Nebenblatt.

Stielrund – ist eine Pflanze mit ganz rundem Oberstock.

T

Tellerförmig – ist eine Blumenkrone mit flach ausgebreitetem, auf einer langen Röhre stehendem Saum.

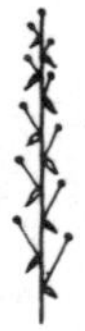

Traube (z. B. Maiglöckchen)

Trichterförmig – ist eine einblättrige Blumenkrone mit trichterförmigem Saum.

Traube – mehrere gestielte, an einer Spindel unregelmäßig sitzende Blüten.

Trugdolde – aus der an der Spitze des Oberstockes und seinen Verzweigungen entspringende, unregelmäßig verästelte Speichstiele mit den darauf sitzenden Blüten.

U

Umfassend – werden sitzende Blätter bezeichnet, die mit ausgeschnittenem Grund den Stengel umfassen.

Umwachsen – ist ein Blatt, das den Stengel ganz umgibt, so daß es von ihm gleichsam durchbohrt ist.

Unterständig – ist ein nicht mit dem Fruchtboden verbundener Kelch.

Unweibig – nennt man die Staubgefäße, die auf den Blütendecken stehen.

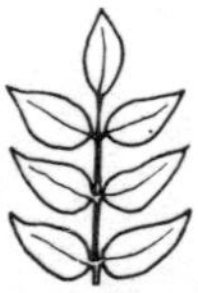

unpaarig gefiedert

Unpaarig gefiedert – ist ein Blatt, an dessen Blattstielen zu beiden Seiten und an der Spitze ein Blatt steht.

Unterstock – je nach Beschaffenheit Wurzelfaser oder Pfahlwurzel. Sie ist rübenförmig, möhrenförmig, ästig, holzig, vielköpfig, auch einköpfig, knollig und treibt außer dem Oberstock viele Wurzelausläufer, Wurzelranken und Wurzelschoße.

V

Verborgen – blühend sind Pflanzen, deren Blüten nicht deutlich erkannt werden können.

Vielbrüderig – ist eine Blüte, deren Staubgefäße in mehr als zwei Bündel verwachsen sind.

Vielfächerig – ist ein Fruchtknoten, der mehr als 2 Eier enthält.

Vielköpfig – ist ein Unterstock, der am oberen Ende sich in mehrere, im zweiten Jahre blätter- und blütentragende Teile verästelt.

Vielmännig – ist eine Blüte mit mehr als 10 Staubgefäßen.

Vielweibig – ist eine Blüte mit mehr als 4 Griffeln.

Viermännig – ist eine Blüte mit 4 Staubgefäßen.

Vierzählig – nennt man 4 in gleicher Höhe am Stengel stehende Wickelblätter.

W

Walzenförmig – ist eine einblütige, röhrenförmige Blütenkrone von gleicher Weite.

Wechselständig – sind Blätter, die sich am Stengel nicht gegenüberstehen.

Weichhaarig – ist ein Blatt mit sehr kurzen, weichen Härchen.

Wellig – sind Blätter, deren Rand nicht auf einer Ebene liegt, sondern von der Seite betrachtet, eine Wellenlinie bildet.

Wickelranken – diejenigen Teile einer Pflanze, die sich an andere Pflanzen anklammern (Erbsen, Wicken).

Wirtel – sitzende oder gestielte Blüten und Blätter, die in Kreisen oder Halbkreisen (Halbwirtel) die gemeinschaftliche Achse umgeben.

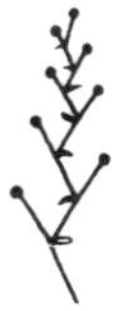

Wirtelig – sind Blätter, die zu mehreren rings um den Stengel in gleicher Höhe stehen.

Wurzelausläufer – unter der Erde fortgehender, blattloser, in Zwischenräumen neue Schößlinge treibender Ausläufer des Unterstocks (Minze, Gundelrebe).

Wurzelblätter – brechen unmittelbar aus der Wurzel hervor.

Wurzelschoß – oberirdische, niederliegende, beblätterte, fadenförmige Fortsetzung des Unterstockes (Habichtskraut).

Z

Zehnmännig – ist eine Blüte mit 10 Staubgefäßen.

Zellkeimer – treiben einfach umhüllt aus den Keimkörnern.

Zerstreut – sind Blätter, die am Oberstock weder zu mehreren zusammen noch in einer bestimmten Ordnung stehen.

Zottig – ist ein Blatt mit weichen, ziemlich langen, biegsamen, nicht untereinander verwirrten Haaren.

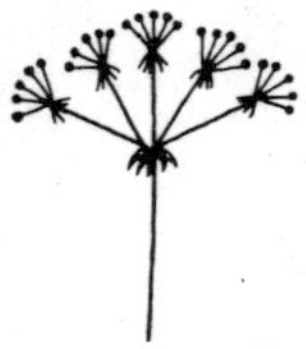

zusammengesetzte Dolde (z.B. Anis, Petersilie)

Zugerundet – ist ein Blatt mit bogenförmigem oberem Ende.

Zugespitzt – ist ein Blatt mit allmählich langgekehrter Spitze.

Zunehmend gefiedert – bezeichnet man ein gefiedertes Blatt mit gegen die Spitze größer werdenden Nebenblättchen.

Zusammengeheftet – sind gegenständige Blätter, die dem Grunde zu verwachsen sind, so daß sie den Stengel umgeben.

Zweigabelig – ist ein Oberstock, der sich in 2 Teile teilt und diese wieder in 2 Teile usf.

Zwitterig – sind Blüten, bei denen Staubgefäße und Staubwege vorhanden sind.

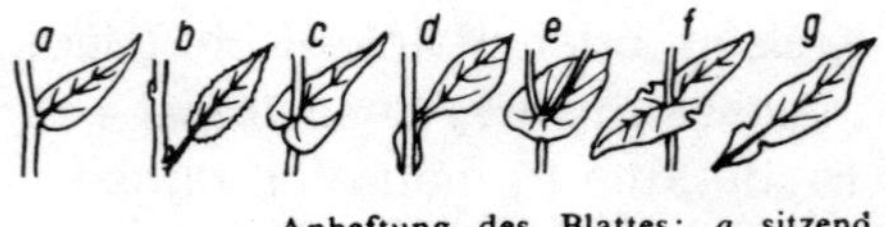

Anheftung des Blattes; *a* sitzend, *b* gestielt, *c* stengelumfassend, *d* herablaufend, *e* durchwachsen, *f* verwachsen, *g* geflügelt

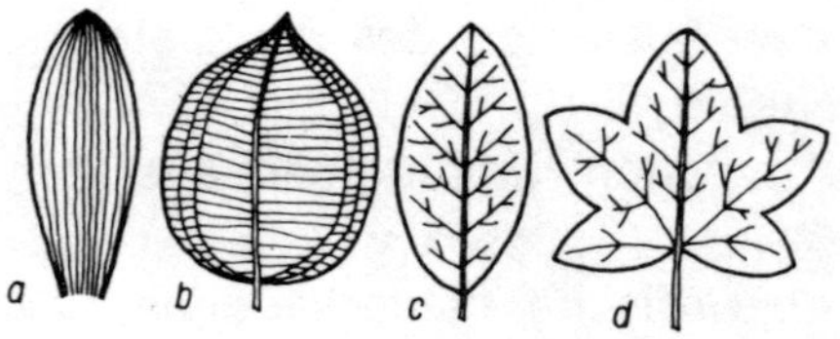

Nervaturformen der Blätter; *a* streifennervig, *b* netznervig, *c* fiedernervig, *d* fingernervig

Von Sammeln, Aufbewahren und Verarbeiten

Das Einsammeln der Heilkräuter setzt das Bestreben voraus, die jeweilige Pflanze in der Zeit und in dem Zustand der besten arzneilichen Wirksamkeit zu gewinnen und die vorhandenen Heilwerte zu erhalten.

Einheitliche, allgemein gültige Regeln lassen sich hierfür nicht aufstellen. In den alten Kräuterbüchern findet man häufig sich widersprechende Angaben über den Zeitpunkt und die Art des Sammelns. Manchmal scheint ein Fünkchen Aberglauben darin enthalten zu sein.

Wir haben uns bei den für die Kräuter einzeln angegebenen Sammelzeiten von mancherlei Beschränkungen freigemacht. Grundsätzlich kann als Richtlinie gelten: Samen und Früchte werden zur Zeit der Reife geerntet, die ganze Pflanze zur Zeit der beginnenden Blüte, Wurzeln dagegen nach dem Abblühen oder im zeitigen Frühjahr. Heilpflanzen sollen grundsätzlich nicht im nassen Zustand, z. B. bei Regen oder Tau, eingesammelt oder weiterverarbeitet werden.

Es darf als natürlich vorausgesetzt werden, daß die an einem sonnigen Standort wachsenden Kräuter von bester Beschaffenheit sind.

Wer wild wachsende Heilkräuter sammelt, sollte vor allem die bestehenden Naturschutzgesetze beachten und auch bei den anderen Pflanzen niemals Raubbau treiben, d. h. ganze Gattungen auf engstem Raum pflücken. Dies gilt besonders für Sammler, die gewerbsmäßig Heilkräuter sammeln.

Wenn auf den folgenden Seiten versucht wird, ein Bild der Nutz- und Heilkräuter in Wort und Zeichnung zu vermitteln, so sind wir uns klar darüber, daß auch eine noch so genaue Beschreibung und eine noch so naturgetreue Abbildung die Gefahr einer Verwechslung nicht auszu-

schließen vermag. Niemand sollte daher als Anfänger an das Einsammeln von Heilkräutern gehen, ohne von Erfahrenen angeleitet und belehrt zu werden.
Viele der Kräuter lassen sich in Kleingärten anpflanzen und können zu einer lohnenden Nebenbeschäftigung werden, wenn Sachkenntnis und Verständnis vorhanden sind.
Ist ein Sammler nicht sicher, daß die von ihm gefundene Pflanze die richtige ist, so tut er gut daran, sie nicht zu pflücken.
Das Trocknen der gesammelten Kräuter muß an einem staubfreien, luftigen Ort stattfinden. Die Pflanzen sollten möglichst nicht direkter Sonnenbestrahlung oder künstlicher Wärme ausgesetzt sein, da sonst ein Teil der heilkräftigen Substanzen verloren gehen kann. Die getrockneten Kräuter werden in gut schließenden Gefäßen aufbewahrt oder aber gebündelt in Leinensäckchen aufgehängt. Die Vorräte müssen laufend überwacht werden, um Verderb oder Befall durch Schädlinge zu verhüten.
Manche Heilkräuter behalten ihre Wirkung uneingeschränkt mehrere Jahre, bei anderen ist eine jährliche Erneuerung des Vorrates angebracht.

Naturschutz

Es gibt Pflanzen, die unter besonderem Schutz stehen und bei denen nicht nur das Ausgraben, sondern auch das Abpflücken oder Abschneiden verboten ist.

Dazugehören:

Schafgarbe, Eisenhut, alleOrchideen, Adonis, Mannsschild, Anemonen, Graslilien, Akelei, Arnika, Edelrauten, Aronstab, Bergastern, Tollkirsche, Drachenwurz, Dotterblume, Glockenblumen, Flockenblumen, Alpenrebe, Blasenstrauch, Maiglöckchen, Lerchensporn, Krokus, Alpenveilchen, Geißklee, Seidelbast, Rittersporn, Alpennelken, Fingerhut, Gemswurz, Hungerblümchen, Sumpfwurz, Heide, Mannstreu, Spindelstrauch, Schneeglöckchen, Ginster, alle Enziane, Storchschnabel, Handwurz, Nieswurz, Leberblümchen, Alant, Schwertlilien, Goldregen, Edelweiß, Knotenblumen, Feuerlilie, Türkenbund, Leinkraut, Nelken (Hochgebirgsarten), Fieberklee, Mispel, Vergißmeinnicht, Alpennarzissen, Männertreu, Seerosen, Milchstern, Alpenmohn, Hirschzunge, Alpenprimeln, Lungenkraut, Küchenschelle, Wintergrün, Alpenhahnenfuß, Alpenrosen, Alpenscharte, Steinbrech, Hauswurz, Leimkraut, Soldanelle, Federgras, Trollblume, Rohrkolben, Bergveilchen, Alpenstiefmütterchen, Straußfarn, Königsfarn, Stranddistel, Blaudistel, Diptan, Schachblume.

Zubereitung

Zubereitet und verwendet werden die Heilkräuter in den verschiedenartigsten Formen. Die ganze frische Pflanze oder bestimmte Teile, wie Blätter oder Wurzeln, finden als Salate besonders zu den sogenannten Frühjahrskuren vielfach Verwendung. Es sind insbesondere: Brunnenkresse, Chicorée, Löwenzahn, Brennessel, Sellerie und Petersilie.

Pulver

Die getrockneten Kräuter können, zu Pulver verrieben, entweder mit etwas Wasser angeschwemmt oder mit Honig oder Sirup als Brei bzw. Mus verrieben eingenommen werden. Bei besonders schlecht schmeckenden Kräutern oder empfindlichen Kranken empfiehlt sich das Einnehmen des Pulvers in Oblaten. Da die Zubereitung des Pulvers für den Hausgebrauch wahrscheinlich zu umständlich ist, wird man es in einer Kräuterhandlung mit weit weniger Mühe erstehen.

Tee

Die gebräuchlichste und einfachste Form der Verwendung ist der Tee. Man bereitet ihn auf verschiedene Arten zu.

Aufguß

Der auch als *„Infus"* bezeichnete Teeaufguß wird bereitet, indem man die zerkleinerte Droge mit kochendem Wasser übergießt und in bedecktem Gefäß 10-15 Minuten unter öfterem Umrühren am warmen Ort ziehen läßt. Porzellan- oder Steinguttöpfe eignen sich am besten hierfür. Die Flüssigkeit wird nach dem Ziehen durch ein Sieb (oder Tuch) gegossen und ist gebrauchsfertig. Diese Art der Zubereitung ist bei Blättern, Blüten und Samen angebracht.

Abkochung

Bei der als *„Dekokt"* bezeichneten Abkochung werden die zerkleinerten Pflanzenteile mit kaltem Wasser aufgesetzt. Man läßt sie bei gelinder Wärme 20-30 Minuten warm werden und kocht sie dann auf. Das geschieht nur ganz kurz. Nur einmal aufwallen lassen. Abkochungen werden meist aus Rinden, Wurzeln und Hölzern bereitet.

Kaltauszug

Die *„Mazeration"* entsteht durch Übergießen der Droge mit kaltem Wasser. Unter mehrmaligem Umrühren bleibt die Zubereitung bei Zimmertemperatur 3-5 Stunden stehen und wird dann ohne Auspressen des Rückstandes abgegossen. Dieses Verfahren findet Anwendung bei besonders schleimhaltigen Drogen wie z. B. Leinsamen, Altheewurzel, Isländisch Moos, Sennesblättern, Sennesschoten und Baldrian. Auch bei Faulbaumrinde, Eibisch, Mistel und Bockshornklee empfiehlt sich diese Zubereitung. Es gibt auch eine andere Form des Auszuges, die ein Mittelding zwischen Aufguß und Kaltauszug ist.

Bei ihr übergießt man die Pflanzen mit heißem Wasser und läßt sie dann mehrere Stunden stehen.
Bei allen Zubereitungen ist es selbstverständlich, daß die Gefäße stets bedeckt bleiben und so das Entweichen der Duftstoffe verhindert wird.

Saft

Der aus frischen Blättern, Blüten, Früchten und Wurzeln in einer Fruchtsaftpresse aus den zerschnittenen Teilen gewonnene Saft kann nicht aufbewahrt werden.
Sollte ein Haushalt keine Presse besitzen, so zerstößt man die zerkleinerten Pflanzenteile in einem Gefäß zu Brei und drückt diesen dann durch ein grobes Leinentuch aus.

Tinkturen

Zur Herstellung einer Tinktur gehört 70%iger Alkohol aus der Apotheke oder Weingeist bzw. guter Kornbranntwein. Man setzt in einem halben Liter 100 g der frisch gepflückten und zerkleinerten braunen oder grünen Arzneipflanzen an und bewahrt das Gemisch in einer gut verschlossenen Flasche mindestens 1 Woche bei etwa 15-20 Grad Celsius auf. Sonnenlicht schadet. Die Flasche wird jeden Tag einmal geschüttelt. Es schadet nichts, wenn das angesetzte Gemisch 5 bis 6 Wochen steht, bis man es durchseit und die mit Alkohol getränkten Heilkräuter noch gesondert auspreßt.
Zweckmäßig ist es, diese Tinktur noch einmal etliche Tage zum Absetzen stehen zu lassen und dann erneut zu filtern. Die nun fertige Tinktur ist haltbar für lange Zeit und kann jederzeit verwendet werden.
Tinkturen dürfen nur tropfenweise eingenommen werden. Besonders geeignet hierfür sind: Arnika, Baldrian, Berberitzenwurzelrinde, Blasentang, Benediktendistel, Eisenkraut, Enzian, Frauenmantel, Goldrute, Johanniskraut, Huflattich, Kamille, Königskerze, Lungenkraut, Melisse,

Minze, Mistel, Sumpfporst, Ringelblume, Rosmarin, Salbei, Schlüsselblume, Schöllkraut, Tausendguldenkraut, Tormentill, Wacholder, Wiesenknopf und Wermut.

Extrakte

Diese wäßrigen Auszüge läßt man sich am zweckmäßigsten beim Apotheker anfertigen, wenn er sie nicht auf Lager hat. Er besitzt Apparate, die eine feinere Herstellung sichern. Die gebräuchlichsten Extrakte sind: Bitterklee-, Enzian-, Kalmus-, Kardobenediktinen-, Löwenzahn- und Wermutextrakt.

Geist

Alkoholische Auszüge (Geist oder Spiritus) sollte man am besten in der Apotheke kaufen. Die bekanntesten sind: Angelikageist (Bäderzusatz), Kampferspiritus, Lavendelspiritus, Löffelkrautspiritus, Melissengeist, Pappelgeist und Wacholderspiritus.

Wein

Von den Großeltern überliefert und noch immer in vielen Haushalten gebräuchlich ist das Ansetzen von Heilkräutern in Wein. Der Vorgang gleicht der Herstellung von Tinkturen, nur daß eben Wein – und zwar guter Weißwein – dazu benutzt wird. Kräuterwein soll kräftigend wirken und die Blutzirkulation positiv beeinflussen. Man trinkt ihn am Tag 3mal, natürlich nur 1 Likörglas voll.
An Kräutern verwendet man: Alant, Arnikablüten, Augentrost, Birke, Baldrian, Hagebutten, Hopfenblüten, Johanniskraut, Lavendelblüten, Melisse, Minze, Rosmarin, Tausendguldenkraut, Waldmeister und Wermut.

Umschläge, Auflagen

Aufgüsse und Kaltauszüge werden in der Naturheilkunde gern und oft je nach Vorschrift warm oder kalt zu Umschlägen und Auflagen benutzt. Dabei wird ein mehrfach zusammengelegtes Leinentuch in die Flüssigkeit getaucht, ein wenig

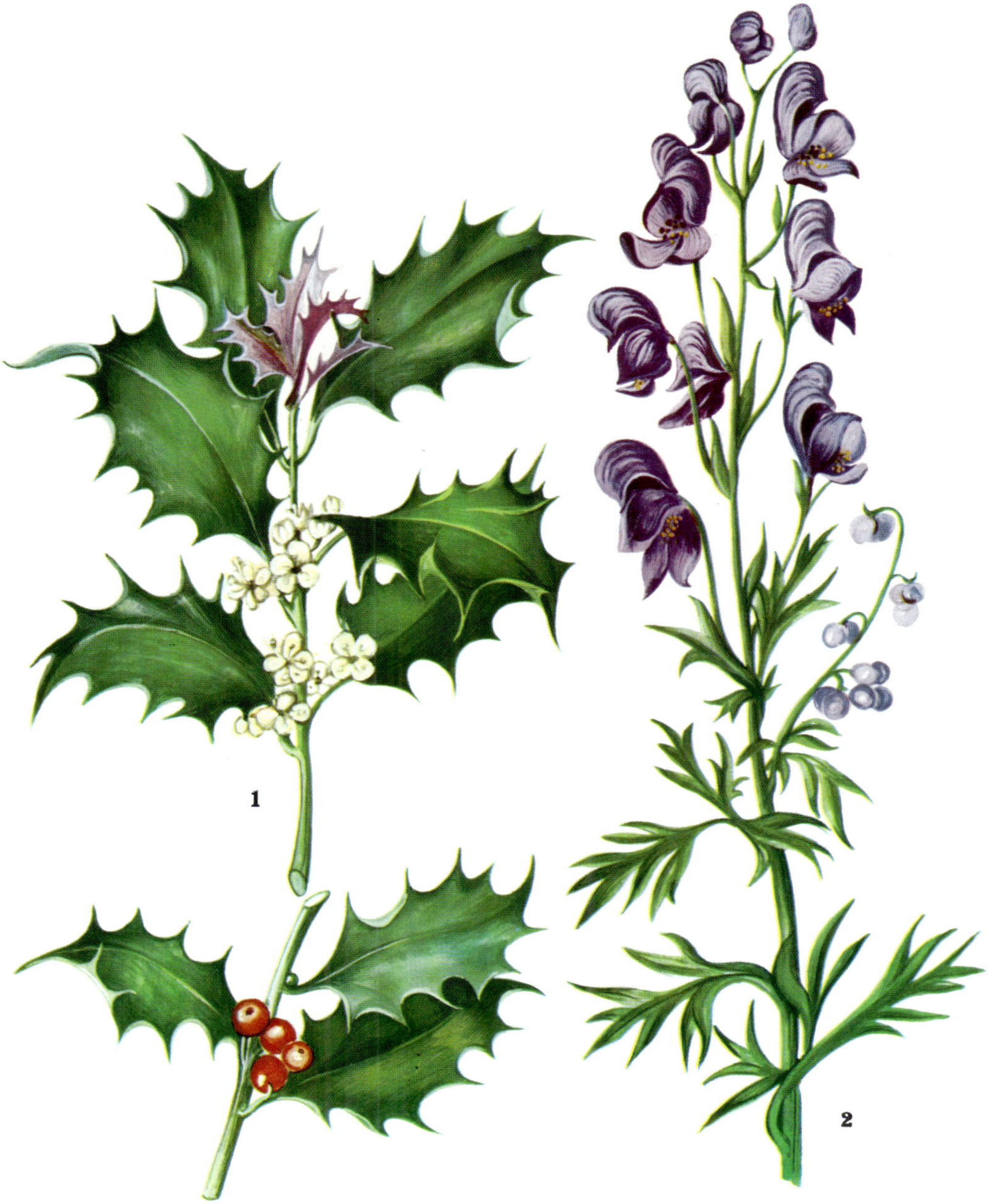

TAFEL 1 1 Stechpalme *(Ilex aquifolium)*
2 Blauer Eisenhut (*Aconitum napellus*)

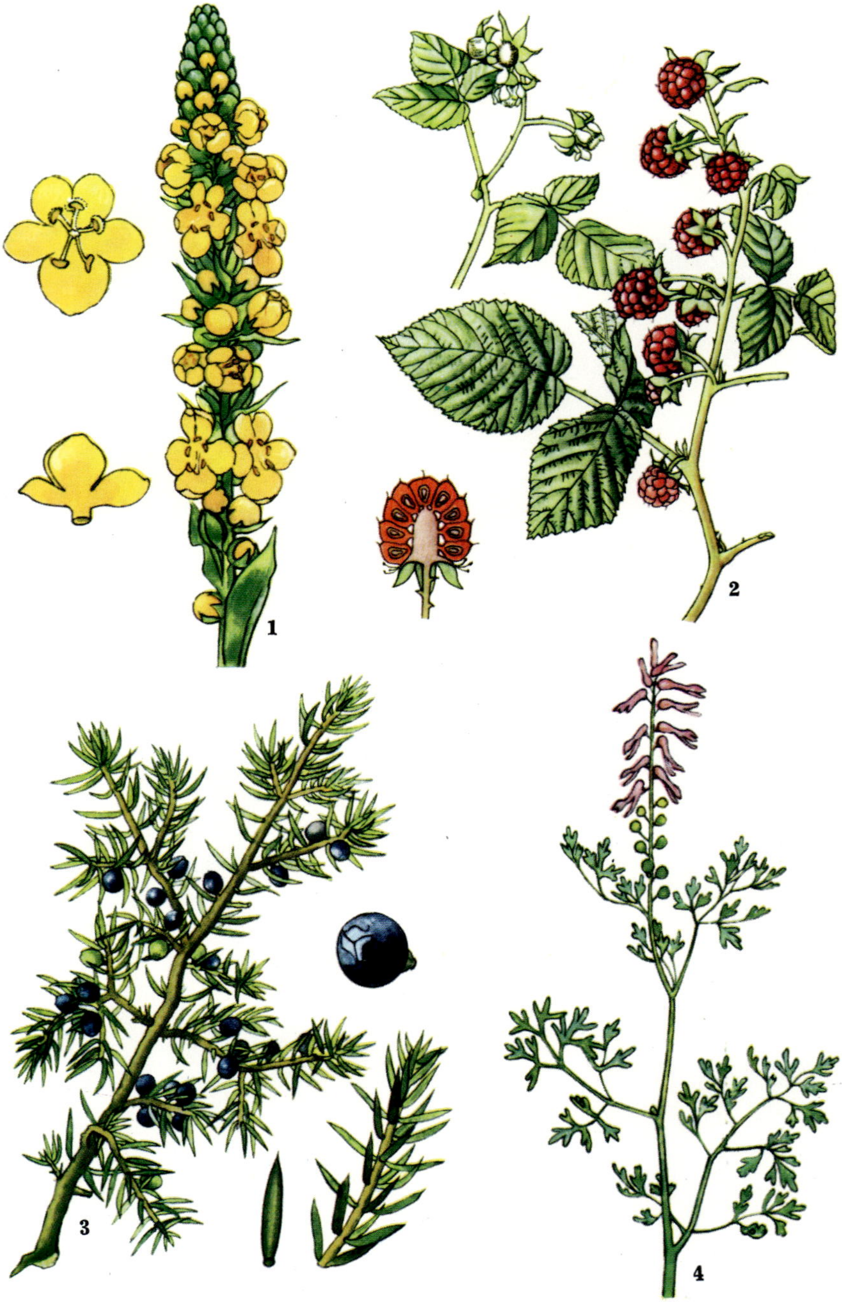

TAFEL 2 1 Königskerze (*Verbascum thapsiforme*)
2 Himbeere (*Rubus idaeus*)
3 Wacholder (*Juniperus communis*)
4 Erdrauch (*Fumaria officinalis*)

ausgedrückt und dann auf die kranke Stelle gelegt. Breiartige Substanzen müssen salbenartig auf das Tuch aufgestrichen und dieses dann aufgelegt werden.

Öle

Für Umschläge bei Hauterkrankungen, Wundbehandlung, bei leichten Erfrierungen und Verbrennungen sowie für Massagen benutzt man in Öl angesetzte Heilkräuter im Verhältnis 1:5 (1 Teil frische Heilkräuter, 5 Teile gutes Olivenöl). Man verwendet hierfür: Gartenraute, Fünffingerkraut, Johanniskraut, Kamille, Lilie, Lavendel, Ringelblume und andere, je nach Vorschrift. Da die Herstellung meist für einen normalen Haushalt zu schwierig ist, empfiehlt sich der Kauf in der Apotheke.

Salben

Hier gilt dasselbe. Längst sind die Zeiten vorbei, da die Hausfrau Zeit und Muße hatte, aus Harz, Honig und Fett zusammen mit den Kräutern selbst Salbe herzustellen. Manche gehen heute den leichteren Weg, Salben aus Tinktur der Heilpflanze mit Lanolin, Vaselin oder reinem Schweinefett anzufertigen (10 g Tinktur, 100 g Fett). Dabei reibt man die Tinktur so lange mit dem Fett in einer Porzellanschale, bis sie gleichmäßig im Fett verteilt ist. Besonders gut eignet sich die Ringelblume zur Salbenherstellung, aber auch Lavendel, Klette, Majoran und Rosmarin lassen sich so verwenden, um zweckmäßige Dienste zu leisten.

Sirupe

Die mit Zucker oder besser mit Honig eingedickten Kräutersäfte finden bei vielen Erkrankungen ein gutes Betätigungsfeld. Am bekanntesten sind: Andorn-, Eibisch-, Isländisch Moos-, Kreuzdorn-, Pfefferminz-, Veilchen-, Wacholder- und Zwiebelsirup. Rhabarbersirup kauft man besser in der Apotheke. Aus Fenchelsamen, Augentrost, einigen Gewürznelken, Zimt und Muskatblüte läßt sich ein guter Magensirup herstellen.

Mischungen

Nicht immer wirkt eine Pflanze für sich allein, oft muß man zu verschiedenen Pflanzenmischungen greifen. Davon sprechen wir im Kapitel „Kräuter gegen Krankheiten“ jeweils gesondert und nennen die wirksamsten und bewährtesten Mischungen.

Lange bevor Dichter und Techniker etwas ersannen, gab es schon die Wirklichkeit der Pflanzen, die alles schon erdacht und ersonnen hatten. In ihnen offenbart sich die Weisheit der Schöpfung.

Heilkräuter von A-Z

Ackermohn

Papaver Rhoeas

Vom Mohn weiß man im allgemeinen, daß er Opium enthalte. Das trifft jedoch auf den Ackermohn, der auch als *Feldmohn, Klatschmohn, Wilder-* oder *Roter Mohn, Feuerblume* und *Klatschrose* bekannt ist, nicht zu. Er enthält aber ein Alkaloid, dessen Auswirkungen noch nicht ganz erforscht sind. Auf keinen Fall kann man ihm irgendwelche Vergiftungen zuschreiben.

Der Stengel des Mohns ist behaart, seine Blätter sind tief fiederspaltig. Die Blüten stehen einzeln am Stiel und haben zwei kahnförmige Kelchblätter. Seine 4 Kronblätter haben im Grunde einen schwarzen Fleck. Die reife Mohnkapsel wirft ihre Samen durch einen Löcherkranz am oberen Rand ab, wenn der Wind die Pflanze schüttelt.

Weidetiere meiden den Mohn, weil alle seine Teile einen giftigen Milchsaft von bitterem Geschmack haben. (Siehe auch Mohn, Seite 199)

Vorkommen: Äcker und Wiesen.

Blütezeit: Mai bis Juli.

Sammelzeit: Unterschiedlich, nur Samenkapseln.

Anwendung: Man hat früher aus dem Ackermohn einen Sirup hergestellt, der als Hustenmittel guten Erfolg zeigte. Die Schleimstoffe dürften hierbei besonders wirksam gewesen sein. Inzwischen hat die Naturheilkunde jedoch auch andere und z. T. bessere Mittel erschlossen.

Zubereitung: Rezepte gibt es für die Verwendung in der Heilkunde eigentlich nicht. Die Küche aber verwertet ihn ungemahlen zum Bestreuen und Garnieren von Backwaren. Gemahlen nutzt ihn die Hausfrau als Grundstoff süßer Füllungen für Strudel, Torten und ähnliches Gebäck.

Die Zubereitung von Schlafsaft aus dem Mohn ist nicht zu verantworten. Kinder können dadurch ebenso Schaden erleiden wie durch mit Mohn gefüllte Babyschnuller.

Anwendungsgebiete: als Heilmittel am besten keine.

Adonis

Adonis vernalis
Geschützt. Giftig!

Abb. auf Farbtafel 20

Das Pflänzchen mit dem sehr kurzen Stiel und vielköpfigen Wurzelstock, dessen große leuchtend goldgelben Sterne fast auf der Erde liegen, ist auch als *Frühlingsteufelsauge, Braunmäglein* und *Böhmische Nieswurz* bekannt. Es ist duftlos und hat zart gefiederte Blätter die allmählich zu einem üppigen Federbusch werden. Höhe bis 40 cm.

Vorkommen: Kalkreiche Böden, sonnige Hänge und Kiefernwälder.

Blütezeit: April bis Juni.

Sammelzeit: April bis Juni, blühende Pflanze.

Anwendung: Die Heilpflanze enthält digitalisähnliche Glykoside. Sie sind allerdings nicht so stark wie die des Fingerhutes. Sie sind sehr empfindlich und schlecht zu konservieren. Dies gilt für Abkochungen ebenso wie für Infuse. Die Inhaltsstoffe wirken beruhigend und erweitern die Herzkranzgefäße, sind also bei Herzleiden sehr empfehlenswert.

Man sollte alle Adonispräparate grundsätzlich nur auf ärztliche Verordnung verwenden. Die Pflanze darum nicht selbst sammeln, sondern bei den Apotheken einkaufen, was man braucht. Wer jedoch die Pflanze zur Blütezeit sammelt, um sie vielleicht Fachleuten zu übergeben, muß das Kraut bei 60 Grad trocknen, damit die zerstörenden Wirkstoffe (Fermente) vernichtet werden.

Es muß noch darauf hingewiesen werden, daß die Wirkstoffe für Magen und Darm nicht gut verwendbar sind, weil sie wegen ihrer hohen Empfindlichkeit von der Salzsäure des Magens weitgehend zerstört werden.

Zubereitung: Man kann Abkochungen, Aufgüsse, Pulver, alkoholische Extrakte und Dragees herstellen. Wir raten aus bereits erwähnten Gründen jedoch davon ab.

Anwendungsgebiete: Herz.

Alant

Inula Helenium

Diese Pflanze, aus der Familie der Korbblütler, kommt in über 50 Arten vor. Man nennt sie auch *Edelherzwurz, Brustalant, Galantwurzel* und *Helenenkraut.* Medizinisch wichtig ist der Echte oder Garten-Alant (*In. helenicum*) mit einem dicken, ästigen, außen braunroten, innen weißlichen Wurzelstock. Der behaarte Stengel wird 1-2 m hoch. Die Blätter sind ungleich gezahnt, auf Ober- und Unterseite filzig, in Bodennähe bedeutend größer und gestielt. Große goldgelbe Blüten am Ende des Stengels und der Blütenäste.

Vorkommen: Auf feuchten Wiesen, an Gräben und Bachläufen, in Gärten als Küchengewürz und Heilkraut angepflanzt.

Blütezeit: Juli bis September.

Sammelzeit: Frühling oder Herbst, Wurzelstock. Riecht sehr würzig (kampferartig), schmeckt bitter und schleimig.

Anwendung: Alantwurzel wird in verschiedenen Formen gereicht. Häufig als Bestandteil von Teemischungen gegen Brustkrankheiten (Katarrhe), Magenbeschwerden und Bleichsucht. Bei einfachem Husten genügt es, Alant in Wasser zu legen und den Auszug zu trinken. Als Mittel bei tuberkulösem Reizhusten und ähnlichen Erscheinungen hat sich Alant bestens bewährt. Alant-Aquavit gilt allgemein als magenstärkendes Mittel. Ebenso das Alant-Bier. Alant-Sirup hilft bei Verschleimung. Der Alant-Wein, dem man außer der Wurzel auch noch Süßholz und Zitronenschale beigibt, wirkt magenstärkend und fördert Schleimauswurf. Pfarrer Kneipp hebt die Heilwirkung der Alantwurzel hervor, in der Homöopathie gilt sie als vorzügliches Arzneimittel. Vorsicht beim Gebrauch: zu große Gaben haben Brechreiz zur Folge.

Zubereitung: Als Tee bei Entzündungen der Bronchien, bei Katarrhen der Atmungsorgane und zur Schleimlösung bei Husten.

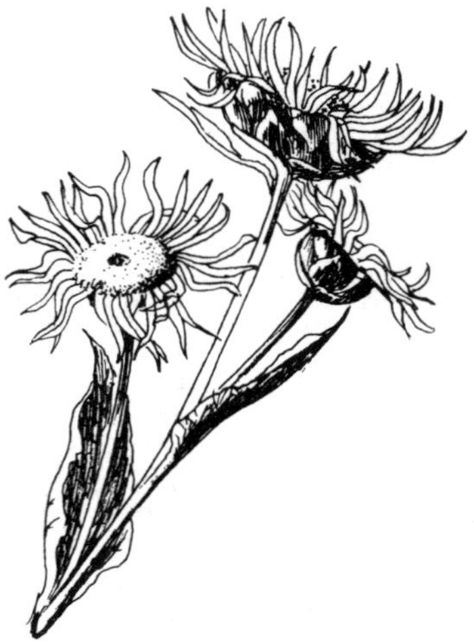

20 g Wurzel in 200 ccm Wasser kochen. Tagsüber

in kleinen Schlucken trinken. Keine großen Gaben nehmen, da sie oft Erbrechen verursachen! Waschungen mit Alantaufguß (10 g auf 1 Liter) wendet man bei Krätze und Ausschlag an. Rezept für Alantwein: 20 g zerkleinerte Wurzeln werden mit 1 l Weinmost aufgegossen und in eine Flasche mit Gärröhrchen gefüllt. Nach erfolgter Gärung kann man den bekömmlichen Wein als Magenstärkung trinken. Mehr als zwei Likörgläser am Tag empfehlen sich nicht.
Anwendungsgebiete: Atemwege, Brust, Magen, Darm.

Alpenampfer

Rumex alpinus

Diese nahezu unbekannte Heilpflanze, die bis zu 2 m hoch werden kann, heißt auch *Blacke* und *Bletschen.* Sie gehört zur gleichen Familie wie der Sauerampfer (*Rumex acetosa*) und der Geduldampfer (*Rumex Patièntia*) und Knäuelampfer (*Rumex conglomeratus*) und ist ein Knöterichgewächs.
Vorkommen: Mittelgebirge, feuchte Flecken.
Blütezeit: Juli und August.
Sammelzeit: März und April, September und Oktober, Wurzelstock.
Anwendung: Das im Wurzelstock enthaltene Emodin zusammen mit dem Gerbstoff und kleinen Mengen von ätherischem Öl ergeben eine milde Abführkraft ohne Nebenwirkungen.
Zubereitung: Pulver der Wurzel als Tee, 1 Teelöffel Pulver auf 1 Tasse siedendes Wasser.
Anwendungsgebiet: Verdauungsorgane.

Andorn

Marrubium vulgare

Abb. auf Farbtafel 34

Andorn, manchmal auch als *Gotteshilfe, Antonitee, Mariennessel, Mutterkraut* und *Weißer Dorant* bezeichnet, besitzt einen 30-50 cm hohen, in Bodennähe verästelten Stengel. Die Blätter sind oval, runzelig und weich wie Filz, die kleinen Blüten weiß. Die ganze Pflanze riecht süßlich angenehm, schmeckt jedoch bitter.

Vorkommen: Auf sandigem Boden, Wegeränder.

Blütezeit: Juli bis September.

Sammelzeit: Juli und August, meist nur das Kraut, manchmal auch der Samen.

Anwendung: Der Blütensaft mit Rosenöl vermischt behebt, äußerlich angewendet, Ohrenschmerzen. Mit Honig vermischt, reinigt und heilt der Saft Wunden und Geschwüre. Gegen Hautkrankheiten siedet man Andorn in Wasser und wäscht sich damit. Als kräftig wirkendes Heilmittel schon lange bekannt, wirkt der mit Honig versetzte Saft als innerliches Mittel gegen Brustverschleimung, Verstopfung, Beschwerden der Lunge und Leber. Ein Sud von Blättern und Samen in Wein hilft gegen Husten.

Tee von Andorn hilft bei chronischen Katarrhen der Lunge, Keuchhusten, Bleichsucht und sogar Gelbsucht. Äußerlich werden zerquetschte Blätter auch bei hartnäckigen Hautausschlägen in Anwendung gebracht. Hier sollte man aber vorher mit dem Arzt sprechen.

Zubereitung: Will man ein Leberleiden oder Gelbsucht kurieren, so nimmt man die gleiche Menge Löwenzahn hinzu. Der Tee muß etwa eine Viertelstunde ziehen. Nach dem Abseihen trinke man tagsüber 2 oder 3 kleine Tassen.

Einen Sirup, der ein gutes Hustenmittel ist, bereitet man, indem man einen starken Tee (100 g auf 3/4 Liter Wasser) kocht, dem man ein halbes Kilo Zucker hinzufügt und dann des ganze bis zur Sirupdicke einkocht.

Anwendungsgebiete: Kopf, Atemwege, Lunge, Leber, Darm, Haut.

Angelika

Angelica officinalis archangelica

Eine in mehreren Arten vorkommende Pflanze, deren heilkundliche Bedeutung besonders der Gartenangelika oder *Engelwurz (A. archangelica)* zukommt. Angelika ist eine der wenigen Heil- und Würzpflanzen, die aus dem Norden Europas stammen. Sie wird 1,50-2,50 m hoch. Die lange, fleischige Wurzel gleicht dem Meerrettich. Der über 3 cm dicke Stengel ist saftig, verästelt, mit doppelfiedrigen Blättern versehen. Die großen Doldenblüten können von grünlich- bis gelblichweiß variieren. Alle Teile der Pflanze haben einen gewürzhaften, moschusartigen Geruch und Geschmack. Reife Früchte, Stengel und Blätter werden mancherorts als Gewürz für Suppen, Soßen und Salate genommen. Die Samen der Angelika werden von der Likörindustrie bei Chartreuse, Bénédictine und anderen Kräuter- bzw. Bitterlikören benötigt. Auch in der Kosmetik findet sie bei der Zubereitung von Zahnpasten Verwendung.

Vorsicht beim Sammeln! Pflanze ähnelt dem Schierling.

Vorkommen: In Mittelgebirgen Europas, an Flußufern, feuchten Wiesen, gezogen in Gärten auf fettem – nicht tonigem – Boden.

Blütezeit: Juli bis August.

Sammelzeit: Frühjahr und Winter, Wurzel.

(Im Sommer ist die Wurzel weniger kräftig.)

Anwendung: Äußerlich macht man Umschläge mit dem Saft und Pulver der Wurzel gegen Wunden. Ein Destillat aus der Wurzel wird als Einreibemittel gegen rheumatische Schmerzen verwendet.

Die Angelikawurzel ist ein schleimlösendes, magenstärkendes, schweiß- und bluttreibendes Mittel. Der Saft oder die pulverisierte Wurzel in Wein beheben Unterleibsbeschwerden, die auf eine Erkältung zurückzuführen sind. Vor allem das Ausbleiben der Menstruation wird erfolgreich bekämpft. Angelikawurzel bewährt sich ferner bei

Hals- und Brustleiden, sie stärkt das Herz, die Lunge und Leber, durchwärmt den Magen. Zu diesem Zweck wird die Wurzel mit warmem Wein eingenommen. Als blutreinigendes und schweißtreibendes Mittel, das auch gegen ansteckende Krankheiten vorbeugend wirkt, ist die Angelikawurzel Bestandteil eines Kräuterpulvers. Pfarrer Kneipp hat diese Heilpflanze ausführlich gewürdigt.
Der Tee ist stärkend bei Kolik, Krämpfen, Magenschwäche und mangelndem Magensaft. Bei fehlender Magensäure mischt man ihn mit Tee aus der Enzianwurzel.
Zum Gurgeln bei verschleimtem Husten, eignet sich ein Aufguß der Wurzel, der auch bei wunden Stellen des Kehlkopfes und Halses heilend wirkt.
Bei Schwächezuständen, Rheumatismus und Rückenschmerzen empfiehlt sich eine Waschung mit dem Sud, der am besten einen kleinen Zusatz Essig erhält. Der Sud läßt sich auch gut bei Kräuterbädern verwenden.
Anwendungsgebiete: Haut, Lunge, Hals, Magen, Blut und Rheuma.

„Ein Scheib Angelica im Mund getragen, bewahrt den Menschen vor giftligem Luft.
Angelica genossen, so etwann einer ein Spinn gessen hätte, so schadets ihm nichts."

KRÄUTERBUCH DES LONICERUS

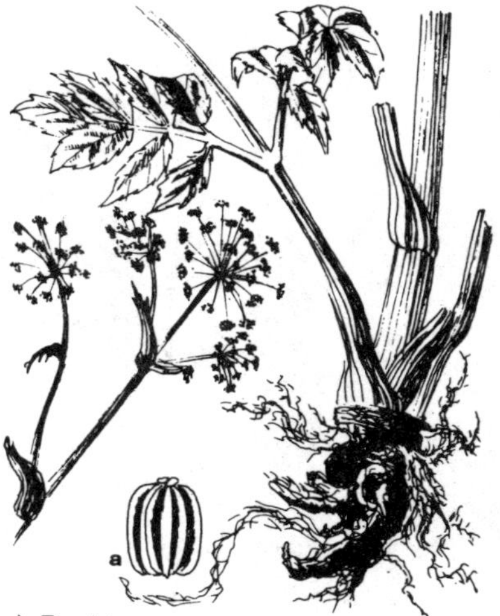

a) Frucht

Anis

Pimpinella anisum

Anis gehört zu jenen Heilpflanzen, die seit altersher gebraucht und geschätzt worden sind. Man bezeichnet sie auch als *Anais, Brotsamen* oder *süßer Kümmel.* Sie hat eine lange, weiße und zarte Wurzel, aus der ein 1-1,5 m hoher, ästiger Stengel mit petersilienartigen Blättern und weißen Blütendolden treibt. Der Same ist eiförmig, braun, riecht gewürzhaft und schmeckt süß.

Vorkommen: Selten wildwachsend, angebaut auf Feldern und in Gärten.

Blütezeit: Juni bis August.

Sammelzeit: August, nur Samen.

Anwendung: Äußerlich wird das ätherische Öl des Samens gegen Hautungeziefer angewendet. Anis wirkt auflösend, beruhigend und appetitanregend. Er ist deshalb Bestandteil vieler Brusttees. Anistee hilft bei Blähungsbeschwerden, Blähkoliken, Magen- und Darmbeschwerden. In gleicher Weise wirkt das Anisöl.

Zubereitung: Anistropfen, auf Zucker oder in Tee genommen, werden mit bestem Erfolg gegen Husten und Erkältung bei Kindern angewendet. In Verbindung mit anderen Heilkräutern und Kornbranntwein wirkt es für den Magen wohltuend. Zur allgemeinen Stärkung werden täglich 6-8 Tropfen Anisöl in Wein, Fleischbrühe oder Obstsäften empfohlen.

Als Tee eignet er sich wegen seiner krampfstillenden und verdauungsanregenden Wirkung. Man wendet ihn bei Brustverschleimung, Darmschwäche, Krämpfen in den Eingeweiden und bei Blähungen an. Tagesmenge: 1 Teelöffel auf 1/4 l siedendes Wasser.

Anis in Milch gekocht und heiß genossen, lindert Leibschmerzen.

Im Haushalt wird Anis meist als Backgewürz geschätzt. Man verwendet Anis aber auch bei Gemüsen, Salaten und Soßen.

Anwendungsgebiete: Haut, Atemwege, Magen, Darm.

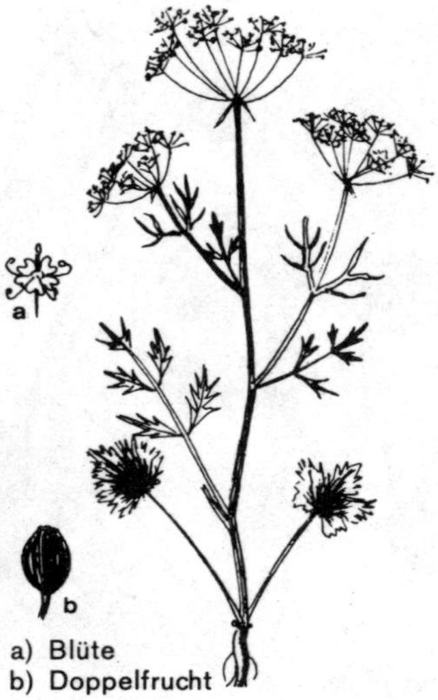

a) Blüte
b) Doppelfrucht

Anserine

Potentilla anserina

Man kennt diese Pflanze bei uns meist als *Gänsefingerkraut* und *Krampfkraut.* Sie hat grundständige, tiefgezähnte, dunkelgrüne Fiederblättchen, die unterhalb silberweiß behaart sind. Ähnlich wie die Erdbeere wandert die schon seit Jahrhunderten bekannte Heilpflanze mit langen Ausläufern fort, die an ihren Knoten Wurzeln schlagen. Jede Büte hat einen eigenen langen Stiel.

In der Volksheilkunde wird besonders auf die krampflösende Wirkung der Anserine hingewiesen. Das hat sich vor allem bei akuten Magenkrämpfen und schmerzhaften Regelstörungen erwiesen.

Noch haben die Wissenschaftler nicht alle Werte der gelbblühenden 8 bis 20 cm hohen Pflanze erschließen können. Fest steht bisher, daß ein unbekannter Wirkstoff zusammen mit der Gerbsäure ein vorzügliches Mittel gegen Durchfall ergibt.

Vorkommen: Wiesen, Ödland, Wegränder, oft ganze Rasenbildungen.

Blütezeit: Mai bis August.

Sammelzeit: Mai bis August, Blätter, blühende Pflanze und Wurzeln.

Anwendung: Die Homöopathie verwendet das frische Kraut. Gemischt mit Pfefferminz, Kamille und Melisse läßt sich eine beruhigende und entspannende Wirkung erreichen.

Haupterfolge aber liegen beim Magen- und Darmkatarrh sowie Durchfall. Die Wurzel erweist sich stark lindernd bei Zahnschmerzen.

Zubereitung: Tee bereitet man von der Wurzel oder vom Kraut. Kraut 1 Teelöffel – Wurzel etwa 3 Gramm. 1/4 Liter siedendes Wasser zum Aufbrühen, 1/4 Stunde ziehen lassen. Man kann auch mit Kamille mischen.

Bei Zahnschmerzen 2 Teelöffel Wurzel oder Trockenkraut mit Milch (1 Tasse) aufkochen. Nur spülen, nicht trinken.

Anwendungsgebiete: Magen, Darm, Mund.

Apfelbaum

Pirus Malus

Der Baum mit der glatten, graubraunen Borke und den fast waagerecht ausschwingenden Ästen ist uns von Kindheit an vertraut. Wir freuen uns, wenn er sich während der Blüte belaubt und haben beim „Wirte wundermild" oft genug – erlaubt oder verboten – die runde, breite Krone erstiegen, um uns an seinen Früchten zu laben oder, sofern sie noch unreif, den Magen zu verderben. Wenn er in den Gärten oder an den Landstraßen mit seinen rötlich überhauchten Blüten leuchtete, dann war für uns der Frühling gekommen und wir dachten schon an seine leckeren Früchte im Herbst. Doch von seinem Ernährungswert sprechen wir an anderer Stelle. Hier soll erst einmal von seinem kaum recht beachteten, für die Gesundheit und gegen Erkrankung so wichtigen Wirkstoff Pektin und den anderen Wertstoffen die Rede sein.

Äpfel enthalten neben dem Pektin die Vitamine A, B und C, sowie Natron, Natrium, Phosphor, Gerbstoff und organische Säuren.

Als Heilpflanze wirkt der Apfel stoffwechselfördernd, abführend und auch stopfend, entzündungsstillend, nervenberuhigend und schleimhautschützend.

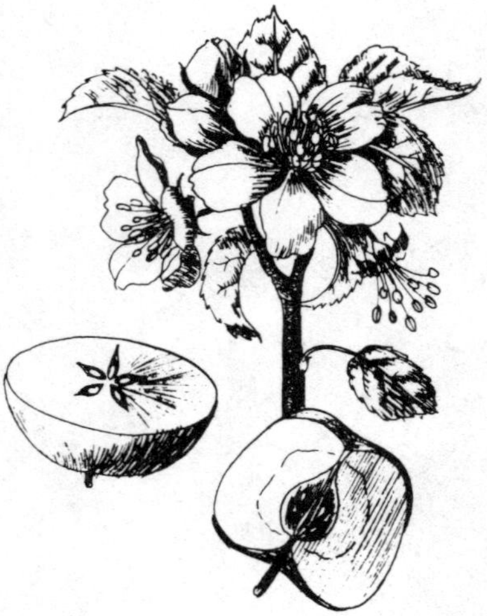

Vorkommen: In Gärten angebaut und an Chausseen.

Blütezeit: Mai.

Sammelzeit: Herbst.

Anwendung: Bei Nieren- und Blasenleiden und auch bei Gicht, bei Durchfall und Verstopfung können Äpfel wahre Wunder vollbringen. Man braucht nur 1 oder 2 rohe Äpfel vor den Mahlzeiten zu essen. Geschabte Äpfel sind noch wirksamer. Mild abführend ist die Wirkung, wenn man Schale und Gehäuse mitverwertet.

Auch Apfelwein und Most erreichen gute Erfolge bei Rheuma, Gicht, Nieren – und Blasenleiden. Apfelsaft empfiehlt sich bei Husten, Heiserkeit,

Bronchialkatarrh und Erkältungen. Man sollte jedoch nicht mehr als 2 Glas trinken.
Apfelblütentee ist ein lobenswertes Mittel gegen Husten, Schnupfen, Entzündungen und Fieber.
Zubereitung: Apfelschalentee kann man sowohl aus frischen Schalen wie auch aus getrockneten herstellen.
Frische Schalen, etwa 1 Teelöffel, werden auf 1 Tasse Wasser angesetzt, dann etwa 10 Minuten gekocht und abgegossen. Möglichst mit Honig süßen.
Tee aus getrockneten Äpfeln oder Schalen ist noch leichter herzustellen. Man gibt auf 1 Teelöffel eine Tasse siedendes Wasser, übergießt die Schalen und läßt sie gut 5 Minuten ziehen.
Diätkost ist erfolgreicher, wenn man die Äpfel schält und dann fein zerreibt. Der Kranke kann am Tag davon essen, sollte aber alle anderen Speisen an den ersten Tagen meiden.
Ausdrücklich sei mitgeteilt, daß auch unreife Äpfel hierfür geeignet sind und selbst bei Kleinkindern ohne Gefahr gebraucht werden können.
Bei Apfelwein darf es sich nicht um frischen Most handeln. Der Wein muß möglichst 2 Jahre alt und kühl gelagert sein.
Einen erfrischenden Apfeltee kann man auch im Kaltauszugverfahren herstellen.
Wer einen Apfeltag durchführen will, teile sich etwa 1¹/₂ kg Äpfel in 5 Portionen ein und esse sie tagsüber. Am besten geschält und fein zerrieben. Apfelschalen enthalten heute oft schädlichen Spritzstoff. Wer naturreine Früchte ernten oder kaufen kann, braucht keine Befürchtungen zu haben.
Anwendungsgebiete: Niere, Blase, Magen, Darm und Atemwege.

Arnika

Arnica montana
Vergiftungsgefahr!

Abb. auf Farbtafel 22

Die deutsche Bezeichnung *Bergwohlverleih* ist fast ebenso unbekannt geblieben wie alle anderen Namen: *Mitterwurz, Kraftwurz, Ochsenblume, Engelskraut, Fallwurzel* und *Stichwurzel.* Niemand kennt den Grund dafür, anzunehmen ist nur, daß eben das Wort Arnika so vertrauensvoll und gesundheitsfreundlich klingt. Im 11. Jahrhundert nannte man die langbewährte Heilpflanze *Wolferlei.* Fünf Jahrhunderte später wurde sie in die offizielle Medizin eingeführt. Und wieder 300 Jahre später vergaß man diese Korbblütlerpflanze mit der großen orangeroten Blüte, um sie zu unserer Zeit erneut zu entdecken und sich auf ihre Werte zu besinnen. Sie ist wieder zum vorsichtig dosierten Hausmittel geworden, das äußerlich vielfach Verwendung finden kann. Bei Einreibungen gegen Rheuma, Verstauchungen, Quetschungen, Blutergüssen, leichten Verletzungen, aber auch zum Gurgeln und Spülen ist Arnika zu gebrauchen. Es wirkt auf Muskeln und Bindegewebe ebenso wie auf Gefäße, Herz, Magen und Haut.

Blüte und Wurzelstock enthalten ätherisches Öl, das in den Blättern nur in geringem Maße festgestellt werden konnte.

Im Blütenöl fand man neben anderen Wirkstoffen auch Azulen. Das Wurzelöl enthält Stoffe, die bei zu hoher Verwendung zu Hautentzündungen führen können. Offene Stellen sind besonders gefährdet.

Vorkommen: Bergwiesen, Torfmoore, Alpenmatten, Kiefernwälder und Triften.

Blütezeit: Juni bis August.

Sammelzeit: März und April die Wurzeln, von Juni bis August die Blüten.

Anwendung: Da die ätherischen Öle sowie die Bitter- und Gerbstoffe anregend auf das Gefäßsystem, entzündungswidrig, harn- und schweißabsondernd wirken, wendet man Arnikatinktur äußerlich bei Verletzungen, Entzündungen,

Quetschungen u. ä. an. Benutzt wird die stark verdünnte Tinktur auch bei Heiserkeit und Mandelentzündungen.
Wieweit Arnika auch innerlich bei Blutungen, Erschöpfungszuständen und Magengeschwüren in Anwendung gebracht werden darf, muß dem behandelnden Arzt überlassen werden. Die in manchen Büchern veröffentlichten Heilanwendungen können wir nicht bejahen, weil die Gefahr einer Schädigung zu leicht gegeben ist. Bei aller Wirksamkeit dieser Heilpflanze kann nicht deutlich genug geraten werden: Nur stark verdünnte Tinktur ist ungefährlich. Erschöpfte Menschen, die besonders nervös sind, sollten kein Arnika zu sich nehmen. Auch die neuerdings wieder häufigere Anwendung bei Herzbeschwerden darf nur durch einen Arzt erfolgen.

Zubereitung: Für einen Tee nimmt man 1/2 Teelöffel Blüten oder Wurzeln auf 1 Tasse siedendes Wasser. Die Tagesration darf nie mehr als 1 Tasse tagsüber in kleinen Schlucken betragen.
Wenn Tinktur eingenommen wird, so gilt für innerliche Behandlung 1 bis höchstens 2 Tropfen auf 1 Tasse Wasser. Äußerlich sollte das Mischverhältnis immer 1:5 betragen. Zum Gurgeln empfiehlt es sich, 10 bis 15 Tropfen auf 1 Tasse Wasser zu wählen. Wer versehentlich zuviel eingenommen hat, muß bei den ersten Beschwerden sofort Gegenmaßnahmen treffen und den Arzt rufen. Erste Hilfe: Magenleerung durch Erbrechen und Abführmittel. Bei Herzbeschwerden Sympatol o. ä.

Anwendungsgebiete: Herz, Magen, Darm, Blase, (Niere) und Wunden.

Gefleckter Aronstab

Arum maculatum
Giftig!

Abb. auf Farbtafel 11

Im Volksmund heißt er auch *Aronwurz, Eselsohr* und *Zehrwurz.* Letzteres in Schlesien und in den Karpaten. Die Pflanze mit ihren oft schwärzlich gefleckten Blättern an langen Stielen hat einen dunkelvioletten Blütenkolben, der von einem großen, tütenähnlichen Blatt eingehüllt wird. Der Volksglaube besagt, daß er, am Himmelfahrtstag gesammelt, Glück für das ganze Jahr bringt.
Interessant an der grünlich-weißen Tütenblüte mit dem keulenartigen Kolben ist, daß, von dem kugeligen Teil umgeben, die männlichen Blüten in Gestalt von gelblichen Staubbeutelkreisen oben stehen und unten die weiblichen in mehreren Kreisen grünlicher Fruchtknoten.
Aus dem bauchigen Kessel des Blütenblattes steigt Wärme auf, die eine regelrechte Fliegenfalle ist. Die kleinen Insekten werden von der Wärme angezogen, dringen ein, wobei sie durch die Reuse rückwärts stehender Häarchen hindurchkriechen. Dort sind sie dann Gefangene, die verwirrt umherschwirren und dadurch den Blütenstaub auf die weiblichen Blüten bringen. Kaum haben sie diese befruchtet, welken die Reusenhaare ab und geben den Weg nach außen wieder frei.
Vorkommen: Laubwälder, Gebüsche, feuchter Boden.
Blütezeit: Mai und Juni.
Sammelzeit: März und April, nur Wurzelstock.
Anwendung: Früher galt der Aronwurz als Heilmittel bei Magenbeschwerden und Brustverschleimung. Man verwendet ihn auch heute noch gegen Bronchitis, Schleimhautschäden und Magenschleimhautentzündung. Ob dies zweckmäßig ist, wird diskutiert, da moderne Heilkundige den Aronstab wieder mehr zur praktischen Anwendung bringen möchten. Als Heilmittel erfüllt der Aronstab am besten seine Aufgabe, wenn man sich an die vom Arzt verschriebenen und in der Apotheke erhältlichen Medikamente hält.

Zubereitung: Trotz der Einschränkungen in heilkundlicher Auswertung soll nicht verschwiegen werden, daß der Name Zehrwurz durchaus noch heute zutrifft, denn die Wurzelknollen können ohne Vergiftungsgefahr gegessen werden, wenn sie ausreichend gekocht werden. Ihre reichliche Stärkemenge hat sich schon früher als sättigende Nahrung empfohlen.
Wenn Vergiftungen bei Kindern vorkommen, so liegt es meist daran, daß diese die Knollen roh gegessen haben oder die sauerampferähnlichen schmackhaft – erfrischenden Blätter ahnungslos verzehrten.
Erste Hilfe bei Vergiftung: Brechmittel eingeben, Tierkohle, starken Kaffee – und vor allem sofort einen Arzt rufen!
Anwendungsgebiete: Bronchien, Darm, Magen.

Artischocke

Cynara Scolymus

Diese aus dem südlichen Europa stammende Pflanze wird als „Königin der Gemüse“ bezeichnet. Sie hatte schon in vorchristlicher Zeit ihre große Bedeutung als Nahrungsmittel. Bei uns betrachtet man sie als Delikatesse. Sie hat aber auch eine Bedeutung als Heilpflanze. Sie enthält einen Bitterstoff (Cynarin), Gerbstoffe, Fermente, Vitamin A und B sowie Schleim.
Vorkommen: Angebaut meist in südlichen Ländern.
Blütezeit: Norden: Juli/August. Süden: Frühjahr.
Sammelzeit: Ernte je nach Gebiet, Blüten, Blätter und Wurzel.
Anwendung: In erster Linie als gesundes Gemüse. Die Artischocke wirkt galletreibend und vorbeugend gegen Arteriosklerose. Man weiß noch nicht, welche Stoffe in ihr diese Wirkung besitzen. Die in südlichen Ländern verbreitete Meinung, sie sei ein sexuelles Anregungsmittel, ist nicht nachweisbar.

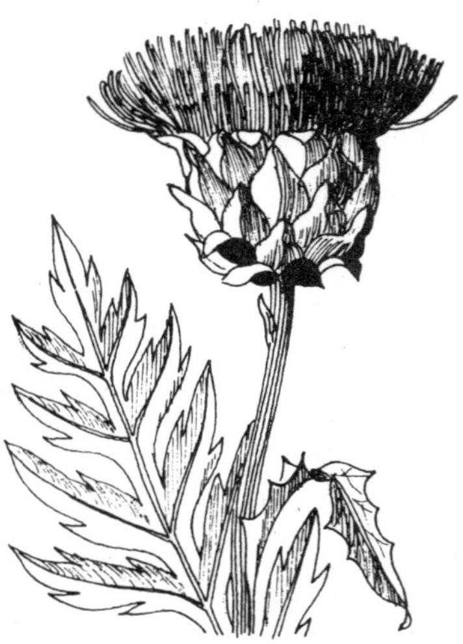

Attich

Sambucus ebulus
Giftig!

Abb. auf Farbtafel 6

Die bis zu 1,50 m hohe Staude trägt schwarze Beeren und gehört zur Holunderfamilie. Man nennt sie auch *Eppich* oder *Zwergholunder.* Ihre Blätter und Wurzeln wirken Erbrechen erregend und abführend. Die weißen oder rosaroten Blüten riechen nach bitteren Mandeln. Die früher viel verwendete Heilpflanze ist giftig und nur mit äußerster Vorsicht – am besten gar nicht – zu gebrauchen. Sie enthält einen bisher nicht erkannten Bitterstoff sowie Gerbstoff. Die Wurzel oder die reifen Früchte werden als harntreibendes Mittel in Teegemischen im Aufguß oder in leichter Abkochung bei Nieren- und Blasenleiden, Wassersucht, Verstopfung und auch Zuckerkrankheit verwendet.
Kindern droht durch die Beeren Vergiftungsgefahr.

Vorkommen: Wald- und Wegränder, lichte Waldflecken, auch angebaut.

Blütezeit: Juni bis August.

Sammelzeit: März, April, September und Oktober Wurzeln, Juli Beeren, Blätter manchmal Juni bis August.

Anwendung: Nur auf Verordnung des Arztes.

Zubereitung: Nur 1/2 Teelöffel der Attichwurzel auf 1 Tasse Wasser zum Tee. Kurz aufkochen und abgießen. Tagesration im Höchstfall 1 Tasse in kleinen Schlucken.

Anwendungsgebiete: Früher für Harn- und Schweißabsonderung. Heute gibt es bessere Mittel. Arzt fragen, auch wenn Kneipp den Tee der Pflanze einst lobte.

Augentrost

Euphrasia officinalis
Vergiftungsgefahr!

Abb. auf Farbtafel 4

Diese Wiesenblume, auch *Hirnkraut* und *Milchdieb* genannt, ist ein Lippenblütler mit 5-25 cm hohen Stengeln und bräunlich-grünen gezähnten Blättern. Seine kleinen Rachenblüten sind weiß und haben eine helm- oder kapuzenartig aufgestellte, violett gestreifte Oberlippe und ein gelbes Fleckchen auf der gespaltenen Unterlippe.
Die Pflanze enthält das Glykosid Aucubin, das bei zu starkem Gebrauch zu Vergiftungen führen kann.
Der Name Augentrost mag aus der Zeit stammen, da man die Teile der blühenden Pflanze bei Bindehautkatarrh angewendet hat. Hiervor ist zu warnen. Ohne Arzt nichts unternehmen.
Vorkommen: Wiesen, Ufer, Waldränder und Hänge.
Blütezeit: Juli bis August.
Sammelzeit: Juli bis September blühendes Kraut.
Anwendung: Bei Husten, Heiserkeit, Gelbsucht, Magen- und Darmbeschwerden, auch Nasenkatarrh. Von der äußerlichen Anwendung bei eitrigen oder überanstrengten Augen (Kompresse) sollte man ohne Rücksprache mit Arzt absehen.
Zubereitung: Tee als Abkochung – 1 Teelöffel auf 1 Tasse Wasser. Nur 1 Tasse täglich. Aufguß – 1/4 Liter Wasser auf 2 Eßlöffel Kraut.
Pulver höchstens täglich eine Messerspitze. Spülungen mit Tee gegen Zahnbluten vorsichtig durchführen. Nichts trinken.
Anwendungsgebiete: Atmungsorgane, Magen, Darm. Auf keinen Fall bei Kindern.

Bachnelkenwurz

Geum rivale

Man nennt sie auch *Sumpf-* oder *Ufernelkenwurz.* Die 30 bis 50 cm hohe Blume mit dem behaarten aufwärtsstrebenden Stengel hat große rundliche Fiederblätter und eine leuchtendgelbe und rot überhauchte Blüte mit rotbraunen Kelchzipfeln. Die langgestielte Sammelfrucht ist geschwänzt. Wie gewundene Schweineschwänzchen schauen diese Fruchtanhängsel nach dem Verblühen aus dem Doppelkelch heraus.

Der nelkenartige Geruch der Wurzel gab der Pflanze ihren Namen.

Vorkommen: Nasse Standorte, Gebüsche, Erlenbrüche, aber auch an trockenen Orten.

Blütezeit: Juli und August.

Sammelzeit: Juli und August blühendes Kraut und Wurzel.

Anwendung: Die Bachnelkenwurz enthält ein ätherisches Öl, das durch seinen Gehalt an Eugenol desinfizierend wirkt. Es ist örtlich schmerzstillend und kann in zu großer Menge genommen zu gesundheitlichen Schäden führen und in rauschähnlichen Zustand versetzen. Bestens bewährt als Wanzenvertilgungsmittel.

Die Wurzel der Bachnelkenwurz hat, wie die echten Gewürznelken, durch ihr Öl appetitanregende Wirkung.

Zubereitung: Man kann aus der frischen, blühenden Pflanze einen Extrakt herstellen, ihn aber auch fertig in der Apotheke kaufen.

Bachnelkenwurzwein fertigt man aus ein paar Teelöffeln des fein zerschnittenen und getrockneten Wurzelstockes an. Er muß allerdings längere Zeit ziehen. Von dem appetitanregenden Getränk sollte jedoch nur hin und wieder ein Likörglas genossen werden.

Einen Tee (Tagesmenge) bereitet man aus 2 Teelöffel frischem blühenden Kraut und 1/4 l siedendem Wasser.

Anwendungsgebiete: Appetitanregend, gegen Durchfall.

Baldrian

Valeriana officinalis
Vergiftungsgefahr!

Baldrian – auch *Hexen-* oder *Katzenkraut* – treibt einen starren 0,75-1,5 m hohen, ästigen Stengel mit fiederförmigen Blättern. Die weiß-rötlichen Blütenbüschel stehen doldenartig am Ende des Stengels bzw. der Zweige. Der für die Naturheilkunde wichtige Pflanzenteil ist die Wurzel. Sie ist braun, faserig, schmeckt bitterscharf und riecht – wie übrigens das ganze Gewächs – eigenartig balsamisch.

Vorkommen: In feuchten Wäldern, an Gräben und Bächen; auf Felsen und Bergen. Die Gebirgspflanze ist aromatischer als der in der Ebene wachsende Baldrian.

Blütezeit: Ende Juni bis September.

Sammelzeit: Nach der Blütezeit September und Oktober nur die Wurzeln.

Anwendung: Äußerlich wird die frische Baldrianwurzel gegen entzündete und schmerzende Augen auf die Stirn gelegt. Baldrian ist eines der wirksamsten Mittel gegen Nervosität und krampfartige Beschwerden. Bei nervösen Kopfschmerzen schafft kühl getrunkener Baldriantee Abhilfe. Bei Brust- und Unterleibsbeschwerden bei Frauen hilft auch in hartnäckigen Fällen ein Klistier mit Baldrian. Das gleiche gilt bei Durchfällen. Die Baldrianwurzel ist wichtigster Bestandteil aller den Schlaf fördernden Teemischungen.

Waschungen mit Teeaufguß sollen auch bei nervösen Augenleiden helfen.

Der berühmte Arzt Hufeland nannte Baldriantee das beste Mittel bei Nervenschwäche, Hysterie und Krämpfen. Er verschrieb ihn seinen Patienten in kleinen Dosen als monatelanges Heilgetränk. Vor größeren Gaben sollte man sich aber unbedingt hüten, da man mit ihnen das Gegenteil erreicht. Auf die Verdauungsorgane wirken zu große Gaben schädlich und können zu Kopfschmerzen, Übelkeit und anderen Nebenerscheinungen führen.

Es gibt Ärztebücher, die deshalb den Baldrian ablehnen, aber noch mehr andere, die vor allem seiner Wurzelkraft volles Vertrauen schenken. Beweis genug dafür ist schließlich die Tatsache, daß diese Heilpflanze durch Jahrhunderte als erfolgreiches Mittel bestens geholfen hat. Ein weiterer Beweis mag es sein, wenn im deutschen Arzneibuch zu lesen ist, daß Nerventee zu gleichen Teilen Baldrianwurzeln (*Radix valerianae*), Bitterklee und Minzenblätter enthält.

Zubereitung: Ein gutes Einschlafmittel ist der Genuß von 1 bis 2 Tassen Baldriantee (Aufguß). Man verwendet für je 1 Tasse einen Teelöffel. Es empfiehlt sich, ein wenig zu süßen. Getrunken wird kurz vor dem Zubettgehen.

Ein Kaltauszug, bei dem man eine Menge von 2 Teelöffel der fein zerkleinerten Wurzel in 1/4 l Wasser ziehen läßt (24 Stunden) und dann abseiht, erfüllt die gleiche Aufgabe mit gleichem Erfolg.

Bei allgemeiner Nervosität, bei Schlaflosigkeit, nervösen Herzbeschwerden und nervösen Magenbeschwerden sollte man eine Wechselkur Baldriantee-Melissentee machen, jeweils 8 Tage lang täglich 1 Tasse Baldriantee und dann 8 Tage lang Melissentee. Man muß diese Kur natürlich mindestens 4 Wochen durchhalten. Bei Baldriantinktur (10 g feingeschnittene Wurzel in 50 ccm verdünntem Alkohol) nimmt man etwa 25-30 Tropfen in ein wenig Wasser. Man beruhigt sich damit am Tage und kommt beim Einnehmen vor dem Schlafengehen besser zur Ruhe. Bei Magenleiden sollte man 20-40 Tropfen auf Zucker einnehmen.

Für Klistiere mit dem Wurzelabsud benötigt man etwa 10 g bei 160 ccm Wasser.

Anwendungsgebiete: Augen, Kopf, Nerven, Darm.

Bärendill

Meum athamanticum

Der feinblättrige Doldenblütler wird auch *Bärwurz* genannt. Er ist besonders stark in Mittel- und Süddeutschland zu finden.

Vorkommen: Gebirge und Wiesen.

Blütezeit: Mai bis Juli.

Sammelzeit: Mai bis Juni, nur die aromatische Wurzel.

Anwendung: Das ätherische Öl des Bärendill soll bei Magenbeschwerden, leichten Fällen von Weißfluß und Menstruationsbeschwerden, bei nervösen Herzbeschwerden und auch bei Ausschlägen von guter Wirkung sein. Tatsache ist, daß man die Heilkräfte dieser Pflanze wissenschaftlich noch nicht voll erforschen konnte.

Zubereitung: Aus der fein zerschnittenen Wurzel bereitet man einen Aufguß. Tagesmenge 2 Tassen. 2 Teelöffel in 1/4 Liter Wasser 3 Minuten aufkochen und dann abseihen.

Anwendungsgebiete: Herz, Magen, Unterleib.

*

Der MADAUN (*Meum muttelina*), eine kleinere Pflanze mit rötlichen Blüten, soll eine ähnliche Wirkung wie der Bärendill haben.

Bärenklau

Heracleum sphondylium

Diese auf Wiesen, in Gärten und Wäldern wachsende Schirmpflanze mit den großen gefiederten Blättern und dem rauhen Stengel war früher ein Hausmittel gegen Ruhr. Die Abkochung aus dem Samen gilt als Wurmmittel. Die dicke, bittere Wurzel wurde bei Durchfällen verwendet. In der Homöopathie wird sie noch heute verwendet.
Aus der Wurzel bereitet man in Polen und Litauen ein bierartiges Getränk (Bartsch).

Bärentraube

Arctostaphylos uva-ursi

Dieser immergrüne, niedrige Strauch, aus der Familie der Heidekrautgewächse, wird häufig auch *Moosbeere, Wilder Buchs, Sandbeere, Steinbeere* und *Wolfstraube* genannt. Er treibt mehrere 30-90 cm lange, kahle Stämmchen aus einer Wurzel. Die jungen Ästchen sind flaumig. Die eiförmigen Blätter, lederig, an der Oberseite dunkelgrün, an der Unterseite hellgrün, stehen abwechselnd dicht. Die weißen oder hell-fleischfarbenen Blüten bilden eine überhängende Traube. Die Steinfrucht ist rot, erbsengroß und glatt. In ihren Blättern befinden sich das Glykosid Arbutin, Gerbstoff, Gallussäure und Bitterstoff.

Vorkommen: In sandigen nördlichen Nadelwäldern, Heiden und in den Alpen.

Blütezeit: Mai bis Juni; manchmal im Herbst eine zweite Blüte.

Sammelzeit: Sommerzeit, Blätter und junge rötliche Triebe.

Anwendung: Bärentraube wirkt besonders stark auf die Harnorgane. Daher wendet man Bärentraube vorwiegend gegen Nieren- und Blasenentzündung an, ferner gegen Harnverhaltung und Bettnässen. Diese Heilpflanze erzielt auch gute Erfolge bei chronischen Diarrhöen. Daß die Pflanze bei Harnleiden hilft, darf nicht zu der Vermutung führen, daß sie wassertreibend sei. Man darf sie nie in großen Mengen verwenden. Brechreizgefahr!

Zubereitung: Man empfiehlt den Kaltauszug, weil er für die Magenschleimhaut ungefährlich ist. Dazu kommt, daß dieser nicht so schleimig dick und daher bekömmlicher wird. Die Menge bleibt gleich wie bei der Abkochung: 1 Eßlöffel auf 2 Tassen Wasser. Es darf jedoch nur 1 Tasse des Getränkes am Tage, in zwei Portionen aufgeteilt, verwendet werden.

Anwendungsgebiete: Niere, Blase, Harnwege.

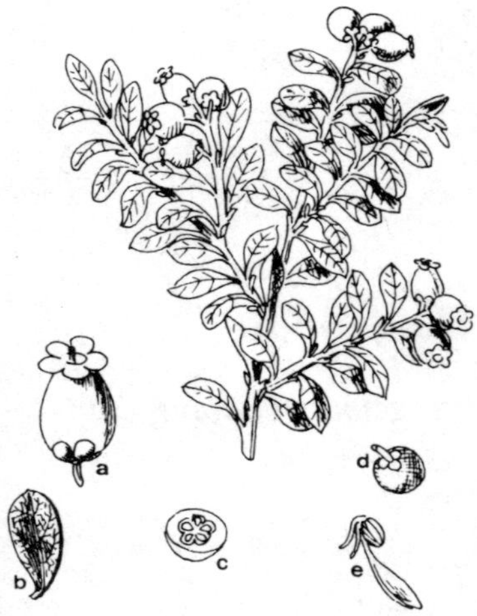

a) Blüte vergr.
b) Blatt
c) halbierte Frucht
d) Frucht
e) Staubblatt

Bärlapp

Lycopodium clavatum
Giftig!

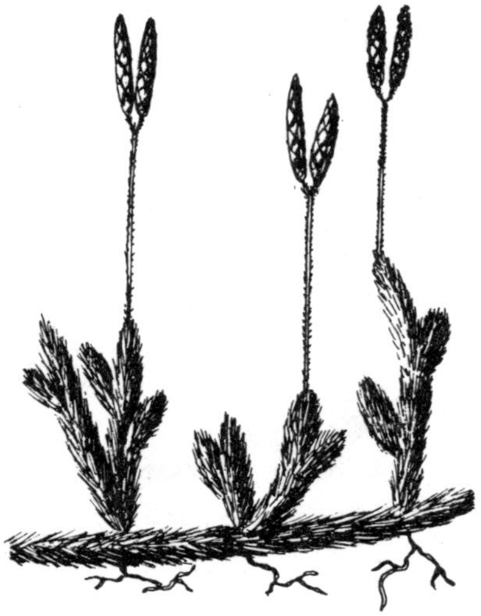

Die unter Naturschutz stehende Pflanze hat einen weit umherkriechenden Stengel von 30-60 cm Länge. Der Bärlapp zählt, wie die Farne, zu den Gefäßsporenpflanzen. In seinen Sporen ist eine geringe Menge Gift enthalten (Lycopodin), das im Kraut selbst stärker vertreten ist. Seine starke Giftwirkung soll dem indianischen Kurare gleichkommen. Die Blättchen laufen in ein langes weißes Haar aus. Blüten gibt es nicht.

Vorkommen: In trockenen Nadelwäldern.

Sammelzeit: August, die Sporen.

Anwendung: Bärlapp ist wassertreibend, ein Mittel gegen Blasen-, Gicht-, Leber- und Gallenleiden. Da die Pflanze giftig ist, sollte man als Laie die Finger von ihr lassen.

Anwendungsgebiete: Blase, Leber, Galle.

Bärlauch

Allium ursinum

Man nennt diese auch als Wildgemüse verwendete Pflanze auch *Waldknoblauch, Zigeunerlauch* und *Ramsel.* Sie bedeckt mit ihren weißen Blüten oft weite Flächen des Waldbodens und macht auch durch ihren durchdringenden Knoblauchgeruch auf sich aufmerksam.

Vorkommen: Auwälder, feuchte Wälder, schattige Flecken.

Blütezeit: April bis Juni.

Sammelzeit: Juli/August, ganze Pflanze, die nur frisch verwendet werden kann. Beim Trocknen gehen ihre Wirkstoffe völlig verloren.

Anwendung: Bärlauch ist in seinen Werten noch nicht voll erforscht. Fest steht, daß seine Fermente einen gewissen Einfluß auf die Drüsen- und Verdauungstätigkeit haben. Bewährt hat sich diese Pflanze bei Koliken, Durchfällen, Blähungen, Appetitlosigkeit und auch bei Hautausschlägen.

Zubereitung: Wie Knoblauch als Gemüse und Gewürz zu behandeln. Die frische Pflanze eignet sich für Salat, Suppengrün und Brotbelag. Abkochungen empfehlen sich nicht.
Anwendungsgebiete: Drüsen, Magen, Darm.

Basilikum

Ocimum basilicum

Abb. auf Farbtafel 11

Die überall in Europa verbreitete Pflanze hat eine Unzahl von Namen, wie z. B. *Königskraut, Suppenbasil, Basilkraut, Pfefferkraut, Hirnkraut* und *Josefskräutlein.* Ihre frischen oder getrockneten Blätter dienen als Küchengewürz. Sie haben einen aromatisch – trockenen Geruch und schmecken kühlend – würzig.
Die Würzkraft der Pflanze wirkt verdauungsfördernd und schweißabsondernd.
Die frischen oder getrockneten Blätter eignen sich hervorragend als Küchengewürz. Ihre Wirkstoffe sind etwa 5% Gerbstoff und etwa die dreifache Menge ätherisches Öl. (siehe unter „Küchenkräuter und Gewürze")
Vorkommen: Vorkultur im Haus, später (etwa Mitte Mai) kultiviert im Freiland.
Sammelzeit: Kurz vor der Blüte oder während der Blütezeit. Man schneidet die ca. 50 cm hohen Pflanzen ab und bündelt sie zu kleinen Büscheln, die getrocknet werden.
Anwendung: Basilikum – Samenkörner eignen sich gut zum Tee, der die Nerven beruhigt und stärkt. Auch bei Nierenerkältungen und Katarrhen wendet die Volksheilkunde Blätter und Samen an. Die Likörherstellung verwendet das Basilkraut für Chatreuse und andere Kräuterliköre.
Zubereitung: Bei Tees, Mazeraten und Destillaten sind die allgemein üblichen Vorschriften zu beachten. Über seine Gewürzverwendung an anderer Stelle Näheres.
Anwendungsgebiete: Nieren, Katarrhe, Nerven.

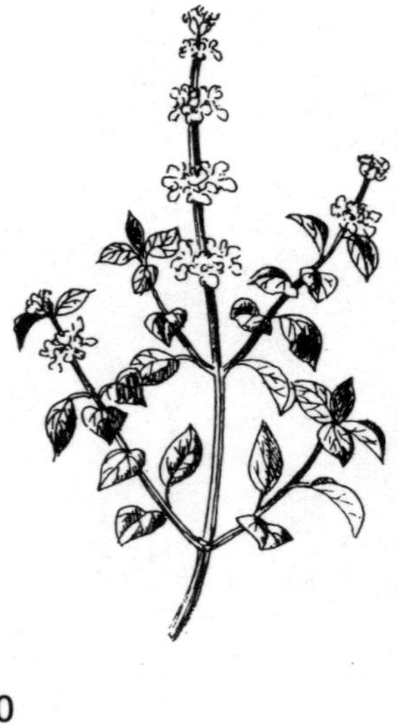

Becherblume

Poterium Sanguisorba

Die auch *Kleiner Wiesenkopf* und *Wilde Bibernelle* genannte Heilpflanze mit dem purpurüberlaufenen grünen Stengel kann bis zu 50 cm hoch werden. Sie hat etwa 15 cm lange gefiederte Blätter. Die Blüten in dem grünen Köpfchen haben keine Blütenkrone.
Wenn man den kleinen Wiesenkopf reibt, riecht er angenehm würzig und gurkenartig.
Seltsamerweise nennt ihn der Volksmund sehr häufig Kleine Bibernelle (auch Pimpinelle), obwohl er mit der gemeinen Bibernelle nicht zu verwechseln ist.
Vorkommen: Meist an trockenen Standorten wie Wiesen an sonnigen Hängen, Hügeln und Kalkböden.
Blütezeit: Juni bis August.
Sammelzeit: Juli bis August, nur das blühende Kraut.
Anwendung: Der Wert der Heilpflanze liegt in ihrem Gehalt an Gerbstoffen, Saponin und Flavon. Die Volksmedizin hat sie darum von jeher bei Darmstörungen und Durchfall angewendet.
Die junge Pflanze, die Blätter, Triebe und aufblühenden Köpfchen geben eine milde Suppenwürze und eignen sich gut als Gemüse, Rohkost, Kräutersaft (Siehe „Gewürze"), und vor allem als Einmachkraut für Gurken.
Seit jeher lobt die Naturheilkunde die blutstillende Wirkung der Pflanze.
Zubereitung: Man zerschneidet die frische Pflanze möglichst fein. 2 bis 3 Teelöffel des Zerschnitts werden in 1/4 Liter Wasser aufgekocht, dann abgeseiht. Tagesportion 2 Tassen, jeweils morgens und abends.
Alkoholische Auszüge sollte man nur nach ärztlicher Anweisung herstellen.
Anwendungsgebiete: Darm.

Beifuß

Artemisia vulgaris
Vergiftungsgefahr!

Abb. auf Farbtafel 27

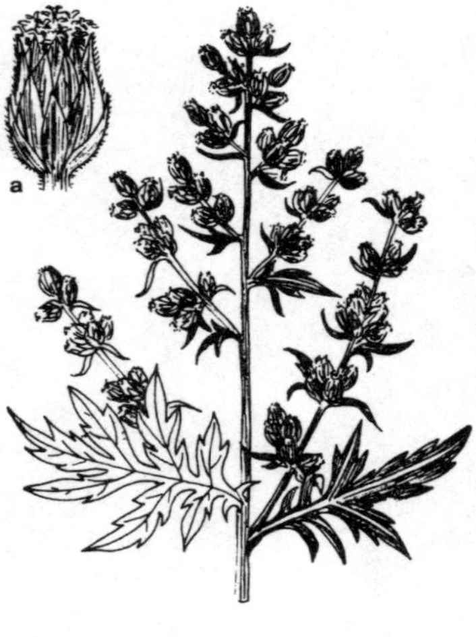

a) Blütenköpfchen

Diese Weg- und Schuttpflanze aus der Familie der Korbblütler hat einen überlieferten Namen als Heilpflanze gegen Frauenleiden. Sie enthält Bitterstoffe, ätherische Öle, Eucalyptol und wirkt krampfstillend, schweißtreibend sowie verdauungsfördernd.

Ihr Stengel ist meist rötlich angelaufen. Der ansehnliche Busch trägt an der Spitze kleine, grünlich-gelbliche (auch rotbraune) Blütenkörbchen in Traubenform. Er kann bis 1,50 m hoch werden.

Der Beifuß riecht aromatisch und findet darum auch Verwendung als Gewürz.

Vorkommen: Wegränder, Mauern, Ödland.

Blütezeit: August bis September.

Sammelzeit: März, April und August das blühende Kraut, September und Oktober die Wurzel.

Anwendung: Der Beifuß – auch *Wilder Wermut* oder *Weiberkraut* genannt – hat sich bei Durchfall, Erbrechen, allgemeiner Schwäche ebenso als lindernd, wenn nicht heilend bewährt, wie bei Rheuma – oder Nervenschmerzen, bei schlechter Verdauung und bei Magenkatarrh. Er wirkt auch galletreibend und man hat früher sogar sein Pulver (Wurzel) gegen Epilepsie und Menstruationsbeschwerden verwendet.

Zubereitung: Einen Aufguß bereitet man aus 1 Teelöffel Blütenknospen oder Wurzel auf 1 Tasse siedendes Wasser. 6 bis 10 Minuten ziehen lassen. Zur Abkochung nimmt man 5 g auf 1 Tasse. Man trinkt sie in kleinen Schlucken tagsüber. Wie weit man das Wurzelpulver verwenden will, mag der Arzt entscheiden. Mehr als 1 Teelöffel auf 1 Tasse Wasser am Tag ist nicht zu empfehlen. Ein Zuviel kann Vergiftungen hervorrufen.

Anwendungsgebiete: Magen, Darm, Galle, allgemeine Körper- und Nervenschwäche.

Beinwell

Symphytum officinale

Abb. auf Farbtafel 35

Diese borstig-stachelige Pflanze aus der Familie der Rauhblattgewächse hat einen 30 bis 100 cm hohen derben, haarigen Stengel, der hohl und saftig ist. Die Blätter sind groß, eiförmig zugespitzt und rauhhaarig. Die Blüten, rot, weiß, violett und gelblichweiß, haben Glockenform und hängen in langgestielten Trauben über.
Man kennt die Pflanze auch unter den Namen *Wallwurz, Schwarzwurz, Speckwurz, Com frey.*
Vorkommen: Feuchte Wiesen, nasse Gräben.
Blütezeit: Mai bis August.
Sammelzeit: März und April, Wurzel.
Anwendung: Man hat früher die Wurzel abgekocht und gegen Durchfall benutzt. Der starke Gerbstoffgehalt, mehr im Kraut als in der Wurzel, erklärt dies. Im Kraut des Beinwell befindet sich ein Alkaloid, das lähmend wirkt, und außerdem Cholin. Der Wurzelstock enthält kein Alkaloid, dafür aber Schleimstoffe, Stärke, Gummi und etwas ätherisches Öl. Breiumschläge eignen sich bei Bronchitis, Brustfellentzündung, Sehnenscheidenentzündung und ähnlichen Krankheitsfällen zur Linderung und Heilung.
Zubereitung: Auflagen bzw. Umschläge bereitet man aus frischen Wurzeln mit ein wenig Wasser.
Zu einer Abkochung nimmt man 2 Teelöffel der fein zerkleinerten Wurzel mit 1/4 Liter Wasser. Nach dem Abkochen ziehen lassen. Diese Abkochung kann man wirksam als Gurgel- und Mundwasser bei Halsentzündung und Rachenkatarrh sowie ähnlichen Krankheitserscheinungen verwenden. Für heiße Auflagen bei rheumatischen Beschwerden wählt man am besten die in den Apotheken erhältliche Salbe.
Anwendungsgebiete: Rheumatismus, Hals, Mund.

Benediktenkraut

Cicus benedictus
Vorsicht bei Gebrauch!

Abb. auf Farbtafel 28

Die Pflanze gehört zur Gattung der Vereinsblütler und ist auch als *Bitterdistel, Kardobenediktenkraut* und *Heildistel* bekannt. Sie wird 40-60 cm hoch und hat einen astigen haarigen Stengel mit herabhängenden, gezähnten Blättern. Ihre Blüten sind gelblichweiß und filzig.

Vorkommen: An Bachufern, auf feuchten Wiesen und in Gärten, auch angebaut.

Blütezeit: Juni bis August.

Sammelzeit: Etwa Anfang Juni, Blätter und Blüten, vielfach bevor sich die Blüten geöffnet haben. Zweigspitzen zur gleichen Zeit.

Anwendung: Das Kraut hat eine zusammenziehende Wirkung. Gut bei anhaltenden Durchfällen. Magenstärkend und gut bei Verdauungsstörungen. Bewährt bei zu starker Gasbildung und auch bei Leberschwellung. Der Tee darf nie zu stark angesetzt werden, da zu große Gaben leicht Brechreiz hervorrufen können. Für Extrakte und Tinkturen gilt dies ebenfalls.

In erster Linie findet es als appetitanregendes Mittel Verwendung. Es hat aber auch harntreibend und schweißfördernd zu guten Erfolgen geführt. Einst wandte man das Kraut auch äußerlich an, um Frostbeulen u. ä. zu bekämpfen. Davon ist man heute abgekommen.

Zubereitung: Der Tee, den man nie zu stark bereiten sollte (10-15 g auf 1 Liter Wasser), ist vor allem ein appetitanregendes Mittel, hilft aber auch bei Luftröhrenentzündungen, Leber- und Pfortaderleiden, Verdauungsstörungen und Wechselfieber. Es löst Krämpfe, fördert den Stuhlgang und ist sekretionsanregend.

Niemals bei Magenübersäuerung anwenden!

Höchsttagesmenge 2 Tassen Tee.

Tinktur dreimal täglich 10-20 Tropfen, dies möglichst aber nach Rücksprache mit dem Arzt.

Anwendungsgebiete: Magen, Leber, Luftwege.

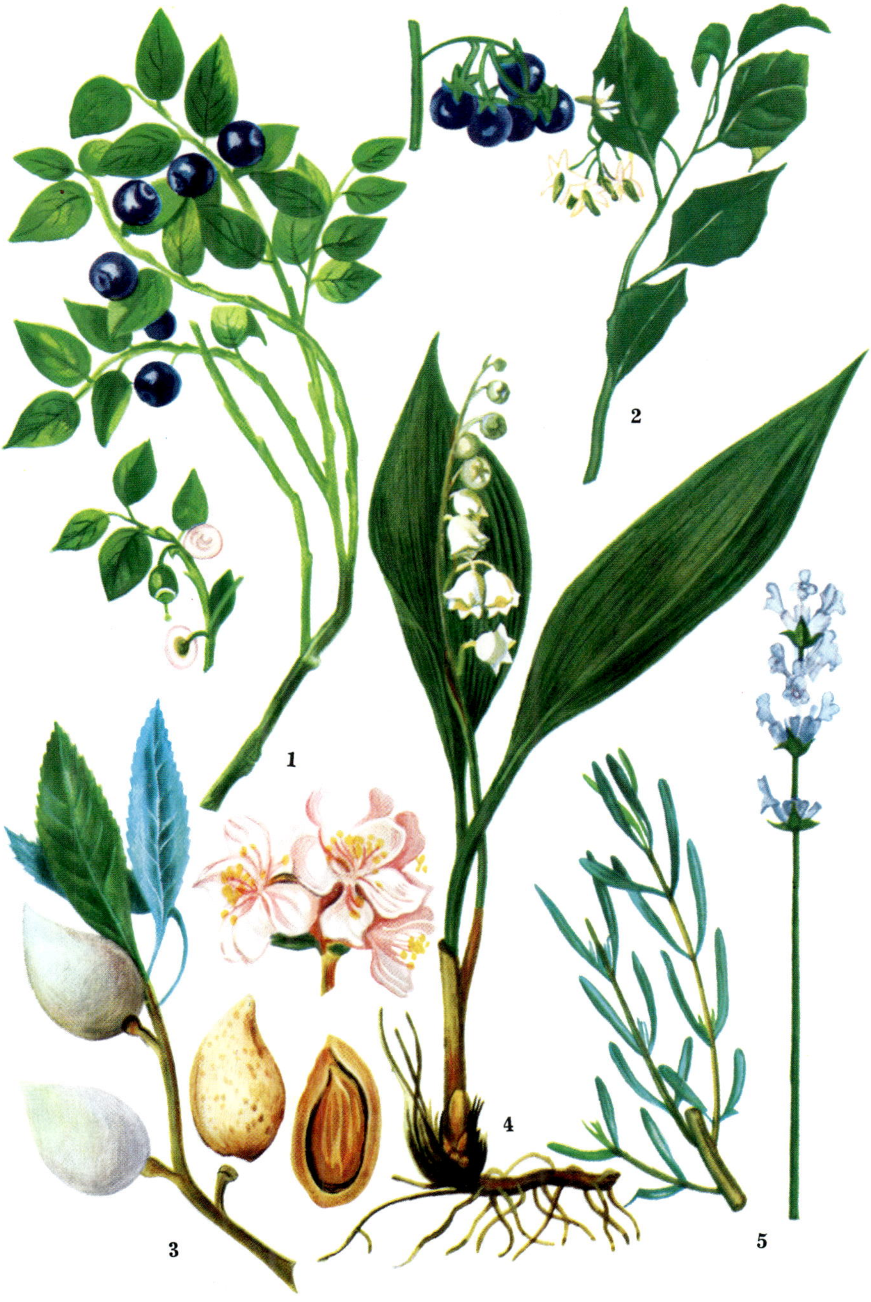

TAFEL 3
1 Heidelbeere (*Vaccinium myrtillus*)
2 Schwarzer Nachtschatten (*Solanum nigrum*)
3 Mandelbaum (*Prunus amygdalus*)
4 Maiglöckchen (*Convallaria majalis*)
5 Lavendel (*Lavendula vera*)

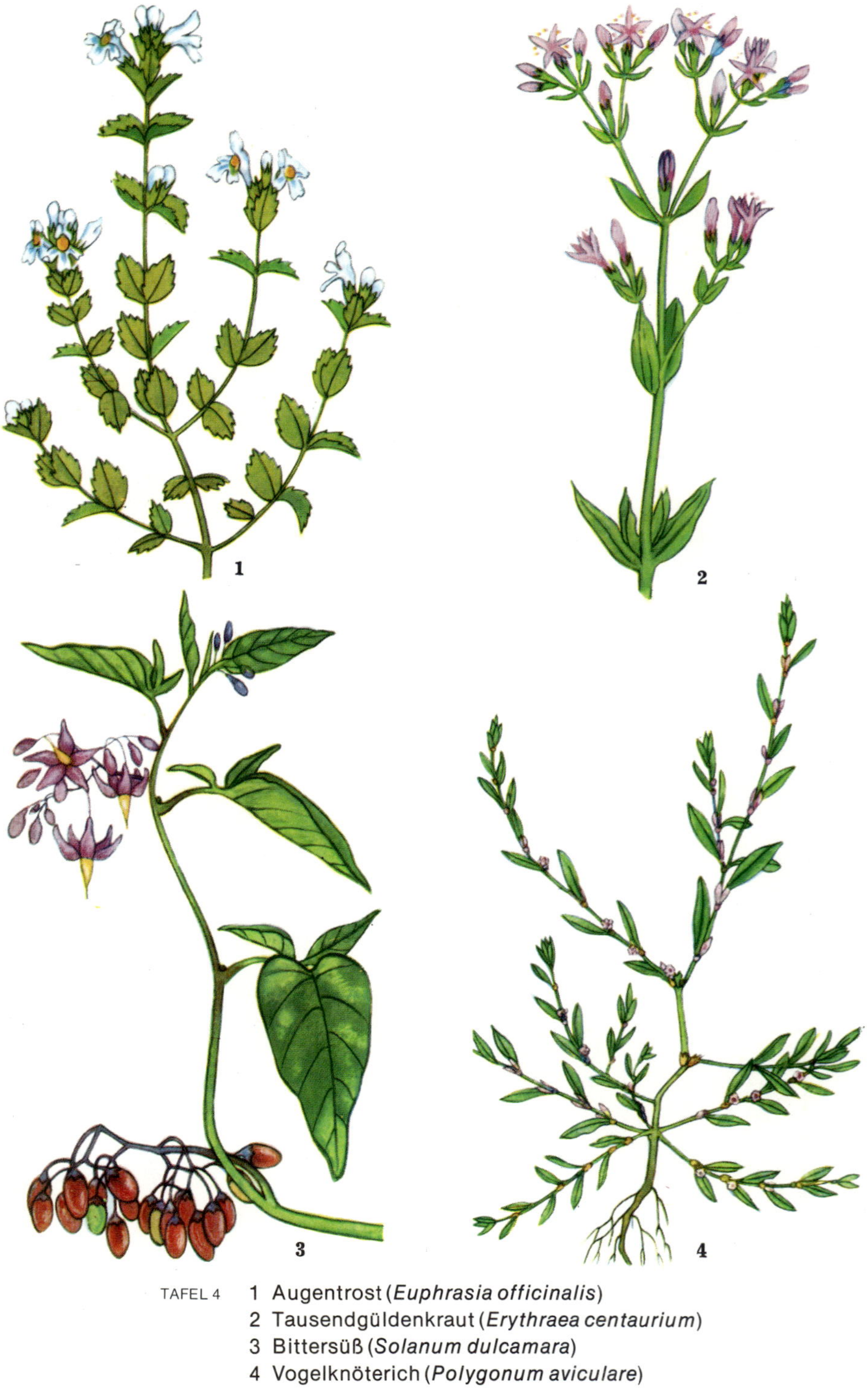

TAFEL 4 1 Augentrost (*Euphrasia officinalis*)
2 Tausendgüldenkraut (*Erythraea centaurium*)
3 Bittersüß (*Solanum dulcamara*)
4 Vogelknöterich (*Polygonum aviculare*)

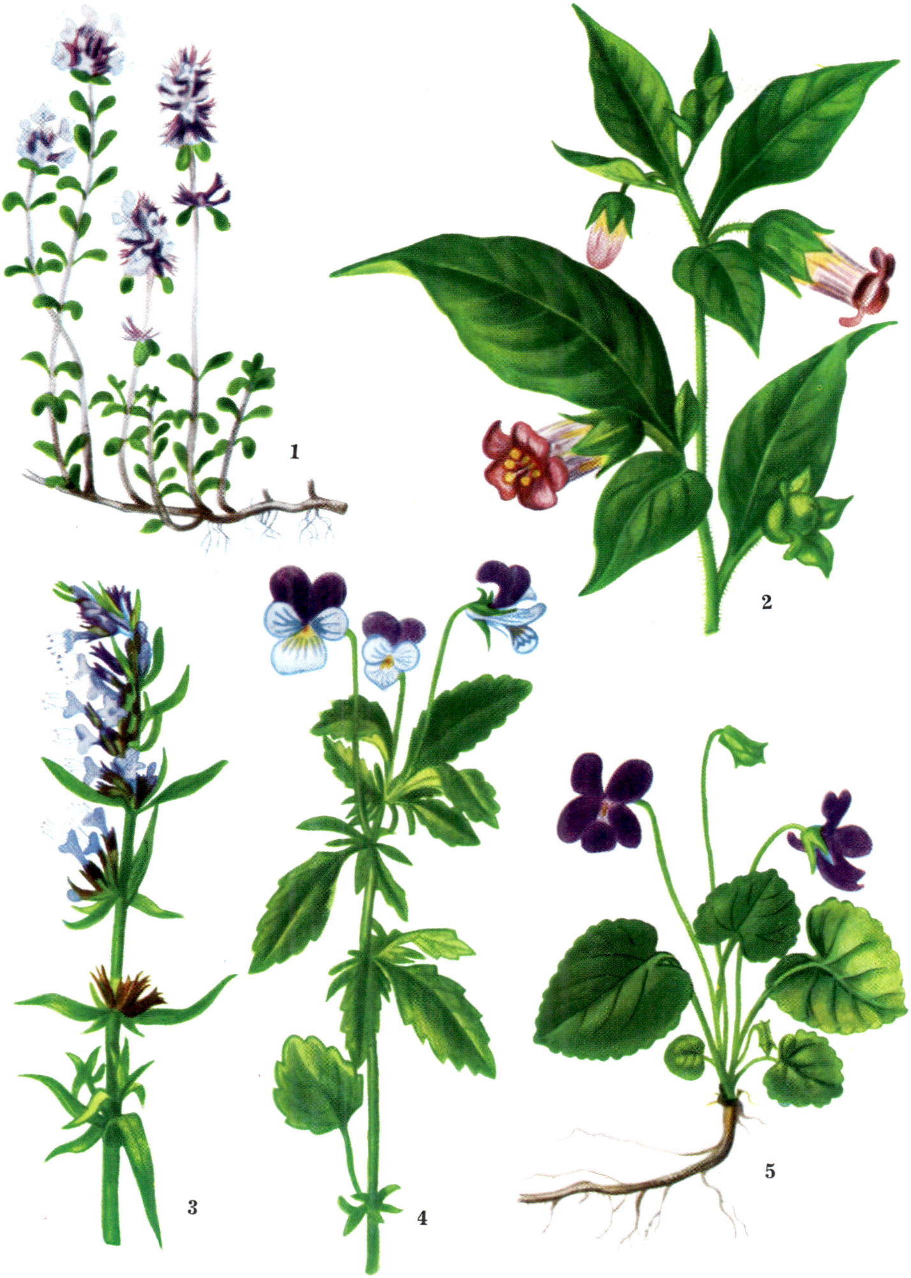

TAFEL 5 1 Quendel (*Thymus serpyllum*)
2 Tollkirsche (*Atropa belladonna*)
3 Ysop (*Hyssopus officinalis*)
4 Stiefmütterchen (*Viola tricolor*)
5 Märzveilchen (*Viola odorata*)

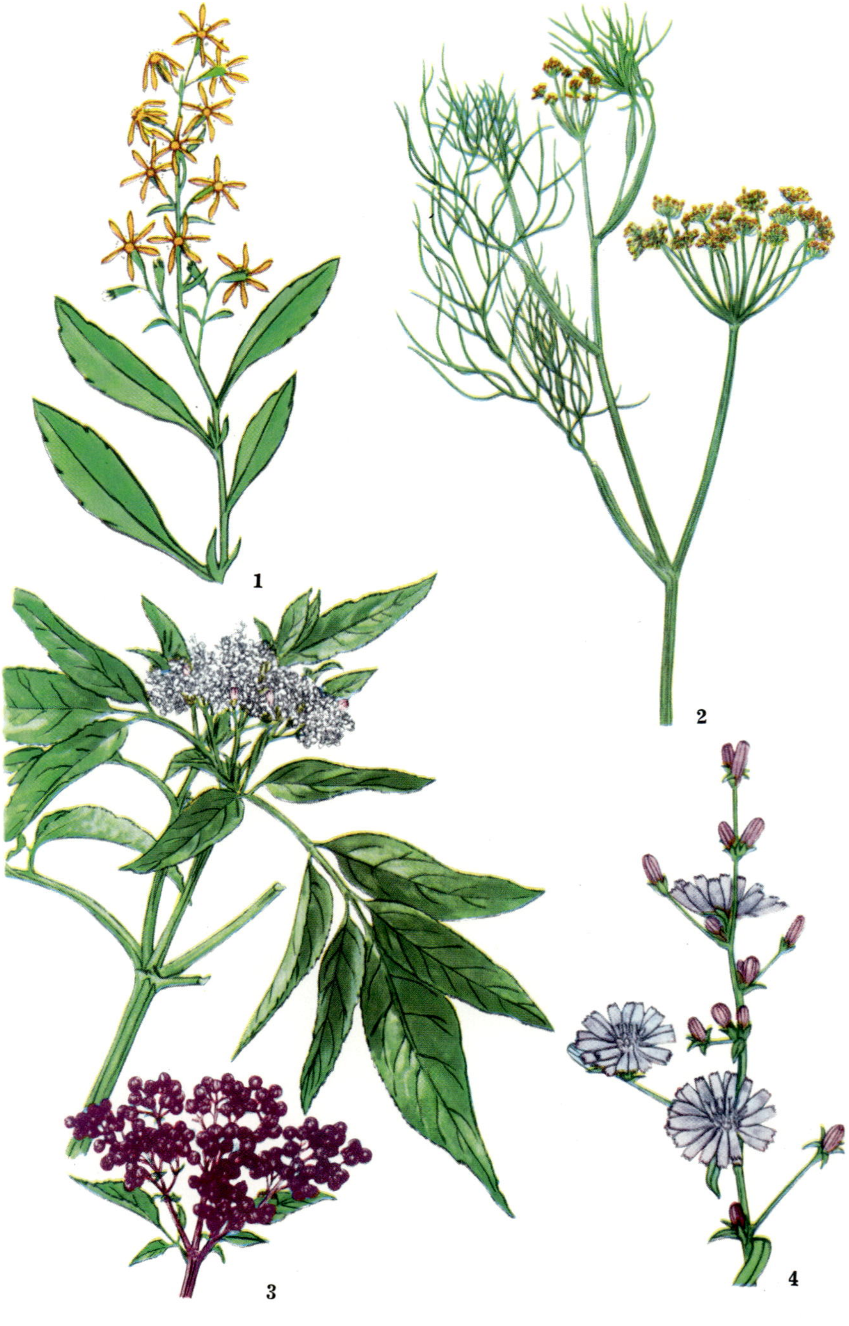

TAFEL 6
1 Echte Goldrute (*Solidago virga aurea*)
2 Fenchel (*Foeniculum vulgare*)
3 Attich, Zwergholunder (*Sambucus ebulus*)
4 Wegwarte (*Cichorium intybus*)

Benediktenwurzel

Geum urbanum

Abb. auf Farbtafel 31

Das Rosengewächs erreicht eine Höhe von 30-80 cm, hat einen ästigen Stengel mit gespaltenen, am Rande gekerbten Blättern und goldgelbe Blüten. Man kennt es auch als *Nelkenwurz, Igelkraut* und *Hasenauge.* Nach dem Verblühen bilden sich klettenartige Fruchtköpfe. Die Wurzel riecht im Frühjahr nach Gewürznelken.

Vorkommen: Wildwachsend an alten Mauern, Zäunen, schattigen Orten. Angebaut in Gärten.

Blütezeit: Juni bis Oktober.

Sammelzeit: April Wurzel. Die jungen Blätter ergeben einen schmackhaften Wildsalat.

Anwendung: Das Pulver der getrockneten Wurzel wird zwar häufig gebraucht, ist aber weniger wirksam als die Tinktur mit Wein oder Weingeist. Die Benediktenwurzel verliert durch den Trokkenvorgang an Heilkraft. Beide Tinkturen sowie eine Abkochung der Wurzel wirken außerordentlich magen- und nervenstärkend. Benediktenwurzel ist ferner ein gutes Mittel bei Erschöpfungszuständen. Durchfälle, deren Ursachen auf Schwäche zurückzuführen sind, hören auf. Die Benediktenwurzel wird in der Homöopathie vielfach gebraucht.

In manchen alten und auch neueren Kräuterbüchern wird die Benediktenwurzel auch als Mittel gegen Leberleiden, Hämorrhoiden und Schmerzen überhaupt bezeichnet. Dafür gibt es keine Beweise, auch scheinen die hierfür erforderlichen Wirkstoffe in der Pflanze nicht vorhanden zu sein.

Zubereitung: Man kocht 1 Teelöffel der getrockneten und gut zerkleinerten Wurzel (auch des Krautes) mit 1/4 l Wasser auf. Diese Tagesmenge von 2 Tassen darf nicht überschritten werden. Von der Tinktur kann man dreimal 10 Tropfen am Tag nehmen.

Anwendungsgebiete: Verdauung, Magen, Nerven.

Berberitze, Sauerdorn

Berberis vulgaris

Abb. auf Farbtafel 20

Ein Strauch mit lanzettförmigen, gezähnten Blättern. Sie stehen in kleinen, auf der Unterseite mit spitzen Stacheln bewehrten Büscheln. Die etwas abwärts geneigten Zweige tragen Trauben goldgelber Blüten. Die Staubfäden dieser Blüten besitzen eine merkwürdige Eigenschaft: bei einer Berührung schnellen sie zum Stempel hin und bestäuben ihn. Die scharlachroten Beeren schmecken sauer. Andere Pflanzenbezeichnung: *Essigdorn, Spitzbeere.*

Berberitze ist ein hervorragender Vitamin-C-Träger.

Vorkommen: An Zäunen, Wegen, Feldrainen, am Waldrand, in Hecken und Gebüschen.

Blütezeit: Mai bis Anfang Juli.

Sammelzeit: März, April, September und Oktober Wurzel, Beeren etwa September. Auch die Rinde wird gesammelt.

Anwendung: Die Pflanze enthält in allen Pflanzenteilen das kreislaufanregende Berberin. Der Berberitzenbeerentee beweist seine Heilkraft besonders bei Leber- und Gallenleiden. Er ist auch ein sehr gutes magenstärkendes Mittel, behebt Appetitlosigkeit. Tee von der Rinde ist gut gegen Entzündungen der Mundschleimhaut und des Zahnfleisches.

Ein Aufguß von Beeren mit Wein wirkt abführend.

Zubereitung: Durch Abkochen der Wurzelrinde gewinnt man ein harntreibendes Mittel, das sich bei Gelbsucht, Leberleiden, Nierenkolik und Verstopfung empfiehlt. (30 g auf 1 Liter Wasser).

Tagesmenge sollte mit dem Arzt abgestimmt werden.

Berberitzentee von Beeren hat fiebersenkende Wirkung.

Anwendungsgebiete: Mund, Verdauungsorgane.

Besenheide
Heidekraut

Calluna vulgaris

Der buschige, 30-60 cm hohe Strauch wird oft als *Erika* und *Brandheide* bezeichnet. Er hat viele Nebenästchen, die später vertrocknen und mit den Blättern abfallen. Die endständigen Trauben sind 3-9 cm lang, aus der Spitze wachsen wieder Äste, welche Blätter tragen. Der von Deckblättern umgebene Kelch ist lila-rosarot, manchmal auch weiß. Die Frucht ist eine kleine Kapsel mit Scheidewand.

Vorkommen: In Kieferwäldern, auf Sandböden, Torfmooren und in Heiden.

Blütezeit: August bis September.

Sammelzeit: August bis September.

Anwendung: In der Heilkunde verwendet man die abgestreiften Blüten, Knospen und oberen Blätter nach mehrtägigem Trocknen als zusätzlichen, wohlduftenden Tee, der nicht nur als Getränk von Geschmack ist, sondern sich vorzüglich als Mittel gegen Gicht, Blasen- und Nierenleiden bewährt hat.

Heidekraut besitzt die wirksamen Stoffe Flavon, Gerbstoffe, geringe Mengen von Saponin und viel Kieselsäure. Man vermutet, daß der Flavongehalt die harntreibende, herzstärkende und gallenanregende Wirkung hat.

Heidekrautabkochung soll ein Mittel gegen Rheumatismus sein, aber einen handfesten Beweis gibt es dafür nicht. Auch der Wert als Mittel gegen Schlaflosigkeit ist bisher noch nicht nachgewiesen. Es gibt jedoch viele, die darauf schwören. Eines jedoch steht fest: Heidekraut hat, allen überlieferten Behauptungen entgegen, keinen Wert für die Wundbehandlung.

Zubereitung: Abkochung von 4 Teelöffel der blühenden Sprossen mit 1/4 l Wasser, jedoch nur kurz aufkochen. Mehr als 1 Tasse sollte man an einem Tag nicht trinken.

Anwendungsgebiete: Blase, Niere, Galle, Gelenke.

Betonie

Stachys officinalis

Abb. auf Farbtafel 34

Eine schöne, auch *Echter Ziest* sowie *Pfaffenblume* und *Zehrblume* genannte Pflanze mit faseriger Wurzel und einem 30-60 cm hohen Stengel, auf dem etwas herzförmig gebildete, rauhe, ausgezackte Blätter sitzen. Die langgestielten Bodenblätter sind bis zu 4 cm breit. Die purpurroten Blüten stehen in Quirlen, riechen gut.

Vorkommen: Wildwachsend in trockenen, sonnigen Wäldern, auf Wiesen und Bergen. In Gärten wird eine Abart mit weißen Blüten gezogen.

Blütezeit: Ende Juni bis August.

Sammelzeit: Juni, Blüten und Blätter. Die Wurzel wird kaum noch gesammelt.

Anwendung: Betoniensaft vermischt mit Rosenöl, äußerlich angewendet, vertreibt Ohrenschmerzen. Betonienblätter in wenig Wasser gesiedet, lindern Gliederschmerzen.

Die frischen Blätter riechen schwach nach Melisse und schmecken scharf. Wegen ihren schleimauflösenden und zerteilenden Eigenschaften werden sie in der Naturheilkunde häufig angewendet. Der Tee hilft gegen Sodbrennen. Bei Asthma wird eine Abkochung von Betonienblättern empfohlen, der man Kandiszucker beifügt. Der Gerbstoffgehalt läßt sie auch als Mittel gegen Durchfälle erscheinen.

In alten Kräuterbüchern wird eine besondere Eignung der Betonie gegen Fallsucht herausgehoben. Dies mag früher in bescheidenem Rahmen möglich gewesen sein. Wir haben heute aber so gute andere Medikamente, daß es unverantwortlich wäre, auf jene alten Volksrezepte zurückzugreifen.

Zubereitung: Zu einem Tee gießt man auf 2 Teelöffel des Krautes 1 Tasse siedendes Wasser. Man kann am Tage zwei Tassen dieses Aufgusses trinken.

Bei einer Abkochung, bei der 2 Teelöffel Kraut mit 1 Tasse Kandiszuckerwasser kurz aufgekocht

werden, darf nur diese Menge in kleinen Schlukken tagsüber getrunken werden.
Anwendungsgebiete: Gliedmaßen, Atemwege, Bronchien, Magen.

Bibernelle, Kleine

Pimpinella saxifraga

Das Doldengewächs mit den gezähnten und leicht gelappten Blättern wird 40-60 cm hoch. Es zeichnet sich durch seine auffallenden Blütenschirme aus. Für die Naturheilkunde wichtigster Pflanzenteil ist die Wurzel. Lang, fingerdick und weiß, riecht sie eigenartig scharf; beim Kauen verursacht sie ein scharfes Brennen.
Vorkommen: Auf feuchten Wiesen, an Wegen und in Obstgärten.
Sammelzeit: Frühjahr und Herbst, meist nur die Wurzel; Kraut und Samen seltener.
Anwendung: Äußerlich angewendet beschleunigt der Saft aus der Bibernellwurzel den Heilprozeß bei Wunden und eitrigen Geschwüren.
Innerlich findet eine Anwendung als schleimlösendes, schweißtreibendes und allgemein stärkendes Mittel statt. Kraut und Samen haben dieselbe, nur schwächere Heilwirkung wie die Wurzel. Brustleiden werden gemildert, Husten und Heiserkeit behoben. Ein Absud der Bibernellwurzel in Wein stillt Kopfschmerzen. Der ausgepreßte Saft ist gut gegen Beschwerden der Harnorgane. Außerdem wirkt der Saft günstig bei Fieberanfällen.
Zubereitung: Tee von der Wurzel (15-20 g Wurzel auf 200 ccm Wasser) wird löffelweise, je Stunde 1 Löffel, über den Tag verteilt.
Pulver der Wurzel wird ebenso verwendet. Am besten nur 2mal täglich 1 g.
Wirksam bei Verdauungsstörungen ist auch Wein mit Wurzeltee zu gleichen Teilen angesetzt.

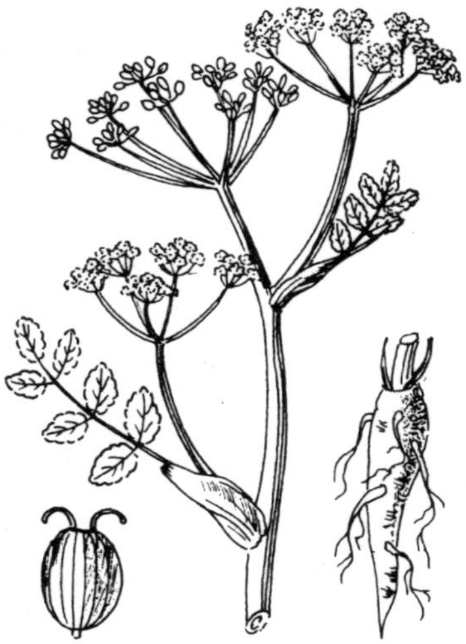

a) Frucht
b) Wurzel

Tinktur, etwa 10 Tropfen auf 1 Teelöffel Wasser oder ein Stück Zucker, hilft bei Heiserkeit und Sodbrennen.
Gut zum Gurgeln eignet sich ein Tinkturwasser (5 Tropfen auf 5 Eßlöffel Wasser) bei Hals- und Mandelentzündung wie Heiserkeit.
Gegen Blähungskolik ein altes Hausrezept: Man nehme weiße Bibernellwurzel, weiße Enzianwurzel, Tormentillwurzel und Bitterklee, von jedem 15 g. Alles wird in feines Pulver gestampft oder gemahlen. Jeweils nach den Mahlzeiten drei Messerspitzen einnehmen.
Anwendungsgebiete: Kopf, Atmungsorgane, Nieren, Blase.

Wer da ißt Kranewit (Wacholder) und Pimpinel (Bibernell) der stirbt nicht so schnell.

Alter Bauernspruch

Bilsenkraut

Hyoscyamus niger
Giftig!

Abb. auf Farbtafel 40

Man kennt die stattliche und krautige Pflanze auch als *Zigeunerkraut* und *Tollkraut*. Mit ihren schmutzig-grünen, klebrig haarigen Stengeln und ebenfalls etwas schmutzig wirkenden, gelben, violett geäderten Blüten mit rotviolettem Schlund ist sie von düsterem Aussehen, das auch die mattgrünen, grobausgebuchteten Blätter vertiefen. Ihr strenger narkotischer Geruch deutet bereits ihre Gefährlichkeit an. Die schon im Arzneibuch des Dioscurides als Heilmittel aufgezeichnete Pflanze enthält neben Atropin auch andere Alkaloide, Hyoscyamin, Scopolamin und andere Gifte, die dem der Tollkirsche ähneln. Die durch sie erzeugten Vergiftungen sind meist schwerer und lebensgefährlich. Es ist darum angebracht, vor diesem Nachtschattengewächs zu warnen, dessen in den Blättern enthaltenes Gift Kopfschmerzen verursacht, Schwindelanfälle, Kolikanfälle, Muskelkrämpfe und übersteigerte sexuelle Erregung. Es kann durch Atemlähmung sogar zum Tode führen.

Vorkommen: Waldränder, Ödland, Hecken.

Blütezeit: Juni und Juli.

Sammelzeit: Nicht sammeln!

Anwendung: Hyoscyamin und Scopolamin werden von der Medizin (nur durch den Arzt) zur beruhigenden und krampflösenden Verwendung benutzt, so bei Neuralgie, Krampfhusten, Asthma, Magenkrämpfen und Koliken.

In Laienhand wird Bilsenkraut zum mörderischen Gift.

Zubereitung: Drogen durch Apotheke.

Bei Vergiftungen: Arzt rufen! Starken Bohnenkaffee oder starken schwarzen Tee. Die Wirkung des Koffein kann helfen, bis der Arzt eintrifft. Eventuell künstliche Atmung durchführen.

Anwendungsgebiete: Luftwege, Nerven, Magen.

Birke

Betula

Abb. auf Farbtafel 40

Von diesem in mehreren Arten vorkommenden Baum wird von der Naturheilkunde die Weiß- oder Maibirke *(B.pendula)* am meisten geschätzt. Sie erreicht eine Höhe von 25-30 m bei einem Stammdurchmesser bis zu 50 cm.

Bei jungen Bäumen ist die Rinde glatt, bei alten rissig. Die männlichen und weiblichen Blüten haben die Form herabhängender Kätzchen. Die Frucht ist ein Zapfen, der Samen dünnhäutig geflügelt. Die Blätter dreieckig, doppelt gesägt. Sie enthalten Saponine, ätherisches Öl und Gerbstoffe.

Vorkommen: In lichten Wäldern, Heiden, Anlagen, Gärten, auf Torfmooren.

Blütezeit: Frühling. Braune Kätzchen.

Sammelzeit: Mai bis August Blätter, Rinde das ganze Jahr. Der Birkensaft wird vor dem Ausschlagen der Blätter, etwa Mitte März, abgezogen.

Anwendung: Äußerliche Verwendung des Birkensaftes als Haarwuchsmittel.

Der süß-säuerlich schmeckende Birkensaft ist ein erfrischender, blutreinigender Trank. Er gilt auch als Mittel gegen Harnbeschwerden. Der heiß getrunkene Blättertee wirkt gegen Blasenleiden. Der Tee ist harntreibend, ein Mittel gegen Wassersucht, Gicht und Rheuma. Er belastet die Nieren nicht. Neuere Untersuchungen bestätigen, daß die jungen Birkenknospen galletreibend sind.

Zubereitung: Tee bereitet man aus 2 Handvoll Blätter, die mit 1/4 l siedendem Wasser übergossen werden und dann zweimal beim Kochen aufwallen müssen. Man läßt das Gekochte etwa 1 $^1/_2$-2 Stunden ziehen, seiht es danach ab und teilt es in 3 Portionen ein, die morgens, mittags und abends kalt getrunken werden. Es dürfen jedoch nur junge, frische Blätter verwendet werden, da in getrockneten fast keine Werte vorhanden sind. Preßsaft nur teelöffelweise trinken.

Anwendungsgebiete: Blut, Blase, Muskeln, Gelenke.

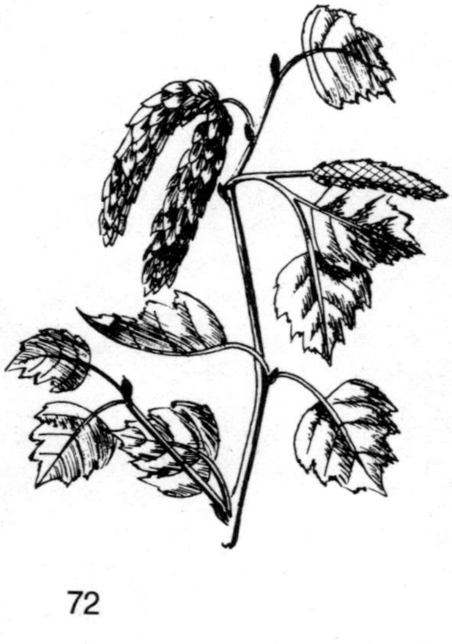

Bitterklee

Menyanthes trifoliata

Abb. auf Farbtafel 21

Man kennt ihn auch unter dem Namen: *Dreiblatt, Gallenkraut, Sumpfblume, Monatsblume* und *Zottenblume.* Die gebrauchten Bezeichnungen *Biberklee* und *Fieberklee* sind irreführend, da es sich um keine Kleepflanze handelt.

Die 10-30 cm hohe Pflanze ist ein Enziangewächs mit einer langen, ästigen, kriechenden Wurzel, die mehrere mit Blattscheiden bedeckte Blätter treibt. Die Blätter sind eirund, 10-24 cm lang und sitzen zu dritt an einem Stiel. Die weißen und rötlichen Blüten bilden eine Traube. Der innere weißbärtige verfilzte Kronsaum soll das Eindringen unerwünschter Insekten verhindern. Bitterklee ist vollkommen geruchlos, schmeckt aber bitter.

Vorkommen: Auf feuchtem und moorigem Gelände, an Ufern und in Gräben.

Blütezeit: April bis Juni.

Sammelzeit: April, Juni und Oktober, Blätter zur Blütezeit.

Anwendung: Äußerlich als Umschläge gegen Geschwüre und Geschwülste.

Der Auszug von Blättern des Bitterklees in Wein ist magenstärkend und wird daher oft als Beimischung zu vielen Kräuterweinen verwendet.

Pfarrer Kneipp schrieb den Blättern stärkende Kraft für Magen, Blut, Leber, Blase und Nieren zu. Auch gegen Erkältungen und Katarrhe (Blasenkatarrh) erweist sich der Bitterklee als wirksames Gegenmittel. Dasselbe Ergebnis erzielt auch eine Tinktur. Pulverisiert und täglich vor den Mahlzeiten genommen, wirkt diese Heilpflanze als Mittel bei Leber- und Gallenleiden. Der Tee hilft gegen Sodbrennen und Verstopfung.

Zubereitung: Tee: 1 Eßlöffel luftgetrockneter Blätter mit 1/4 Liter siedendem Wasser überbrühen und etwa 15 Minuten ziehen lassen. Beim Kaltauszug setzt man 2 Teelöffel Blätter in 2 Tassen Wasser an und läßt sie gut 8 Stunden ziehen.

Anwendungsgebiete: Blut, Magen, Leber, Blase, Galle.

Bittersüß

Solanum dulcamara
Giftig!

Abb. auf Farbtafel 4

Der zur Familie der Nachtschattengewächse gehörende Blätterstrauch mit seinen 2-3 m langen kletternden Zweigen, dünn, kantig und rötlich überlaufen, hat kräftig gestielte, spießförmige Blätter. Unverkennbar leuchten die kleinen violett-blauen, radförmig ausgebreiteten fünfzipfeligen Blüten. Sie haben kegelförmig zusammengefaßte und weit herausragende, dottergelbe Staubgefäße, neben denen manchmal schon die eiförmigen und gestielten Beeren, braunrot oder korallenfarbig, hängen.

Die Pflanze wird bis 1 1/2 Meter hoch und rankt sich gern an anderen Büschen und Sträuchern empor. Wie alle Nachtschattengewächse ist sie giftig. Ihre Hauptwirkstoffe sind Alkaloide, Solanin und ähnliche Verbindungen. Bitter- und Gerbstoff kommen hinzu und Zucker, der der Pflanze den Namen gab.

Die Homöopathie verwendet Bittersüß unter dem Namen *Dulcamara*. Es ist rezeptpflichtig.

Vorkommen: Der *Bittersüße Nachtschatten,* oft nur Bittersüß oder *Rote Hundsbeere* bzw. *Mäuseholz* genannt, ist an schattigen, feuchten Stellen, Ufergebüschen und Hecken zu finden.

Blütezeit: Mai bis August.

Sammelzeit: Mai und Juni, junge Schößlinge vor der Blüte.

Anwendung: Bei Hautkrankheiten, Muskel- und Gelenkrheumatismus, Blasenkatarrh, Sommerdurchfall und Lippenbläschen.

Zubereitung: Im Hausgebrauch zu gefährlich und daher abzuraten. Homöopathische Tinkturen aus Blättern und jungen Trieben der noch nicht blühenden Pflanze.

Anwendungsgebiete: Haut, Gelenke, Muskeln, Blase, Darm.

Vergiftungsgefahr durch Beeren bei Kindern möglich, aber nicht lebensgefährlich.

Blasenstrauch

Colutea aborescens
Gift!

Man nennt die im südosteuropäischen Raum verbreitete Pflanze auch *Blasenschote.* Sie ist ein Zierstrauch mit unpaarig gefiederten Blättern, gelben bis roten Blüten und stark blasig aufgetriebenen Hülsen. Der bäuerliche Aberglaube dichtet dieser bizarren Pflanze wegen dieser schotenförmigen Hülsen Heilkräfte an, die bisher nicht nachgewiesen werden konnten. Es gibt in Europa etwa 10 verschiedene Arten, von denen die *Colutea aborescens* die bekannteste ist. Die kleinen schwärzlichen, nierenförmigen Samen sind giftig. Der Strauch kann bis 3 m hoch werden.

Abb. auf Farbtafel 33

Blasentang

Fucus vesiculosus

Diese Braunalge entwickelt manchmal lange, gabelästige, knorpelige Zweige von braungrüner Farbe. Ihre Äste sind mit einer erhabenen Mittellinie gekennzeichnet und haben luftgefüllte Blasen. Die Alge klammert sich mit Haftscheiben an den felsigen Meeresgrund. In der Heilkunde ist der Blasentang durch seinen Jod- und Schleimstoffgehalt für Schilddrüsenbehandlungen von Bedeutung.

Vorkommen: Nord- und Ostsee.

Sammelzeit: Das ganze Jahr hindurch, wenn die Stürme die Algen vom Boden losreißen und an die Küste werfen. Es gibt auch Sammler, die ihn sich direkt aus dem Meere holen, wo er überall zu finden ist, wo Muscheln, Steine und Holz am Boden liegen.

Anwendung: Basedowsche Krankheit, Kropf, auch gegen Fettsucht, Schilddrüse, Arterienverkalkung. Nur auf ärztliche Verordnung Tee trinken.

Zubereitung: Tee im Aufguß. 1/2 Teelöffel auf 1 Tasse siedendes Wasser. Nicht mehr als 2 Tassen am Tag.

Anwendungsgebiete: Siehe oben.

Bockshornklee

Trigonella foenum-graecum

Die auch *Griechisches Heu* und *Kuhhornklee* genannte Pflanze aus der Gattung der Hülsenfrüchtler wird etwa 25-40 cm hoch. Sie stammt aus den Mittelmeergebieten, wo es nahezu 70 Arten von ihr gibt. Ihre hellgrünen Blätter sind keilförmig und abgerundet. Die Blüten sind meist gelb, es gibt jedoch auch weißliche Arten.
Die Samen sind schleimhaltig und schmecken bitter. Die Pflanze strömt einen unangenehmen Geruch aus, der durch das ätherische Öl hervorgerufen wird. Neben anderen Wirkstoffen enthält die schon den Ägyptern bekannte Heilpflanze Schleim, Cholin und Bitterstoffe.
Vorkommen: Manchmal wild auf Wiesen, meist jedoch angebaut.
Blütezeit: Juni bis Anfang August.
Sammelzeit: August und September, Samen.
Anwendung: Äußerlich benutzt man den gepulverten Samen, zu Brei gekocht, für Umschläge und Auflagen bei Geschwüren. Auch bei Fingerentzündungen hat sich der aufgelegte Brei bewährt. Als Tee ist Bockshornkleesamen ein gutes Mittel zur Kräftigung bei abgemagerten Personen. Man mischt ihn am besten mit Wermut oder Pfefferminzöl. Der Tee hat schon in alten Zeiten als Heilmittel gegen Lungenerkrankungen und bei Fieber gegolten. Man sagt dem Bockshornklee nach, daß er die Geschlechtskraft steigere.
Zubereitung: Man setzt 2 Teelöffel Samen in 1/4 Liter Wasser kalt an und läßt das Gemisch etwa 5 Stunden stehen. Danach wird es eine Minute lang aufgekocht. Zum Süßen empfiehlt sich Honig oder Kandiszucker. Etwa 2 bis 3 Tassen am Tag trinken.
Für einen Breiumschlag wird der Samen zerstoßen, danach mit Wasser streichfähig angerührt, im Wasserbad erhitzt und angewandt.
Hören Sie auf ärztlichen Rat.
Anwendungsgebiete: Finger, Magen, Lunge.

Bohne

Phaseolus vulgaris

Die Garten-, Stangen- oder Gemüsebohne ist eine Rankpflanze, die bis 4 m lang werden kann. Sie enthält – den wenigsten bekannt – die Werte einer Heilpflanze, Trigonellin und Arminosäuren. Unter ihren Wirkstoffen sind etliche Fermente und seit altersher gilt sie als blutzuckersenkend, harntreibend und harnsäureausscheidend. Tee von Bohnenschalen hat schon Paracelsus als heilend verschrieben.
Über ihren Wert als Gemüsepflanze wird an anderer Stelle gesprochen.
Interessant ist vielleicht die Tatsache, daß man auch heute noch nicht genau weiß, woher sie ihre dem Blutzucker senkende Kraft hat. Es steht nur fest, daß es sich nicht um das Hormon Insulin handelt.
Vorkommen: Systematischer Anbau.
Blütezeit: Juni bis August. Verschiedenartige Farben, weiß, gelblich, rötlich, lila und hellviolett.
Sammelzeit: September ausgereifte Hülsen.
Anwendung: Bei leichter Zuckerkrankheit, Rheuma, Gicht, Nieren- und Blasenleiden, Wasserfülle und Hautleiden (Gesichtsakne).
Zubereitung: Gegen Gesichtsakne verwendet man eine Abkochung von Samen. Das Kochwasser wird als Tee getrunken. Das Bohnenmehl eignet sich zur Linderung des Juckreizes.
Bohnentee gewinnt man sonst durch Abkochen der getrockneten, kleingeschnittenen Schalen. Man nimmt 1 Teelöffel voll, setzt ihn auf 1 Tasse kaltes Wasser an, läßt das Gemisch mindestens 10 Stunden ziehen und kocht es dann kurz auf. Zweckmäßig ist es, gleich größere Mengen des Tees herzurichten, da man bis 3/4 Liter am Tag trinken darf. Ein Arzt wird die genaue Tassenzahl angeben.
Anwendungsgebiete: Nieren, Blase, Haut.

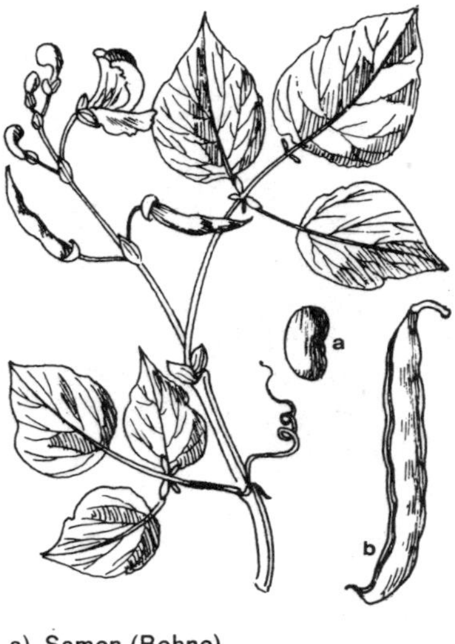

a) Samen (Bohne)
b) Hülse

Bohnenkraut

Satureja hortensis

Man kennt es auch als *Pfefferkraut* und weiß, daß seine Heimat Südeuropa ist. Es war bereits im 16. Jahrhundert als Heil- und Gewürzkraut bekannt. Hier sprechen wir von der Heilpflanze, über seinen Würzwert an anderer Stelle.

Es gibt noch ein Bergbohnenkraut (*Satureja montana*), dessen Geschmack herber ist.

Das ätherische Öl der Pflanze enthält Stoffe, die blähungswidrig sind. Sie lösen Krämpfe und sind auswurffördernd. Der Gerbstoff der Pflanze macht sie für Durchfälle geeignet. Man sagt ihr auch eine bakterientötende Wirkung nach.

Vorkommen: Systematischer Anbau als Gewürz. Heilpflanzennutzung seltener.

Blütezeit: Juli bis Oktober.

Sammelzeit: August bis September, Kraut.

Anwendung: Bei Verdauungsstörungen und Appetitlosigkeit, bei Durchfall oder Blähungen, als Magenstärkung oder bei leichten Magen- und Darmverstimmungen.

Zerkleinerte Blätter auf Bienenstiche aufgelegt, lindern die Schmerzen.

Ein Absud eignet sich als Badezusatz bei Erschöpfungszuständen.

Zubereitung: Bohnenkraut-Tee mit 1 Teelöffel auf 1 Tasse siedendes Wasser aufgießen, etwa 12 bis 15 Minuten ziehen lassen. Tagsüber in kleinen Schlucken trinken.

Anwendungsgebiete: Magen, Darm, Erschöpfung.

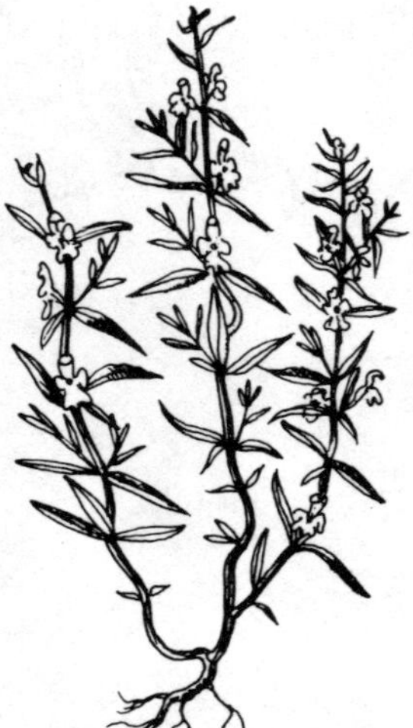

Borretsch

Borrago officinalis

Abb. auf Farbtafel 23

Gemeiner Borretsch oder *Gurkenkraut* — auch *Herzfreude* genannt — ist ein schön blühendes Sommergewächs. Der saftige, 50-70 cm hohe, ästige Stengel hat zungenförmige, behaarte Blätter. Die himmelblauen, manchmal auch rötlichen oder weißen Blüten stehen in Büscheln am Ende der Äste. Die frische Pflanze riecht eigenartig nach Gurken und schmeckt salzig.

Borretsch enthält Schleimstoffe, Saponin, Gerbstoffe und Mineralsalze. Seine harntreibende Wirkung wird zur Blutreinigung genutzt. Der Blütentee läßt sich bei nervösen Herzleiden anwenden. Borretsch ist Bestandteil vieler Teemischungen und ein gutes Küchengewürz.

Vorkommen: Verwildert auf Schutthalden und an Zäunen, angebaut in Gärten.

Blütezeit: Juni bis Anfang August.

Sammelzeit: Juni bis August.

Anwendung: Umschläge mit dem Saft des Borretsch unterstützen die Behandlung von Kopfschmerzen und Anfangsstufen des Gelenkrheumatismus. Die Asche des Krautes, mit Honigwasser vermischt, ergibt ein wirksames Mittel gegen wundes Zahnfleisch.

In Wein gesottenes Borretschkraut kräftigt und reinigt das Blut.

In alten Kräuterbüchern wird immer wieder die Verwendung der Heilpflanze bei beginnenden Entzündungen von Brust- und Bauchfell erwähnt. Hiervon muß jedoch abgeraten werden, es sei denn, der Arzt hält eine Anwendung für gut.

Zubereitung: Einen Tee (Aufguß) bereitet man von 1 Teelöffel getrockneter Blüten (oder 2 bis 3 Teelöffel getrockneter Blätter) mit 1 Tasse siedendem Wasser. Gut 5 Minuten ziehen lassen, dann abseihen und trinken. Die Wirkung des Tees läßt nach, wenn man ihn zu oft verwendet.

Anwendungsgebiete: Allgemeine Kräftigung, Blut, Kopf, Gelenke, Herz, Zahnfleisch.

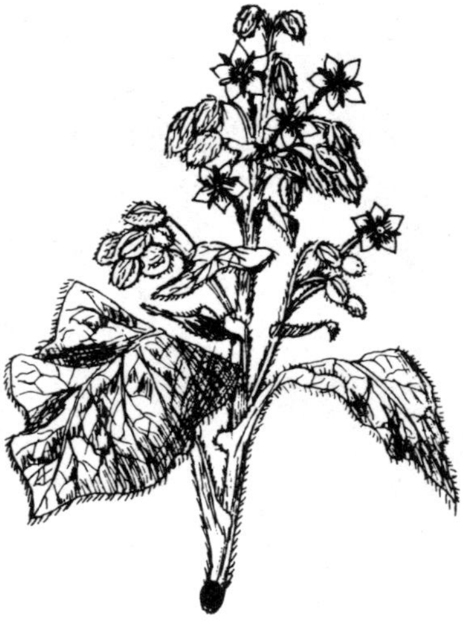

Große Brennessel

Urtica dioica
Vergiftungsgefahr!

Die Brennessel galt lange Zeit als nutzloses Unkraut mit einer unbändigen Lebenskraft. Tatsächlich wuchert die Wurzel selbst in schlechtestem Boden. Es gibt kaum ein Gelände oder klimatische Bedingungen, wo die Brennessel nicht gedeihen könnte. Sie treibt im Frühjahr einen bis zu 140 cm hohen Stengel mit herzförmigen, gesägten Blättern, die mit feinen Haaren überzogen sind. Unter dem Mikroskop stellt sich heraus, daß es Röhrchen sind, an derem unteren Ende mit Ameisensäure gefüllte Bläschen sitzen. Beim Anfassen brechen die Spitzen der Brennhaare ab, die Säure dringt durch die Poren in die Haut ein und verursacht kleine Entzündungen. Die Blüten der Brennessel sind hellgrün und hängen wie Kätzchen am Stengel herab.

Vorkommen: Überall. Wichtige Unterscheidung: Die weniger heilkräftige Kleine Brennessel (*Urtica urens*) kommt fast nur in der Nähe menschlicher Siedlungen vor.

Blütezeit: Juni bis in den Oktober hinein.

Sammelzeit: Sommer, Blätter, Stengel und Wurzeln, Samen später.

Anwendung: Das Schlagen mit frischen Brennesseln ist ein gutes Mittel gegen leichten Rheumatismus.

Kraut und Blüten werden abgebrüht und gegen Schmerzen von einem Stoß, Schlag oder Fall als Umschläge angewendet. Der gleiche Aufguß wirkt auch bei Achseldrüsenentzündung, Lippen- und Mundgeschwüren, Fieber mit Nesselausschlag. Gegen Verbrennungen legt man ein mit verdünnter Brennesseltinktur getränktes Läppchen auf. Diese Tinktur ist auch als haarwuchsförderndes Mittel bekannt.

Die innere Anwendung dieser einst verkannten Heilpflanze ergibt sich aus ihrem Reichtum an Vitamin A, C und Mineralien sowie Chlorophyl. Sie fördert die Milchbildung bei stillenden Müttern.

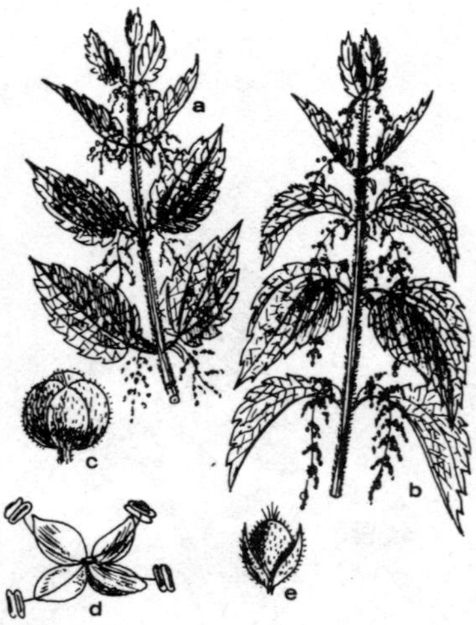

a) Pflanze mit Stempelblüten
b) Pflanze mit Staubblüten
c) Knospe einer Staubblüte
d) Staubblüte
e) Stempelblüte

Blühendes Kraut sowie Wurzel als Aufguß und Abkochung fördern die Blutbildung, wirken blutreinigend und blutstillend. Darüber hinaus sind sie schleimlösend, auswurffördernd und wassertreibend.

Brennessel-Abkochungen werden auch als Haarwaschmittel gegen Haarausfall empfohlen. Die in der Pflanze enthaltenen Wirkstoffe regen die Durchblutung der Kopfhaut an.

Frischer Preßsaft ist für Frühjahrskuren zu empfehlen.

Brennesseltinktur gilt als wirksames Mittel gegen Erbrechen, Magenkrämpfe, Blähungen, Unwohlsein, das vom Magen herkommt, Wassersucht. Pfarrer Kneipp hat der Brennessel ein ausführliches Kapitel gewidmet, in der Homöopathie gilt sie als Arzneimittel.

Zubereitung: Als wohlschmeckendes Wildgemüse eignet sich die Brennessel zum Spinatgericht und läßt sich als Frischsalat servieren. Wichtig hierbei: Nur junge Blätter sind verwendbar! (Siehe „Wildgemüse").

Aufguß: Blühendes Kraut oder Blätter (3 Teelöffel) werden fein geschnitten und mit 2 Tassen siedendem Wasser übergossen, dann 10 Minuten ziehen lassen.

Preßsaft: Darf nur löffelweise eingenommen werden und zwar halb Saft, halb Wasser.

Haarpflege: Man zerschneidet 100 g Blätter möglichst fein. Mit Wasser und Essig (je 1/2 l) werden sie kurz aufgekocht und dann verwendet.

Anwendungsgebiete: Kopf, Haut, Gliedmaßen, Atemwege und -organe, Magen, Darm, Niere, Blase und Harnwege.

Brombeere

Rubus fruticosus

Ein 1-2 m hoher, stacheliger Strauch (Familie der Rosengewächse) mit mehrfach gelappten, an der Unterseite filzigen Blättern und weißen bis leicht rosafarbenen Blüten. Die dunkelroten oder schwarzroten Beeren besitzen wabenartige Erhöhungen, sind geruchlos, säuerlich-saftig. In den Blättern befindet sich viel Vitamin C und reichlich Gerbstoff. Die Früchte enthalten Schleim, Pektin und Fruchtzucker.

Vorkommen: In Hecken, an Waldrändern und Waldlichtungen, angebaut.

Blütezeit: Juni bis Juli.

Sammelzeit: Sommer, nur die jungen Blätter, die älteren enthalten zuviel Gerbsäure. Früchte und Wurzeln im August und September.

Anwendung: Der Hauptnutzen der Brombeerblätter beruht auf ihrer blutreinigenden Wirkung. Sie sind daher Bestandteil aller Teemischungen. die dieses Ergebnis erzielen wollen. Brombeerblätter finden sich auch in allen Teemischungen gegen Husten und Verschleimung der Atemwege. Kneipp empfahl die Blätter gegen Zuckerkrankheit. Tee eignet sich – wie die Wurzelaufkochung – als Mittel gegen Schlaflosigkeit und Erkältungen.

Schon zu Beginn unserer Zeitrechnung gab es Rezepte, die das Kauen von Brombeerblättern bei Zahnfleischbluten verschrieben. Wegen des Gerbstoffgehaltes eignen sie sich bei Magen- und Darmkatarrhen sowie bei Durchfall. Ihr Schleimgehalt nutzt bei Sodbrennen.

Zubereitung: Zur Aufkochung nimmt man 1-2 Teelöffel zerkleinerte Wurzeln auf 1 Tasse. Das Gemisch muß kurz aufkochen und dann warm getrunken werden.

Tee: 2 Teelöffel getrocknete Blätter auf 1/8 l siedendes Wasser. Nicht mehr als 2 Tassen pro Tag trinken.

Anwendungsgebiete: Blut, Luftwege.

Bruchkraut

Herniaria glabra

Man nennt das sich eng an den Boden anschmiegende Nelkengewächs auch *Harnkraut* oder *Tausendkorn*. Seine Blätter sind winzig, seine unauffälligen grünlichen Blüten leuchten bis in den Herbst hinein. Das kleine Kraut erreicht eine Länge bis zu 30 cm. Es enthält Saponine, ätherisches Öl und Herniarin. Seinen Namen Harnkraut besitzt es mit Recht, da es harntreibend und entspannend bei Krampfzuständen der Blase und Harnleiter ist. Man hat es vor der Verwendung der Sulfonamide und Antibiotika beim Blasenkatarrh als Gegenmittel eingesetzt. Das ist heute überholt. Gegen Grieß in den Harnwegen wird es noch immer angewendet.

Vorkommen: Warmer, sandiger Boden, Weinberge, Acker und Ufer.

Blütezeit: Juni bis Oktober.

Sammelzeit: Juni bis Oktober, blühende Pflanze.

Anwendung: In erster Linie bei Harnbeschwerden. Die frühere Verwendung als Mittel gegen Bruchleiden, die den Namen erklärt, ist nach dem Stand der heutigen Erkenntnisse nicht vertretbar.

Zubereitung: Man kann für einen Tee 1 Teelöffel auf 1 Tasse Wasser kalt ansetzen, nach 9 bis 10 Stunden abseihen und dann trinken.

1 Teelöffel Kraut auf 1 Tasse siedendes Wasser. Nur aufbrühen und längere Zeit ziehen lassen. Möglichst nur frisches Bruchkraut verwenden, da beim Trocknen die Wirkstoffe verloren gehen sollen. Den Beweis hierfür gibt es noch nicht. Alkoholische Auszüge sollte man nur nach ärztlicher Vorschrift anfertigen.

Anwendungsgebiete: Harnleiden.

*

Vielfach wird Harnkraut mit Bärentraubenblättern kombiniert. Es wurden gute Erfahrungen verzeichnet.

Brunnenkresse

Nasturtium officinale — Roripya nasturtium aquaticum

Eine sehr bekannte Pflanze (Familie der Kreuzblütler) mit einem zunächst waagrecht, dann aufwärts wachsenden, ästigen Stengel, etwa 15-20 cm hoch. Die Blätter sind gefiedert, glatt und saftig. Die Seitenblättchen eirund bis herzförmig. Auf die kleinen, weißen Blüten folgen Schoten mit gelblichen Samenkörnern.

Vorkommen: An Quellen, Bächen, Wassergräben, angebaut in Gemüsegärten.

Blütezeit: Juni bis September.

Sammelzeit: April bis September, nur junge Triebe.

Anwendung: Gegen Brandwunden werden zerquetschte Brunnenkresse, Zwiebel und frische Efeublätter mit Leinöl vermischt und durch ein Tuch passiert.

Brunnenkresse eignet sich hervorragend als Rohsalat und Brotauflage, da sie ein vorzüglicher Vitamin-C-Spender ist. Der Tee ist ein blut- und harnreinigendes Mittel. Man verwendet ihn auch bei Skrofeln, Hautausschlägen und Unterleibsstockungen. Darüber hinaus dient Brunnenkresse als Mittel gegen Gicht, Rheuma und regt den Appetit an. Ihr Genuß ist ein gutes Vorbeugungsmittel gegen Infektionskrankheiten. Der Saft (durch die Fruchtpresse oder den Wolf gewonnen) läßt sich als Heilmittel gegen Skorbut, Wassersucht, Gelbsucht, chronische Hautausschläge und Verschleimung der Atmungsorgane verwenden.

Es gibt Ärzte, die schwangeren Frauen Brunnenkresse vorübergehend verbieten.

Zubereitung: Nur Aufguß von jungen Trieben. 1/4 liter Wasser auf 2 Teelöffel. Nur kurz ziehen, niemals kochen lassen.

Preßsaft wird nur in frischem Zustand dreimal täglich – jeweils 1 Teelöffel voll, in Milch oder Wasser genommen.

Anwendungsgebiete: Blut, Nieren, Haut, Unterleib.

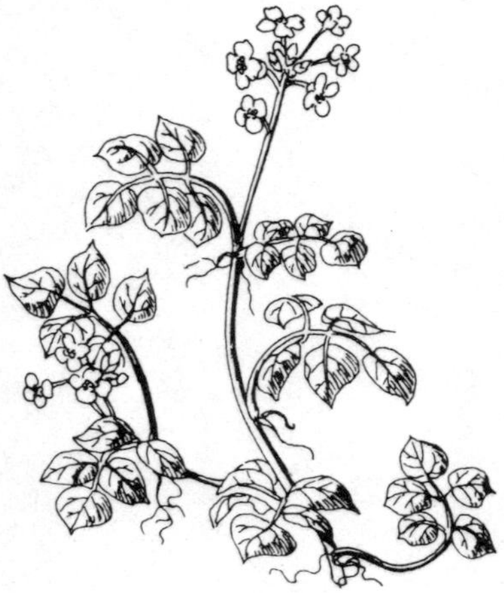

Buschwindröschen

Anemone nemorosa
Giftig!

Im Frühjahr, wenn im März der Waldboden weithin mit den Blüten dieses Hahnenfußgewächses bedeckt ist, erfreuen wir uns des lieblichen Bildes, ohne daran zu denken, daß diese 15 bis 25 cm hohe Pflanze mit den 6-blättrigen Blüten und unterirdischem Wurzelstock durchaus nicht so liebenswert ist, sondern sehr gefährlich werden kann. Sein Saft wirkt blasenziehend, wenn man ihn äußerlich verwendet. Er führt jedoch zu Vergiftungen, wenn man auf die Idee kommt, ihn einzunehmen.

In der Volksheilkunde wird das Buschwindröschen heute nur noch in der Homöopathie verwendet.

Vorkommen: Laubwälder.

Blütezeit: März und April.

Sammelzeit: März bis April für Berufssammler. Laien sollten die Finger davon lassen. Man sammelt das Kraut vor der Blüte.

Anwendung: Man kann es auf ärztlichen Rat als durchblutungsfördernd bei Rheumatismus verwenden.

Dringend abgeraten werden muß vor überlieferten Bräuchen, Umschläge mit zerquetschtem Kraut zur Rheumabehandlung zu machen. Es kann zu schwerer Hautentzündung oder schmerzhafter Blasenbildung kommen.

Noch gefährlicher ist es, Kindern bei Kopfekzemen oder starken Schuppen Buschwindumschläge zu geben.

Zubereitung: Nur durch Apotheke.

Anwendungsgebiete: Rheuma.

Dill

Anethum graveolens

Dill, auch *Düll,* als Gewürzpflanze ist weitgehend bekannt und findet auch bei uns in diesem Kapitel entsprechende Würdigung. Dill als Heilpflanze ähnelt in seiner Wirkung dem Kümmel und dem Fenchel. Die bis zu 1 m hohe Pflanze mit den schmalgliedrigen Blättern und der gelblichen Blütendolde enthält ätherisches Öl mit Carvon und Limonen sowie Mineralien. Sie hat eine harntreibende Wirkung, fördert die Verdauung, ist krampf- und schmerzlösend, blähungstreibend und appetitanregend. Sie soll bei jungen Müttern auch die Milchsekretion anregen.
In alten Kräuterbüchern nannte man Dill auch als Heilmittel gegen Opiumvergiftung, gegen Hundebiß und Geschlechtskrankheiten. Das ist wohl ebenso unzutreffend wie der Rat, Augenleiden mit Dill gut behandeln zu können.
Vorkommen: Meist angebaut, aber auch verwildert an sonnigen Standorten.
Blütezeit: Juli bis September.
Sammelzeit: Juli bis September, reife Früchte bzw. ganzes Kraut ohne Wurzel.
Anwendung: Bei Schlaflosigkeit Abkochung von Dillsamen. Bei Blähungen und Magenschmerzen, auch bei schlechtem Mundgeruch (Samen oder Blätter kauen).
Zubereitung: Tee. 1 Teelöffel zerriebener Blätter auf 1 Tasse siedendes Wasser. Täglich 2 Tassen trinken.
Dillsamen-Tee, 1 Teelöffel auf 1 Tasse siedendes Wasser, heiß und ungesüßt trinken. Gutes Mittel gegen Unwohlsein.
Frisches Kraut als Gemüse und Gewürz. Siehe dort.
Anwendungsgebiete: Magen, Blase, Brust, Mund.

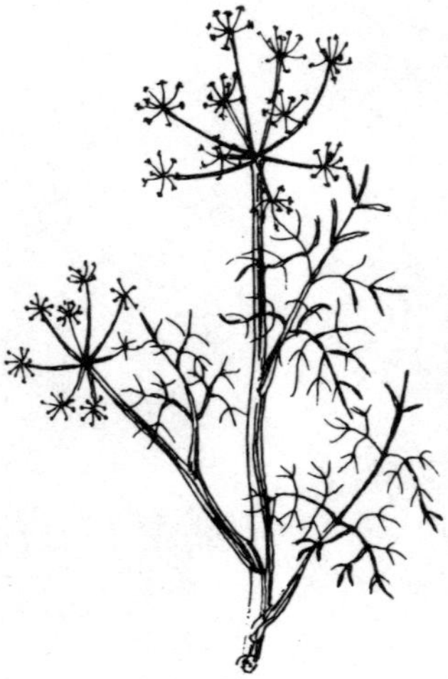

Dost

Origanum vulgare

Abb. auf Farbtafel 29

Weitere Namen: *Dorant, Dosten, Wilder Majoran, Wohlgemut, Oregano* und *Schusterkraut.* Blüte hellpurpurn, selten weiß. Doldenrispe. Blätter eiförmig, zugespitzt, gegenständig. Kantiger Stengel, kurzhaarig, oben braunrot. Höhe 30-50 cm. Pflanze würzig riechend, schmeckt bitterherb und wirkt leicht zusammenziehend. Die als Gewürz geeigneten Blätter enthalten Gerb- und Bitterstoff und ätherisches Öl. Als Gewürz erinnert Dost an Majoran und Thymian.

Blütezeit: Juli bis Oktober.

Sammelzeit: Juli bis Oktober, blühendes Kraut.

Anwendung: Innerlich und äußerlich bei Erkrankungen der Gebärmutter, bei Bronchialkatarrh, Krampfhusten, Appetitlosigkeit, Magen- und Darmstörungen. Zu Bädern bei juckenden Ausschlägen, als Salbe bei Stockschnupfen. Krampf- und schleimlösend, schweiß- und harntreibend.

Die allgemein beruhigende Wirkung des Dostes hat bisher nicht erkannte Ursachen. Auch sein Erfolg bei geschlechtlicher Übererregbarkeit konnte bisher nicht geklärt werden.

Zubereitung: Tee (Aufguß): 2 oder 3 Teelöffel mit 1/4 Liter siedendem Wasser.

Alkoholische Auszüge und Öl sollten von Laien nicht hergestellt werden. Sie zu verschreiben bleibt dem Arzt überlassen.

Die Gewürzblätter werden bei Pizza-Gerichten angewendet, ebenso bei Tomaten-Speisen. Man kann aber auch Salate, Hülsenfrüchtesuppen, Braten und ähnliches damit würzen. (Siehe „Gewürze").

Dost kann wegen seiner äußerlichen Wirkwerte auch als Bäderabsud verwendet werden. Man muß dann größere Mengen nehmen.

Zur Salbe vermischt man 5-6 g des frischen Preßsaftes mit 25-30 g Vaseline.

Anwendungsgebiete: Bronchien, Magen, Darm, Gebärmutter, Nerven.

Eberesche

Sorbus aucuparia

Sehr bekannt unter dem Namen *Vogelbeerbaum.* Gehört zur Familie der Apfelgewächse und kann 12 m und höher werden. Sie hat unpaarig gefiederte Blätter und stark riechende, weiße Blütentrauben. Die kugelförmigen Beeren sind etwa kirschkerngroß und je nach Standort des Baumes zinnober- bis karminrot. Hauptwirkstoff der Eberesche ist eine Säure, daneben besitzt sie Zucker und eine zuckerähnliche Substanz (Sorbose), die man als Süßstoff für Zuckerkranke verwenden kann. Außerdem hat die Eberesche (Vogelbeere) reichlich Vitamin A und C.

Vorkommen: In Wäldern, an Wald- und Straßenrändern, in Gärten und Parkanlagen, in der Nähe von Wohnhäusern.

Blütezeit: Mai bis Juni.

Sammelzeit: Sommer, Beeren.

Anwendung: Die Beeren wirken auf die Harnorgane und den Darm. Sie werden daher vorwiegend als harntreibendes Mittel und gegen Durchfall angewendet. Zu diesem Zweck werden die Beeren zu einem sirupartigen Brei eingekocht. Die Beeren der Eberesche sind Bestandteil vieler Teemischungen.

Der Preßsaft der frischen Beeren ist ein mildes Abführmittel.

Die Behauptung wirksamer Verwendung bei Rheumatismus und Nierensteinen ist bisher ohne Beweis.

Zubereitung: Für einen Kaltauszug (Tagesmenge) nimmt man 1 Teelöffel getrockneter Beeren, läßt sie in 1/4 Liter Wasser 10 Stunden ziehen.

Preßsaft: Er darf nur teelöffelweise und nur auf ärztliche Anweisung genossen werden.

Beerenmus: Herstellung wie bei jedem Mus. Beeren mit 50% Zucker verkochen. Man kann dieses Mus als mildes Stopfmittel teelöffelweise einnehmen (3-4 mal am Tag).

Anwendungsgebiete: Magen- und Darmstörungen, Harnwege.

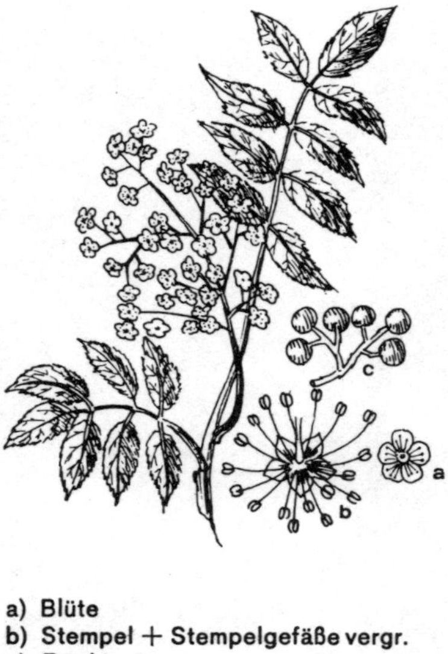

a) Blüte
b) Stempel + Stempelgefäße vergr.
c) Früchte

Eberreis

Artemisia abrotanum

Abb. auf Farbtafel 28

Der aus Vorderasien stammende Halbstrauch mit fiedrigschnittigen Blättern von stumpf-graugrüner Farbe und den winzigen, fast kugeligen Blütenköpfchen kann bis zu 1 m Höhe erreichen. Die Blättchen riechen würzig – zitronenähnlich. Darum kennt man den Strauch auch als Zitronenkraut. Andere Bezeichnungen sind *Eberraute* und *Gartheil.*

An Inhaltsstoffen weist der Eberreis ätherisches Öl, Gerb- und Bitterstoffe auf.

Vorkommen: Wird angebaut und kann als Gewürzpflanze verwendet werden. (Siehe dort).

Blütezeit: September und Oktober.

Sammelzeit: September und Oktober, nur das Kraut.

Anwendung: Da Eberreis eine ähnliche Wirkung wie Chinin hat, kann man seine heilende Wirkung zur Fiebersenkung einsetzen. Eberreis ist darüberhinaus auch appetitanregend, stoppt Durchfall und hilft bei Magen- und Darmkatarrh.

Man kann frische oder getrocknete Blätter bei Umschlägen und Bädern verwenden.

Zubereitung: Ein Tee von 15-20 g als Aufguß hilft pro Tag genossen bei Verstopfung, mangelndem Magensaft, akutem und chronischem Magenkatarrh und zuviel Magensäure.

Man darf die Menge von 1 Tasse nur teelöffelweise tagsüber einnehmen.

Tinkturen und Extrakte nur nach ärztlicher Verordnung. Ein Zuviel kann gesundheitlichen Schaden zur Folge haben.

Anwendungsgebiete: Magen, Darm, Fieber.

*

Eberreis kann ähnlich verwendet werden wie der Wermut (*Artemisia absinthium*).

Stengellose Eberwurz

Carlina acaulis

Abb. auf Farbtafel 27

Weitere Namen: *Silberdistel, Mariendistel, Wetterdistel* und *Wilde Artischocke.* Die Wurzel dieses Korbblütlers wird 30 cm lang und 3 cm dick; sie ist ölhaltig, riecht nicht unangenehm, schmeckt aber scharf nach Gewürz. Die Pflanze hat keinen oder nur einen etwa handhohen Stengel, stachelige und gezähnte Blätter, silberweiße bis bläuliche Blüten, deren Durchmesser 12-15 cm betragen kann. Die Pflanze steht unter Naturschutz.

Vorkommen: Vorwiegend im Gebirge auf kalkhaltigem Boden, auch auf trockenen Bergwiesen.

Blütezeit: Juli bis September.

Sammelzeit: Herbst, die Wurzel.

Anwendung: Der Tee aus der bitter und scharf schmeckenden Wurzel ist ein altes Hausmittel gegen Katarrh und Verschleimung der Atemwege. Der Tee wird auch als Tonikum für den Magen getrunken. Er ist harntreibend, schweißtreibend und blutreinigend.

Die Blütenböden der Eberwurz lassen sich als Gemüse in Salzwasser wie Artischocken verwenden. (Siehe bei „Wildgemüse").

Zubereitung: Die Teemenge für einen Tag beträgt 2-3 Tassen. Man gießt auf 6 Teelöffel zerkleinerte Wurzel 1/4 Liter siedendes Wasser. Von der Tinktur können 3 mal täglich 10 Tropfen auf Zucker oder in Wasser genommen werden. Die pulverisierte Wurzel ist ebenso wirksam wie der Tee. Man nimmt täglich zweimal eine Messerspitze voll.

Wein (1 l) mit Pulver der Wurzel (40-50 g) soll ein erfolgreiches Mittel gegen Bandwürmer sein.

Ein Essigbad mit gesottener Wurzel dient zum Waschen von Schorf, Grind, Flechten und Hautkrankheiten. Wurzel in halb Wasser halb Wein gekocht, soll sich zum Auswaschen von Geschwüren und Wunden eignen. Man wird davon wohl nur wenig Gebrauch machen.

Anwendungsgebiete: Atemorgane, Magen, Blase.

Efeu

Hedera helix
Vergiftungsgefahr!

Abb. auf Farbtafel 33

Man könnte den Efeu eine Schattenpflanze nennen. Er ist ein Wurzelkletterer, der an seinen Zweigen kleine, borstenartige, dicht nebeneinander sitzende Klammerwurzeln besitzt, die sich allen Unebenheiten anpassen können. Blühenden Efeu wird man selten sehen, denn junge Stämme blühen nicht. Mehr Glück wird man bei alten Stämmen an Burgruinen haben. Die Blüte ist grün, hat 5 Kronblätter und 5 Kelchblätter. Sie duftet nach Honig.

Die Beeren, kugelig, blauschwarz und giftig, erscheinen erst im nächsten Frühjahr. Efeu ist keine Schmarotzerpflanze und kann über 300 Jahre alt werden.

Im Mittelalter schrieb man der Pflanze geheimnisvolle Kräfte zu. Man hielt sie für ein steinabtreibendes Mittel, löste gestoßene Efeukörner in Wein auf. Das Mischgetränk wirkte sich aber häufig negativ aus und führte zu Vergiftungen, die manchmal sogar zum Tode führten.

Über die Wertstoffe in den Efeublättern bestehen unterschiedliche Meinungen.

Vorkommen: Alte Mauern, Schluchten, Felsen.

Blütezeit: August bis Oktober.

Sammelzeit: August bis September, nur die jungen Blätter.

Anwendung: Heilpraktiker schreiben dem Efeu heilende Wirkung bei Gallenleiden und katarrhähnlichen Erkrankungen zu. Laien sollten hier niemals ohne fachlichen Rat handeln.

Zubereitung: Bekannt ist nur ein Kaltauszug, zu dem man 1 Teelöffel auf 1/4 Liter Wasser kalt ansetzt und gut 8 Stunden ziehen läßt. Mehr als 2 Tassen sollten am Tag nicht getrunken werden.

Anwendungsgebiete: Chronische Katarrhe, Gallenleiden.

Ehrenpreis

Veronica officinalis

Abb. auf Farbtafel 25

Diese Heilpflanze – auch als *Wundkraut, Köhlerkraut, Heil aller Welt, Männertreu, Waldehrenpreis* und *Bachbunge* bekannt – gehört zur Gattung der Braunwurzgewächse und zeichnet sich durch einen behaarten, kriechenden Stengel aus, an dem kurzgestielte, elliptisch geformte und ebenfalls behaarte Blätter sitzen. Die Blüten kommen aus den Blattwinkeln heraus und bilden eine Traube. Die Farbe kann blaßblau, weiß oder rötlich sein. Die Pflanze riecht angenehm frisch. Sie enthält ein Glykosid, Bitterstoffe und Gerbstoffe.

Vorkommen: In Wäldern, an Waldrändern, auf trockenen Wiesen, auf Halden und in Heiden.

Blütezeit: Mai bis August.

Sammelzeit: Juni bis August, blühendes Kraut.

Anwendung: Ein Auszug des Krautes in Wein mit einem Zusatz von Alaun ergibt ein Gurgelwasser, das bei Entzündung der Mundschleimhäute sowie bei Halsentzündungen hilft. Der Tee wird gegen Brustkrankheiten, alte Katarrhe, Verschleimung der Atemwege angewendet. Wirksamer als der Tee ist der ausgepreßte Saft. Ehrenpreis in Wein stärkt den Magen und reinigt das Blut. Der Saft, frisch ausgepreßt, wird gegen Gicht empfohlen.

Pfarrer Kneipp erwähnte diese Heilpflanze ausdrücklich. In der Homöopathie und Allopathie gilt sie als Arzneimittel.

Zubereitung: Zum Aufguß werden 2 Teelöffel mit 1 Tasse siedendem Wasser übergossen. Man kann am Tag bis 3 Tassen – aber nur in kleinen Schlucken – trinken.

Vom Saft nimmt man täglich 2 Teelöffel in Milch oder Wasser. Bei einer Gichtkur dürfen 50-60 g am Tag getrunken werden, jedoch sollte man vorher mit dem Arzt sprechen.

Anwendungsgebiete: Hals, Mund, Magen, Blut.

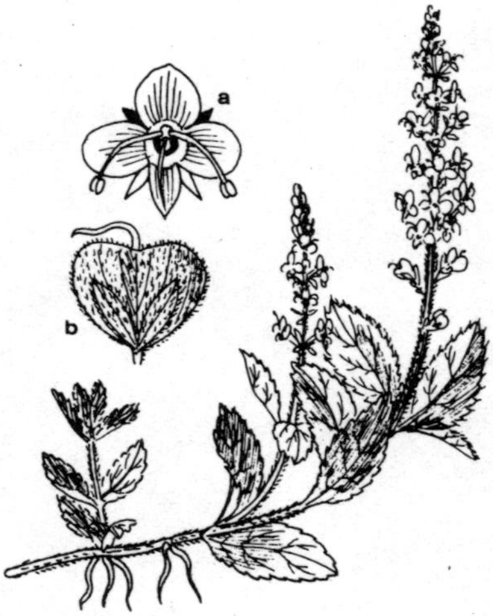

a) Blüte
b) Kapsel

Eibe

Taxus baccata
Giftig!

Man findet diesen immergrünen Baum, der bis 17 m hoch werden kann, nur noch selten wildwachsend. Seine Nadeln ähneln denen der Tanne, haben aber keinen weißen Streifen auf der Unterseite. Die Rinde der erst als Strauch und erst später zum Baum auswachsenden Eibe ist rotbraun. Nadeln, Rinde und Zweige sind giftig. Sie können das Herz und die Atmungsorgane lähmen.
Die männlichen Staubblüten, kleine gelbe Sträußchen, befinden sich an der Unterseite der Zweige in den Achseln einjähriger Nadeln. Die kleineren weiblichen Fruchtblüten sind hellgrüne Knospen, die getrennt von den Staubblüten auf dem Baum verteilt sind. Aus ihnen entwickeln sich die erbsgroßen, von becherförmigen Mänteln umgebenen Samen. Diese Becherblüten ohne Samen sind nicht giftig.
Wenn wir in diesem Kräuterbuch von der so seltenen Eibe – höchstens 5000 Stück in ganz Deutschland – reden, dann um vor ihr zu warnen. Es stimmt, daß sie durch das Taxin und die ätherischen Öle als Heilkraut geeignet ist. Doch die Nutzung der Drogen sollte man den Fachkräften überlassen.
Vorkommen: Seltene Baumbestände, wildwachsend, teilweise Anpflanzung in Parks.
Blütezeit: März und April.
Sammelzeit: Entfällt für Laien.
Anwendung: Gegen Rheuma, Gicht, Verstopfung, Leberleiden, Blasenleiden und früher auch bei Herzbeschwerden.
Zubereitung: Nur in der Homöopathie von Fachkräften zu verantworten.
Anwendungsgebiete: Darm, Leber, Nieren, Blase, Muskeln.

Eibisch

Althaea officinalis

Abb. auf Farbtafel 15

Hauptmerkmal dieser zu den Malvengewächsen zählenden Pflanze, die man auch als *Altheewurzel, Heilwurz, Weiße Malve, Sammetpappel* und *Schleimwurzel* kennt, ist die starke, fleischige Wurzel; für die Naturheilkunde ist sie der wichtigste Teil. Der filzige Stengel des Eibisch wird etwa 1-2 m hoch, von ihm zweigen fingerdicke Äste ab. Die herzförmig-rundlichen, graugrünen Blätter sind gekerbt und sehen ebenfalls filzig aus. Die weißen Blüten wachsen aus den Blattwinkeln. Die Wurzel enthält Stärke und Zucker, etwas ätherisches Öl, Gerbstoff und Mineralsalze, ferner besitzt sie reichliche Schleimstoffe.

Vorkommen: An feuchten und salzhaltigen Orten. Wild in Wäldern und in Gärten planmäßig angebaut.

Blütezeit: Etwa Juni bis Anfang September.

Sammelzeit: Frühjahr und Herbst, Wurzel. Blätter vor der Blütezeit, später auch Blüten und Samen.

Anwendung: Eibischwurzeltee als Mund- und Gurgelwasser gebraucht, wirkt heilend bei Entzündungen in der Mundhöhle. Aus Samen in Wasser und Wein gesotten, ergibt sich ein wirksames Hustenmittel. Der Samen nur in Wein gesotten und mit Baumöl vermischt, liefert ein gutes Augenwasser. Die Eibischwurzel, als Tee, Sirup oder Paste genossen, wirkt auf Hals und Bronchien. Husten, Heiserkeit und Katarrh werden erfolgreich bekämpft. Eibischwurzel ist Hauptbestandteil aller Brust- und Lungentees.

Wichtig: Die Wurzel soll – mit obiger Ausnahme – nur mit heißem Wasser übergossen, niemals aber gekocht werden. Der hohe Schleim- und Stärkegehalt der Wurzel ergibt beim Kochen einen Kleister.

Eibischwurzeltee bringt Linderung bei Durchfall. Eibischwasser, ein Destillationsprodukt der Sommerwurzel in Wasser mit etwas Weingeist, hat dieselbe Wirkung.

Zubereitung: Zum Aufguß nimmt man von Blüten und Blättern 2 Eßlöffel, die mit 1/4 Liter siedendem Wasser übergossen werden. Niemals kochen! Den Aufguß läßt man 5 Minuten ziehen. Beim Kaltauszug werden 1-2 Eßlöffel der zerkleinerten Wurzel für 8 Stunden in 1/4 Liter Wasser zum Ziehen gegeben. Man seiht dann ab. Diese Menge ist für einen Tag ausreichend. Zum Eibischsirup benötigt man 30 g fein geschnittene Wurzel, die man in 20 ccm Alkohol und etwa 600 ccm Wasser bei wiederholtem Umrühren bis 6 Stunden ziehen läßt, dann filtert und mit Zucker (120-150 g) einkocht. Bei Verschleimung, Husten und Katarrhen wird stündlich 1 Teelöffel eingenommen.
Augenwasser zum Auswaschen der Augen oder als Umschlag bzw. Auflage mit Leinentuch stellt man so her: 1/2 Eßlöffel Blüten wird mit $1^1/_2$ Tassen Wasser 5 Minuten gekocht, dann gefiltert. Nachdem der Saft erkaltet ist, fügt man ihm 5-6 Tropfen Kampferspiritus zu.
Anwendungsgebiete: Atmungsorgane, Augen, Magen, Mund.

Eiche

Quercus robur – Sommereiche
Quercus sessiliflora – Wintereiche auch: *Quercus pedunculata*

Abb. auf Farbtafel 8

Unter den Bäumen unserer Heimat nimmt die Eiche eine Sonderstellung ein. Es gibt kaum eine Sage oder ein Märchen, das nicht ihre Verwurzelung im Volksleben beweist. Vielleicht liegt es daran, daß der Baum ein ehrwürdiges Alter erreicht, vielleicht aber auch daran, daß er zu einer Art Siegessymbol wurde. Bei unseren Vorfahren war der Eichenhain heilig. Unter den Eichen fanden die Götterdienste statt und nicht umsonst fällte Bonifacius die Donareiche, um zu zeigen, daß sein Glaube die Macht der heidnischen Götter herauszufordern wagte. Damit entthronte er aber den Wunderglauben an sie nur vorübergehend. Eichen, einst den Asen verhaftet, wurden zu „Marieneichen". Man pflanzte sie ebenso als Friedenseichen, wie man sie auch zu Siegeskränzen verwendete oder kriegerische Symbole mit ihren Blättern zierte.

Das alles beweist nur, wie sehr der Volksaberglaube diesem Baum besondere Verehrung und Anerkennung zollt.

Auch sein praktischer Wert als Möbelholz, seine Rinde mit starkem Gerbstoff-Gehalt, die Nutzung der Eicheln zur Schweinemast und die heilkräftige Wirkung von Rinde und Früchten haben bis heute nichts an Wert verloren.

Vorkommen: In Wäldern, auch angebaut.

Blütezeit: April und Mai. Gelbe Kätzchen.

Sammelzeit: März und April, Rinde von jungen Eichen, im Oktober die Früchte.

Anwendung: Verhältnismäßig wenig bekannt ist die Nutzung der Eichenrinde bei Magen- und Darmkrankheiten. Seit langen Jahren weiß man von der Wirksamkeit des Eichelkaffees, der nicht nur Kaffee-Ersatz ist, sondern sich bei Diarrhöe (Durchfall) bestens bewährt.

Eichenrindenbäder wirken auf die äußere Haut, bei Fußschweiß, Frostbeulen und Ekzemen. Bei letzteren sollte man sich jedoch ärztlichen Rat einholen.

Die Gerbstoffe haben sich als hervorragendes Mittel bei zehrenden Krankheiten und bei Schwächezuständen nach Magen- und Darmkrankheiten bewiesen. Sie wirken zusammen mit den anderen Wertstoffen (Gallussäure, Harz, Fett, Gummi, Zucker, Kochsalz, Eichenrindenbitter) zusammenziehend, leicht stopfend, schmerzlindernd und auch blutstillend.

Man wendet einen Absud von Eichenrinde bei Magen- und Darmschleimhautentzündung an, bei Bluthusten, Darmgeschwüren (nicht blutend), Leberschwellung und Nierenentzündung. Er kann auch als erste Hilfe bei Vergiftungen durch Pflanzen, Nikotin oder Pilzen genutzt werden – bis der Arzt eintrifft.

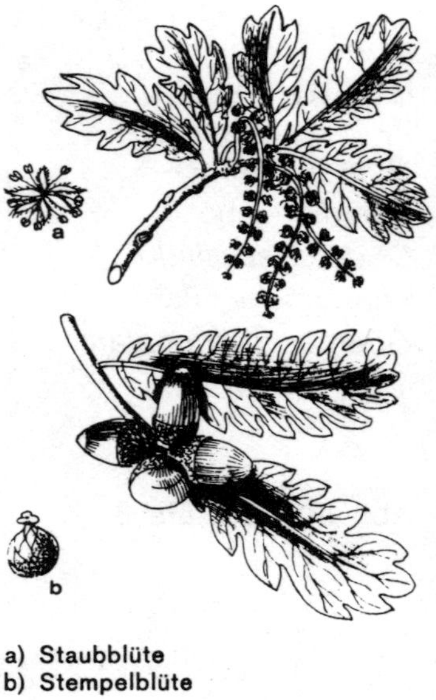

a) Staubblüte
b) Stempelblüte

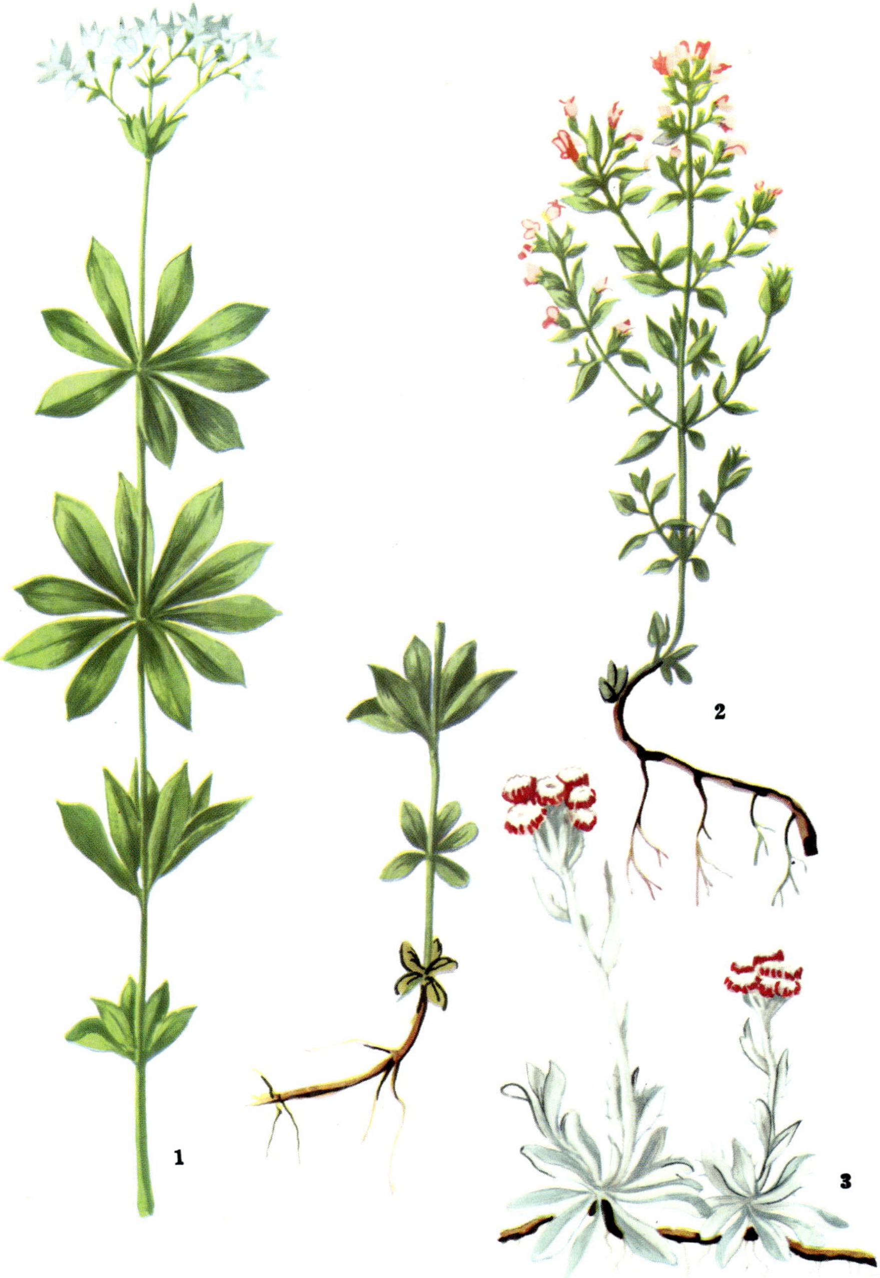

TAFEL 7 1 Waldmeister (*Asperula odorata*)
2 Thymian *(Thymus vulgaris)*
3 Katzenpfötchen (*Antennaria dioica*)

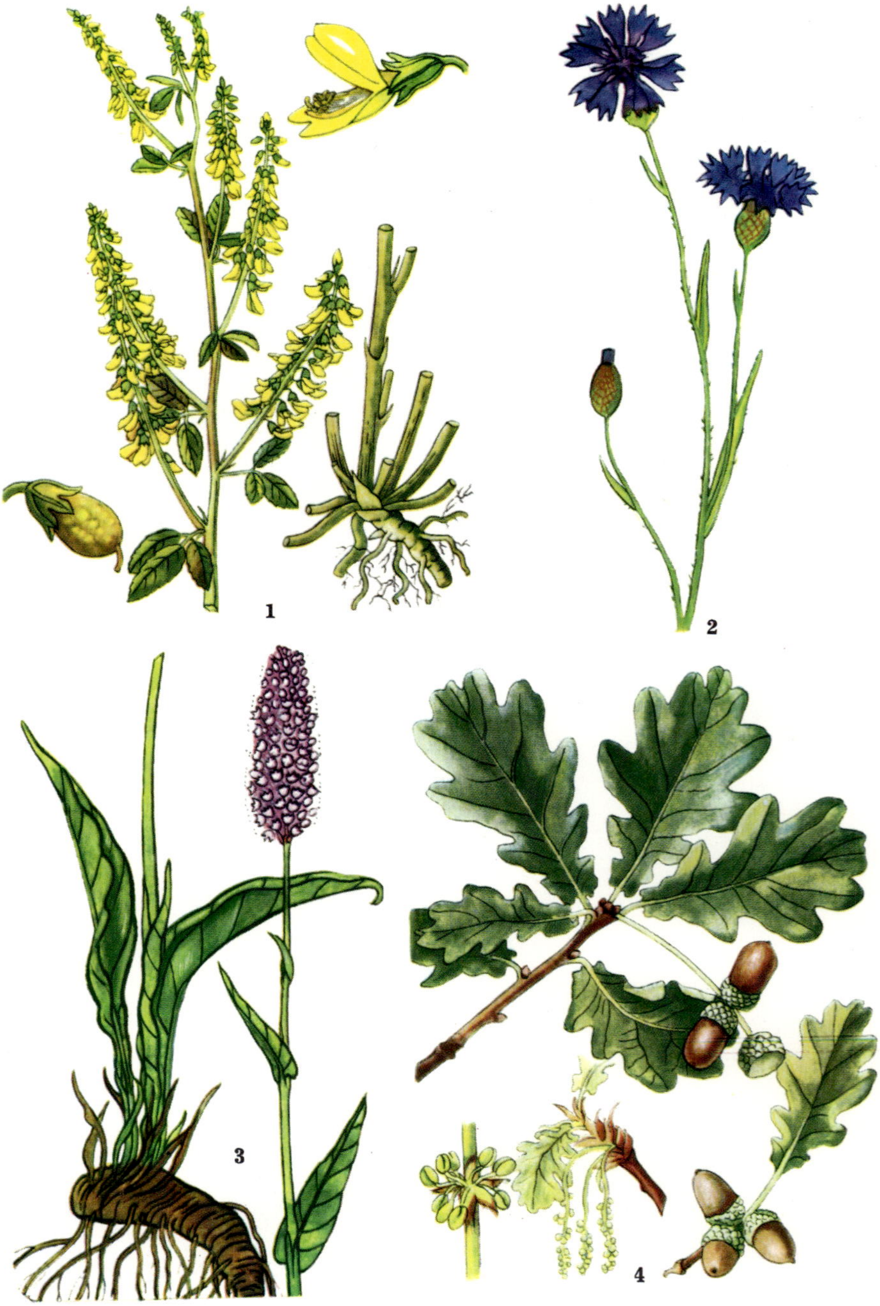

TAFEL 8
1 Honigklee, Steinklee *(Melilotus, officinalis)*
2 Kornblume (*Centaurea cyanus*)
3 Wiesenknöterich (*Polygonum bistorta*)
4 Sommereiche (*Quercus robur*)

Äußerliche Verwendung bei Brandwunden und auch Frostbeulen, blutenden Hämorrhoiden, Fußschweiß. Bei Ekzemen muß der Rat des Arztes eingeholt werden.
Gurgeln mit Absud hilft bei Zahnfleischentzündungen.

Zubereitung: Als Mittel bei Magen- und Darmblutungen, Bluthusten und Blutbrechen, aber auch bei roter Ruhr, Durchfall und Skrofeln hat sich Eichenrindentee bewährt. Man kocht 2 Teelöffel Eichenrinde (am besten aus der Apotheke) mit 1/4 Liter Wasser auf. Diese Abkochung wird tagsüber nur in kleinen Schlucken getrunken.
Tinktur kann gegen alle genannten Erkrankungen benutzt werden. Man darf sie aber nur tropfenweise auf Zucker nehmen. Bei Magen- und Darmbluten tut man gut daran, einen Arzt zu befragen.
Pulver von Eichenrinde schnupft man bei Nasenbluten. Es hilft fast immer.
Einen guten Erfolg gegen Diarrhoe erzielt man – neben Eichenrindenabsud – durch in Rotwein gekochte Rinde.
Auflagen und Umschläge mit Eichenrindenabsud haben bei geschwollenen Drüsen gute Dienste geleistet.
Waschungen mit Absud empfehlen sich bei Wundsein der Füße, Frostbeulen und auch Fußschweiß. Man kann sie auch bei schlecht ausheilenden Geschwüren anwenden, ebenso gegen Wundliegen und Brandwunden.
Eichelwasser wird vielfach bei Bettnässern angewendet. Es muß am Nachmittag getrunken werden und zwar als letztes Getränk des Tages.
Eichelkaffee ist angebracht bei Blutarmut und Knochenschwäche. 1 Eßlöffel mit 1 Tasse siedendem Wasser aufbrühen und 30 Minuten ziehen lassen.

Anwendungsgebiete: Magen, Darm, Leber, Nieren, Knochen, Füße, Hals.

Einbeere

Paris quadrifolia
Giftig!

Man nennt sie auch *Wolfsbeere* und das mag sie ihrer Gefährlichkeit zu verdanken haben. Die 10 bis 30 cm hohe Pflanze mit den vier großen, groben, dunkelgrünen, im Quirl stehenden Blättern bringen später aus ihrer kleinen einzigen Blüte eine Beere (daher der Name) hervor. Diese Beere in Kirschengröße ist für Kinder sehr gefährlich, weil sie wegen ihrer blauschwarzen Farbe häufig für eine Heidelbeere angesehen wird.

Manchmal überzieht diese Schattenblume aus der Familie der Liliengewächse ganze Flächen in Laubwäldern und Gebüschen.

Die Giftbeere enthält Paridin und Partistyphnin, zwei Glykoside, die narkotisch wirken und zu Erbrechen und Darmkoliken führen. Auch Kopfschmerzen, Durchfälle mit starkem Stuhl – und Harndrang, Schwindel und andere Krankheitserscheinungen treten auf.

Hühner, die nach den Beeren picken, sterben gewöhnlich daran.

Vorkommen: Laubwälder und Gebüsche.

Blütezeit: Mai und Juni.

Sammelzeit: Entfällt für Laien. Fachkräfte sammeln die frische Pflanze.

Anwendung: Nur nach ärztlicher Entscheidung können kleine Mengen bei Kopfschmerzen oder ähnlichen Beschwerden in Anwendung gebracht werden.

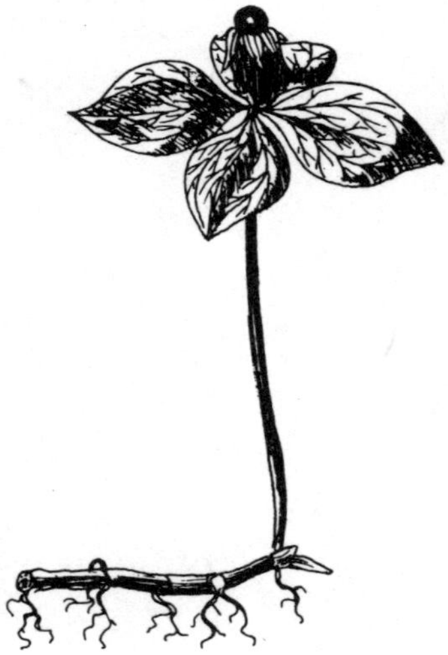

Dringend gewarnt wird vor dem Aberglauben, daß zerquetschtes Kraut der Einbeere gegen schlecht heilende Geschwüre oder bei frischen Wunden verwendet werden dürfe. Das kann tödlich ausgehen!

Zubereitung: Nur in Apotheken.

Anwendungsgebiete: Am besten keine.

Blauer Eisenhut

Aconitum napellus
Giftig!

Abb. auf Farbtafel 1

Diese stattliche Pflanze mit ihren tiefblauen Blütentrauben hat viele Namen: *Sturmhut, Mönchshut, Narrenkappe, Tuifelskappe, Muttergottesschühlein, Wujawurzen* (Tirol), *Apolloniawurzen* (Österreich), *Wolfswurz* (Schweiz). Ihr kräftiger Stengel steht aufrecht, ist meist unverzweigt und hat dunkelgrüne, in 5 bis 7 Teile gespaltene Blätter. Seine Blüten sind in einer gipfelständigen Traube angeordnet. Seine Wurzel ist schwärzlich und fleischig, sie hat Rübenform.
Der Eisenhut enthält Aconitine und andere Alkaloide sowie Gerbstoff im blühenden Kraut und in der Wurzel. Die Medizin wertet sie bei rheumatischen und katarrhischen Erkrankungen aus.
In Gebirgsgegenden vergiftet man Köder für Ratten mit der Wurzel oder braut einen Absud zur Vernichtung von Hausvieh-Ungeziefer daraus.
Im Mittelalter war das Gift des Eisenhutes ein berüchtigtes Vergiftungsmittel. Es ist eines der stärksten Gifte, die wir kennen.
Die heutige Medizin wertet nach Ansicht vieler Pflanzenkenner die Heilkraft der Pflanze nur in ganz geringem Maße aus als Aconitum-Auszüge oder Aconitin – d. h. als schmerzstillendes Mittel bei Nervenschmerzen (Neuralgien), Gelenkentzündungen (chronischen Arthritiden) und Kopfschmerzen. Die fiebersenkende Wirkung fand bisher noch keine vollwertige Nutzung. Die Homöopathie mit ihren Kleinst-Dosierungen hat sich der Aconitwerte bewußt und erfolgreich angenommen.

Vorkommen: Gebirgswälder bis in 2600 m Höhe, nasse Wiesen, Bachufer, Gebüsche. Auch Anbau.

Blütezeit: Juni bis August.

Sammelzeit: Juli bis September. Sammlung durch Laien – sofern nicht zur Ungezieferbekämpfung in bäuerlichen Betrieben – lebensgefährlich.

Anwendung: Auf ärztliche Verordnung bei Rheuma (schmerzstillend), Nervenentzündung,

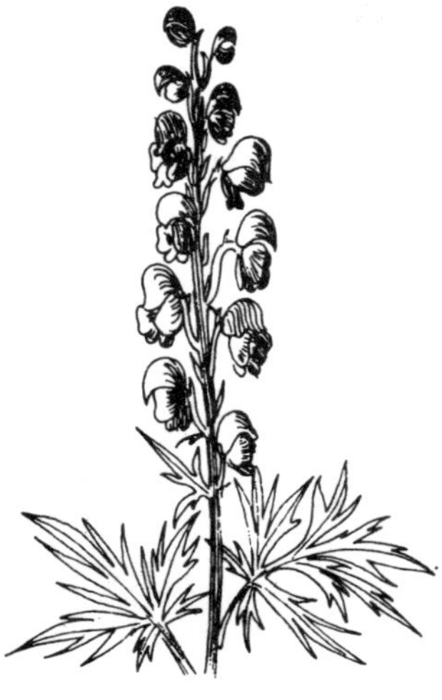

Zahnschmerzen, Gicht, Ischias (ebenso zur Schmerzstillung).
In der Homöopathie wird es angewendet bei Herzleiden, Lungenentzündung, Fieber, Nervenschwäche und auch bei Erkältungskrankheiten. Bei Entzündungen der Herzinnenhaut (*Endocarditis*) und des Herzbeutels (*Pericarditis*) hilft es den Patienten, die zumeist von großer Angst, heftiger Unruhe und Fieberhitze heimgesucht werden. Aconit ruft dieselben Erscheinungen hervor. Das Geheimnis der Homöopathie besteht bekanntlich darin „ähnliches Leiden" mit ähnlichem zu bekämpfen. Der Erfolg hat ihr vielfach Recht gegeben.
Zubereitung: Nur durch Apotheken.

Warnung! Der Blaue Eisenhut ist wegen seiner leuchtenden blauen Blütenspitze mit ihren dunklen Helmen in unseren Gärten zur Zierpflanze geworden. Dabei muß es bleiben. Ihn zu sammeln, um ihn nutzen zu wollen, wäre verbrecherischer Leichtsinn. Also Finger davon!

Eisenkraut

Verbena officinalis

Abb. auf Farbtafel 26

Diese hübsche Pflanze aus der Familie der Eisenkrautgewächse – auch *Eisenhart* genannt – besitzt einen aufrechten, ungefähr 60 cm hohen, vierkantigen Stengel. Die Blätter haben rautenartige Form und sind gekerbt, am Rand und auf den Nerven rauhhaarig. Die kleinen Blüten sind blaßlila bis rötlich-weiß.

Das Kraut enthält ein bisher noch nicht voll erschlossenes Glykosid, ätherisches Öl, Gerbstoff, Schleim, ein wenig Bitterstoff und ein Alkaloid.

Vorkommen: Auf Schutthaufen, Halden, an Wegrändern, trockenen Wiesen.

Blütezeit: Ende Juni – August, mitunter noch September.

Sammelzeit: Im Sommer das Kraut, im Herbst die Wurzel.

Anwendung: Als Bad wirkt Eisenkraut bei Entzündungen der Augen und zu Auflagen bei Wunden und Geschwüren. Als Tee wirkt es gegen Husten, Verdauungsstörungen und Bleichsucht, aber auch bei Gelbsucht, Leber- und Nierenleiden, Keuchhusten, schwerem Atem sowie bei Stein- und Grießleiden.

Waschungen mit Eisenkraut-Absud sind bei Flechten angebracht. Gurgeln mit Eisenkrautwasser hilft bei Halsverschleimung, schlechtem Atem und faulen Zähnen.

Das Glykosid der Pflanze wirkt milchfördernd und beeinflußt auch die Gebärmutter positiv. Es sorgt auch für eine ausgeglichene Menstruation. Eine Heilwirkung, die schon unseren Altvorderen bekannt war.

Zubereitung: Kaltauszug aus 1 Eßlöffel klein zerschnittener Kräuter mit Wurzel auf 1/4 l Wasser etwa 10 Stunden ansetzen. Tagesmenge 2 Tassen. Tee in obiger Menge, halb Wasser, halb Wein, wird gekocht und nur dreimal am Tag in kleinen Portionen getrunken.

Anwendungsgebiete: Leber, Nieren, Atemwege, Verdauungsorgane, Mund.

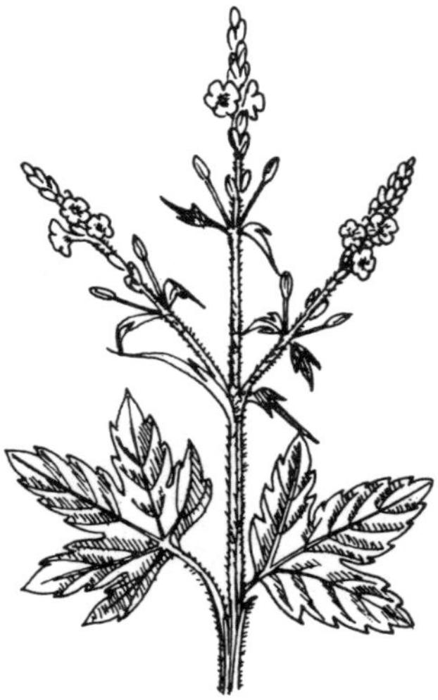

Edle Engelwurz

Angelica archangelica

Diese auch *Brustwurz, Erzengelwurz, Heiligenbitter* und *Zahnwurzel* genannte Heilpflanze haben wir bereits als Angelika auf Seite 42 behandelt.

Wilde Engelwurz

Angelica silvestris

Diese Heilpflanze ist fast ebenso wie die Edle Engelwurz zu verwenden. Man kennt sie auch als *Waldengelwurz* und *Theriak.*

Vorkommen: Feuchte Wiesen.

Blütezeit: Juni bis September.

Sammelzeit: März und April, September und Oktober nur die Wurzel.

Anwendung: Man kann die Wilde Engelwurz bei Koliken, Krämpfen und leichten Magenbeschwerden anwenden. Sie wirkt schweißtreibend, fördert den Appetit und die Verdauung und ist auch blähungshemmend. Schon Pfarrer Kneipp wandte sie wie Angelika an und empfahl sie im gleichen Sinne.

Zubereitung: Bei einer Abkochung verwendet man 2 Teelöffel der getrockneten und fein zerkleinerten Wurzel auf 1/4 Liter Wasser. Man läßt diese für einen Tag ausreichende Ration 6 bis 10 Minuten kochen.

Pulver der Wurzel wird 2 bis 3mal täglich in Dosierung einer Messerspitze genommen.

Anwendungsgebiete: Magen, Darm.

Gelber Enzian

Gentiana lutea

Diese Heilpflanze steht unter Naturschutz. Man kennt sie auch als *Bitterwurz* und *Fieberwurz* und weiß, daß sie vor allem zur Herstellung des Enzianbranntweines verwendet wird. Der Gelbe Enzian kann bis 1,40 m hoch werden und ist mit seinen goldgelben Blüten und den elliptischen, bläulich-grünlichen Blättern noch in Höhen bis 2500 m anzutreffen. Die Enzianblätter sind paarweise gegenständig, die oberen sitzend, die unteren kurzgestielt. Die Blüten sitzen am Stengelende, und in den Blattachseln im Quirl zu 3 bis 10. Die radförmige Krone ist 5 bis 6teilig. Der blaßgelbe Kelch ist der Länge nach aufgeschlitzt. In der Fruchtkapsel befinden sich etwa 100 Samen. In der Enzianwurzel, die 1 m lang und bis 6 kg schwer werden kann, sind die Wirkstoffe Gentiogenin, Gentiopricin, Gentiamarin, Gerbstoff, Schleim und Pektin enthalten, die in der Volksheilkunde wegen der anregenden Kräfte auf die Drüsen des gesamten Verdauungskanals und ihrer stärkenden und gärungswidrigen Einflüsse geschätzt werden.

Vorkommen: Wiesen und Weiden im Gebirge. Zur Branntweingewinnung wird der Gelbe Enzian auch angebaut.

Blütezeit: Juli und August.

Sammelzeit: Oktober und November, mancherorts auch Frühjahr, Wurzel.

Anwendung: Der Enzianwurzel verdankt die Volksmedizin Erfolge bei allgemeiner Schwäche, Blutarmut und nervösen Herzleiden. Bewährt hat sich der Enzian besonders bei Appetitlosigkeit, Magenschwäche, schlechter Verdauung, zuviel Magensäure und Sodbrennen.

Seine Bitterstoffe verstärken die Durchblutung der Magenschleimhäute und kräftigen die Muskulatur des Magens. Enzian ist von unbestrittener Heilwirkung bei Magen- und Darmbeschwerden. Allerdings trifft dies nicht auf schwere Magenerkrankungen wie Magengeschwüre und Magenbluten zu.

Die Anwendung von Enzianumschlägen gegen faule und eiternde Wunden, wie sie von manchen Kräuterbüchern angeraten wird, ist wertlos. Völlig unbewiesen ist sie angebliche fiebersenkende Wirkung.

Zubereitung: Tee von 5 g auf 3 Tassen siedendes Wasser. Etwa 4 Minuten kochen lassen und über den Tag alle zwei Stunden 1 Eßlöffel einnehmen. Besonders wirkungsvoll bei Appetitlosigkeit und schlechter Verdauung.

Enzianpulver, etwa 0,5 bis 1 g, pur oder als Tee, hat den gleichen Erfolg, stärkt Magen und Nerven.

Zu einem Kaltauszug benötigt man 1 Teelöffel auf 1/4 Liter Wasser, läßt das Gemisch gut 2 Stunden ziehen und nimmt es tagsüber in kleinen Schlucken ein.

Enziantinkturen gibt es zu kaufen.

Anwendungsgebiete: Magen, Darm, Herz, Nerven.

*

Neben dem Gelben Enzian gibt es noch andere Arten, wie den Gefleckten Enzian (*Gentiana punctata*), den Roten Enzian (*Gentiana purpurea*) und den Ungarischen Enzian (*Gentiana pannonica*). Sie sind im großen und ganzen in ihren Werten dem Gelben Enzian gleich und ebenso zu nutzen.

Erdrauch

Fumaria officinalis
Vergiftungsgefahr!

Der zarte, kahle Stengel (20 cm etwa) verästelt sich oben oder teilt sich bereits am Boden. Die blaugrünen Blätter sind doppelt gefiedert, die rosaroten Blüten sind gespornt und stehen in Trauben. Die Wurzel hat Spindelform. Volkstümlicher Name: *Grindkraut, Acker-* oder *Feldraute.*

Vorkommen: Unkraut in Gärten, Wiesen, Äckern.

Blütezeit: Mai bis Oktober.

Abb. auf Farbtafel 2

Sammelzeit: Kraut zur Blütezeit.

Anwendung: Gegen Gelbsucht, Skrofeln, Hämorrhoiden und langwierige Hautausschläge, Galle, Leber. Äußerlich wird verdünnter und filtrierter Saft bei Augenentzündung angewendet.

Zubereitung: Tee im Aufguß. 5 g getrocknete Blätter auf 1 Tasse siedendes Wasser. Tagsüber schluckweise. Auch Magenschwache vertragen ihn. Da das Alkaloid Fumarin bei größerer Dosis giftig wirkt, ist eine Trinkkur nur eine Woche lang durchzuführen.

Zu einem Kaltauszug nimmt man 1 Teelöffel des fein zerschnittenen Krautes und setzt 1/2 Liter Wasser für 10 Stunden an. Tagesmenge nur 2 Tassen schluckweise.

Anwendungsgebiete: Leber, Galle, Stoffwechsel, Augen, Haut.

Erle

Alnus glutinosa

Die Gemeine Erle, auch *Eller* genannt, kann bis 18 m hoch werden. Sie ist ein Birkengewächs mit fast runden, ungleich gesägten, kahlen Blättern. Junge Blätter sind kleberig. Die Erle liebt feuchte Standorte. Sie blüht von Februar bis März. Als Heilpflanze hat sie kaum Wert, wenn man von dem Aberglaube absieht, daß Erlenblätter auf die nackte Fußsohle gelegt und im Schuh getragen, Fußweh lindern bzw. sogar verhindern soll.

Esche

Fraxinus excelsior

Abb. auf Farbtafel 38

Dieser Baum mit geradem Stamm kann über 40 m hoch werden. Er hat unpaarig gefiederte, gestielte Blätter. An den glatten graugrünen Trieben stehen die großen Knospen schwarz und kantig paarweise einander gegenüber. Vor dem Laub erscheinen die kronenlosen Zwitterblüten.
Vorkommen: Täler, Ebenen, auch Berge.
Blütezeit: April bis Mai.
Anwendung: Einen Heilwert kann man nicht nachweisen. Früher hat man die innere, saftige Seite der Eschenrinde auf frische Schnittwunden gebunden und dreimal am Tag gewechselt. Heute hat die Medizin hierfür bessere Mittel.
Schlangen meiden die Esche sorgfältig.

Unterarten der Gemeinen Esche sind: *Hängeesche* mit stark abwärts geneigten Ästen. *Goldesche,* ihre jungen Zweige sind gelb. *Krause Esche* mit kurzen, dicken Ästen. *Gestreifte Esche* mit gestreiften Zweigen. *Zwergesche* – sehr klein, fast verkrüppelt. *Einblättrige Esche* hat nicht gefiederte Blätter.

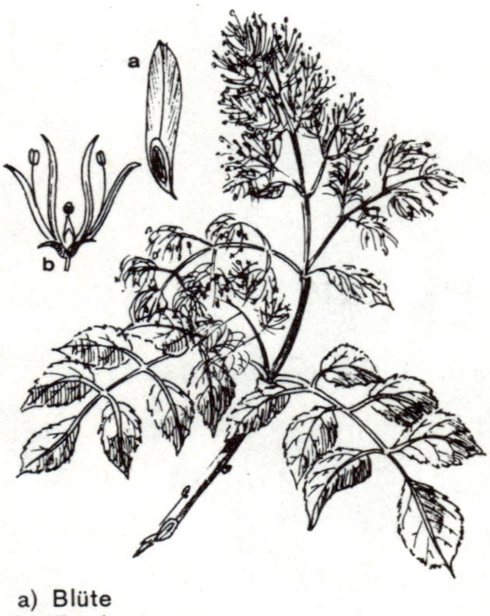

a) Blüte
b) Frucht

Färberginster

Genista tinctoria

Abb. auf Farbtafel 16 und 27

Farbt. 16 zeigt Besenginster

Der Strauch mit seinen kahlen, unbedornten rutenartigen Zweigen wird 50 bis 70 cm hoch. Seine Blätter sind schmal und lanzettlich, die Schmetterlingsblüten stehen in großen gelben Trauben. Aus seinen Zweigen wurde früher das Schüttgelb gewonnen.

Nahe Verwandte sind der *Besenginster* am Bahndamm und der *Sandginster,* der im April und Mai blüht und sich an Kiefernwälder drängt.

Vorkommen: Der Färberginster liebt sandige Wiesen, Triften und Wälder.

Blütezeit: Ende Mai bis Juli.

Sammelzeit: Juni bis Juli Kraut, Blüten, Samen und junge Zweige.

Anwendung: Innerlich als wassertreibendes Mittel bewährt. Auf dem Stoffwechselgebiet ebenso empfohlen wie für niedrigen Blutdruck. Durch seine Wirkstoffe Cytisin und andere Alkaloide wirkt er verdauungsfördernd, schleim- und steinlösend und kann bei Rheuma, Gicht, Grieß- und Blasenleiden gute Erfolge verzeichnen. Auch bei Herzschwäche kann er – allerdings nur auf ärztliche Verordnung – angewendet werden. Färberginster-Präparate ähneln Digitalisdrogen.

Ginstertee kann leichtes Abführen erreichen.

Zubereitung: Tee im Aufguß. 2 Teelöffel auf 1 Tasse siedendes Wasser etwas ziehen lassen. Tagsüber in kleinen Schlucken einnehmen. Nicht mehr als 2 Tassen am Tag.

Vorsicht! Mehr kann zu Erbrechen und Durchfall führen.

Anwendungsgebiete: Glieder, Muskeln, Blut, Blase, Magen, Darm und – mit Einschränkung – Herz.

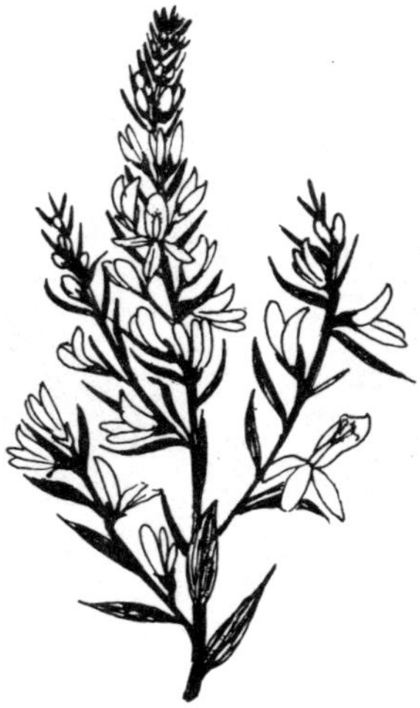

Faulbaum

Rhamnus frangula
Vergiftungsgefahr!

Abb. auf Farbtafel 23

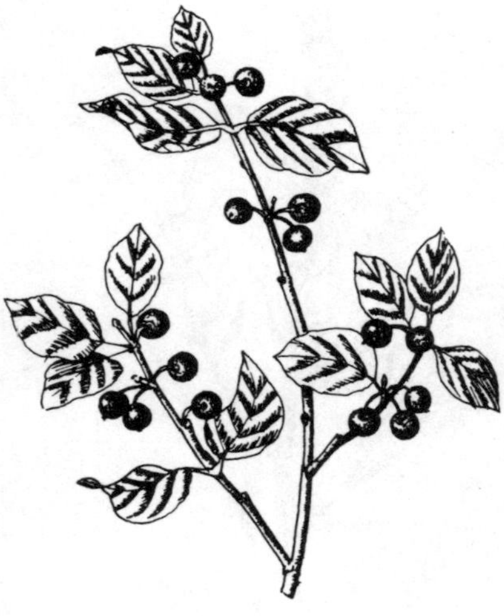

Dieser mittelhohe Strauch – bekannt auch als *Amsel-* oder *Drosselbaum* sowie als *Pulver-* oder *Zapfenholz* – ist ein Kreuzdorngewächs, das bis 3 m hoch werden kann. Die Blätter sind oval, glatt, wechselständig. Die grünlich-weißen Blätter sitzen in den Winkeln zwischen Blattstiel und Ast. Erbsengroße, kugelige Steinfrüchte von zunächst roter, dann schwarzer Farbe.

Vorkommen: Feuchte Wälder, an Flußufern, in Mooren, Niederwäldern und Buschwerk.

Blütezeit: Mai bis Juni und August bis September.

Sammelzeit: Mai und Juni Rinde, September/Oktober Beeren.

Anwendung: Wirkt abführend bei chronischer Verstopfung und Darmträgheit und deren Begleiterscheinungen. Gute Wirkung in blutreinigenden Teemischungen.

Die Rinde muß – so schreibt das Deutsche Arzneibuch vor – ein Jahr lagern, ehe sie verwendet werden darf. Frische Rinde wirkt nämlich nicht abführend, sondern führt zu Brechreiz. Daran sollte jeder denken, wenn er seinen eigenen Bedarf sammelt. Daß Faulbaumrinde eines der besten und reizungsfreiesten Abführmittel ist, das selbst während der Schwangerschaft benutzt werden kann, hat sich tausendfach erwiesen. Gebrach aber nicht übertreiben.

Der Rindentee ist auch ein bewährtes Mittel bei Hämorrhoiden. Vielfach nutzt er sogar bei Leber- und Gallenleiden.

Kinder sollte man vor unreifen Früchten warnen, da diese leicht zu Vergiftungen führen können.

Zubereitung: Den Tee bereitet man aus 5-10 g Rinde, die abends in 1/4 Liter Wasser gelegt werden. Am Morgen werden sie im gleichen Wasser 4-5 Minuten gekocht. Einen Kaltauszug mit 1 Teelöffel zerstoßener Rinde setzt man am besten morgens für 12 Stunden an und trinkt ihn abends. Von den Früchten höchstens 8-10 g am Tag!

Anwendungsgebiete: Verdauungsorgane.

Fenchel

Foeniculum vulgaro

Abb. auf Farbtafel 6

Fenchel wird 1-2 m hoch. Charakteristisch sind der kräftige dunkelgrüne Stengel, die rübenartige gelbliche Wurzel und die großen gelben Blütendolden. Die mehrfach gefiederten Blätter sitzen auf langen Scheiden. Die Früchte des Fenchels haben einen würzigen Geruch und Geschmack.
Fenchel wird im Süden als Gewürz geschätzt; wie Anis und Kümmel hat er durch seine Wertsubstanzen echte Heilwirkungen, die zum Teil im ätherischen Öl liegen. Fenchel enthält bis 10% fettes Öl in seinen Früchten.

Vorkommen: Angebaut in Gärten und wildwachsend auf Wiesen und Weinbergen.

Blütezeit: Mitte Juni bis Ende September.

Sammelzeit: September/Oktober Wurzelsprossen, August und September Früchte (Samen).

Anwendung: Äußerlich für Augenspülungen. Innerlich wirkt Fenchel schleimlösend und krampfstillend, blähungstreibend, appetitanregend und harntreibend. Gut bei Magen- und Darmstörungen, ebenso geeignet bei allen Erkältungskrankheiten und Brustleiden. Gurgelmittel.

Zubereitung: Für den Aufguß nimmt man 1 Eßlöffel frisch zerstoßenen Fenchelsamen auf 1/4 Liter siedendes Wasser. Der Samen muß etwa 5 Minuten ziehen, darf nicht kochen. Man sollte ihn mit Honig süßen. Einen Tee bereitet man aus 10 g auf 150 ccm Wasser. Kindern sollte man einen Milchtrunk bereiten (1 Tasse Milch mit 1 Teelöffel Fenchel darf 6-10 Minuten kochen). Bei Fenchelwasser (für Augen und Gurgeln) brüht man 1/2 Eßlöffel Fenchelpulver in 1/4 l Wasser kurz auf, seiht ab und läßt die Flüssigkeit erkalten. Waschungen müssen am Tag mehrfach erfolgen. Augendämpfe mit Fenchelwasser sind ebenfalls zu empfehlen.

Anwendungsgebiete: Augen, Hals, Magen, Darm, Nieren.

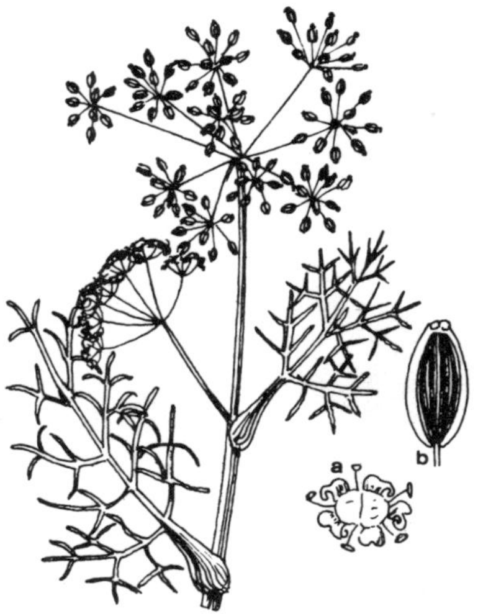

a) Blüte b) Frucht

Gemeines Fettkraut

Pinguicula vulgaris

Das kleine, unscheinbare Pflänzchen gehört zur Familie der Wasserschlauchgewächse und ist auch unter den Namen *Blaues Fettkraut, Schmerwurz* und *Butterkraut* bekannt. Es wird kaum 15 cm hoch und ist an seiner langgestielten, blauvioletten Blüte, die einen Sporn trägt, zu erkennen. Die länglichen Blätter der Grundrosette sind gelblich und fleischig (daher wohl der Name). Ihr Rand ist umgebogen, seine Oberfläche drüsig besetzt. An diesen drüsigen Fängen bleiben Insekten kleben, werden vom Blatt aufgerollt und verdaut. Die Pflanze ist eine Tierfalle und ein sogenannter „Fleischfresser".
Vorkommen: Gebirge und Sumpfmoore.
Blütezeit: Mai und Juni.
Sammelzeit: Mai und Juni blühendes Kraut.
Anwendung: Man hat in früheren Zeiten einen Absud als Wundmittel benutzt. Erfolge sind nicht nachweisbar.
Mit ärztlicher Erlaubnis kann man es heute bei Keuchhusten, Reizhusten und sogar bei Tuberkulose anwenden.
Zubereitung: Heilpraktiker verstehen sich auf die fachgerechte Herstellung von Aufguß und Saft. Laien sollten die Finger davon lassen. Extrakte und Präparate führen die Apotheken.
Anwendungsgebiete: Hals, Bronchien.

Aus einem Fachbuch:
„Die Klebedrüsen halten natürlich alles wahllos fest, und die gefoppte Pflanze würde durch ein verwehtes Staubkorn umsonst ihr Verdauungströpfchen verschwenden. Aber sie besitzt eine Reizleitung die vom Köpfchen der Drüse bis zur Verdauungsdrüse geht. Diese arbeitet erst, wenn das Ergriffene (z. B. eine Mücke) Nährwert besitzt."

Fichte

Picea excelsa

Sie ist einer der wichtigsten Bäume unserer Heimat, auch als *Rot-* oder *Schwarztanne, Pechtanne* und *Rotfichte* bekannt. Sie hat einen ebenmäßigen, pyramidenförmigen Wuchs und kann eine Höhe von 60 m erreichen. Ihre Rinde ist rauh, ihre Zweige hängen leicht durch. Dicht am Zweig sitzen die Nadeln, die vierkantig sind und vereinzelt auf erhöhten Blattkissen stehen. Nadeln können 6 bis 7 Jahre alt werden, die Fichte selbst kann das Alter von 500 bis 600 Jahren erreichen.
Die 2 bis 4 cm dicken, hängenden Zapfen mit dachziegelartig übereinander gelegten Deckschuppen lassen die Samen herausfallen und fallen wenige Wochen später selbst von den Zweigen.
Die Fichte enthält ätherisches Öl mit Terpenen. Sie wirkt haut- und schleimhautreizend, harnfördernd, stärkt die Durchblutung, ist krampflösend und schweißtreibend. Von der Volksmedizin wird sie besonders bei Frühjahrsmüdigkeit empfohlen.
Vorkommen: Meist angepflanzte Wälder.
Blütezeit: Mai.
Sammelzeit: April und Mai, Nadeln, Zapfen und junge Sprossen (Maitriebe).
Anwendung: Bei Stoffwechselstörungen, zur Beruhigung, gegen Bronchitis, nervöse Herzleiden.
Zubereitung: Gegen Rheuma und Gicht benutzt man Fichtennadelspiritus.
Bäder mit Sprossen oder Extrakt wirken lindernd bei Erschöpfung, Nervenschwäche, Gicht und Rheuma. Zum Tee kocht man etwa 75 g Sprossen auf 1 Liter Wasser ab, nachdem man sie vorher über Nacht einweichen ließ. Nach dem Kochen 10 Minuten ziehen lassen und dann mit Honig süßen. Täglich nur 2 Tassen trinken. Erfolg bei Asthma, Keuchhusten und Katarrh der Luftwege bleibt nicht aus.

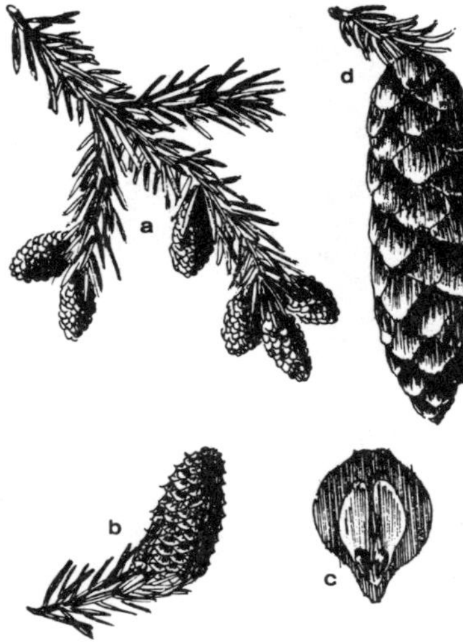

a) Zweig mit Staubblüten
b) Zweigspitze mit Stempelblüten
c) Zapfenschuppe mit 2 Samen
d) Zapfen

Der Tee darf jedoch nur 1 Woche lang getrunken werden. Ein Zuviel könnte schaden. Nach Pausieren erneut trinken.

Dieser Hinweis erfolgt, weil manche Kranken glauben, ein Heilmittel würde doppelt wirken, wenn man die doppelte Portion von ihm benutze oder möglichst lange das Mittel einnehme.

Durch eine eingelegte Trinkpause steigert man jedoch den Wert der Droge, die durch ihren Vitamingehalt dann erneut stärkt.

Fichtennadelextrakt eignet sich für Vollbäder gegen Gelenkentzündungen, Rheuma, und Gicht. Man verwendet am besten etwa 200 g für ein Vollbad.

Im Mai sollte man sich einen Absud aus frischen Sprossen bereiten. Etwa 1 bis 2 kg für ein Vollbad.

Anwendungsgebiete: Allgemeinbefinden, Gelenke, Muskeln, Atmungsorgane, Magen, Herz.

Roter Fingerhut

Digitalis purpurea
Giftig!

Abb. auf Farbtafel 10

Man erkennt ihn an seinem zart-purpurnen Aussehen. Er hat einen 60 bis 120 cm hohen, starken, weichbehaarten Stengel. An ihm hängen die Blüten in einer einseitswendigen Traube. Sie haben die Form eines etwas schrägen Fingerhutes. Die Blätter sind lanzettlich und runzlig, unterseitig graufilzig. Sie schmecken widerlich, erzeugen Schwindel, Erbrechen und sogar Herzlähmung. Schuld daran sind die Glykoside Digitalin, Digitalein, Digitoxin und Digitonin. Man verwendet sie in der Medizin speziell für Herzkrankheiten.

Man pflanzt heute den Roten Fingerhut – aber auch den Gelben – in großen Plantagen für die pharmazeutische Industrie an. Digitalis ist in unserer Zeit aus der Behandlung der Herzkrankheiten nicht mehr fortzudenken.

Vorkommen: Sonnige Hänge, Waldschläge und kultivierter Anbau auf Plantagen.

Blütezeit: Juni bis August.

Sammelzeit: Juli und August, nur die Blätter.

Anwendung: Herz.
Zubereitung: Nur durch Apotheken.
Wenn auch das Sammeln des Roten Fingerhutes, der auch *Waldschelle* und *Unsererliebenfrauhandschuh* genannt wird, für den gewöhnlichen Freund der Heilkräuter sinnlos ist, weil eine Verwendung des Fingerhutes als Heilpflanze daheim nicht zu verantworten wäre, so lohnt es sich dennoch, ein paar Dinge mehr über den Roten Fingerhut zu wissen.
Es war der schottische Arzt William Withering, der vor genau 200 Jahren von der Heilung Wassersüchtiger durch eine alte Kräuterfrau erfuhr und sich für Einzelheiten interessierte. Er erkannte in der von der Kräuterfrau verwendeten Droge Digitalis. Zehn Jahre forschte er weiter, schrieb ein Fachbuch über seine Erfahrungen und fand durch Darwins Vater, einen berühmten Arzt, Unterstützung. Von dieser Zeit an wuchs der Ruf der Digitalispflanze von Jahr zu Jahr und 1824 gelang es zum erstenmal, Digitalis in reiner Form herzustellen und damit in der Herzheilkunde erheblich vorwärtszukommen.
Die während der Blütezeit gesammelten Blätter des Roten Fingerhutes liefern das Rohmaterial für die Herstellung.
Die Giftwirkung der Pflanze ist weitgehend bekannt und Vergiftungserscheinungen sind in unserer Zeit sehr selten. Wenn sie aber durch einen unglücklichen Zufall oder Unvorsichtigkeit dennoch erfolgen, enden sie oft tödlich. Es kann darum an dieser Stelle nur erneut gewarnt werden: Nicht sammeln! Gift!
Bei Vergiftung: Als erste Hilfe Magen und Darm durch Abführmittel entleeren. Schwarzer Tee, stark. Patient muß in verdunkeltem Raum waagerecht in Ruhe gehalten werden. Nicht allein lassen, da Erstickungsgefahr durch Erbrechen. Arzt rufen bzw. rufen lassen. Alle Störungen von außen verhindern.

Isländische Flechte

Cetraria islandica

Auch als *Isländisch Moos* bekannte Strauchflechte ohne Blüten und Blätter. Man nennt sie je nach Landschaft manchmal *Fiebermoos, Hirschhornflechte, Purgiermoos* und *Lungenmoos*. Die bis zu 15 cm hohe Flechte ist auf der Oberseite von olivgrüner Farbe, kann auch braun sein. Ihre knorpelige Unterseite ist weißlich-hellbraun.

Das bitter schmeckende Gewächs enthält Schleimstoffe, Flechtensäuren (darunter die besonders bittere Cetrarsäure), Vitamin A, Kohlehydrate und Bitterstoffe. Ebenso findet man in ihr Jod, sofern sie auf jodhaltigem Boden wächst.

Vorkommen: Gebirge, Heide, Kiefernwälder.

Blütezeit: entfällt.

Sammelzeit: Frühes Frühjahr und Herbst die ganze Pflanze.

Anwendung: Da die Flechte nährend, kräftigend, krampflösend, hustenlindernd und appetitanregend ist, hat man viele Möglichkeiten, ihre Heilkraft einzusetzen. Sie hilft bei Abmagerung, bei Keuchhusten und Lungenleiden, regt Magen und Darm an, läßt sich bei Blasenerkrankungen, Bronchitis und Heiserkeit anwenden.

Die Erfahrung hat gelehrt, daß man Isländisch Moos keinem Gesunden geben soll und erst recht nicht – entgegen mancher Behauptungen – an Entzündung leidenden Kranken.

Zubereitung: Zum Aufguß nimmt man 1 Teelöffel auf 1 Tasse siedendes Wasser, läßt es längere Zeit ziehen. Nicht mehr als 2 Tassen am Tag. Hat man Gallerte hergestellt, so nimmt man 3mal täglich 1 Eßlöffel davon.

Tinkturen sollte man nur nach ärztlicher Anweisung herstellen und verwenden.

Anwendungsgebiete: Obere Luftwege, Magen, Darm, Lunge, Blase.

Frauenmantel

Alchemilla vulgaris

Diese unansehnliche Pflanze aus der Familie der Rosengewächse heißt auch *Marienmantel, Milchkraut, Mantelkraut, Taumantel, Tauhaut* und *Sinau.* Sie hat eine schiefe, vielköpfige Wurzel mit aufsteigendem, fußhohen, nach oben ästigen Stengel. Die Wurzelblätter sind 7- bis 9-lappig nierenförmig, die Nebenblätter groß und eingeschnitten gesägt. Die kleinen, kurzgestielten grünlichen Blüten sind innen gelblich und stehen in Doldentrauben. Die Pflanze enthält tarminähnliche Gerbstoffe und einen anderen, bisher nicht erschlossenen Stoff.

Vorkommen: Auf Wiesen, in Wäldern und an Bachrändern.

Blütezeit: Mai bis August.

Sammelzeit: Mai bis August Kraut. Man sollte es erst pflücken, wenn der Tau abgetrocknet ist.

Anwendung: Man kann Wunden und Geschwüre durch Waschungen oder Umschläge mit im Sud genetzten Tüchern behandeln. Innerlich wird die Pflanze gegen Kinderkrankheiten und Wassersucht verwendet. Das destillierte Wasser vom Kraut hilft bei Diarrhöen.

Bei Rheumatismus, Magenbeschwerden, Regelstörungen, Weißfluß und Zuckerkrankheiten hat sich Frauenmantel vielfach bewährt.

Zubereitung: Für Spülungen und andere äußere Anwendungen sollte man am besten 3 bis 4 Teelöffel getrocknete und fein geschnittene Blätter auf 1/4 Liter siedendes Wasser nehmen, 10-12 Minuten ziehen lassen, dann abseihen und später verwenden.

Aufguß (Tee) stellt man mit 4 Teelöffeln der getrockneten, fein geschnittenen Blätter her, die mit 1/4 Liter siedendem Wasser übergossen werden. Auch hier 10 Minuten ziehen lassen.

Am Tage sollten nicht mehr als 2 Tassen getrunken werden.

Anwendungsgebiete: Darm, Magen, Unterleib.

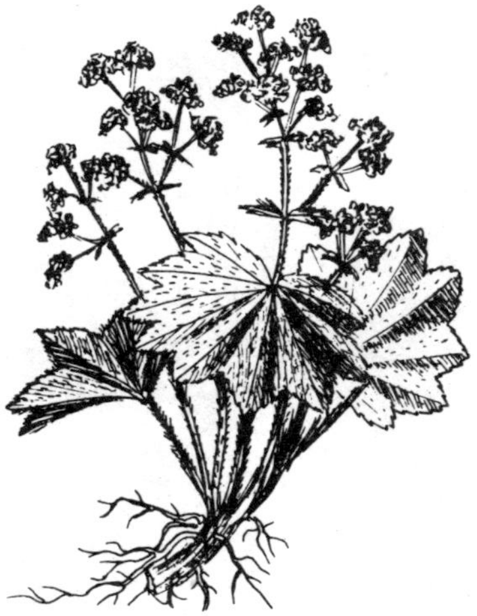

Gänseblümchen

Bellis perennis

s. 418

Bekannt auch unter den Namen *Angerblümchen, Marienblümchen, Grasblume, Magdalenenblume, Maßliebchen, Tausendschönchen.*

Korbblütler mit weißen oder rosig-überhauchten Strahlenblüten und goldgelben Scheibenblüten. Köpfchen sitzen einzeln auf blattlosem, 10-15 cm hohem Stengel. Scheibenblüten sind mit Staubgefäßen und Stempel ausgestattet, also zwittrig. Blätter grundständig, in Rosetten ausgebildet, spatelig oder verkehrt-eiförmig, stumpf. Die Blüten wandern der Sonne nach, sie schließen und senken sich abends. In den Blüten ist der Wirkstoff Saponin, daneben noch ätherisches Öl, Bitterstoff und Schleim.

Vorkommen: Auf Wiesen, an Wegrainen, Waldrändern, Bächen.

Blütezeit: März bis Oktober.

Sammelzeit: April bis September gesamte blühende Pflanze ohne Wurzel.

Anwendung: Zur äußerlichen Behandlung bei Entzündungen und Schwellungen. Innere Heilwirkungen auf Stoffwechsel, für Blutreinigung, bei internen Entzündungen und Erkältungen.

Zubereitung: Zu einem Aufguß nimmt man 3 Teelöffel Blüten auf 1 Tasse siedendes Wasser. Nur 1 Tasse am Tage. Vom frisch gepreßten Saft 3mal täglich 1 Teelöffel voll.

Anwendungsgebiete: Haut, Verletzungen, Quetschungen, Blase, Nieren, Darm, Magen, Gicht, Rheumatismus, Ausfluß.

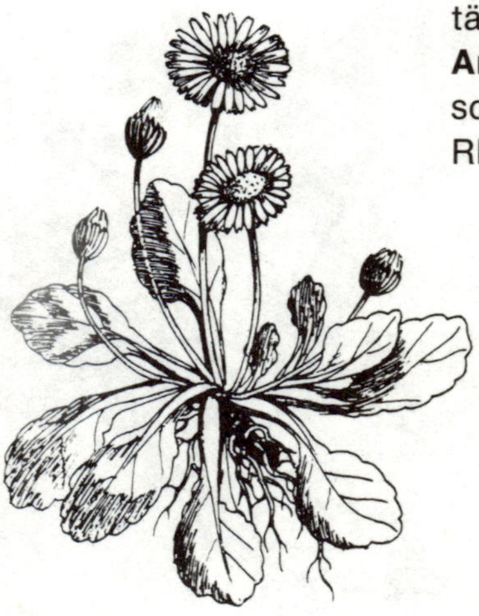

Gauchheil

Anagallis arvensis

Abb. auf Farbtafel 28

Die kleine Pflanze aus der Familie der Primelgewächse führt auch die Namen *Mäusedarm* und *Sperlingskraut.* Man kennt sie auch als *Acker-Gauchheil* oder *Roter Gauchheil.* Sie wird kaum 15 cm lang, ihre Stengel mit den zinnoberroten Blütchen leuchten den ganzen Sommer über aus dem Gras. Ihre rundlichen Blätter sind ungestielt und gegenständig. Aus den Blattachseln treiben die gestielten Blüten hervor. Sie öffnen sich nur bei Sonnenschein.

Vorkommen: Weit verbreitet auf Äckern, Weinbergen, in Gärten, auf Stoppelfeldern, im Ödland.

Blütezeit: Juni bis Oktober.

Sammelzeit: Sommer ganze Pflanze mit ihren dicken Blättern.

Anwendung: Man verwendet Gauchheil für Auflagen bei Wunden und Geschwüren. Gauchheil ist wassertreibend, hilft bei Leber- und Galleleiden und gegen juckende Hautausschläge. Man sagt ihm auch gute Wirkung bei Keuchhusten und Nierenentzündungen nach.

Zubereitung: Der frisch gepreßte Saft der Pflanze soll Warzen vertreiben. Schriftliche Bestätigungen liegen darüber jedoch nicht vor. Der Tee (0,8 g 3mal täglich auf 1 Tasse siedendes Wasser) ist gegen Leberleiden bzw. Gelbsucht nicht erfolglos geblieben.

Tee zur Stärkung schwacher Augen scheint unglaubhaft und wir raten davon ab.

Anwendungsgebiete: Haut, Blase, Leber, Galle, Nieren und Luftwege.

In alten Büchern

wird erklärt, daß der Name Gauchheil aus dem Mittelalter stammt. Ein „Gauch" war ein Geisteskranker. Ihn sollte das Kraut, das man auch „Heil aller Welt" lobte, heilen können.

Geduldampfer

Rumex patientia

Er ist ziemlich unbekannt unter unseren heimischen Ampferarten. Dennoch mag die bis zu 3 m hohe Pflanze, die man auch *Gartenampfer, Englischen* – oder *Ewigen Spinat* – nennt, wegen ihrer im Wurzelstock vorhandenen Emodin und Emodinverbindungen erwähnt sein. Diese abführenden Stoffe hat sich die Volksheilkunde zunutze gemacht. Früher hat man den Gartenampfer mehr als Gemüsepflanze angebaut. Die Mönche benutzten ihn als Rhabarber, sie wandten ihn als mildes Abführmittel an. Geduldampfer enthält Oxalsäure.

Vorkommen: Gartenanbau.

Blütezeit: Juli und August.

Sammelzeit: Juli bis September blühende Pflanze und Wurzelstock.

Anwendung: Mildes Abführmittel.

Zubereitung: Tee im Aufguß. Etwa 2 g feingeschabten Wurzelstock auf 1 Tasse siedendes Wasser.

Weißer Germer

Veratrum album
Giftig!

Dieses giftige Liliengewächs war schon im Mittelalter wegen seiner Heilkraft bekannt, allerdings mehr als sicher wirkende Droge für einen geplanten Giftmord. Man benutzte Veratrum auch als Pfeilgift. Die Pflanze kann über 1 m hoch werden. Ihre Blüten sind weiß-grünlich und in einer Rispe von 30 bis 50 cm angeordnet. Die großen, breiten Blätter sind wechselständig, und unterseits behaart.

Die Homöopathie hat die Giftkraft des Weißen Germer zu läutern verstanden. Die Hauptwirkstoffe sind 2 Alkaloide: das Protoveratrin und das Germerin. Beide Stoffe besitzen neben anderen Werten eine stark schmerzstillende Wirkung.

Der Weiße Germer darf nicht mit seinem Verwandten *Schwarzer Germer* verwechselt werden, der ebenfalls giftig ist (*Veratrum nigra*) und schwarz-purpurne Blüten trägt, deretwegen er in unseren Gärten Platz als Zierpflanze fand. Der Weiße Germer, auch als *weiße Nieswurz, Läusekraut, Läusewurzel* und *Saugwurz* bezeichnet, sollte von Laien nicht gesammelt werden, da er zu gefährlich ist.

Vorkommen: Mit Vorliebe auf feuchten, sumpfigen Wiesen und im Gebirge.

Blütezeit: Juli bis September.

Sammelzeit: Oktober. Fachkräfte sammeln Wurzeln .

Anwendung: Zentralnervensystem, Gefäßnerven, Magen, Darm, Bronchien und Gebärmutter. Man kann mit den Wertstoffen des Weißen Germers gegen Infektionskrankheiten mit Kreislaufschwäche, schwere Muskelerkrankungen, Kollapszustände, Herzasthma, Nerven- und Gesichtsschmerzen vorgehen.

Zubereitung: Nur durch Arzt und Apotheke.

Anwendungsgebiete: siehe oben.

Giersch

Aegopodium podagraria

Man nennt dies weißdoldige, bis 1 m hohe Gewächs meist *Podagrakraut,* auch *Geißfuß, Gicht-* oder *Zipperleinkraut.* Es gibt wohl kein Arzneibuch, das seinen Namen verschweigt, auch wenn es selbst in der Volksheilkunde an Bedeutung verloren hat.

Der Stengel der Pflanze ist aufrecht und hohl, ohne jede Behaarung. Die unteren und mittleren Blätter sind 3zählig oder sogar doppel-3zählig. Dazwischen befinden sich auch ungeteilte. Die Teilblättchen sind gesägt. In einer großen und flachen zusammengesetzten Dolde ohne Hülle stehen die Blüten. Jede einzelne hat 5 Kronblätter.

Vielfach wird der Giersch als lästiges Unkraut angesehen, weil sein Wurzelstock sich schwer austilgen läßt.

Die jungen Blätter (Grundblätter), die im März und April hervorkommen, haben einen leichten Möhrengeschmack. Man verwendet sie als Wildgemüse (Siehe dort).

Vorkommen: Wiesen, Äcker, Gebüsch, schattige Stellen und Wälder.

Blütezeit: Juni bis August.

Sammelzeit: April und Mai nur junge Blätter.

Anwendung: Der Giersch oder Geißfuß hat seit uralten Zeiten den Ruf, ein wirksames Heilkraut gegen Rheumatismus und Gicht zu sein. Das seltsame aber ist, daß es fachwissenschaftlich darüber nicht die geringsten Unterlagen gibt. Aber es hat sich bewährt, wenn Giersch als Auflage bei Gicht des Großzehengelenkes angewendet wurde. Auch bei rheumatischen Beschwerden und Ischias war er von heilsamer Wirkung, ohne das man bis heute weiß, welcher Wirkstoff diese ausstrahlt.

Zubereitung: Man verwendet im allgemeinen nur die ganz jungen Blätter. Nur in der Homöopathie verarbeitet man eine Essenz aus der blühenden Pflanze.

Ein Aufguß aus 2 Teelöffel junger Blätter auf 1 Tasse siedendes Wasser muß etwa 10 Minuten ziehen. Mehr als 1 Tasse sollte am Tag nicht getrunken werden.
Das Auflegen zerquetschter frischer Blätter auf schmerzende Stellen hat vielfach gute Erfolge gezeigt und kann empfohlen werden.
Anwendungsgebiete: Rheuma, Gicht, Ischias.

Gifthahnenfuß

Ranunculus sceleratus
Gift!

Wie der *Hahnenfuß* enthält er Bitterstoffe, die zu Vergiftungen führen können. Kinder haben sich häufig beim Barfußlaufen Blasen durch die frisch besonders giftige Pflanze zugezogen.
Vorkommen: Gräben und Ufer.
Blütezeit: Juni bis Oktober.
Sammelzeit: Oktober, frisches Kraut.
Laien sollten es nicht sammeln.
Anwendung: Bei Regelstörungen, Bronchitis.
Zubereitung: Nur durch den Arzt und Apotheker.

Deutscher Ginster

Genista germanica

Von dieser Ginsterart gibt es wenig zu berichten, was sie vom bereits erwähnten Färberginster (*Genista tinctoria*) unterscheidet. Die Wirkstoffe sind im wesentlichen gleich und werden ebenso verwendet. Siehe Seite 107.
Der Strauch kann bis 70 cm hoch werden.
Vorkommen: Trockene Wälder, hochliegende Wiesen.
Blütezeit: Juli und August.
Sammelzeit: Juli und August, blühende Zweige.
Anwendung: Wie Färberginster.
Zubereitung: Wie Färberginster.

Gnadenkraut

Gratiola officinalis
Gefährlich!

Die bis zu 60 cm Höhe wachsende Heilpflanze gehört zu denen, die aus dem offiziellen Arzneischatz ausgeschieden sind, dabei lassen ihre vielen Bezeichnungen deutlich erkennen, wie hoch sie einst eingeschätzt wurde: *Gottesgnadenkraut, Allerheiligenkraut, Gallenkraut, Gichtkraut, Nieskraut* und *Echtes Purgierkraut.* Wie viele Giftpflanzen wirkt auch das Gnadenkraut auf die Ausscheidung der Drüsen und des Lymphsystems, die bei schlechter Arbeit z. B. die Bildung von Hautödemen zulassen.

Das Gnadenkraut besitzt einige Glykoside wie das Gratiolin, das stark reizend auf die Schleimhäute von Magen und Darm wirkt, zu blutigem Durchfall führen kann, den Nieren schadet und auch Herz- und Atemtätigkeit schwer beeinflussen kann. Es kann auch allgemeine Krämpfe hervorrufen. Für werdende Mütter ist es besonders gefährlich, da es das Leben des Kindes gefährdet.

Man traut diese bedrohlichen Gefahren der kleinen Pflanze mit den schönen, rötlich geäderten weißen Rachenblüten und weihevollen Namen keineswegs zu. Aber gerade darum sollte man Abstand davon nehmen, es zu sammeln.

Es gibt Wissenschaftler, die sehr vor dem Gebrauch des Gnadenkrautes warnen, aber auch zur gleichen Zeit seinen geheimnisvollen Kräften auf die Spur zu kommen gedenken.

In der Homöopathie wird das frische, vor der Blüte gesammelte Kraut, getreu dem Grundsatz „Ähnliches mit Ähnlichem“ zu bekämpfen, bei Magen- und Darmentzündungen, bei schmerzhaften Koliken sowie Nieren- und Blasenkatarrhen in der üblichen feinsten Dosierung in Anwendung gebracht und hat beste Erfolge gebracht. Dennoch darf auch das homöopathische Gratiola nur auf Verordnung des Arztes genommen werden. Jeder Eigenversuch könnte katastrophale Folgen haben.

Vorkommen: Feuchte Wiesen, Fluß- und Seeufer.

Blütezeit: Juni und Juli.
Sammelzeit: Mai, Kraut von der Blüte, nur von Fachkräften. Jeder andere halte sich bewußt zurück.
Anwendung: Gicht, Verdauung. Mit homöopathischen Mitteln die oben erwähnten Leiden.
Zubereitung: Nur Arzt oder Apotheker.

Warnung: Zu den gefährlichen Auswirkungen der Gnadenkraut-Glykoside kommt bei falscher und zu hoher Dosierung noch übersteigerte sexuelle Erregung und Gedankenflucht, deren Folgen nicht abzusehen sind. Nochmals: Finger weg!

Goldregen

Cytisus laburnum
Giftig!

Wir kennen diesen auch *Kleebaum* und *Bohnenbaum* genannten Großstrauch aus Südosteuropa als Zierstrauch, der bis zu 7 m hoch werden kann und zur Blütezeit goldgelbe Schmetterlingsblüten in langen, hängenden Trauben trägt. Seine Blätter sind langstielig und wechselständig. Diese dreizähligen, kleeähnlichen Fiederblätter sind oberseits dunkelgrün und unterseits graugrün, am Stiel seidenhaarig.
Der Samen aus den grünen, knotigen Samenhülsen die sich bräunlich grau verfärben, ist giftig. Goldregen enthält das Alkaloid Cytisin, das in seiner Wirkung dem Strychnin gleichkommt. Vor allem Kinder sollten davor bewahrt werden, die zu Erbrechen, Schmerzen, Ohnmacht und Durchfall führenden bohnenähnlichen Samen zu naschen oder die anfangs wie Süßholz schmeckende Wurzeln zu knabbern.
Man hat in früheren Zeiten Goldregen-Extrakt verwendet, wenn man ein Erbrechen erreichen wollte oder ein kräftiges Abführmittel benötigte.

Davon ist unsere Zeit abgekommen, da es bessere Drogen und Präparate gibt.
Vorkommen: Als Zierbaum und wildwachsend in Gebirgsgegenden.
Blütezeit: Mai und Juni.
Sammelzeit: Entfällt.
Anwendung: Nicht mehr üblich.

Goldrute

Solidago virga aurea

Abb. auf Farbtafel 6

Der Volksmund nennt es auch *Goldraute* und *Heidnisches Wundkraut* oder *Unsegenkraut.* Martin Luther soll das kleine rankenförmige Kraut, das bis 1 m hoch werden kann, als Heilpflanze sehr geschätzt haben. Die Goldrute mit ihrem hohen Stengel hat breitlanzettliche Blätter und trägt in lockerer Blütenähre goldgelbe, struppige Körbchenblüten. Sie enthält Saponine, wirkt harntreibend und blutreinigend.
Die Pflanze hat einen angenehmen, aromatischen Duft. Ihr Geschmack ist jedoch widerlich und scharf.
Als wassertreibendes Mittel bei Nierenleiden wurde die Goldraute von deutschen Ärzten vor einem Jahrhundert etwa wieder entdeckt und neu in die Pflanzenheilkunde eingegliedert. Besonders die Homöopathie fand neue Verwendungsmöglichkeiten. Sie benutzt die frischen Blüten gegen Nieren- und Blasenentzündung.
Vorkommen: Trockene Wälder, Waldwiesen, Wegränder.
Blütezeit: Juli bis September.
Sammelzeit: Juli bis September oberer Teil der blühenden Pflanze.
Anwendung: Noch liegen keine handfesten Beweise vor für die Behauptungen, Goldrute habe bei chronischen Nieren- und Blasensteinen und bei Nierenentzündungen positive Erfolge gezeitigt. Heilpraktiker zweifeln nicht im geringsten daran. Unbestreitbar ist jedoch die heilende

Wirkung bei Harngrieß, Harnverhaltung und Hautausschlägen. Wundheilungen bei Verletzungen, Schmerzlinderung und guter Erfolg durch Gurgeln bei Halsentzündungen sind zu verzeichnen.

Zubereitung: Für eine Abkochung verwendet man 1 Eßlöffel zerschnittenes Kraut (feinstzerschnittene obere Abschnitte) auf 1/8 Liter Wasser. Kurz aufkochen, ein paar Minuten ziehen lassen. Höchstens 2 Tassen am Tag, stets neu zubereiten. Goldruten-Tinktur wird mehrmals täglich eingenommen, jeweils 25 bis 40 Tropfen.

Anwendungsgebiete: Niere, Blase, Haut, Hals und gegen Fieber, eiternde Wunden und Rheuma.

Granatbaum

Punica granatum

Dieser aus Nordafrika stammende, oft bis 7 m hohe Baum, wird bei uns nur in Gewächshäusern gezogen. In Südosteuropa ist er häufiger anzutreffen. Man verwendet dort seine Rinde als Mittel gegen den Bandwurm. Magenschwache vertragen Granatäpfel nicht.

Abb. auf Farbtafel 10

Gundermann

Glechoma hederacea
Vergiftungsgefahr!

Abb. auf Farbtafel 36

Als „Zauberpflanze" schon bei den alten Germanen beliebt, später im Volksmund u. a. mit dem Namen bedacht: *Donnerrebe, Gundelrebe, Silberkraut, Soldatenpetersilie, Totenkraut.* Eine niedrig wachsende Pflanze mit etwa fußhohen, vierkantigen Stengeln, graugrünen nierenförmigen Blättern und blau-violetten Lippenblüten. In Kräuterbüchern aus vergangenen Zeiten findet man wiederholt Hinweise auf die vielseitigen Verwendungsmöglichkeiten des Gundermanns, so auch, daß er „das verstoppft miltz und leber öffnet" und daß sein Wasser „gut für die flyssenden Augen ist."

Das Kraut enthält Bitter- und Gerbstoffe sowie ätherisches Öl. Pferde, die zu viel von ihm fressen, werden Opfer tödlicher Vergiftung.

Vorkommen: An Hecken, Mauern, Zäunen, Ufern. Auf feuchten Wiesen, Geröllhalden, Waldrändern.

Blütezeit: März und Juni.

Sammelzeit: Mai bis Juni, Blätter und Blüten, welke Blätter ausgenommen.

Anwendung: Als Sud wie als Zusatz bei Salben beeinflußt Gundermann äußerlich die Heilprozesse bei Wunden, Geschwüren, wirkt mildernd bei Ischias, Neuralgien, Zahnschmerzen, Gicht. Innerlich werden die harntreibenden Substanzen vornehmlich bei Magen-, Leber- und Stoffwechselstörungen genutzt. Auch bei Rachenkatarrhen, Bronchitis und Asthma hilft Gundermann. Hierbei kommen als Anwendungsformen Tee, Tinktur, Kräutersuppe, Aufguß, Gurgelwasser in Betracht.

Zubereitung: 1 Teelöffel blühendes Kraut, fein zerkleinert, im Aufguß auf 1 Tasse siedendes Wasser. Warm trinken. Einige Handvoll Kraut als Badezusatz im Wasser (30-35 Grad) lindern bei Gicht, Gries und Stein.

Anwendungsgebiete: Wunden, Schwellungen, Geschwüre, Augenbäder, Hüftschmerzen, Gicht, Verdauungstörungen, mangelnde Blutbildung, Bronchialasthma, Gelbsucht, Skrofulose.

Habichtskraut

Hieracium pilosella

Abb. auf Farbtafel 29

Sehr leicht kann man das langhaarige oder kleine Habichtskraut, auch *Mäuseöhrchen, Nagelkraut* und *Dukatenröschen* genannt, mit einem Löwenzahn verwechseln. Es steht nämlich wie dieser an einem blattlosen Stiel über einer Rosette von Grundblättern. Schaut man sich das 5 bis 30 cm hohe Kraut jedoch genau an, erkennt man sofort die Unterschiede. Die Blätter sind länglich-rundlich und auf der Unterseite filzig behaart (Löwenzahn: schrotsägig gezackter Rand) und von beinahe blau-grüner Farbe.

Die Blütenkörbe stehen in einem walzenförmigen Hüllkelch, dessen Blättchen kurz zugespitzt sind und steife Härchen tragen. Alle Blütchen sind zungenförmig mit rötlichen Streifen auf der Unterseite.

Das Kraut hat beblätterte, kriechende Ausläufer. Ihre Wurzel hat einen bitteren Geschmack. Das Habichtskraut enthält Gerbstoffe, Bitterstoff und Schleim. Es ist daher gut als Mittel gegen Durchfälle zu verwenden.

Vorkommen: Wegränder, Heiden, Trockenrasen, trockene Waldstellen u. a.

Blütezeit: Mai bis Oktober.

Sammelzeit: Mai bis Oktober, blühende Pflanze.

Anwendung: Bei Bronchitis, Durchfall und unfreiwilligem Samenverlust. Wissenschaftlich nicht bewiesen ist die Behauptung, daß Menschen mit drohendem Altersstar durch die über längere Zeit erstreckte Einnahme von Krautabsud ihre volle Sehkraft wiedergewannen und erhalten konnten.

Zubereitung: Zum Aufguß 1 oder 2 Teelöffel feinzerhacktes Kraut auf 1/4 Liter siedendes Wasser. Abkochung: Dieselbe Menge kochen bis nur noch die Hälfte vorhanden ist.

Beides gilt als Tagesmenge.

Anwendungsgebiete: Darm, Geschlecht, Augen, Hals.

Hafer

Avena sativa

Es klingt beinahe dumm, wenn man eine Getreidepflanze als Heilpflanze propagiert. Wenn hier dem Hafer, dessen feldmäßiger Anbau seit der Bronze- und Eisenzeit nachweisbar ist, gebührend Platz eingeräumt wird, dann geschieht es, um dieses Getreide mit lockerer Rispe (keine Ähre) und goldgelb schimmernden Ährchen auch in seiner Wichtigkeit als Heilmittel zu zeigen.

Daß Haferdiät für Zuckerkranke, Gallenkranke, Magen- sowie Darmgeschwürleidende zu empfehlen ist, mag nur am Rande erwähnt werden.

Es sei aber auch aufgezeigt, wann man ihn über die Ernährung hinaus bestens verwenden kann.

Vorkommen: Anbau.

Blütezeit: Juli.

Sammel- bzw. Erntezeit: August bis September, Frucht und Stroh.

Anwendung: Magen- und Darmgeschwüre, Gastritis, Gallenkranke, Zuckerkranke, Verstopfung. Aber diese bereits erwähnte Diät ist nur ein Teil. Tee aus Haferstroh hilft bei Blasenschwäche, Blasenerkrankungen, Nierenleiden, Husten und Keuchhusten, bei Leber- und Lungenleiden, Milzbeschwerden, Kehlkopf- und Rachenkatarrh und Schlaflosigkeit.

Haferstrohbäder schaffen Leberkranken große Erleichterung, helfen bei Gicht, Rheuma und als Fußbäder bei Erschöpfung.

Haferstroh, gehäckselt, wird dazu als Abkochung verwendet. Man kann es auch als Wickelwasserzusatz bei schwächlichen und empfindlichen Personen verwenden.

Zubereitung: Als Speise aus Haferflocken-Rohkost mit Obst, Nüssen oder Honig sollte man nie große Portionen anrichten. Mehrmals am Tage eine kleine Mahlzeit ist gesünder und baut besser auf und stärkt. Wenn man Zucker zusetzt, wird die stopfende Wirkung aufgehoben.

Anwendungsgebiete: Magen, Darm, Luftwege, Blase, Nieren, Gelenke.

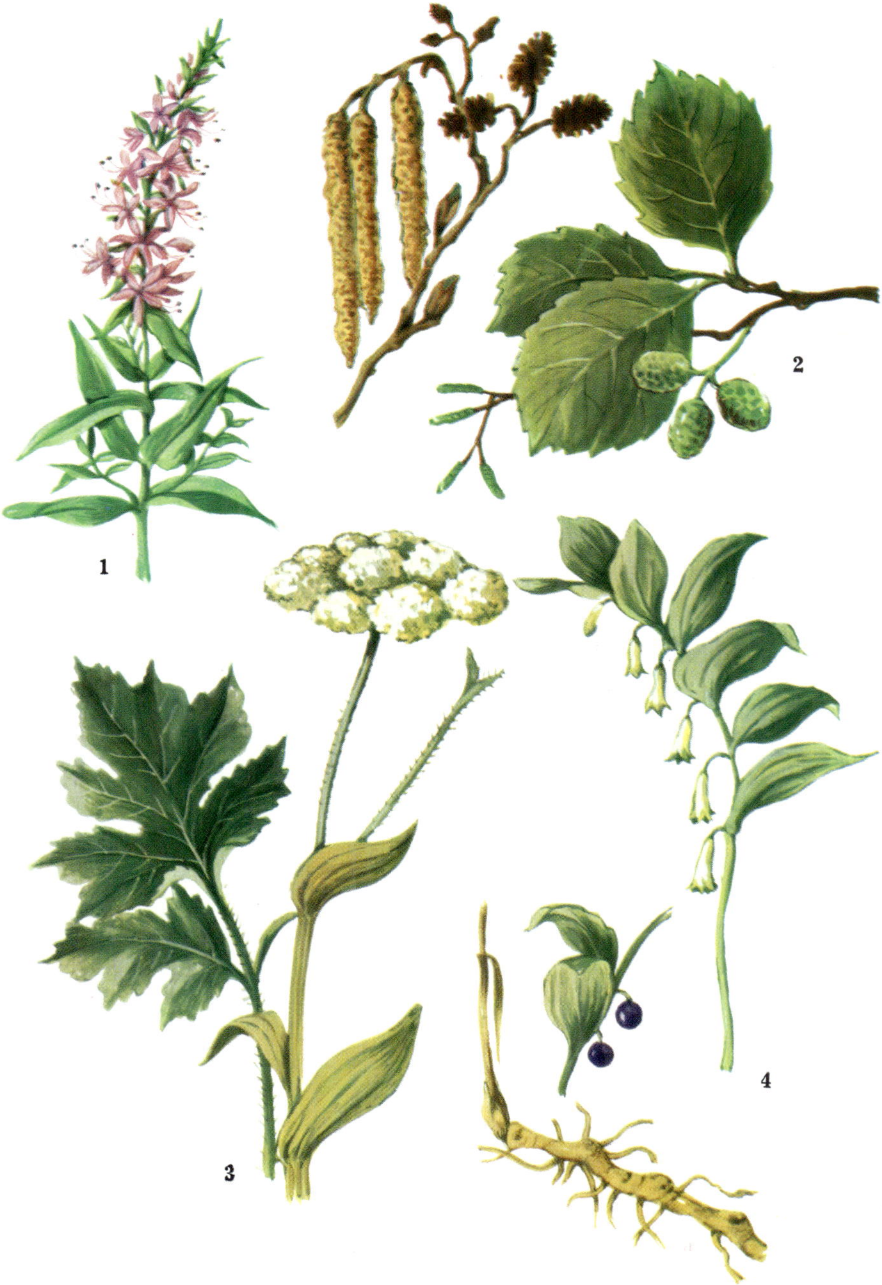

TAFEL 9
1 Blutweiderich, Blutkraut (*Lythrum salicaria*)
2 Erle (*Alnus glutinosa*)
3 Bärenklau *(Heracleum sphondylium)*
4 Salomonssiegel, Springwurz *(Polygonatum officinale)*

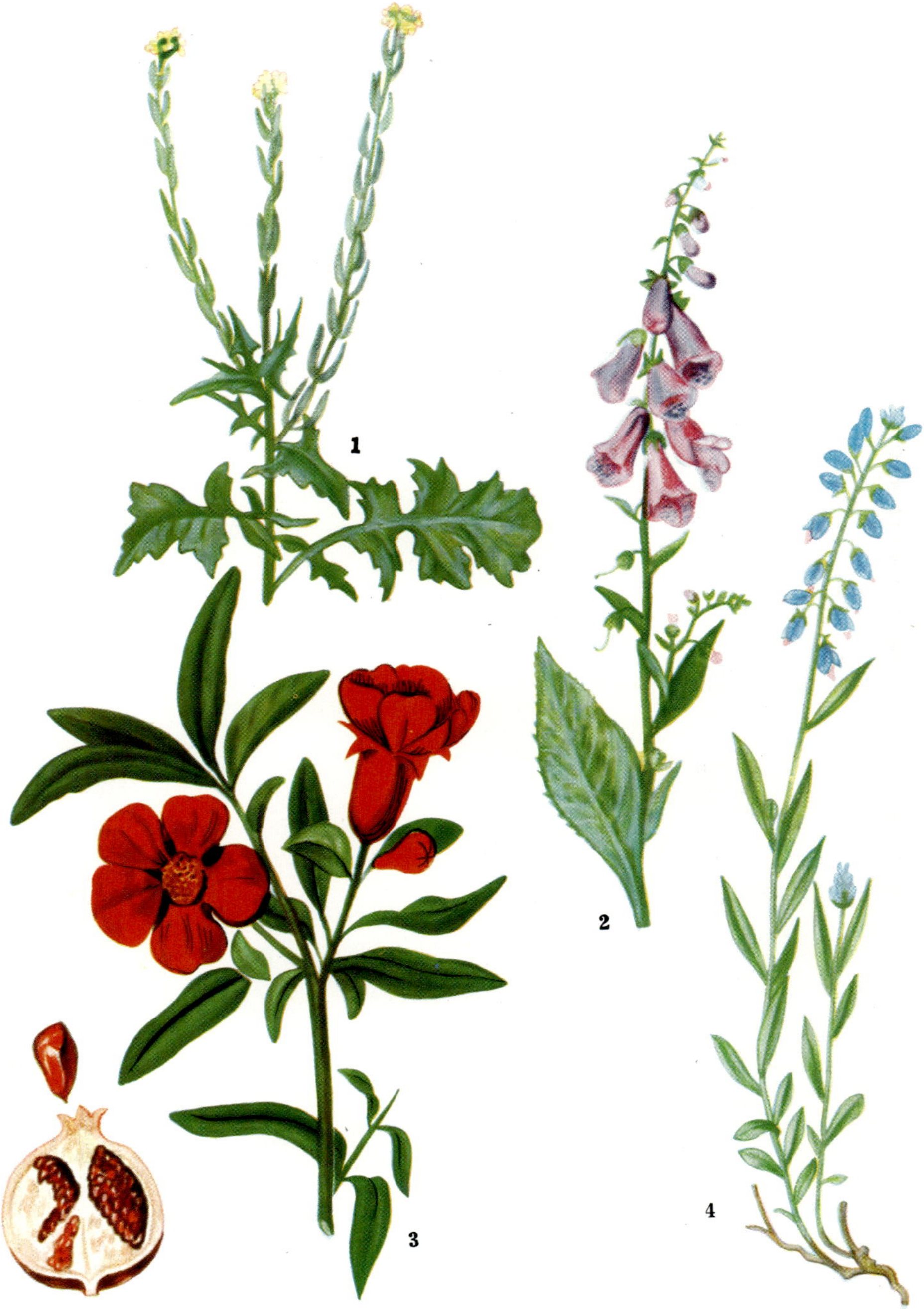

TAFEL 10
1 Wegerauke, Wegsenf (*Sisymbrium officinalis*)
2 Roter Fingerhut (*Digitalis purpurea*)
3 Granatapfel (*Punica granatum*)
4 Wiesenkreuzblume (*Polygala vulgaris*)

Scharfer Hahnenfuß

Ranunculus acer
Vergiftungsgefahr!

Wir sprachen bereits vom Gifthahnenfuß (*Ranunculus sceleratus*) und rieten ab, ihn zu sammeln. Man kann fast dasselbe zum Hahnenfuß – auch *Schmalz-* oder *Butterblume* genannt – sagen. Wer sich versehentlich auf ihm lagert oder ihn pflückt, kann sich leicht äußere Hautausschläge holen. Das Weidevieh bekommt nach seinem Genuß Durchfälle und Blutharne. Wenn auch der Acker- und Waldhahnenfuß harmloser sind, so scheint es doch angebracht, Vorsicht walten zu lassen. Vergiftungen sind möglich durch das reichlich vorhandene Anemonin und verwandte Stoffe.

Vorkommen: Saure Wiesen, Gebüsche, Triften.
Blütezeit: Mai bis August.
Sammelzeit: Mai bis Juli, frisches Kraut, wenn man fachmännisch damit umzugehen versteht. Sonst Finger weg!
Anwendung: Das Kraut ist schweiß- und harntreibend. Man verwendet die Essenz bei Ekzemen, Gicht, Rheumatismus, Gürtelrose, Nervenschmerzen und nach Absprache mit dem Arzt, auch gegen Bronchitis und Regelstörungen.
Zubereitung: Nur Apotheker oder Arzt.
Anwendungsgebiete: Siehe Anwendung.

„Die Zigeunerweiber aber hatten die Gesichter ihrer Kinder mit dem Saft des Hahnenfuß eingerieben und den armen Würmern qualvolle, blasenartige Hautausschläge dadurch verursacht. Kein Wunder, daß die verunzierten Bälger schrien! Die Leute merkten den Betrug erst später und ärgerten sich."

Aus einer Dorfchronik

Hanfnessel

Galeopsis segetum

Abb. auf Farbtafel 19

Eine Nesselpflanze, auch *Sandhohlzahn* genannt, die kaum beachtet wird, aber dennoch als Heilpflanze ihre Verdienste hat. Sie enthält Kieselsäure, Gerbstoff und Saponin. Das bedeutet, sie besitzt sowohl zusammenziehende wie auch schleimlösende Wirkstoffe. Durch ihre Kieselsäure kann man sie auch gegen Lungentuberkulose einsetzen. Sie kann bis 75 cm hoch werden.

Vorkommen: Äcker, Weg- und Waldränder.

Blütezeit: Juli bis Oktober.

Sammelzeit: Juli und August, blühendes Kraut.

Anwendung: Bei Verschleimung, Husten und Lungentuberkulose. Bronchialkatarrh.

Zubereitung: Tee im Aufguß, 2 Teelöffel getrocknetes Kraut auf 1/4 Liter siedendes Wasser. Oder eine Abkochung des getrockneten Krautes, 2 Teelöffel in 1/4 Liter Wasser 10 Minuten kochen, dann tagsüber in kleinen Schlucken trinken.

Anwendungsgebiete: Bronchien, Hals.

Haselnuß

Corylus avellana

Abb. auf Farbtafel 19

Das strauchartige Gewächs kann bis zu 7 m hoch werden. Kennzeichnend sind die herzförmigen, gesägten, zugespitzten Blätter und die gelblichbraunen Kätzchen. Die Haselnuß wächst in geschützten Lagen an Abhängen. Ihr heilkundlicher Wert ist gleich null. Früher wurden die Kätzchen abgekocht und der Sud gegen Lungenleiden und Erkältungen verwendet.

Haselwurz

Asarum europaeum
Vergiftungsgefahr!

Abb. auf Farbtafel 25

Das unscheinbare, meist kaum 12 cm hohe Kräutlein aus der Familie der Osterluzeigewächse fällt kaum auf, weil es sich mit seinen kurzgestielten Blütchen dicht über dem Boden aufhält. Deren grünlich-brauner und innen schmutzigroter Farbton scheint eine Art Mimikry der Gefährlichkeit dieses Krautes zu sein, das auch *Brechwurz* oder *Teufelsklaue* genannt wird.
Die nierenförmigen, ledernen, z. T. überwinternden Blätter riechen kampferartig – ätherisch und haben wohl den weniger gebräuchlichen Namen *Weihrauchkraut* verschuldet.
Die Pflanze hat einen unterirdisch kriechenden Wurzelstock, der seit uralten Zeiten wegen seines Gehaltes an Gerbstoff und Asarin als Brechmittel verwendet wurde. Man ist in neuerer Zeit davon abgekommen, da die Nebenwirkungen der Pflanze zu Schädigungen führen konnten.
Vorkommen: Schattige Stellen, Laubwälder, Büsche.
Blütezeit: April und Mai.
Sammelzeit: August und September, Wurzelstock.
Anwendung: Von einer Verwendung als Brechmittel ist abzuraten, da schon ein geringes Zuviel zu Magenschmerzen und Schleimhautentzündung führen kann.
Ärzte und Heilpraktiker empfehlen das zu Vergiftungen neigende Kraut nur noch in ganz seltenen Fällen bei Migräne oder ähnlichen Erkrankungen. Hierbei soll es sich gut bewähren.
Zubereitung: Apotheke.
Anwendungsgebiete: Nur Kopf.

Hauhechel

Ononis spinosa

Abb. auf Farbtafel 17

Der kleine dornige Halbstrauch von 40 bis 60 cm Höhe gehört zur Familie der Schmetterlingsblütler. Bei uns kommen 3 Arten vor, von denen die dornige Hauhechel (*Ononis spinosa*) die bekannteste ist. Die kriechende Hauhechel (*Ononis repens*) und die Bockshauhechel (*Ononis arvensis*) unterscheiden sich nur wenig von der ersteren.

Ononis heißt auf Deutsch Eselsfutter. Die Pflanze wird von den Grautieren gern gefressen, sie lassen sich durch die Dornen nicht stören. Hauhechel dürfte damit zu erklären sein, daß sich der Halbstrauch nur schwer aus der Erde „hauen" läßt und „hechel" dürfte auf die Dornen hinweisen, die einer Flachshechel gleich wirken. Neben seinen Bezeichnungen *Harnkraut, Stachelkraut, Ochsenbrech, Heudorn* hat der Volksmund ihm auch noch die Namen *Weiberkrieg* und *Kuhscheiße* gegeben. Mag die erstere Benennung die innerliche „Stacheligkeit" der Frauen meinen, so weist die zweite deutlich darauf hin, das die Hauhechel abführende Wirkung hat.
Im allgemeinen sieht man die Hauhechel als ein unerwünschtes, lästiges Unkraut an, das durch seine tief im Boden sitzenden, holzigen und verästelten Wurzeln nur schwer ausrottbar ist.
Die Pflanze mit dem aufsteigenden Stengel und abstehenden, geraden Dornen hat einen unangenehmen Geruch. Ihre 3-zeiligen Blätter sind länglich, keilförmig, oben gesägt und beiderseits behaart.
In der Wurzel hat die Hauhechel Glykoside, ätherisches Öl und Gerbstoffe. Das zeichnet sie zum Heilkraut aus.
Vorkommen: Trockene Wiesen, Brachland, Wegränder, Triften und Dämme.
Blütezeit: Juni bis September. Weiß bis rosa.
Sammelzeit: März, April, September, Oktober, Wurzel. Es gibt aber auch Blütensammler, die von Juni bis August ernten können.

Anwendung: Gegen Rheuma, Blasenschwäche, Katarrh der Bronchien, Stuhlverstopfungen, Nierensteine und Hautleiden lassen sich Aufguß, Abkochung oder Auszüge anwenden. Sie sind zugleich blutreinigend, auch harntreibend.
Zubereitung: Tee wird am besten kalt angesetzt. 2 Teelöffel gut zerkleinerte Wurzel auf 1 Tasse Wasser. Über Nacht – oder 6 bis 8 Stunden stehen lassen – dann kurz aufkochen und abseihen und ungesüßt trinken.
Abkochung von 25 bis 30 g Blüten in 1/4 Liter Wasser. Besser ist es, auch fein zerhackte Wurzel (etwa 1 : 1) beizugeben.
Alkoholische Auszüge nach Anweisung des Arztes.
Anwendungsgebiete: Muskeln und Gelenke, Blase, Nieren, Magen, Darm.

Hauswurz

Sempervivum tectorum

Ein Dickblattgewächs, dem der Volksmund u. a. die Namen *Donnerbart, Hauslauch, Wilder Rhabarber* und *Wetterwurz* gegeben hat. Eine Abart der Hauswurz, die an felsigen Hängen gedeihende *Dachwurz* galt in früherer Zeit als Beschützerin vor bösen Blitzen und Schadenfeuern. Die Pflanze bildet dicht über dem Erdboden eine Rosette aus dicken, fleischigen Blättern, aus deren Mitte ein hoher Stengel emporragt. An ihm sitzen sternförmig ausgebildete, rosafarbene Blüten.

Vorkommen: Karge Bergregionen, bäuerliche Gärten, auch auf Mauern und Dächern.

Blütezeit: Juli und August.

Sammelzeit: Juni und Juli, nur junge Blätter.

Anwendung: Die kühlende Wirkung der pflanzlichen Substanzen begründet Anwendungen bei äußeren Verletzungen, Überreizungen, Schädigungen der Haut. Auch Sommersprossen, Warzen, Hühneraugen und Insektenstiche reagieren erfahrungsgemäß auf das Mittel. Die Oberhaut des Blattes wird auf einer Seite abgezogen und dann mit dieser Seite aufgelegt. Umschläge mit zerquetschten Blättern setzen Fieber herab, bewirken auch die Rückentwicklung von Entzündungen. – Innerliche Anwendungen der Hauswurz kommen bei starkem Unwohlsein der Frau, bei Durchfall, Magenbeschwerden und Erbrechen in Betracht.

Zubereitung: Auf einige Blätter des jungen Krautes 1 Tasse siedendes Wasser im Aufguß. Tee längere Zeit 1 bis 2 Liter täglich trinken. Bei Fieber zerquetschte Blätter als Kühlung auf die Stirn legen.

Anwendungsgebiete: Wunden, Geschwüre, Brandverletzungen, Entzündungen, Fieber, Schlaflosigkeit, Kehlkopfleiden, Magengeschwüre.

Volleyball. Technik – Taktik – Regeln. (0351) Von Henner Huhle, 102 Seiten, 330 Abbildungen, kartoniert, **DM 9,80**
Wasser-Volleyball. (0456) Von Laszlo Sarossi und Karl-Friedrich Schwarz, 80 Seiten, 54 Abbildungen, kartoniert, **DM 12,80**
Eishockey. Technik – Taktik – Regeln. (0414) Von Roman Neumayer, ca. 144 Seiten mit ca. 90 Fotos und Abbildungen, kartoniert, ca. **DM 9,80***
Hockey. Grundschule – Training – Taktik. (0398) Von Horst Wein, 152 Seiten mit vielen Zeichnungen und Fotos, kartoniert, **DM 12,80**
Golf. Ausrüstung – Technik – Regeln. (0343) Von J. Jessop, übersetzt von Heinz Biemer, mit einem Vorwort von H. Krings, Präsident des Deutschen Golf-Verbandes, 160 Seiten, 65 Abbildungen, Anhang der Golfregeln des DGV, kartoniert, **DM 14,80**
Pool-Billard. Hrsg. vom Deutschen Pool-Billard-Bund (0484) Von Manfred Bach, Karl-Werner Kühn, 88 S., mit über 80 Abbildungen, kartoniert, **DM 7,80**
Fibel für Kegelfreunde. (0191) Von G. Bocsai, 80 Seiten, mit über 60 Abbildungen, kartoniert, **DM 4,80**
Beliebte und neue Kegelspiele. (0271) Von Georg Bocsai, 92 Seiten, 62 Abbildungen, kartoniert, **DM 4,80**
Segeln. Ein Anfängerkurs mit vielen Bildern. (0316) Von H. und L. Blasy, 112 Seiten, 92 Fotos und Abbildungen, kartoniert, **DM 6,80**
Segeln. Boote, Manöver, Windsurfen. (5009) Von Horst Müller, 64 Seiten, 42 Farbabbildungen, Pappband, **DM 9,80**
Segeln. (4207) Von Claus Hehner, 96 Seiten, 106 großformatige Farbfotos, Pappband, **DM 19,80**
Windsurfen. Handbuch für Grundschein und Praxis. (5028) Von Calle Schmidt, 64 Seiten, über 50 Abbildungen, durchgehend vierfarbig, Pappband, **DM 9,80**
Angeln. Kleine Fibel für den Sportfischer. (0198) Von E. Bondick, 96 Seiten, mit über 116 Abbildungen, kartoniert, **DM 5,80**
Sportfischen. Fische – Geräte – Technik. (0324) Von Helmut Oppel, 144 Seiten, mit 49 Fotos, Abbildungen und 8 Farbtafeln, kartoniert, **DM 8,80**

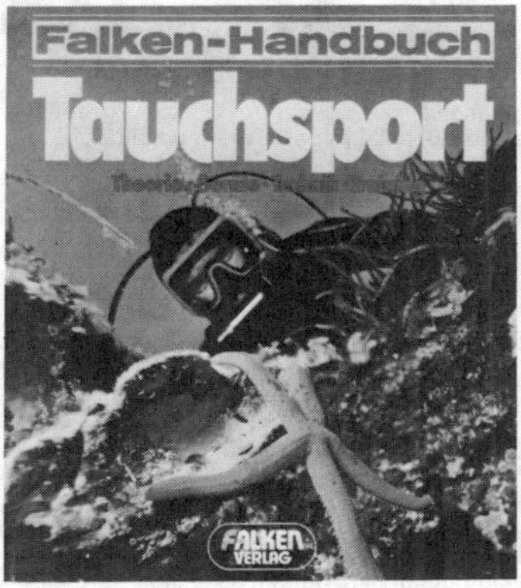

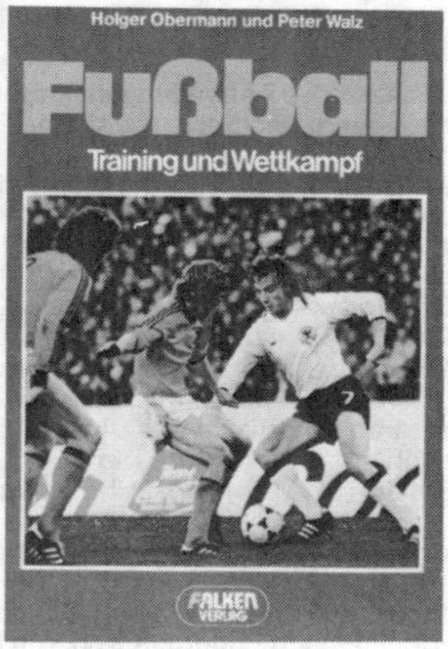

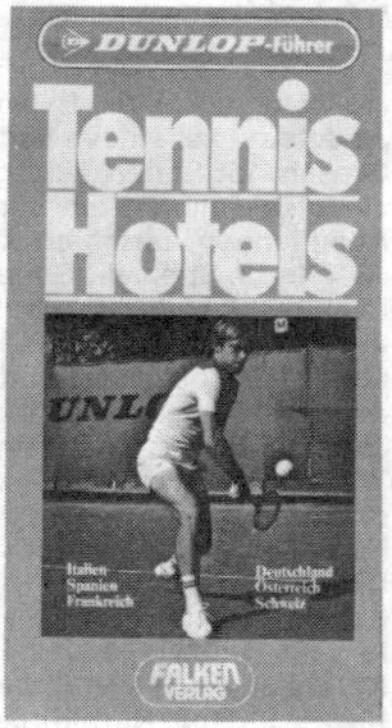

Falken-Handbuch Tauchsport. (4062) Von Wolfgang Freihen, 272 Seiten, 252 Farbfotos und Abbildungen, gebunden, mit Schutzumschlag, **DM 29,80**
Tauchen. Grundlagen – Training – Praxis. (0267) Von W. Freihen, 144 Seiten, 71 Fotos und Farbtafeln, kartoniert, **DM 9,80**
Reiten. Vom ersten Schritt zum Reiterglück. (5033) Von Herta F. Kraupa-Tuskany, 64 Seiten mit vielen Farbbildern und Zeichnungen, kartoniert, **DM 9,80**
Reiten im Bild. Dressur – Springen – Gelände. (0415) Von Ute Richter, 168 Seiten, 235 Abbildungen, kartoniert, **DM 9,80**
Voltigieren. Pflicht – Kür – Wettkampf. (0455) Von Josephine Bach, 119 Seiten, 88 Schwarzweißfotos und 4 Farbtafeln, kartoniert, **DM 12,80**
Skischule. Ausrüstung – Technik – Gymnastik. (0369) Von Christine und Richard Kerler, 128 Seiten mit 100 Fotos, kartoniert, **DM 7,80**
Skilanglauf für jedermann. Lernen – Üben – Anwenden. Ein Fernsehbegleitbuch. (5036) Von Prof. Heiner Brinkmann, Sporthochschule Köln, 116 Seiten mit 133 Fotos, kartoniert, **DM 12,80**
Ski-Gymnastik. Fit für Piste und Loipe. (0450) Von Hannelore Pilss-Samek, 104 Seiten, 67 Fotos und 20 Zeichnungen, kartoniert, **DM 6,80**
Schwimm mit! Anfängerkurs für Kinder und Eltern. Ein ZDF-Fernsehbegleitbuch. (5040) Von W. Günter Lingenau und Bärbel Vitt, 64 Seiten, 120 Abbildungen, kartoniert, mit Ringheftung, **DM 9,80**
Babys lernen schwimmen. (0497) Von Jean Fouace, ca. 96 Seiten, ca. 45 Abbildungen, kartoniert, ca. **DM 7,80***
Handball. Technik – Taktik – Regeln. (0426) Von Fritz und Peter Hattig, 144 Seiten, 91 Fotos und 121 Zeichnungen, kartoniert, **DM 9,80**
Fußball. Technik – Regeln – Taktik. (0448) Von Holger Obermann und Peter Walz, 166 Seiten, 93 Fotos, 56 Zeichnungen, kartoniert, **DM 9,80**
Fechten. Florett – Degen – Säbel. (0449) Von Emil Beck, 88 Seiten, 219 Fotos und Zeichnungen, kartoniert, **DM 9,80**
Spaß am Laufen. Jogging für die Gesundheit. (0470) Von Werner Sonntag, 120 Seiten, 36 Abbildungen, kartoniert, **DM 6,80**
Roller-Skating. Rollschuhlaufen. (0518) Von Christa-Maria und Richard Kerler, ca. 96 Seiten, Abbildungen, kartoniert, ca, **DM 6,80***
Auto-Rallyes für jedermann. Planen – ausrichten – mitfahren. (0457) Von Rüdiger Hagelberg, 104 Seiten, kartoniert, **DM 9,80**

* Neuerscheinung. Preise waren bei Druckbeginn noch nicht endgültig festgelegt.

Budo

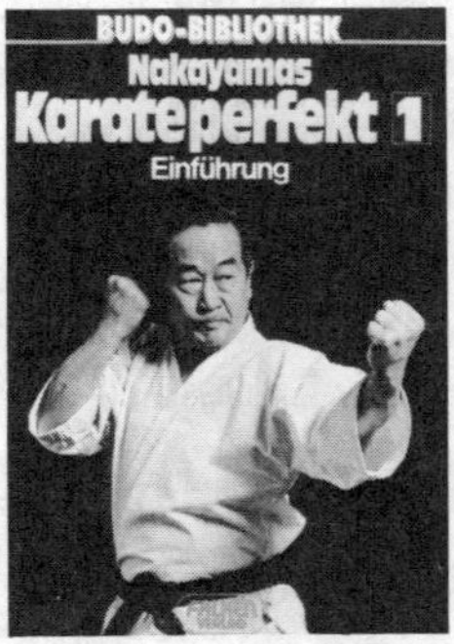

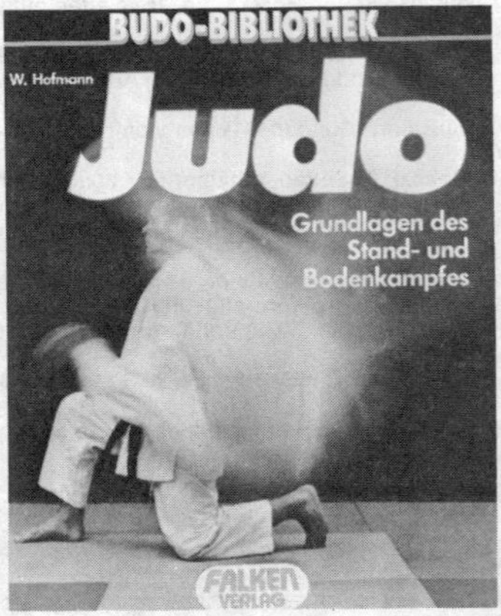

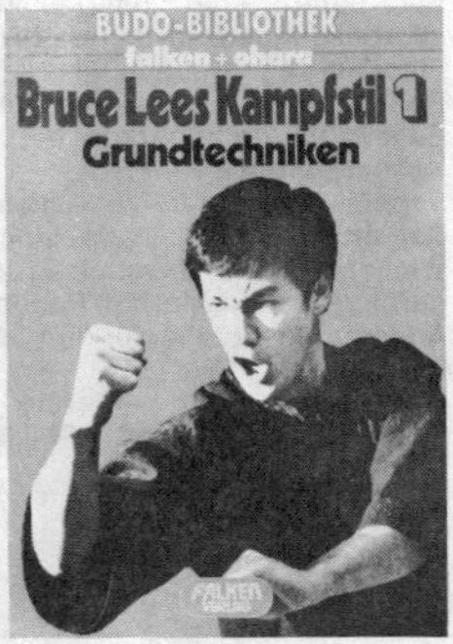

Jiu-Jitsu. (0065) Von B. Kressel, 84 Seiten, 85 Abbildungen, kartoniert, **DM 5,80**
Ju-Jutsu – waffenlose Selbstverteidigung. Das Beste aus Judo, Karate, Aikido. (0276) Von W. Heim und F. J. Gresch, 156 Seiten, 460 Fotos, kartoniert, **DM 9,80**
Ju-Jutsu 2. Für Fortgeschrittene und Meister. (0378) Von Werner Heim und Franz J. Gresch, 164 Seiten, 708 Abbildungen, kartoniert, **DM 16,80**
Ju-Jutsu 3. Spezial-, Gegen- und Weiterführungstechniken (0485) Von Werner Heim, Franz Josef Gresch, 214 S., mit über 600 Abbildungen, kartoniert, **DM 19,80**
Judo – Grundlagen des Stand- und Bodenkampfes. (4013) Von W. Hofmann, 244 Seiten, 589 Fotos, 2-farbiger Einband, Großformat, gbd., **DM 28,–**
Judo. Grundlagen – Methodik. (0305) Von Mahito Ohgo, 204 Seiten, 1025 Fotos, kartoniert, **DM 14,80**
Judo. Go Kyo-Kampftechniken. (0352) Von Mahito Ohgo, 152 Seiten, 231 Abbildungen, kartoniert, **DM 16,80**
Wir machen Judo. (5069) Von Riccardo Bonfranchi und Ulrich Klocke, 92 Seiten, mit Bewegungsabläufen in cartoonartigen zweifarbigen Zeichnungen, kartoniert, **DM 12,80**
Neue Lehrmethoden der Judo-Praxis. (0424) Von Pierre Herrmann, 223 Seiten, 475 Abbildungen, kartoniert, **DM 16,80**
Karate I. Ein fernöstlicher Kampfsport. (0227) Von Albrecht Pflüger, 136 Seiten, 195 Fotos und Zeichnungen, kartoniert, **DM 9,80**
Karate II. (0239) Von Albrecht Pflüger, 160 Seiten, 452 Abbildungen, kartoniert, **DM 9,80**
Karate für alle. Karate-Selbstverteidigung in Bildern. (0314) Von Albrecht Pflüger, 112 Seiten, 356 Fotos, kartoniert, **DM 8,80**
Karate-Do. Das Handbuch des modernen Karate. (4028) Von Albrecht Pflüger, 360 Seiten, über 1159 Abbildungen, gebunden, **DM 28,–**
Nakayamas Karate perfekt 1. Einführung (0487) Von Masatoshi Nakayama, 144 S., mit 605 Fotos, kartoniert, **DM 19,80**
Nakayamas Karate perfekt 2. Grundtechniken. (0512) Von Masatoshi Nakayama, 144 Seiten, 440 Abbildungen, kartoniert, **DM 19,80***
Kontakt-Karate. Ausrüstung – Technik – Training. (0396) Von Albrecht Pflüger, 5. DAN Karate, 128 Seiten, 238 Fotos, kartoniert, **DM 12,80**
BO-Karate. Kukishin-Ryu – die Techniken des Stockkampfes. (0447) Von Georg Stiebler, 176 Seiten, 424 Fotos und 38 Zeichnungen, kartoniert, **DM 16,80**
Karate für Frauen und Mädchen. Sport und Selbstverteidigung. (0425) Von Albrecht Pflüger, 168 Seiten, 259 Fotos, kartoniert, **DM 9,80**
Kung Fu – Grundlagen, Technik. (0367) Von Bruce Tegner, 182 Seiten, 370 Fotos, kartoniert, **DM 14,80**
Kung-Fu II. Theorie und Praxis klassischer und moderner Stile. (0376) Von Manfred Pabst, 160 Seiten, 330 Abbildungen, kartoniert, **DM 12,80**
Shaolin-Kempo – Kung-Fu. Chinesisches Karate im Drachenstil. (0395) Von Ronald Czerni und Klaus Konrad, 236 Seiten, 723 Abbildungen, kartoniert, **DM 16,80**
Kampfsport Fernost. Kung-Fu – Judo – Karate – Kendo – Aikido (4108) Von Jim Wilson, 88 Seiten, 164 farbige Abbildungen, Pappband, **DM 22,–**
Shuriken · Tonfa · Sai. Stockfechten und andere bewaffnete Kampfsportarten aus Fernost. (0397) Von Andreas Schulz, 96 Seiten, 253 Fotos, kartoniert, **DM 12,80**
Nunchaku. Waffe und Sport – Selbstverteidigung. (0373) Von Albrecht Pflüger, 144 Seiten, 247 Abbildungen, kartoniert, **DM 16,80**
Aikido. Moderne japanische Selbstverteidigung. (0248) Von Gerd Wischnewski, 132 Seiten, 256 Abbildungen, kartoniert, **DM 9,80**
Kendo. Japanisches Stockfechten. (0413) Von Peter Jagemann, 120 Seiten, 170 Abbildungen, kartoniert, **DM 14,80**
Taekwon-Do. Koreanischer Kampfsport. (0347) Von Konstantin Gil, 152 Seiten, 408 Abbildungen, kartoniert, **DM 12,80**
Hap Ki Do. Grundlagen und Techniken koreanischer Selbstverteidigung. (0379) Von Kim Sou Bong, 120 Seiten, 153 Abbildungen, kartoniert, **DM 14,80**
Illustriertes Handbuch des Taekwondo. Koreanische Kampfkunst und Selbstverteidigung (4053) Von Konstantin Gil, 248 Seiten, 1026 Abbildungen gbd., **DM 28,–.**

Heckenrose

Rosa canina

Der 1 bis 2 m hohe Strauch, auch *Wild-* oder *Hundsrose* genannt, ist stachelig und hat wechselständige, gefiederte, scharfgesägte Blätter. Seine Blüten, weiß bis rosarot, duften zart. Sie haben einen krugförmigen Boden, fünf zurückgeschlagene grüne Kelchblätter und fünf große Kronblätter. Im Herbst trägt der Busch leuchtend rote Hagebutten, deren Haut kleine, seidenweich und silbern behaarte Samen umschließt.
Die Zweige sind mit sichelförmigen Stacheln besetzt.
Die Frucht der Heckenrose, die Hagebutte, enthält viel Vitamin C, mehr als Apfelsinen und Ztironen. Der besondere Vorteil der Hagebutte ist, daß sie dieses Vitamin auch bei richtiger Trocknung nicht verliert und es auch beim Kochen besser als bei anderen Pflanzen erhalten bleibt. Natürlich ist er im frischen Zustand am höchsten.
Daneben enthält die Hagebutte noch Vitamin B1, B 2, kleine Mengen Vitamin H und T, sowie die Vitamin A-Vorstufe, das Karotin. Hinzu kommen Gerbstoffe und Minerale.
Am reichsten ist der Vitamin C-Gehalt kurz vor dem Ausreifen.
Vorkommen: Zäune, Hecken, Waldränder, Hänge.
Blütezeit: Juni.
Sammelzeit: April und Mai, junge Triebe, Oktober und November Hagebutten.
Anwendung: Grundsätzlich wegen des Vitamin C Verwendung als Rohstoff für Fruchtsäfte und Marmelade. Gegen Erkältung und Infektionen vorbeugend. Gegen Rheuma und Gicht. Es ist durch nichts bewiesen, daß Hagebutten harntreibend wirken, ebenso gibt es keinen Beweis für ihre Wirksamkeit bei Nierensteinen, wenngleich alte Kräuterbücher dies behaupten und neuere es unbeanstandet übernehmen. Moderne und verantwortungsbewußte Heilpraktiker warnen ausdrücklich davor, die Hagebutte bei Harnver-

haltung anzuwenden und dadurch das Leiden aufzuhalten oder gar zu verschlimmern.

Zubereitung: Hagebuttentee wird aus ganzen Früchten, Schalen und Kernen, nachdem Kopf und Stiel entfernt worden sind, zubereitet. 1 bis 2 Teelöffel werden mit 1/4 Liter siedendem Wasser übergossen, dann etwa 10 Minuten gekocht. Süßen sollte man diesen (auch in Apotheken käuflichen) Tee mit Honig oder Fruchtwasser.

Hagebuttenmarmelade enthält alle Wirkstoffe vorbeugender Heilkraft. Man stellt sie zu gleichen Teilen mit Zucker her.

Hagebuttenpulver (aus Kernen) zu Pulver verarbeitet kann ebenfalls als guter Vitamin C-Erhalter bezeichnet werden. Ob er sich wirklich gegen Nierensteine bewährt, ist bisher nicht erwiesen. Man bereitet aus 2 g Pulver auf 1/4 Liter Wasser einen Absud, kocht also so lange, bis sich die Flüssigkeitsmenge auf 1/8 Liter verringert hat. Diese Tagesmenge soll längere Zeit eingenommen werden, sofern der Arzt nicht anderer Meinung ist.

Hagebutten-Sirup kann die Hausfrau selbst herstellen, aber auch fertig kaufen. Er ist für Kleinkinder bestens geeignet.

Vielfach wird auch Hagebuttentinktur (auf Branntwein angesetzt) gegen Magen- und Darmleiden empfohlen. Wegen des starken Alkoholgehaltes bezweifeln wir die gesundheitsfördernde Wirkung.

Anwendungsgebiete: Allgemeinbefinden und Vorbeugung, Magen, Darm, Muskeln, Gelenke.

Heidelbeere

Vaccinium myrtillus
Vergiftungsgefahr!

Abb. auf Farbtafel 3

Dieses über ganz Europa verbreitete Heidekrautgewächs ist auch als *Blaubeere, Schwarzbeere, Bickbeere, Hasenbeere, Mostbeere,* und *schwarze Besinge* bekannt. Die strauchartig entwickelte Pflanze wird 15 bis 40 cm hoch und wächst oft in großen, dichten Flächen. Sie hat kurzstielige, beiderseitig glatte, eiförmige Blätter mit kleingesägtem Rand. Die kleinen grünlich-weißen Blüten befinden sich an den Unterseiten der Zweige. Die Früchte sind schwarz bis grau-blau und haben Erbsengröße.

Der Hauptwirkstoff der Heidelbeere ist der Gerbstoff. Sie enthält außerdem die Vitamine B, C und die Vorstufe zum Vitamin A. Dazu die Fruchtsäuren und Arbartin sowie Hydrochinon.

Vorkommen: Wälder, Torfmoore, Heiden, Berghänge.

Blütezeit: Ende April bis Juni.

Sammelzeit: Juni bis August, Früchte, Juli Blätter.

Anwendung: Bekannt ist die durchfallhemmende Wirkung getrockneter Beeren. Sie sollten sich darum in jeder Hausapotheke befinden. Der Saft der Blätter soll sich als äußerer Blätteraufschlag gut bei entzündeten Augen bewährt haben. Er eignet sich auch für Mund- und Geschwürbehandlungen.

Innerlich hilft die Heidelbeere bei Durchfall, Erbrechen, Magenkrämpfen, Halserkrankungen und Entzündungen des Zahnfleisches. Bei letzteren beiden Erkrankungen genügen systematische Spülungen.

Die Behauptung, Heidelbeeren würden gegen Zuckerkrankheit helfen, ist wahrscheinlich falsch, da sie eher blutzuckersteigernd wirken – auch wenn nur abgekochte Blätter verwendet werden.

Zubereitung: Auch gesunde Menschen sollten hin und wieder getrocknete Beeren (wenige) mit geriebenem Apfel gemischt zu sich nehmen. Zum Aufguß nimmt mit 2 bis 3 Teelöffel auf 1/4

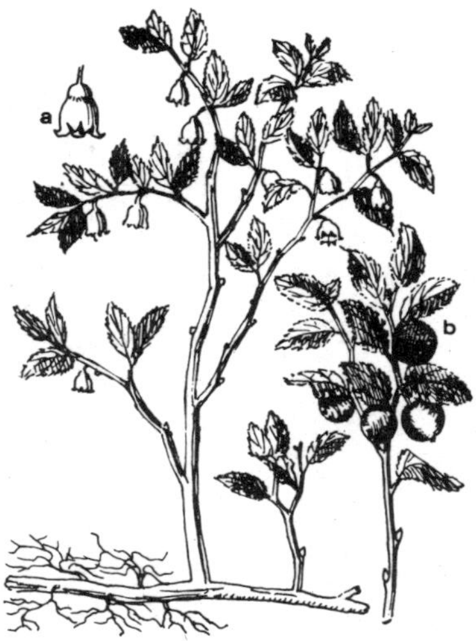

a) Blüte
b) Fruchtzweig

Liter siedendes Wasser. Diese Menge genügt für einen Tag. Mehr ist nicht zu empfehlen.
Eine Blätterabkochung läßt sich bei Blasenkatarrh und Mundfäule verwenden und ist auch als Aufschlag bei Augenentzündungen brauchbar. (wie der bereits erwähnte Aufschlag von frischen Blättern). Bei Halserkrankungen und Zahnfleischentzündungen Gurgeln mit dem Absud.
Für obige Zwecke kann man auch verdünnten Heidelbeersaft verwenden.
Bei Schnupfen empfehlen sich wiederholte Nasenspülungen mit verdünntem Saft.
Viele Ärzte verordnen frische Heidelbeeren bei Hämorrhoiden, Magenkatarrhen und zu starker Gasbildung im Darm.
Umschläge von dick eingekochten Beeren, die als dünne Schicht auf Leinenlappen aufgetragen werden, haben sich bei Flechten ausgezeichnet bewährt.
Einen Kaltauszug stellt man am besten aus 10 g getrockneter Beeren her, die mindestens 10 Stunden in 1/4 Liter Wasser ziehen müssen. Heidelbeerwein ist eine Art Lebenselixier für ältere Menschen, die 3 mal täglich davon 1 Likörglas voll trinken sollten. Auch Darmleidende dürfen ihn zu sich nehmen.
Der amerikanische Arzt Allen will in den Heidelbeerblättern vegetabilisches Insulin entdeckt haben, daher mag die zu bezweifelnde Ansicht kommen, daß sich die Heidelbeere auch bei Zuckerkranken bewähre.
Anwendungsgebiete: Magen, Darm, Mund, Hals.

Herbstzeitlose

Colchicum autumnale
Gift!

Abb. auf Farbtafel 29

Diese giftige krokusähnliche, blaß- fleischfarbige Pflanze ohne Blätter nennt der Volksmund *Nackte Jungfer* und auch *Wiesensafran.* Das Liliengewächs hat aber noch viele andere Namen, die hier unmöglich alle aufgezählt werden können. Es gibt wohl niemanden, der diese über Nacht aus dem Wiesenboden schießende Blume nicht kennt. Sie hat einen 6teiligen Saum, 6 Staubblätter und 3 Griffel. Im ganzen zeigt sie 3 breitlanzettliche Blätter, die, wie die Frucht, immer erst im nächsten Frühjahr erscheinen. Dieses außerhalb der Zeit Erscheinen mag ihr den Namen Zeitlose gegeben haben.
Der große, schmale, rosafarbene Blütenkelch ist ohne jeden Schutz grüner Blätter, also nackt, wie der Volksmund feststellt.
Verwunderlich ist die Häufigkeit der durch das Essen von Samen und Blüten meist bei Kindern auftretenden Vergiftungen. Sie sind sehr gefährlich und können sogar tödlich ausgehen. Es genügen schon wenige Gramm der Samen.
Eine besondere Gefahr liegt darin, daß die Beschwerden, wie Kratzen und Brennen im Hals, Durst, Übelkeit, Erbrechen u. a. typische Vergiftungserscheinungen immer erst einige Stunden nach dem Genuß des Giftes eintreten.
Dieses Gift Colchicin aber ist es, was die Herbstzeitlose zu einer Heilpflanze für Gichtkranke macht.

Vorkommen: Feuchte Wiesen, Pflanzensiedlungen.

Blütezeit: September und Oktober.

Sammelzeit: Für Laien ungeeignet. Fachkräfte sammeln für Apotheken die Wurzeln.

Anwendung: Bei akuten Gicht- und Rheumaanfällen.

Zubereitung: Nur Apotheken.

Anwendungsgebiete: Gicht, akute Rheumaanfälle.

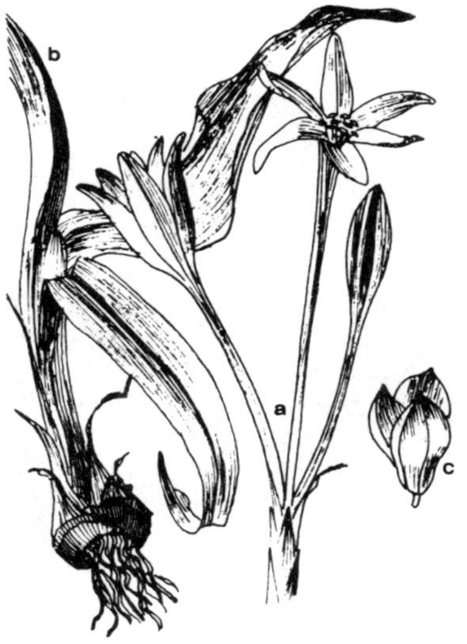

a) blühende Herbstzeitlose
b) fruchttragende Frühlingspflanze
c) Fruchtkapsel

Herzgespann

Leonurus cardiaca

Abb. auf Farbtafel 38

Man kennt die bis 1 m hohe Pflanze mit dem kantigen Stengel vielfach als *Wolfskraut* oder *Wolfstrapp.* Mancherorts heißt sie auch *Löwenschwanz* oder *Bärenschweif.* Sie hat gegenständige Blätter, die grob gezähnt sind und in deren Achseln die kleinen weißen bis rötlich gefärbten Blüten zu Scheinquirlen stehen.

Herzgespann bzw. Wolfstrapp enthält Leonorin, ätherisches Öl, Gerbstoff und ein noch nicht bekanntes Alkaloid. Letzteres scheint jedoch der Hauptwirkstoff der Heilpflanze zu sein, die sich besonders im ostasiatischen Raum großer Beachtung erfreut.

Das Kraut hat einen unangenehmen Geruch. In der Volksmedizin wird Herzgespann schon seit dem Mittelalter als Tee bei Verschleimung sowie bei Herz- und Magenbeschwerden angewandt. Die Wissenschaft ist sich noch nicht einig, wie die Einflüsse auf Herz und Kreislauf zu erklären sind. Sie hat keine Beweise und vermutet indirekte Einwirkungen über das Zwerchfell.

Vorkommen: Weinberge, Schuttplätze, Wege.

Blütezeit: Juni bis September.

Sammelzeit: Juni bis September, oberer Teil des blühenden Krautes.

Anwendung: Nervöse Herzbeschwerden, Blähungen, früher auch Magenbeschwerden und Regelstörungen und Blutarmut.

Zubereitung: Pulver, nach üblicher Art hergestellt, kann 3mal täglich 1 g eingenommen werden. Für einen Kaltauszug nimmt man 2 Teelöffel des möglichst fein zerkleinerten Krauts auf 1/4 Liter Wasser, läßt ihn längere Zeit ziehen und trinkt diese Menge tagsüber in kleinen Schlucken.

Anwendungsgebiete: Herz, Magen, Darm.

Deutsch für Ausländer

Deutsch für Ausländer im Selbstunterricht. Ausgabe für Spanier. (0253) Von Juan Manuel Puente und Ernst Richter, 136 Seiten, 62 Zeichnungen, kartoniert, **DM 9,80**
Deutsch für Ausländer im Selbstunterricht. Ausgabe für Italiener. (0254) Von Italo Nadalin und Ernst Richter, 156 Seiten, 62 Zeichnungen, kartoniert, **DM 9,80**
Deutsch für Ausländer im Selbstunterricht. Ausgabe für Jugoslawen. (0261) Von I. Hladek und Ernst Richter, 132 Seiten, 62 Zeichnungen, kartoniert, **DM 9,80**
Deutsch für Ausländer im Selbstunterricht. Ausgabe für Türken. (0262) von B. I. Rasch und Ernst Richter, 136 Seiten, 62 Zeichnungen, kartoniert, **DM 9,80**
Deutsch – Ihre neue Sprache. Grundbuch. (0327) Von H. J. Demetz und J. M. Puente, 204 Seiten mit über 200 Abbildungen, kartoniert, **DM 14,80**
Deutsch – Ihre neue Sprache. Lehrerheft. (0328) Von H. J. Demetz und J. M. Puente, 48 Seiten, kartoniert, **DM 5,80**
Glossar **Italienisch.** (0329) Von H. J. Demetz und J. M. Puente, 62 Seiten, kartoniert, **DM 6,80**
Glossar **Spanisch.** (0330) Von H. J. Demetz und J. M. Puente, 62 Seiten, kartoniert, **DM 6,80**
Glossar **Serbo-kroatisch.** (0331) Von H. J. Demetz und J. M. Puente, 62 Seiten, kartoniert, **DM 6,80**
Glossar **Türkisch.** (0332) Von H. J. Demetz und J. M. Puente, 62 Seiten, kartoniert, **DM 6,80**
Glossar **Griechisch.** (0333) Von H. J. Demetz und J. M. Puente, 62 Seiten, kartoniert, **DM 6,80**
Glossar **Portugiesisch.** (0334) Von H. J. Demetz und J. M. Puente, 62 Seiten, kartoniert, **DM 6,80**
Glossar **Arabisch.** (0335) Von H. J. Demetz und J. M. Puente, 62 Seiten, kartoniert, **DM 6,80**
Glossar **Englisch.** (0336) Von H. J. Demetz und J. M. Puente, 62 Seiten, kartoniert, **DM 6,80**
Glossar **Französisch.** (0337) Von H. J. Demetz und J. M. Puente, 62 Seiten, kartoniert, **DM 6,80**
Tonband 13 cm, 9,5 cm/sec., 91 Min., Doppelspur. (0338) **DM 89,–**
2 Compact-Cassetten, 90 Min., einspurig. (0339) **DM 36,–**
135 Diapositive, Texterschließung der Lerneinheiten I–X. (0340) **DM 180,–**

Geselligkeit

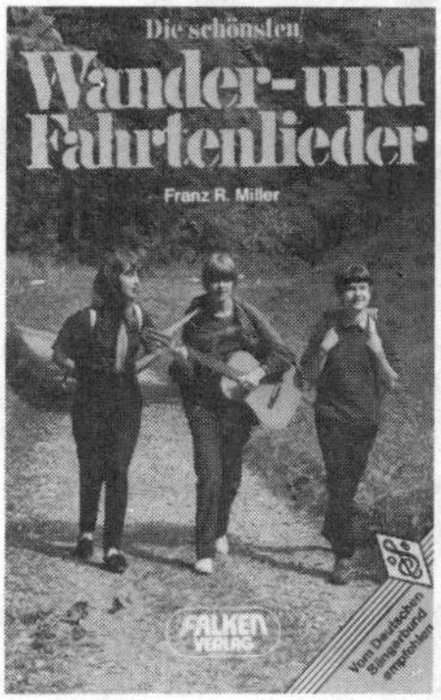

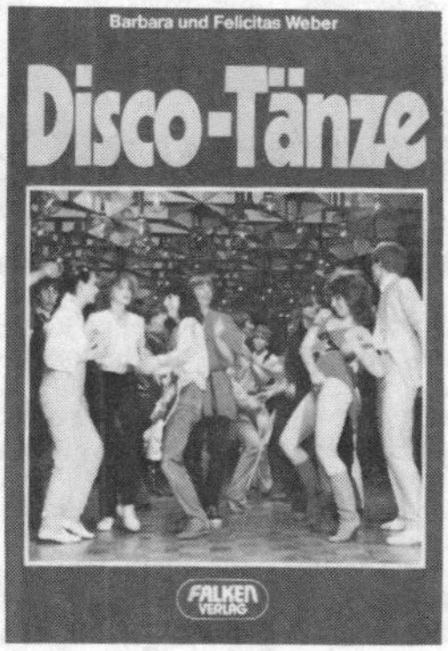

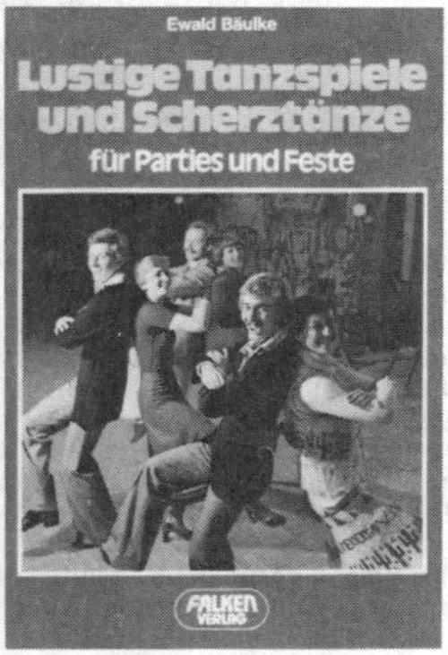

Der Gute Ton. Ein moderner Knigge (0063) Von Irmgard Wolter, 168 Seiten, 38 Zeichnungen, kartoniert, **DM 7,80**
Neue Spiele für Ihre Party. (2022) Von Gerda Blechner, mit vielen Zeichnungen von Fee Buttig, 120 Seiten, kartoniert, **DM 7,80**
Partytänze – Partyspiele. (5049) Von Wally Kaechele, 94 Seiten mit 104 Fotos, herausgegeben von der »tanz-illustrierten«, Pbd., **DM 12,80**
Wir geben eine Party. (0192) Von Elisabeth Ruge, 88 Seiten, 8 Farbtafeln, 23 Zeichnungen, kartoniert, **DM 6,80**
So feiert man Feste fröhlicher. (0098) Von Dr. Allos, 96 Seiten, 15 Abbildungen, kartoniert, **DM 5,80**
Tischkarten und Tischdekorationen. (5063) Von Gabriele Vocke, 64 Seiten, 79 Abbildungen, durchgehend vierfarbig, Pappband, **DM 9,80**
Lustige Tanzspiele und Scherztänze. (0165) Von E. Bäulke, 80 Seiten, 53 Abbildungen, kartoniert, **DM 4,80**
Wir lernen tanzen mit dem Ehepaar Fern. (0200) Von Ernst und Helga Fern, 168 Seiten, 125 Fotos und 46 Schrittdiagramme, kartoniert, **DM 8,80**
Tanzstunde. Die 11 Tänze des Welttanzprogramms (5018) Von Gerd Hädrich, 120 Seiten, 372 Fotos und Schrittskizzen, Pbd., **DM 15,–**
Tanzstunde 2. Figuren für Fortgeschrittene. (5027) Von Gerd Hädrich, 72 Seiten, 233 Abbildungen, Pappband, **DM 10,–**
Disco-Tänze (0491) Von Barbara und Felicitas Weber, 104 S., 104 Abbildungen, kartoniert, **DM 6,80**
Sing mit Fischer. (0422) Herausgegeben vom Freundeskreis der Fischer-Chöre, 176 Seiten, 16 Farbtafeln, kartoniert, **DM 9,80**
Die schönsten Volkslieder. (0432) Von Dietmar Walther, 128 Seiten, mit Notenbeispielen und Zeichnungen, kartoniert, **DM 4,80**
Die schönsten Wander- und Fahrtenlieder. (0462) Herausgegeben von Franz R. Miller, 80 Seiten, mit Noten, kartoniert, **DM 4,80**
Die schönsten Berg- und Hüttenlieder. (0514) Herausgegeben von Franz R. Miller, empfohlen vom Deutschen Sängerbund, ca. 128 Seiten, viele Zeichnungen, kartoniert, ca. **DM 4,80***

* Neuerscheinung. Preise waren bei Druckbeginn noch nicht endgültig festgelegt.

Geschäftliche Briefe des Handwerkers und Kaufmanns. (0041) Von A. Römer, 96 Seiten, kartoniert, **DM 5,80**
Privatbriefe Muster für alle Gelegenheiten (0114) Von Irmgard Wolter-Rosendorf, ca. 96 S., kartoniert, **DM 6,80**
Worte und Briefe der Anteilnahme. (0464) Von Elisabeth Ruge, 127 Seiten, mit Abbildungen, kartoniert, **DM 6,80**
Der neue Briefsteller. (0060) Von I. Wolter-Rosendorf, 112 Seiten, kartoniert, **DM 5,80**
Musterbriefe für alle Gelegenheiten. (0231) Herausgegeben von Olaf Fuhrmann, 248 Seiten, kartoniert, **DM 9,80**
Die erfolgreiche Bewerbung. (0173) Von W. Manekeller, 152 Seiten, kartoniert, **DM 8,80**
Erfolgreiche Bewerbungsbriefe und Bewerbungsformen. (0138) Von W. Manekeller, 88 Seiten, kartoniert, **DM 4,80**
Lebenslauf und Bewerbung. Beispiele für Inhalt, Form und Aufbau (0428) Von Hans Friedrich, 112 Seiten, kartoniert, **DM 5,80**
Die Redekunst, Redetechnik, Rednererfolg. (0076) Von Kurt Wolter, überarbeitet von Dr. W. Tappe, 80 Seiten, kartoniert, **DM 4,80**
Großes Buch der Reden und Ansprachen für jeden Anlaß. (4009) Herausgegeben von F. Sicker, 468 Seiten, Lexikonformat, Ganzleinen, **DM 39,–**
Festreden und Vereinsreden. (0069) Von K. Lehnhoff und E. Ruge, 88 Seiten, kartoniert, **DM 4,80**

* Neuerscheinung. Preise waren bei Druckbeginn noch nicht endgültig festgelegt.

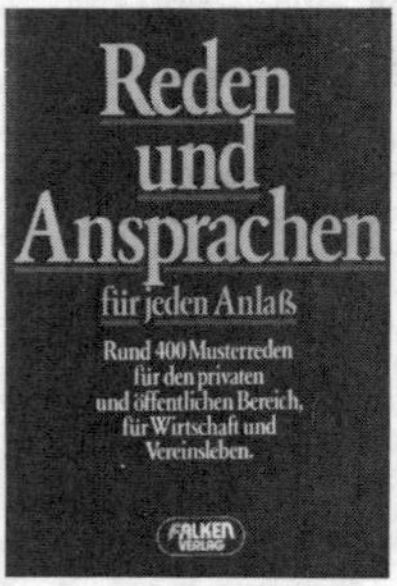

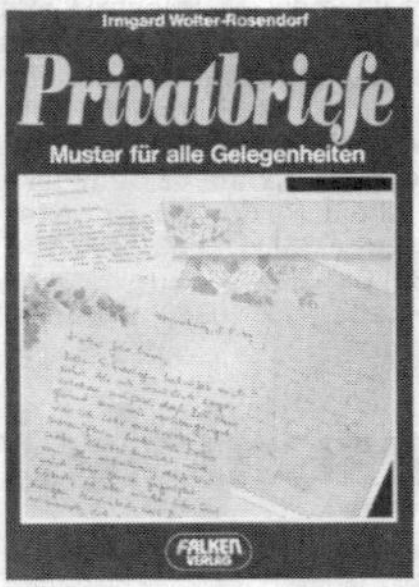

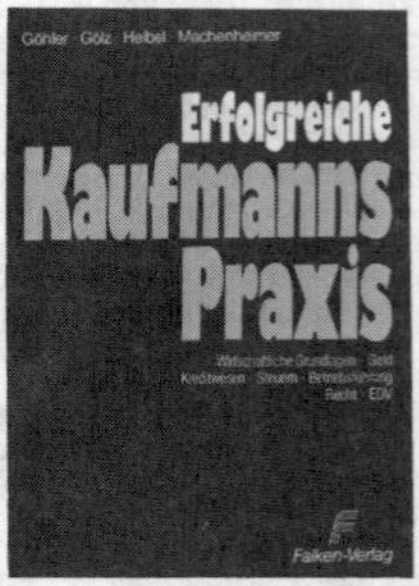

Fortbildung und Beruf

Maschinenschreiben durch Selbstunterricht Band 1. (0170) Von A. Fonfara, 84 Seiten mit vielen Abbildungen, kartoniert, **DM 4,80**
Maschinenschreiben durch Selbstunterricht Band 2. (0252) Von Hanns Kaus, 84 Seiten, kartoniert, **DM 5,80**
Stenografie – leicht gelernt. (0266) Von Hanns Kaus, 64 Seiten, kartoniert, **DM 5,80**
Buchführung leicht gefaßt. (0127) Von R. Pohl, 104 Seiten, kartoniert, **DM 7,80**
Rechnen aufgefrischt. (0100) Von H. Rausch, 108 Seiten, kartoniert, **DM 6,80**
Aufgaben lösen und **Spiele mit dem Taschenrechner.** (5060) Von Peter Fleischhauer, Fernsehbegleitbuch, 120 Seiten, 55 Abbildungen und Zeichnungen, kartoniert, **DM 9,80**
Schülerlexikon der Mathematik. Formeln, Übungen und Begriffserklärungen für die Klassen 5–10. (0430) Von Robert Müller, 176 Seiten, 96 Zeichnungen, kartoniert, **DM 9,80**
Mathematische Formeln für Schule und Beruf. Mit Beispielen ud Erklärungen. (0499) Von Robert Müller, ca. 160 Seiten, 210 Zeichnungen, kartoniert, ca. **DM 9,80***
Aufsätze besser schreiben. Förderkurs für die Klassen 4–10. (0429) Von Kurt Schreiner, 144 Seiten, 4 Fotos und 27 Zeichnungen, kartoniert, **DM 9,80**
Diktate besser schreiben. Übungen zur Rechtschreibung für die Klassen 4 bis 8. (0469) Von Kurt Schreiner, 149 Seiten, kartoniert, **DM 9,80**
Wie behandle ich meinen Chef? (5030) Von Dr. Bernd Gasch und Ulrike Hess, 88 Seiten mit Karikaturen, kartoniert, **DM 9,80**
Einmaleins der Demokratie im sozialen Verwaltungsstaat. (0407) Von Prof. Dr. Richard Bartlsperger, 128 Seiten mit Grafiken und Abbildungen, kartoniert, **DM 9,80**

* Neuerscheinung. Preise waren bei Druckbeginn noch nicht endgültig festgelegt.

Glückwünsche

Trinksprüche, Richtsprüche, Gästebuchverse. (0224) Von D. Kellermann, 80 Seiten, kartoniert, **DM 4,80**
Neue Glückwunschfibel für Groß und Klein. (0156) von Renée Christian-Hildebrandt, 96 Seiten, kartoniert, **DM 4,80**
Großes Buch der Glückwünsche. (0255) Herausgegeben von Olaf Fuhrmann, 240 Seiten, 64 Zeichnungen und viele Gestaltungsvorschläge, kartoniert, **DM 9,80**
Glückwunschverse für Kinder. (0277) Von B. Ulrici, 80 Seiten, kartoniert, **DM 4,80**
Verse fürs Poesiealbum. (0241) Von Irmgard Wolter, 96 Seiten, 20 Abbildungen, kartoniert, **DM 4,80**
Rosen, Tulpen, Nelken . . . **Beliebte Verse fürs Poesiealbum** (0431) Von Waltraud Pröve, 96 Seiten mit Faksimile-Abbildungen, kartoniert, **DM 5,80**
Hochzeitszeitungen. Mit vielen Text- und Gestaltungsanregungen. (0288) Von Hans-Jürgen Winkler, 104 Seiten, 15 Abbildungen, 1 Musterzeitung, kartoniert, **DM 6,80**
Glückwünsche, Toasts und Festreden zur Hochzeit. (0264) Von Irmgard Wolter, 88 Seiten, kartoniert, **DM 4,80**
Kindergedichte zur Grünen, Silbernen und Goldenen Hochzeit. (0318) Von Hans-Jürgen Winkler, 104 Seiten, 20 Abbildungen, kartoniert, **DM 5,80**

Himbeere

Rubus ideaens
auch: *idaeus*

Abb. auf Farbtafel 2

Der Himbeerstrauch wird selten über 1 m hoch. Seine weißen Blüten stehen in Traubenrispen. Die Himbeere gehört zur Familie der Rosenblütler. Ihre Einzelblüten haben 5 Kronblätter und zahlreiche Staubgefäße. Die Blätter des Strauches sind 3 bis 7zählig gefiedert. Sie ähneln denen der Brombeere, sind aber heller gefärbt. Der Strauch hat viele Stacheln. Aus den Blättern und Spitzen läßt sich ein guter Haustee herstellen. Die Früchte enthalten Zitronensäure und andere organische Säuren wie Pectin. Die in den Blättern enthaltene Gerbsäure macht die Pflanze zum Mittel gegen Durchfall. Es ist kaum zu verstehen, daß die vitaminreiche Himbeere in vielen Kräuterbüchern nicht als Heilpflanze erwähnt wird.

Vorkommen: Wald, Gebüsch und angepflanzt.
Blütezeit: Mai und Juni.
Sammelzeit: Mai und Juni, Blätter. August und September, Beeren.
Anwendung: Bei Durchfall, Husten, Hautleiden, Fieber, Gicht. Auch bei Geburtswehen soll der Tee von Himbeerblättern erleichtern. Wenn nicht irgendwelche Komplikationen vorliegen, wird der Arzt nichts dagegen einzuwenden haben.
Zubereitung: Tee bereitet man mit 1 Teelöffel feingehackter oder zerriebener Blätter und 1 Tasse siedendem Wasser. Man läßt den Aufguß etwa 15 Minuten ziehen, seiht ihn dann ab. Es empfiehlt sich täglich nicht mehr als 2 Tassen zu trinken. (Siehe auch unter „Obst").
Frischer Preßsaft ist ein Beruhigungs- und Durstlöschmittel bei Fieber. Man sollte ihn ein wenig mit Honig verrühren.
Anwendungsgebiete: Magen, Darm, Luftwege.

Hirtentäschel

Capsella bursa pastoris

Die 20 bis 40 cm hohe Pflanze aus der Familie der Kreuzblütler entwickelt eine zierliche Blattrosette, aus der sich der Stengel mit den in Doldentrauben stehenden schmutzig-weißen Blütchen erhebt. Die Blätter sind meist schrotsägig, fiederspaltig. Die Samenschötchen sind klein, verkehrt – herzförmig, fast dreieckig.

Das Heilkraut ist unter vielen anderen Namen bekannt: *Mönch, Beuteldieb, Gänsekresse, Blutkraut, Beutelschneiderkraut* u. a. m.

Der Gehalt an Cholin, Acetylcholin, Tyramin, Diosmin und Gerbsäure hat die Pflanze schon im Mittelalter als Heilkraut berühmt gemacht.

Vorkommen: Wiesen, Äcker, Gärten, Schutthalden.

Blütezeit: April bis in den Spätherbst.

Sammelzeit: Mai bis September, blühendes Kraut und Samen.

Anwendung: Die wichtigste Heilwirkung liegt in der blutstillenden Eigenschaft, die sich vielfach bewähren kann. Zahn-, Nasenbluten und auch Menstruation, Hämoorhoiden und Wunden können behandelt werden.

Bei akuten Blutungen von Magen, Lunge, Nieren darf teelöffelweise Hirtentäschel-Tee gegeben werden bis der Arzt kommt.

Zubereitung: Gut geeignet als kalter Tee. Man gießt auf 2 Teelöffel des getrockneten Krautes oder etwa 10 g des frischen Krautes 1 Tasse siedendes Wasser und läßt es abkühlen.

Vom Preßsaft dürfen täglich mehrere Teelöffel eingenommen werden, jedoch sollte man dies nur mit Einwilligung des Arztes tun.

Statt des erkalteten Tees empfiehlt sich der Kaltauszug, bei dem man 3 Teelöffel des frischen Krautes (stark zerkleinert) über Nacht (oder mindestens 10 Stunden) in 1/4 Liter Wasser kalt ansetzt und ziehen läßt. Tagsüber in kleinen Schlucken trinken.

Anwendungsgebiete: Blutungen.

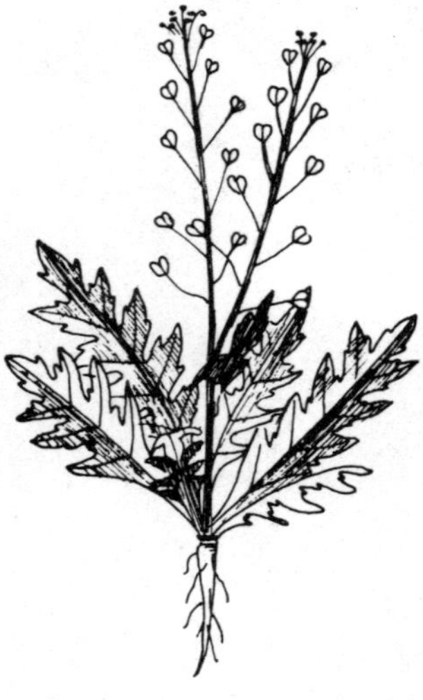

Hohlzahn

Galeopsis ochroleuca

Abb. auf Farbtafel 19

Als Unkraut wächst das auch *Sand-Daun* genannte Kraut am liebsten zwischen der Saat. Naturheilkundige Ärzte haben festgestellt, daß seine Mineralsalzzusammensetzung dem menschlichen Blut am nächsten kommt. Unbestreitbar ist die Tatsache, daß der Hohlzahn neben der Apfelsäure auch einen Gehalt von Eisen, Kali, Kalk, Natron und Schwefel hat, und zwar von so kleinen Spuren, wie sie der menschliche Körper zu verarbeiten gewohnt ist.

Der Hohlzahn gehört, wie der Schachtelhalm, zu den kieselsäurehaltigen Heilpflanzen und ist daher bei der zusätzlichen Behandlung von Lungenleiden von Wert. Sein Gerb- und Bitterstoff-Gehalt und der Anteil von Saponin lassen ihn auch für andere Krankheiten empfehlenswert erscheinen.

Man hat früher einmal einen großen Heilschwindel mit Teepackungen, bei denen der Hohlzahn als Wundermittel gegen Lungenschwindsucht herausgestellt wurde, erfolgreich betrieben und damit Mißtrauen gesät gegen die Pflanze. Ein Mißtrauen, das unberechtigt ist.

Vorkommen: Sandäcker, Wegränder, Schutt und als Unkraut zwischen der Saat.

Blütezeit: Juli bis September.

Sammelzeit: Juli bis September, nur blühendes Kraut.

Anwendung: Zusätzlich bei Lungenleiden. Chronische Bronchitis kann fast immer besiegt werden. Katarrhe von Magen und Darm (Schleimhautentzündungen) kommen zur Ruhe.

Zubereitung: In Anwendung kommt nur ein Aufguß, bei dem man 2 Eßlöffel des fein zerkleinerten Krautes mit 1/4 Liter siedendem Wasser aufbrüht und längere Zeit ziehen läßt. Pro Tag nur 2 Tassen auf lange Dauer.

Anwendungsgebiete: Bronchien, Lungen, Magen, Darm.

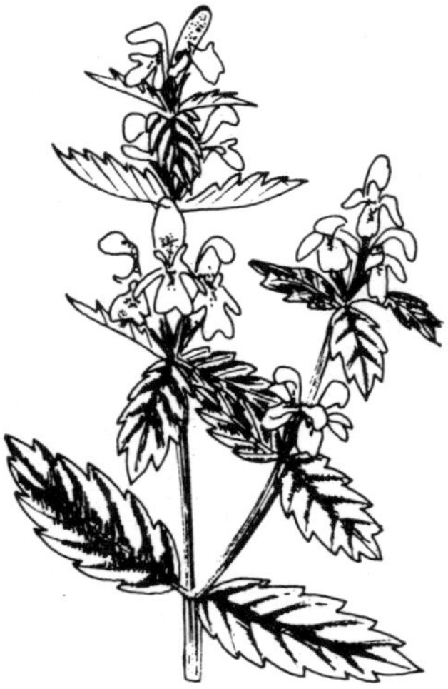

Roter Holunder

Sambucus racemosa
Vergiftungsgefahr!

Der starke Strauch mit seinen dicken grauen Zweigen ist kleiner und zierlicher als sein Verwandter, der Schwarze Holunder. Man nennt ihn *Traubenflieder, Hirschholunder* und *Korallenholunder.* Er hat gegenständige Blätter mit meist 5 Fiederblättchen, die oberseits dunkelgrün und unterseits bläulich-grün sind. Seine Blüten sind gelblich-grün, der Blütestand ist eine eiförmige Rispe. Die kleinen scharlachroten Steinbeeren sind ungenießbar. Man kann sie nur nach besonderer Behandlung verwerten. Sie enthalten Vitamin C und können nach Entfernung des giftigen Samens zu Gelee und Marmelade verarbeitet werden.

Vorkommen: Geröllhänge, Bergwälder.

Blütezeit: April und Mai.

Sammelzeit: Herbst. Es werden neben den Beeren auch Blätter und Wurzel gesammelt.

Anwendung: Der Hirschholunder wird in erster Linie wegen seiner abführenden Wirkung genutzt. Er ist aber auch harn- und schweißtreibend. Seine Samen sind giftig und können Brechreiz und starken Durchfall herbeiführen. Man kann die Beeren, nachdem man ihre Samen entfernt hat, gut verwenden.

Eine Abkochung der Wurzel wirkt abführend.

Zubereitung: Eine Abkochung der Wurzel sollte nur verwendet werden, wenn der Arzt sie gutheißt. Man nimmt auf 2 Tassen Wasser 1 Teelöffel Wurzeln und kocht sie kurz ab. Mehr darf an einem Tag nicht getrunken werden.

Anwendungsgebiete: Nieren, Darm.

Schwarzer Holunder

Sambucus nigra

Das große, buschige Gewächs, auch *Holderbusch* und *Flieder* genannt, spielt in Sagen, Märchen und im Aberglauben unseres Volkes eine große Rolle. Der Holunder wird 3 bis 8 m hoch. Er wächst sehr rasch und hat eine graubraune, warzige Rinde. Seine holzigen Zweige sind röhrenförmig und enthalten weißes Mark. Die bläulich oder rotbräunlich überlaufenen Blätter sind gegenständig und unpaarig gefiedert. Ihre Form ist eirund bis ovallanzettlich und gesägt.

Die gelblich-weißen Blüten stehen in großen Schirmen beisammen. Sie duften widerlich süß, stark und fade. Die Beeren im Herbst sind schwarzviolett und hängen in tiefgeneigten Schirmtrauben.

Den Einödbauern ersetzte der Holunder die Apotheke, aus der er in gesunden und kranken Tagen holte, was er benötigte. Man aß von diesem Baum alles: Blüten, Beeren, Rinde und Wurzeln.

Wir wissen heute, auch ohne große Naturkenntnisse, daß Holunderbeeren Nieren und Magen reinigen und daß Holundertee (Fliedertee) gut bei Erkältungen ist. Wenn wir die Natur als wahre Herrgottsapotheke bezeichnen, dann ist der Holunder wahrscheinlich wegen seiner vielseitigen Verwendung die wertvollste Droge.

Die Holunderblüten enthalten ätherisches Öl, außerdem ein Flavon, Rutin, Cholin, Schleimstoff und Gerbsäure.

In Blättern und Rinde sind Blausäureabkömmlinge enthalten, in der Rinde Saponin.

Die reifen Früchte enthalten neben den Fruchtsäuren Gerbstoff, Zucker und die Vitamine A und C. Wahrlich ein unerhörter Drogenschatz.

Vorkommen: Gärten, Buschwerk, schattige Stellen. Bachufer, im Walde und angepflanzt.

Blütezeit: Ende Mai bis Juli.

Sammelzeit: Juni und Juli, Blüten, von August bis Oktober, Blätter von der Blüte.

Anwendung: Bei Grippe, Halsentzündung, be-

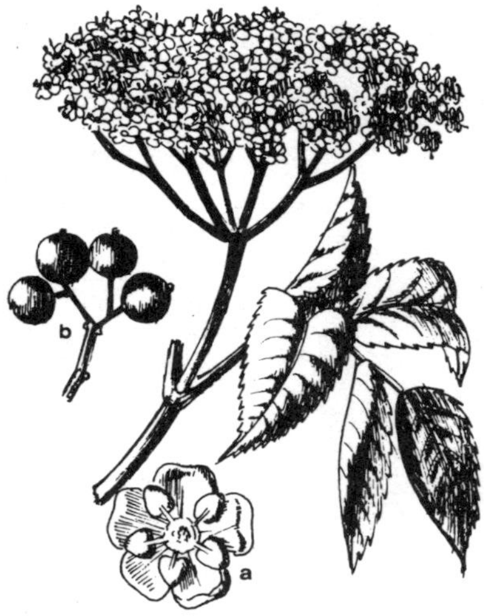

a) Blüte
b) Früchte

ginnender Lungenentzündung, Luftröhrenkatarrh, Husten und Schnupfen hilft Blütentee. Zum Gurgeln benutzt man ihn bei Halsentzündung, geschwollenen Zäpfchen und Mandelentzündung. Der Tee ist schweißtreibend und wirkt auch bei fieberhaftem Gelenkrheumatismus lindernd.

Schwächer wirkt ein Tee von Blättern bei den genannten Erkrankungen, ist aber wirkungsvoll als wassertreibende Kraft bei gestörter Nierentätigkeit und Harnverhaltung.

Rindentee empfiehlt sich bei Nierenentzündung, mangelnder Harnausscheidung und leichter Verstopfung.

Frische Rinde kann bei leichten Verbrennungen aufgelegt werden und lindert auch bei Augenentzündung.

Zu Augenbädern läßt sich auch ein gut abgeseihter (gefilterter) Blütenaufguß verwenden. Blütendämpfe, am besten mit Kamille gemischt, helfen gegen Ohrenschmerzen. Holunder und Kamille als Kräuterkissen lindern bei Rheuma, Zahn- und Ohrenschmerzen. Sie lassen sich ebenfalls bei Unterleibsschmerzen gut verwenden.

Beeren als Tee, Holdermus oder Holderwein wirken blutreinigend, verdauungsfördernd, harnausscheidend und beruhigend bei Darmkrämpfen. Beerensaft ist für Neuralgie und Ischias das rechte Gegenmittel.

Zubereitung: Beim Fliedertee werden die Blüten nur mit siedendem Wasser übergossen. 1 Teelöffel auf 1 Tasse Wasser. Möglichst mit Honig süßen. Tagesmenge 3 Tassen, bei Bedarf auch 2 mehr. Möglichst heiß trinken.

Blütenaufguß kann auch für Gesichtsdampfbäder und Kompressen verwendet werden (Augen, Haut). Auch als Badezusatz für Vollbäder ist er in entsprechender Dosierung zu empfehlen.

Blättertee: 1 Teelöffel auf 1 Tasse Wasser kalt ansetzen, kurz aufkochen, abseihen. Täglich 2 Tassen, nicht mehr.

Holunder-Rinde: 1 Teelöffel mit 1 Tasse Wasser. Die feinst zerkleinerte Rinde wird abgekocht, dann abgeseiht und getrunken. Im Höchstfall 2 Tassen am Tag. Nur bei Wasseransammlung zu verwenden.

Beerentee bereitet man aus 1 Teelöffel pro Tasse und kann ihn 2 bis 3mal täglich trinken. Sehr schmackhaft und äußerst gesund ist der sogenannte Holderwein. Er hat mit Alkohol gar nichts zu tun.

Man läßt 1/2 kg Beeren in 1/2 l Wasser aufkochen, preßt die Abkochung ab und setzt sie zum Kaltwerden mit Zucker auf.

Frisch bereitetes Beerenmus ist eine gute Ergänzungsnahrung, weil sie reich an Vitaminen und darum nicht nur eine Vorsichtsmaßnahme gegen Infektionen ist.

Von einer Verwendung der Wurzel sollte man absehen, man sollte sie erst gar nicht sammeln, da man mit Blüten, Früchten, Blättern und Rinde die gleichen Ergebnisse erzielen kann, ohne die Sträucher zu zerstören.

Anwendungsgebiete: Luftwege, Gelenke, Nieren, Magen, Darm, Augen, Ohren, Zähne, Blutkreislauf, allgemein.

Zwergholunder

Sambucus ebulus

Diese kleine, krautartige Holunderpflanze, deren Wurzeln brecherregend und abführend wirken, kennen wir bei uns als *Attich* und haben ihn unter diesem Namen zu Anfang dieses Kapitels behandelt. Siehe Seite 52.

Honigklee

Melilotus officinalis

Abb. auf Farbtafel 8

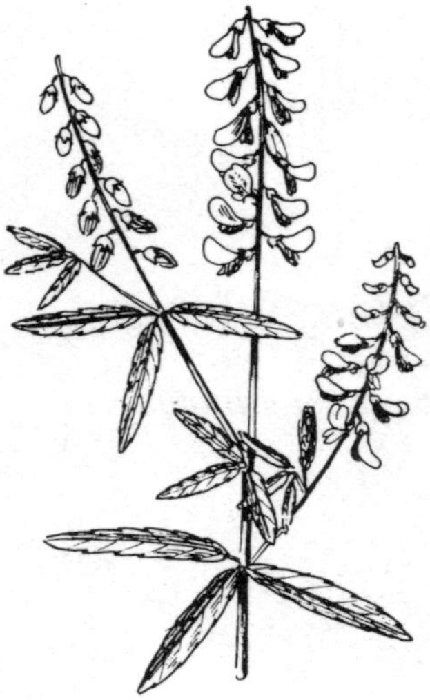

Diese typische Kleepflanze mit ihren 3zähligen, gezähnten Blättern gehört zur Familie der Schmetterlingsblütler und ist bei uns auch unter den Namen *Echter Steinklee, Schotenklee, Unserer lieben Frauen Schühlein, Gelber Klee* und *Melilotenkraut* bekannt. Der Honigklee hat einen aufsteigenden Stengel und kann bis 1,50 m hoch werden. Seine Blätter sind dreigeteilt und gefiedert.

Die Blütchen der Traube sind etwas gestreckt und ähneln einem kleinen Schuh, was die sonderbare Bezeichnung durch den Volksmund erklärt. Die Frucht ist eine stachelspitzige, querfaltige Hülse und birgt die glatten Samen.

Die angenehm riechende Pflanze enthält Cumarin, getrocknet duftet sie daher ähnlich wie Waldmeister. Neben Cumaringlykoside enthält sie im blühenden Kraut Cholin und Schleimstoff. Als Heilpflanze wird sie äußerlich für Umschläge und innerlich gegen Krämpfe verwendet.

Vorkommen: Äcker, Hügel, Schutthalden, Wegrand.

Blütezeit: Juni bis September. Hellgelbe Trauben.

Sammelzeit: Juli bis September, blühendes Kraut.

Anwendung: Bei rheumatischen Anschwellungen sind Auflagen (Melilotenpflaster) angebracht. Man verwendet sie ebenfalls bei Drüsengeschwülsten, Milchknoten und anderen Geschwülsten, da sie zerteilende und zusammenziehende Wirkung haben. Gegen Erkältungskrankheiten der Luftwege wählt man Tee.

Waschungen mit Absud sind bei eiternden Wunden angebracht.

Man hat früher den Tee auch bei Koliken, Bronchialkatarrh und Magenbeschwerden verwendet. Wegen seiner zusammenziehenden Wirkung, die nicht jedem bekommt, sollte man davon absehen oder nur auf ärztlichen Rat davon Gebrauch machen.

Kräuterkissen lindern starke Kopfschmerzen und manchmal auch Ohren- und Zahnweh.
Zubereitung: Zu einem Aufguß werden 2 bis 3 g fein zerkleinertes Kraut mit 1/8 Liter siedendem Wasser aufgebrüht und nach dem Abseihen in kleinen Schlucken tagsüber getrunken.
Bei Auflagen füllt man ein Säckchen mit 12 bis 15 g getrocknetem Kraut. Man kocht es dann im Wasser auf und legt es, nachdem man es einige Zeit ziehen ließ, so heiß wie möglich auf.
Anwendungsgebiete: Gelenke, Drüsen, Brust, Kopf einschl. Zähne, Ohren.

Hopfen

Humulus lupulus
Vergiftungsgefahr!

Der Hopfen ist den meisten von uns nur von den süddeutschen Hopfenfeldern bekannt, wo er für die Bierherstellung angepflanzt wird. Man findet ihn aber auch wildwachsend in feuchtem Gebüsch und ähnlichen Plätzen. Die Pflanze wird bis zu 6 m lang. Der Stengel ist mit steifen Borstenhaaren besetzt, die ihm zum Klettern dienen, die Blätter sind handförmig 3lappig. Die gelblichgrüne Blüte hat einen würzigen Duft. Der Hopfen enthält Bitterstoffe, ätherisches Öl, Gerbstoff, Harz und Apfelsäure.
Vorkommen: Meist Anbau, auch wildwachsend.
Blütezeit: Juli und August.
Sammelzeit: Frühjahr und September junge Sprossen und Drüsen der Fruchtschuppen.
Anwendung: Zur Beruhigung und Appetitanregung. Gegen Schlaflosigkeit und Erregungszustände, sowie bei Blasenbeschwerden und äußerlich bei Geschwüren und schlecht heilenden Wunden.
Zubereitung: Präparate nur durch Apotheken.
Anwendungsgebiete: Nerven, Magen, Darm.

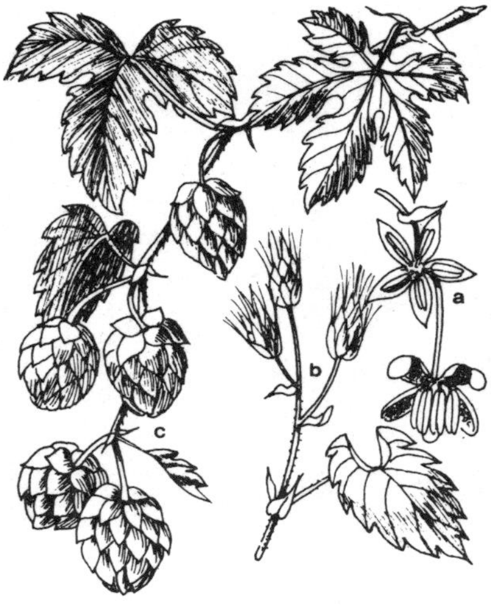

a) Zweig mit Staubblüten
b) Zweig mit Stempelblüten
c) Fruchtzweig

Hopfenseide

Abb. auf Farbtafel 16

Eine Schmarotzerpflanze, die auf Brennessel, Klee und Hopfen ein gefürchteter Schädling ist und mit Saugorganen den Wirtspflanzen alle wichtigen Nährstoffe entzieht. Sie enthält, hauptsächlich in der Wurzel ein Harz-Glykosid, das sie mildabführend wirksam macht. In der Homöopathie als Tinktur in Gebrauch.

Huflattich

Tussilago farfara

Abb. auf Farbtafel 39

Bis 30 cm hohe, filzige Stengel, die vor den Blättern erscheinen, und hellgelbe Blütenscheiben kennzeichnen den Korbblütler Huflattich – bekannt auch als *Brandlattich, Eselsfuß, Pappenmütz, Quirinskraut, Roßhuf* und *Sandblume.* Die herzförmigen, dicken, auf den Unterseiten hell behaarten Blätter entfalten sich erst nach der Blütezeit, sind bodenständig und gestielt. Rübenartiger Wurzelstock. Die Pflanze enthält Vitamin C, Schleim- und Gerbstoffe. Sie wirkt harntreibend.

Vorkommen: Lehmige, steinige, kalkhaltige Böden. Auf Wiesen, an Bächen, Bahndämmen, in Steinbrüchen, an Wegrändern, in der Nähe von Gräben.

Blütezeit: März bis April.

Sammelzeit: März und April Blüten, Mai bis Juni Blätter und Wurzeln.

Anwendung: Äußerlich und innerlich. Der über ganz Europa, das nördliche Afrika und Asien verbreitete Huflattich eignet sich (mittels frischer zerquetschter Blätter) für heilsame Umschläge oder Auflagen bei Geschwüren, Venenentzündungen, geschwollenen Füßen. Abgekochter Huflattich bewährt sich bei Bindehaut- und Lidrand-Erkrankungen. Husten, Bronchialkatarrh und Atemweg-Verschleimungen werden mit Hilfe von Dämpfen oder Tee erfolgreich bekämpft.

Auch bei Lungenerkrankungen und Asthma kommt Huflattich als wirksames Mittel in Betracht. Gut geeignet zu einer Frühjahrskur.
Zubereitung: 2 Eßlöffel Blätter auf 1/4 Liter Wasser kurz aufkochen, abseihen. Täglich 2 Tassen trinken. Auch als Frühstückstee (honiggesüßt). Kompresse gegen geplatzte Gesichtsäderchen: 1 Teelöffel Kraut (frisch oder getrocknet) mit einer Tasse kochendem Wasser übergießen, 10 Minuten ziehen lassen. Lauwarm für 10 Minuten auflegen. Dann Gesicht einfetten, nicht abwaschen.
Saft aus frischen Blättern: 2 Eßlöffel 3 mal täglich (Frühjahrskur).
Anwendungsgebiete: Entzündungen, Atemwege, und Atmungsorgane, Lungen.

Hühnerdarm Vogelmiere

Stellaria media

Die auch *Mäusedarm* und *Sternmiere* genannte Pflanze aus der Familie der Nelkengewächse hat knotige, auf der Erde liegende Stengel, gegenständig angeordnete, eiförmig und spitz ausgebildete Blätter. Die Blüten der als Vogelfutter bekannten Pflanze sind klein und weiß. Hülsen mit gelblichem Samen bilden die Früchte.
Vorkommen: Wildwachsend in Gärten und auf Äckern.
Blütezeit: Mai bis August.
Sammelzeit: Ab April Kraut ohne Wurzeln.
Anwendung: Auflagen von Absuden des Hühnerdarms bewähren sich bei der Behandlung offener Wunden, eiteriger Geschwüre und bestimmter Hautausschläge. Auch bei erkältungs-bedingten Entzündungen sowie bei Hornhauttrübungen der Augen ist die Verwendung von Umschlägen mit Hühnerdarm-Aufguß angeraten. Schon Pfarrer Kneipp hat festgestellt, daß die Pflanzen ein brauchbares Lungenkraut ist. Das saftige, in

Fleischbrühe gekochte Kraut wirkt bei Lungentuberkulose lindernd. Die schleimlösenden Eigenschaften des Tees aus Hühnerdarmblättern stillen Blutbrechen und Bluthusten. Sie erweisen sich bei Verschleimungen von Niere und Blase als nützlich. Auch bei schmerzhaften Hämorrhoiden ist der Tee ein Heilgetränk.
Zubereitung: Tee: etwa 5 g des frischen, fein zerkleinerten Krautes auf 1 Tasse siedendes Wasser. Tagesmenge im Höchstfall 2 Tassen. Es empfiehlt sich, ihm 1/4 Liter Wein zuzusetzen. Den frisch gepreßten Saft genießt man 6-8 mal am Tage mit Honig gesüßt, jeweils 1 Teelöffel. Kleine Geschwüre sollen täglich 2 mal mit dem Absud gewaschen werden.
Anwendungsbereich: Wunden, Augen, Lunge, Fieber, Blut, Hämorrhoiden.

Hundspetersilie

Aethusa cynapium
Gift!

Hundsdill, Gartenschierling und *Gleiße* wird diese bis 1,50 m hohe Pflanze auch genannt. Sie gleicht vor allem im jungen Stadium stark der Gartenpetersilie. Ihr blauvioletter Stengel ist Träger von glänzenden dunkelgrünen Blättern, die 3fach fiederteilig lackiert glänzen, was ihr den Namen Gleiße eingebracht hat. Sie haben weiße Stachelspitzen, die stark nach Knoblauch riechen, wenn man sie zerreibt.
Kinder sind vor dieser giftigen Pflanze zu warnen. Kraut und Wurzeln enthalten ein Gift, das zu aufschwellendem Leib, zu Krämpfen, Delirien und Lähmungen, ja sogar zum Tod führen kann. Die Randblüten der Dolde sind größer als die Mittelblüten. Jede Blüte hat 5 Kronblätter.
Vorkommen: Gärten, Hecken, Zäune, Schuttplätze.

Blütezeit: Juni bis September. Weiße Blüten.
Sammelzeit: Juni bis September nur Kraut.
Anwendung: Die Pflanze enthält als Hauptwirkstoff das Alkaloid Coniin, das bei nervösen Magenbeschwerden, Darmkoliken und auch bei Harnstörungen angewendet wird. Meist als homöopathisches Mittel.
Zubereitung: Nur durch Apotheken.
Anwendungsgebiete: Magen, Darm, Nerven.

Echte Hundszunge

Cynoglossum officinale

Abb. auf Farbtafel 32

Man nennt sie auch *Gemeine Hundszunge*. Der Name dieses Rauhblattgewächses dürfte auf die gestreckte Blattform zurückzuführen sein. Das Wort Hund ist, ebenso wie bei der Hundskamille, der Hundsrose und dem Hundsveilchen, einfach eine verächtliche Herabsetzung.
In Schlesien bezeichnete man sie als *Liebäuglein* und wußte sie als Heilpflanze besser zu schätzen.
Das bis 1 m hohe Gewächs trägt an seiner Spitze mehrere aufrechtstehende Traubenwickel braunroter Blütchen über länglichen Blättern von graufilziger Farbe. Ihre Teilfrüchtchen sind mit gespreizten Stacheln besetzt und die Samen giftig.
Die Volksmedizin verwendete Extrakt und Pulver aus Kraut und Wurzel als Beruhigungsmittel, aber auch als Einschlafhilfe und zum Schmerzenstillen bei Brustleiden. Alten Chroniken zufolge wurde sie auch bei schlechtheilenden und geschwürigen Wunden erfolgreich in Anwendung gebracht.
Die Pflanze enthält ätherisches Öl, Gerb- und Schleimstoffe. Vor allem in der Wurzel ist ein Alkaloid vorhanden, das dem indianischen Pfeilgift Curare ähnelt.

Vorkommen: Wegränder, Ödplätze, steinig-sandige Orte, Schutthalden.
Blütezeit: Mai und Juni.
Sammelzeit: März und April Wurzeln, Mai und Juni Kraut.
Nur das blühende Kraut ist von Wert.
Anwendung: Bei Durchfall und leichtem Darmkatarrh. Erste Hilfe bei Insektenstichen durch Auflegen frisch zerquetschten Krautes.
Zubereitung: Extrakte nur durch Apotheken. Zum Aufguß verwendet man 1 Teelöffel des getrockneten Krautes, möglichst fein zerkleinert, oder eine ebenso zerkleinerte Wurzelmenge, auf die 1/4 Liter Wasser siedend aufgegossen wird. Dieses Getränk wird tagsüber in kleinen Schlucken eingenommen. Die Menge darf nicht erhöht werden, da die Hundszunge einen geringen Giftgehalt hat, der zwar nicht gefährlich, aber bei Mißbrauch dennoch unangenehme Folgen haben kann.
Anwendungsgebiete: Darm, Insektenstiche.
Die Verwendung bei früher ebenfalls behandelten Brustleiden und Wunden ist nicht anzuraten, da wissenschaftliche Untersuchungen angebliche Heilungen nicht in unbedingten Kontakt mit den Wirkstoffen der Pflanze brachten.

Isländisches Moos

Cetraria islandica

Ihr Name ist irreführend, denn diese Strauchflechte gibt es im ganzen nördlichen und mittleren Europa. Dort hat sie die verschiedensten Bezeichnungen: *Felsengras, Heideflechte, Lungenmoos* u.a. mehr. Wir behandeln sie auf S. 114 unter Isländische Flechte.

Jakobskreuzkraut

Senecio Jacobaea
Vergiftungsgefahr!

Man führt den Namen der 60 bis 100 cm hohen Pflanze darauf zurück, daß sie am Jakobstag blüht. Eigentlich müßte sie den auch gebräuchlichen Namen *Jakobs-Greiskraut* (*senex* = Greis) hauptsächlich führen, weil die graue Flaumbehaarung an einen Greis erinnert. Ihre gelben Korbblütchen stehen in dichtblütigen Doldentrauben über den zerschlitzten Blättern. Die Scheibenblüten sind röhrenförmig und nur die Randblüten zungenförmig. Die aus den Scheibenblüten reifenden Früchte sind behaart, sie sind Schließfrüchte mit einem Samen.
Beim Gebrauch der Pflanze ist Vorsicht am Platze, da sie Vergiftungsstoffe enthält, deren Werte noch nicht voll erkannt sind.
Die Pflanze hat zweifellos Heilwerte und soll bei Leberleiden wirksam sein.
Hier aber soll von ihr abgeraten werden.

Gemeiner Jasmin

Jasminum officinale

Wir kennen ihn als Zierstrauch in unseren Gärten, wissen, daß er 2 bis 4 m und höher werden kann und finden seinen berauschenden Duft manchmal ein wenig aufdringlich. Er treibt lange Schößlinge und hat gestielte, gegenständige, eiförmige Blätter, die zugespitzt, sehr dünn und runzelig sind. Seine 4 bis 5zähligen Blüten stehen dicht gedrängt beieinander.
Vorkommen: Meist angepflanzt, aber auch manchmal noch wildwachsend.
Blütezeit: Juni.
Sammelzeit: Juni Blüten.
Anwendung: Nervenberuhigung.
Zubereitung: Tee im Aufguß. 1 bis 2 Teelöffel Blüten auf 1/4 Liter siedendes Wasser. Mehr sollte man am Tag nicht davon trinken.
Anwendungsgebiete: Früher Nerven. Ob dies heute noch von Wert ist, sei dahingestellt. Schaden wird es kaum.

Schwarze Johannisbeere

Ribes nigrum

Wir kennen diese kostbare, vitaminreiche Frucht und wissen sie als Obst (siehe dort) ebenso zu schätzen wie als Heilpflanze. Ihren Namen erhielt sie, weil ihre Beeren um Johannis reifen.

Die Blätter der Johannisbeere wirken harn- und schweißtreibend und sind im Haushalt vielfach zu verwenden. (Siehe auch unter Obst).

Vorkommen: Meist angepflanzt, sonst in feuchten Gebüschen und Laubwäldern, Flachmooren und Sümpfen.

Blütezeit: April und Mai.

Sammelzeit: Mai und Juni Früchte, Juli und August Blätter.

Anwendung: Bei Harnbeschwerden und Schweißmangel.

Johanniskraut

Hypericum perforatum
Vergiftungsgefahr!

Abb. auf Farbtafel 17

Häufig als „Arnika der Nerven“ bezeichnet, ist das Johanniskraut mit vielen volkstümlichen Namen bedacht: *Elfenblutkraut, Hexenkraut, Unserer Liebfrauen Bettstroh, Jägerteufel, Sonnwendkraut, Teufelsfluch, Tausendlochkraut, Unserer Lieben Frau Gras, Hartheu* und *Herrgottswundkraut.*

Das Kraut hat einen aufrecht stehenden zweikantigen Stengel, der bis zu 50 cm hoch wird und von dem paarweise kleine Äste abgehen. Ebenfalls paarweise sitzen an den Ästen kleine, ovalgeformte und glatte Blätter, die durchsichtig punktiert sind. Beim Zerreiben der in Doldentrauben stehenden gelben Blüten zwischen den Fingern tritt roter Saft heraus. Zerriebenes Johanniskraut duftet aromatisch.

Vorkommen: Äcker, trockene Hügel, Wiesen, Wälder, Hecken, Holzschläge.

Blütezeit: Juli bis September.

Sammelzeit: Juli und August nur blühendes Kraut, manchmal auch Blüten.
Anwendung: Das mit wertvollen Wirkstoffen angereicherte Kraut (mit Öl angesetzte Blüten) ist ein gutes Einreibemittel gegen Hexenschuß, Gicht, Verrenkungen, Schwellungen und Brandwunden. Bewährt hat sich auch der ausgelaugte Saft (verdünnt) als blutstillendes Mittel bei frischen Wunden. Den Tee verwendet man bei Lebererkrankungen, Menstruationsbeschwerden, Gebärmutterschmerzen, Bleichsucht, Migräne, Kopfschmerzen. Auch bei Magendrücken und Durchfällen hilft er. Bei leichten seelischen Störungen wirkt er beruhigend.
Vielfach kann heilende Wirkung bei Stoffwechselerkrankungen und Blasenschwäche nachgewiesen werden.
Zubereitung: Preßsaft aus Johanniskraut eignet sich besonders bei Erschöpfungen und Depressionen. Man nehme tagsüber kleine Schlucke.
Johanniskraut-Öl fertigt man an, indem man frische Blüten in gutem Öl unter öfterem Schütteln etwa zwei Wochen verschlossen an einem warmen Ort aufbewahrt. Die Blüten werden jeweils erneuert, bis das Öl eine tiefrote Farbe angenommen hat. Dann gießt man das Öl durch ein Sieb ab. Am Tag sollten nicht mehr als 7 bis 8 Tropfen auf Zucker genommen werden.
Johanniskraut-Tee kann man als Aufguß oder Abkochung bereiten. Beim Aufguß nimmt man 1 Eßlöffel auf 1/4 Liter siedendes Wasser. Es ist besonders gut für Nerven, Leber, gegen Verschleimung und Magenbeschwerden geeignet.
Bei der Abkochung nimmt man 1 Eßlöffel auf 1 Tasse Wasser, läßt es aufkochen, seiht ab und trinkt warm. Täglich nicht mehr als 1 Tasse am frühen Morgen.
Anwendungsgebiete: Gelenke, Wunden, Leber, Kopf, Magen, seelische Störungen.

Judenkirsche

Physalis alkekengi

Abb. auf Farbtafel 14

Die 30 bis 80 cm hohe Pflanze mit den lampionähnlichen leuchtend roten Früchten ist reich an Vitaminen. Über ihren heilkundlichen Wert ist man sich nicht ganz einig. Wer ihn aber grundsätzlich bestreitet, vergißt, daß sich die auch *Laternenblume* und *Blasenkirsche* bezeichnete Pflanze bereits in der Zeit vor Christi Geburt in der Volksmedizin verdient gemacht hat. Auch bei den Griechen und Römern fand sie Anerkennung und Verwertung. Man hat zwar damals noch nicht den Wert des Vitamin A als solchen erkannt, wohl aber gewußt, daß es eine Kraft gab, die den Körper vor gewissen Erkrankungen bewahren oder ihn im ernsten Falle davon heilen konnte.

Die Judenkirsche mit ihrem starken Anteil an Vitamin A war ein solcher Gesundheitsträger. Sie enthält ferner Vitamin C, im Blatt außerdem Bitterstoff und in der Wurzel viel Gerbstoff und Schleimstoffe.

Vorkommen: Kalkreiche Plätze, Weinberge, Gärten und auch Schutthalden.

Blütezeit: Juni bis August.

Sammelzeit: September und Oktober meist nur Früchte.

Anwendung: Appetitanregend, Vitaminmangel ausgleichend. Vorbeugend gegen Steinleiden, Fieber und Gicht.

Zubereitung: Sehr gut gegen Vitaminmangel ist der Genuß von Beeren oder frischem Preßsaft. Es genügen 2 bis 3mal täglich 10 Beeren oder deren Saft.

Aus getrockneten Beeren kann man eine Abkochung bereiten. Man kocht etwa 20 g zweimal kurz auf. Wassermenge etwa 1/2 Liter. Von diesem Getränk nimmt man täglich 2 Tassen zu sich. Wenn auch durch das Aufkochen der Vitamin-C-Gehalt fast völlig verlorengeht, so bleibt die Vitamin-A-Kraft erhalten und wirksam.

Anwendungsgebiete: Gesamtgesundheit, Steinleiden.

Kalmus

Acorus calamus

Abb. auf Farbtafel 34

Von diesem Aronstabgewächs, bekannt auch als *Ackermann, Ackerwurz, Magenwurz* und *Gewürzkalmus,* heißt es in einem alten Kräuterbüchlein u. a.: „Die Wurzel tut sonderlich dem schwachen Magen, macht Appetit, dient wider die bleiche Farbe der Jungfrauen, tut nutzenden Effekt in den kalten Zufällen der Brust."

Der gelbgrüne, fingerlange, gekrümmte Kolben ist uns allen von Kindheit an vertraut. Er steht zwischen den schilfartigen Blättern, scheinbar an der Seite. Sein Hüllblatt ist die Fortsetzung des bis zu 1 m hohen Stengels. Wenig bekannt ist, daß die Frucht, eine saftlose, grünliche Beere, bei uns selten zur Reife kommt.

Kalmus hat einen kriechenden, fingerdicken Wurzelstock mit aromatischem Geruch und bitterem Geschmack. Er enthält ätherische Öle mit Asaron, Bitter-, Gerb- und Schleimstoffen sowie Stärke, Cholin und Zuckerverbindungen.

Vorkommen: Im Bergland, sumpfigen Tieflandgebieten, an Ufern von Seen, Flüssen und Bächen.

Blütezeit: Juni und Juli. Bräunlich-gelbe Blüten.

Sammelzeit: September und Oktober Wurzelstock.

Anwendung: Bei Verdauungsbeschwerden, Verdauungsschwäche, Sodbrennen, Magenbeschwerden, Verschleimung des Darms, Magensäureüberschuß, chronische Magengeschwüre, gegen Blähungen, Bleichsucht, Wassersucht, Appetitlosigkeit, erschlafftes Zahnfleisch.

Zubereitung: Tee eignet sich besonders für Säure- und Gasbildung (Verdauungsbeschwerden), stärkt den Magen und regt den Appetit an. Man kocht 1 Teelöffel des feinst zerhackten Wurzelstocks in 1 Tasse Wasser auf, seiht ab und trinkt davon zweimal am Tag eine Tasse.

Der Tee eignet sich auch als Mittel gegen Verdauungsschwäche, Verschleimung des Darmkanals und Gicht.

Eine Mischung zu gleichen Teilen mit Wermut und Zinnkraut hat sich gut bewährt bei Wassersucht, selbst im fortgeschrittenen Stadium. Hierbei ist unbedingt zu beachten, daß nur 1 Tasse des Absuds als Tagesration zulässig ist. Ein Mehr könnte schaden.

Man kann auch das aus der Wurzel gewonnene Pulver in kleinen Mengen, etwa 3mal pro Tag je 2 g, verwenden. Es erfüllt dieselbe Aufgabe.

Die in Alkohol angesetzte Tinktur (15 g Öl in 1 Liter Alkohol) ist ein empfehlenswertes Magenmittel. Auch hier sei betont, daß ein Zuviel unangebracht ist. Im Höchstfall sollte man 3mal täglich je 10 Tropfen einnehmen.

Kalmusgeist, d. h. Kalmusextrakt, ist ein ausgezeichnetes Mittel bei Ohnmacht (erst nachher, niemals einem Ohnmächtigen etwas einflößen), Übelkeit, Sodbrennen, Magenbeschwerden (Säure) und stark verdünnt als Gurgelwasser bei schwachem Zahnfleisch.

Die bekannteste Mischung des Extraktes besteht aus 1 Teil feinst zerhackter Wurzel, 4 Teilen Alkohol und 6 Teilen Wasser. Das Gemisch wird 4 bis 5 Tage stehen gelassen, aber des öfteren umgerührt. Dann preßt man es ab und setzt ihm nochmals 2 Teile Alkohol und 3 Teile Wasser zu. Man läßt das neue Gemisch einen Tag stehen und preßt es erneut ab. Danach wird es zum Sirup eingedampft.

Es sei darauf aufmerksam gemacht, daß man Kalmusextrakt fertig in den Apotheken kaufen oder anfertigen lassen kann, wobei anzunehmen ist, daß hier die Erfahrung den guten Willen der Hausfrau am zuverläßigsten ersetzt.

Als Zusatz zu Bädern hilft Kalmus bei Frostbeulen und Durchblutungsstörungen der Glieder. Auch Waschungen und Spülungen sind angebracht.

Anwendungsgebiete: Magen, Darm, Nieren, Zähne, Glieder.

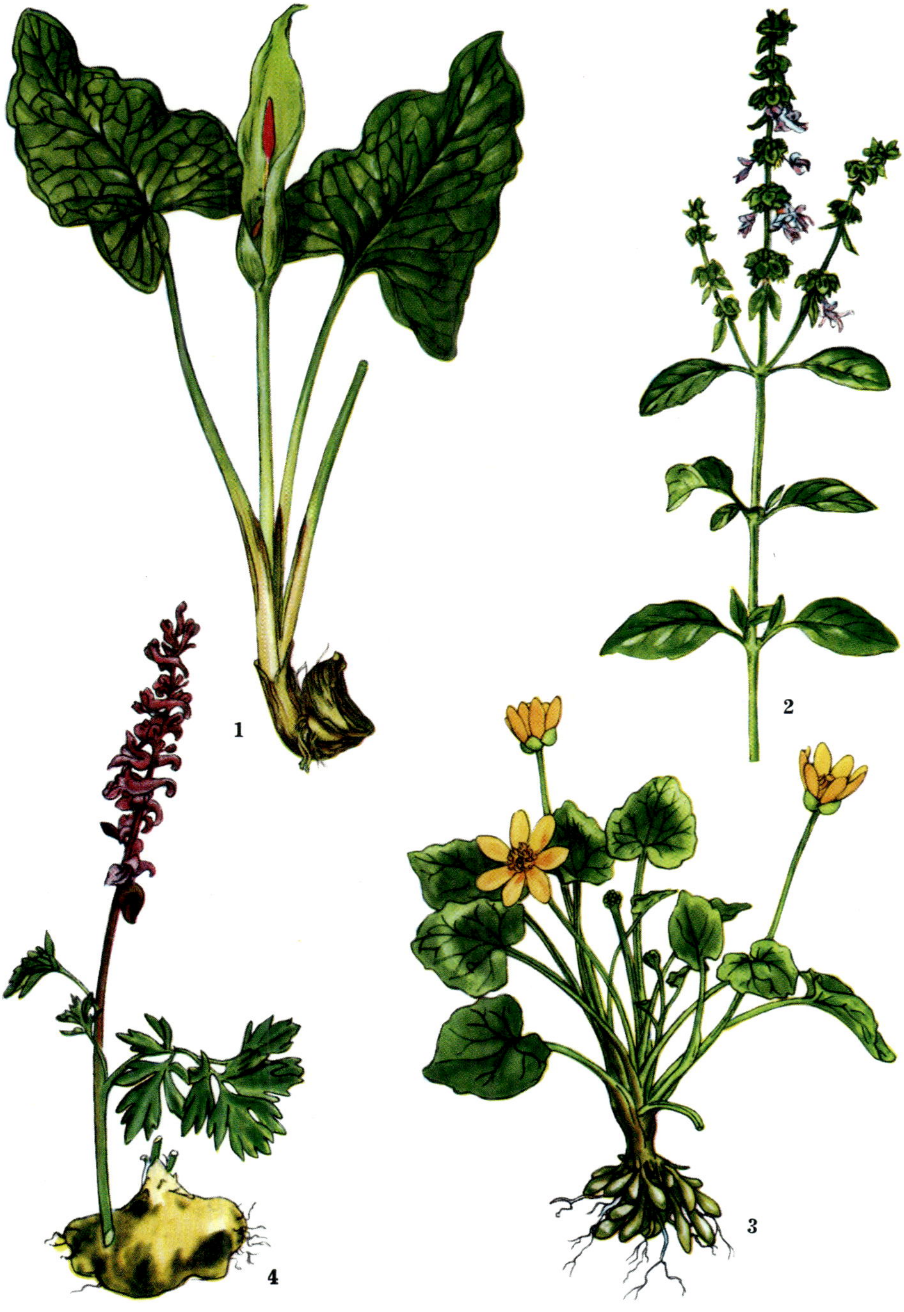

TAFEL 11 1 Gefleckter Aron, Pfaffenhütchen (*Arum maculatum*)
2 Basilikum (*Ocimum basilicum*)
3 Scharbockskraut (*Ranunculus ficaria*)
4 Hohler Lerchensporn (*Corydalis cava*)

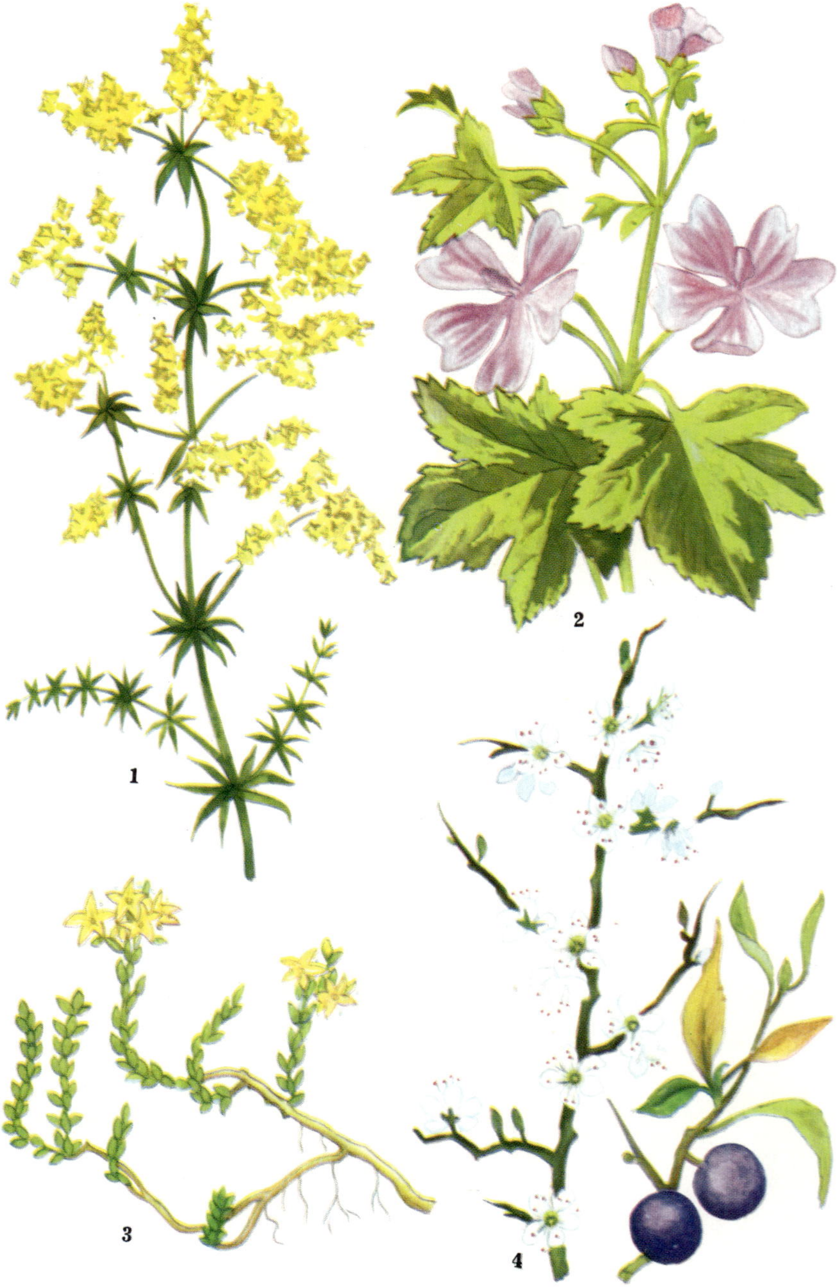

TAFEL 12 1 Echtes Labkraut (*Galium verum*)
2 Wilde Malve (*Malva silvestris*)
3 Scharfe Fetthenne, Mauerpfeffer (*Sedum acre*)
4 Schlehe, Schwarzdorn (*Prunus spinosa*)

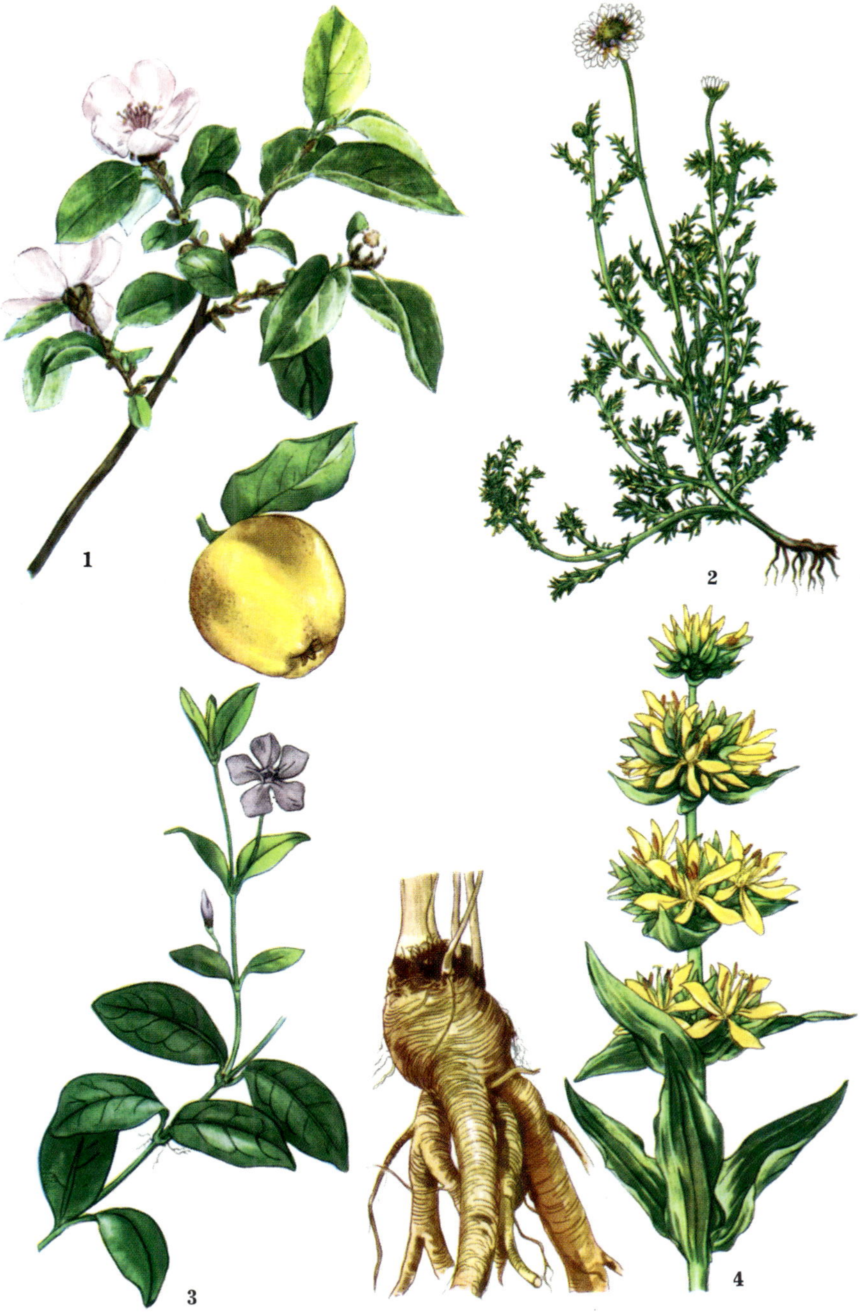

TAFEL 13
1 Quitte (*Cydonia oblonga*)
2 Kamille (*Anthemis nobilis*)
3 Immergrün (*Vinca minor*)
4 Enzian, gelber (*Gentiana lutea*)

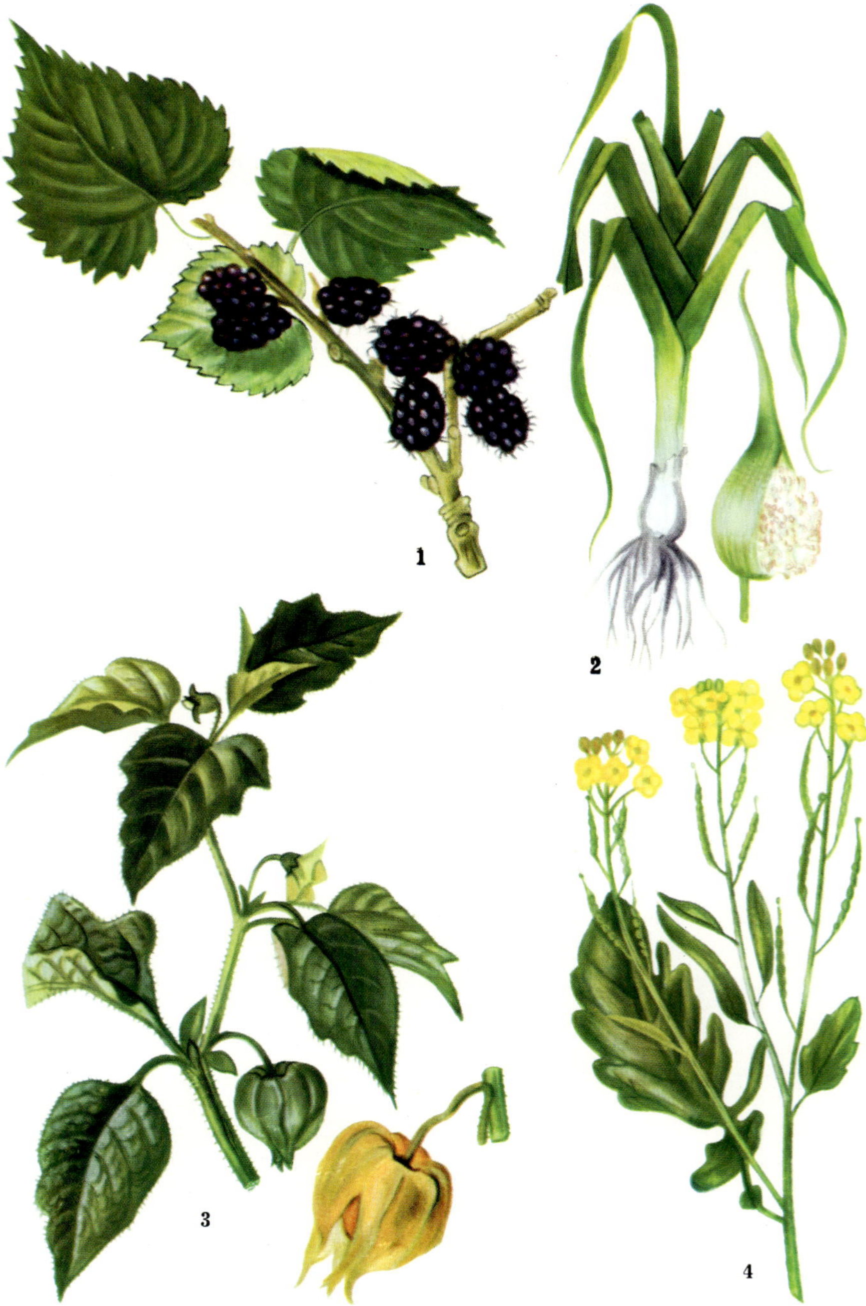

TAFEL 14 1 Schwarze Maulbeere (*Morus nigra*)
2 Lauch, Porree (*Allium porrum*)
3 Judenkirsche (*Physalis alkekengi*)
4 Schwarzer Senf (*Brassica nigra*)

Kamille

Matricaria chamomilla

Abb. auf Farbtafel 25

Die Heilkräfte der Kamille aus der Pflanzenfamilie der Korbblütler sind jedermann vertraut. Eine größere oder kleinere Anzahl der wohlriechenden, kleinen Sonnenscheiben mit den weißen Strahlenblüten findet man bestimmt in jedem Haushalt. Die in der Naturheilkunde, Homöopathie und Allopathie vielseitig benutzte Pflanze kommt in verschiedenen Abarten mit auch sehr unterschiedlichen Heilwirkungen vor. Es ist daher angezeigt, beim Sammeln die Merkmale der „Echten Kamille" zu beachten, nicht womöglich Bündel der ordinären, in der Heilkunde bedeutungslosen Hundskamille nach Hause zu bringen.

Die Pflanze mit vielästigen, abstehenden, unbehaarten Stengeln erreicht eine Höhe von 20-40 cm Höhe. Die Blätter sind doppelt fiederspaltig mit fadenförmigen Zipfelchen. Die länglichen grünen Hüllblätter werden von den weißen Blütenblättern um ein mehrfaches überragt, die Mittelscheibe ist gelb. Das wichtigste Kennzeichen der Echten Kamille: Hohler Blütenboden.

Vorkommen: Wildwachsend auf Wiesen, Äckern, Schutthalden, an Wegrändern. Kultiviert in Gärten.

Blütezeit: Ende Mai bis August.

Sammelzeit: Juni bis August, Blütenköpfe.

Anwendung: Als Tee, Aufguß, Brei, Auflagen, Umschläge, Kamillenöl und Badezusatz zu verwenden. Äußerlich wird Kamille warm in Säckchen aufgelegt. Sie wirkt wohltuend bei Entzündungen, Geschwülsten, Erkältungen und Kopfschmerzen. Kamille (als Brei) beschleunigt auch das Eitern von Wunden. Seit eh und je bewährt sind Kamillenbäder (Sitz- oder Vollbäder) bei allen Frauenleiden. Im lateinischen Namen der Kamille – hier „Pflanze der Mütter" – genannt ist schon auf die vielseitigen Anwendungsmöglichkeiten im Bereich der Frauen- und Kinderheilkunde verwiesen. Zunächst ist die lindernde

Wirkung von Kamillentee und von (auf Zucker eingenommenem) Kamillenöl zu erwähnen, bezogen auf Krämpfe, Schmerzen, Übelkeit vor und während der Periode einerseits, auf Fieber, Zahnschmerzen und Durchfall bei Kindern andererseits. Kamille ist ferner ein probates Mittel gegen Blähungen, Diarrhöe, Magen- und Darmbeschwerden sowie Blasenleiden. Hals-, Brust- und alle Sinnesorgane werden positiv beeinflußt, überreizte Nerven beruhigt. Gurgeln mit Kamillentee mildert Zahnweh und hilft bei geschwollenen Rachenmandeln. Kamille fördert auch die Schweißabsonderung.

Augenentzündungen bei Kleinkindern durch Auswaschung mit Kamillenwasser und Auflagen.

Es empfiehlt sich, daheim aufbewahrte Kamillenblüten gut verschlossen zu lagern oder die betreffende Reserve von Zeit zu Zeit zu erneuern, denn die in der Pflanze enthaltenen ätherischen Öle verflüchtigen sich leicht, womit die Wirksamkeit des Heilmittels absinkt.

Zubereitung: Kamillentee (2 Teelöffel getrockneter Blüten auf 1 Tasse) wird aufgebrüht, nicht gekocht. Kamillentee sollte nicht in großen Mengen getrunken werden, dann geht seine Wirkung verloren. Kamillenauflagen am besten durch dünne Leinensäckchen; diese mit getrockneten Blüten füllen, zunähen und kurz vor der Verwendung in abgekochtes, heißes Wasser legen.

Anwendungsgebiete: Magen, Darm, Hals und Rachen. Bei Rheumatismus, Ruhe- und Schlaflosigkeit, Schwitzen sowie Blutwallungen.

Römische Kamille

Anthemis nobilis

Das ätherische Öl verleiht der Pflanze einen angenehmen ätherischen Geruch. Aus ihren Blüten bereitet man Tee, der lindernd wirkt bei Unterleibsbeschwerden, hypochondrischen Anfällen, schlechter Verdauung und Menstruationsbeschwerden. Viele Heilkundige ziehen sie der Echten Kamille vor.

Kastanie, Edel –

Castanea vesca

Abb. auf Farbtafel 38

Sie ist ein sehr hoher und oft auch dicker Baum mit länglich lanzettlichen, stachelspitzig gezähnten Blättern. Sie braucht viel Wärme und ist bei uns daher selten anzutreffen. Ihre Früchte heißen *Maronen* und lassen sich gut essen. In südlichen Ländern sind sie so wichtig wie bei uns Kartoffeln. Maronenbäume können über 25 m hoch und an die 1000 Jahre alt werden. Sie blühen mit gelblichen und weißgrünen Kätzchen, die perlschnurförmig sind.

Der Gehalt an Vitamin K macht Maronen zu einer Ausgleichskost und hilft bei Krampfadern. Man kann ihre Blätter in Teemischungen gegen Husten verwenden oder Sirup von Maronen bei Keuchhusten anwenden.

Katzenminze

Nepeta

Abb. auf Farbtafel 31

Die Gemeine Minze gehört zur Familie der Lippenblütler. Sie wird etwa 90 cm hoch, hat eine spindelige Pfahlwurzel, einen flaumigen Stengel mit herzförmig-eirunden, gekerbt gesägten Blättern, die unterseits graufilzig sind. Die Blüten sind weiß-fleischfarben.

Vorkommen: An Wegen und auf Schutthaufen.

Blütezeit: Juli und August.

Sammelzeit: Zur Blütezeit Blätter.

Anwendung: Verschleimung der Brust, hysterische Beschwerden und Zahnweh.

Zubereitung: Tee im üblichen Aufguß. Nur Blätter.

Gemeines Katzenpfötchen

Antennaria dioica

Abb. auf Farbtafel 7

Es heißt auch *Ruhrkraut, Himmelfahrtblümchen* und *Bärenpfötchen.* Seine am Grund sitzenden Blätter sind spatelförmig, am kurzen Stiel lanzettlich. Die Unterseite ist schneeweiß-filzig. Durch Gerbstoffgehalt harntreibend und galleabsondernd.

Vorkommen: Weiden, Heiden, Waldwiesen usw.

Blütezeit: Mai und Juni.

Sammelzeit: Mai und Juni.

Zubereitung: Tee im Aufguß. 1 Teelöffel getrockneter Blüten auf 1 Tasse siedendes Wasser. 10 Minuten ziehen lassen. Abkochung 15 g auf 1 Tasse Wasser. Tagesmenge 2 Tassen.

Kiefer Föhre

Pinus silvestris, Pinus pumilio

Abb. auf Farbtafel 29

Zwei bestimmte Arten dieses Nadelholzbaumes haben in der Naturheilkunde Vorrang: Die Gemeine Kiefer (*Pinus silvestris*) und die Zwergkiefer (*Pinus pumilio*), bekannter unter dem Namen *Legföhre* oder *Latschenkiefer.* Allen Arten gemeinsam ist die Bescheidenheit der Lebensansprüche. Kiefern wachsen auch noch auf dürrem Sandboden, der gerade dünnem Gras Nahrung bietet. In einer botanischen Abhandlung lesen wir u. a.: "Diese Bescheidung der Kiefer in ihren Bodenansprüchen ist nur erklärlich durch das übermächtige Wurzelwerk, das aus einer langen Pfahlwurzel und weit dahingezogenen Seitenwurzeln besteht und den kargen Boden nach dem dort verteilten Nahrungsstoffen und nach Feuchtigkeit durchsucht. Wie ausgezeichnet die Kiefer den schwierigen Ernährungsverhältnissen angepaßt ist, zeigt sich schon darin, daß sie rund 24-mal mehr Wurzelfasern besitzt als die Tanne."

Die Gemeine Kiefer wächst bis 30 m hoch, trägt eine breite Krone und hat eine rötlich-braune, rissige, abschuppende Rinde. Die Nadeln, 5-9 cm lang und dunkelgrün, sind paarweise angeordnet. Die männlichen Blüten stehen nach Art von Ähren nebeneinander, während die weiblichen Blüten, eirund bis kegelförmig und von rötlicher Farbe, herabhängen. Die schwarzbraunen Zapfen werden bis zu 6 cm lang.

Vorkommen: Westeuropa bis ins nördliche Asien. Ausgedehnte Kiefernwälder in gemäßigten nördlichen Zonen, weiter südlich gedeiht die Kiefer nur im Gebirge.

Blütezeit: Mai bis Anfang Juni. Samen reifen im Oktober des darauffolgenden Jahres aus.

Sammelzeit: Frühling junge Kiefernsprossen, Sommer und Herbst Kiefernnadeln und Harz.

Anwendung: Am bekanntesten sind Kiefernnadelbäder, die bei Gelenk- und Muskelschmerzen, Hautausschlägen, Augenentzündungen sowie bei Blähungen, Magenkrämpfen, Schlaflosigkeit, geistiger und körperlicher Überanstrengung zur Anwendung kommen.

Bei der Behandlung von Hautausschlägen tut auch ein Sud von abgekochten Kiefernsprossen wertvolle Dienste. Die mit Gerb- und Bitterstoffen, ätherischem Öl und Vitamin C angereicherten Sprossen haben genauso bei den innerlichen Anwendungen große Bedeutung.

Junge Kiefernsprossen – in Wasser, Wein, Milch oder Bier gekocht – werden der internen Behandlung von Hautkrankheiten, von Luftröhrenkatarrh, Heiserkeit, Husten und auch Rheuma mit Erfolg genutzt. Bei einzelnen dieser Verordnungen spielt der Zusatz von Honig eine wichtige Rolle. – Die aus dem Harz der Kiefern gewonnenen Terpentinöle sind wesentliche Bestandteile von Salben, Einreibemitteln und präpariertem Pflastermaterial. Das von der Zwergkiefer gelieferte, weithin bekannte Latschenöl hat sich ebenfalls als Mittel zum Einreiben beziehungsweise als Badewasser-Zusatz ausgezeichnet bewährt.

Zubereitung: Wie stark man Tee oder Absud bereitet, bleibt jedem Einzelnen überlassen. Von einem Zuviel kann aber auch hier nur abgeraten werden.
Anwendungsgebiete: Haut, Gelenke, Muskeln, Atemwege, Lunge.

Klette

Arctium lappa
Lappa maior

Abb. auf Farbtafel 31

Die bis zu 1 1/2 m hoch werdende Staude – auch unter den Namen *Butzenklette, Grindwurz, Haarballen, Klusen* und *Wolfskraut* bekannt – hat eine fingerdicke, außen schwarzbraune, innen weiße, tief in den Boden eindringende Wurzel. Über der Erde reckt sich bei dem Gewächs aus der Familie der Korbblütler ein starker, verästelter Stengel empor, mit großen und weichfilzigen herzförmigen Blättern. Die purpurroten Blüten sitzen in kugelrunden, mit hakenförmig gekrümmten Schuppen besetzten Kelchen. Längliche, stachelige, aschgraue Kapseln enthalten viele Samen. Die Wurzel enthält ätherisches Öl und viel Kohlenhydrate. Auch in den Samen befindet sich Öl. In den Blättern entdeckte man einen galletreibenden Stoff.
Nicht nachzuweisen ist die durch Anzeigenwerbung behauptete haarwuchsfördernde Wirkung des sogenannten Klettenwurzelöls. Eine stärkende Kraft mag möglich sein, wird aber zweifellos überschätzt. Häufiger als die Große Klette kommt die Kleine Klette mit kleineren Blüten vor. Sie besitzt aber die gleiche Heilwirkung. Die Heilkraft der Wurzel behält ein Jahr ihre Wirkung.
Vorkommen: In kargem Gelände, auf Schutthaufen, an Mauern und Zäunen, an Wegrändern, in Gebüschen.
Blütezeit: Juli bis September.

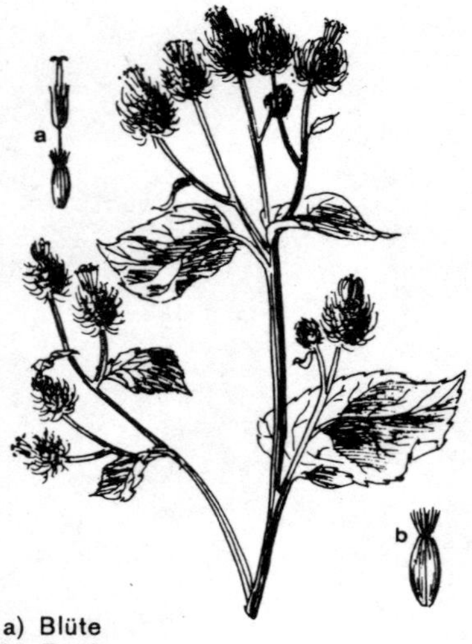

a) Blüte
b) Frucht

Sammelzeit: März und April Wurzeln der zweijährigen Pflanzen. Juni bis August sowie September und Oktober Blätter.

Anwendung: Wir kennen jahrhunderte alte Empfehlungen, nach denen das Öl der Klettenwurzel bei Geschwüren, Hautflechten, Kopfgrind der Kinder sowie bei Blasen im Mund und auf den Lippen Anwendung finden solle. Die modernen Auffassungen ergänzen noch die vielseitige Nutzung: Der Sud von gekochten Früchten beeinflußt die Rückentwicklung von Ausschlägen.

Frische, zerquetschte Blätter ziehen die Feuchtigkeit aus angeschwollenen Füßen und wirken mildernd bei Geschwülsten und Entzündungen. Die Verwendung der Blätter bei der Herstellung von Brandsalben leuchtet deshalb ein. Klettentee und Tinktur eignet sich auch zur Behandlung von Rheuma und Gicht.

Heilsame Hilfe bietet Tee aus den Blättern. Er wird bei Magenentzündungen empfohlen, während Tee aus den Klettenwurzeln bei der Behandlung von Lebererkrankungen angezeigt ist. Die Wurzel, die in frischem Zustand unangenehm riecht und getrocknet fast geruchlos ist, wirkt harn- und schweißtreibend sowie blutbildend. Klettenwurzelöl wird bei der Herstellung von Haarwasser, Wund- und Augensalben benutzt.

Zubereitung: Man läßt die fein zerhackte Wurzel einige Stunden kalt ziehen, danach wird sie abgekocht (1 Teelöffel auf 1/4 l Wasser). Täglich 1 bis 2 Tassen trinken. Der Tee darf auch von Zuckerkranken verwendet werden.

Die Tinktur wird dreimal täglich je 4-5 Tropfen in schwarzem Tee oder Kamillentee eingenommen. Öl sollte nur auf ärztliche Veranlassung verwendet werden. Bei Akne nimmt man immer Brei als Umschlag oder eine Abkochung.

Anwendungsgebiete: Haut, Magen, Galle, Leber, Harn, Gelenke, Stoffwechselkrankheiten, Wunden.

Knabenkraut

Orchis masculus

Abb. auf Farbtafel 26

Man kennt es bei uns auch als *Kuckucksblume,* weil sie immer blüht, wenn der Kuckuck kommt. Sie ist ein Orchideengewächs und kann eine Höhe von 50 bis 60 cm erreichen. Die Blütentraube ist spitzenständig. Ihre länglichen Blätter sind braun oder schwärzlich gefleckt, sie wird darum manchmal auch Geflecktes Knabenkraut genannt.

Das lateinische Wort „Orchis" heißt Hoden, weil die Orchideen zwei zwiebelförmige Hodenwurzeln haben. Die Legende will wissen, daß ihr Genuß die Kraft gäbe, Knaben zu zeugen. So ist der Name der Pflanze zu erklären.

Die Pflanze ist reich an Schleimstoffen und als Kinderheilmittel besonders geachtet bei Magen- und Darmkatarrh sowie Durchfall.

Vorkommen: Wälder, feuchte Wiesen, Heiden.
Blütezeit: Mai und Juni. Hellila Blüten.
Sammelzeit: Mai und Juni Knollen.
Anwendung: Vorwiegend bei Katarrhen im Darm- und Magentrakt. Auch bei Durchfall.
Zubereitung: Nur durch Apotheke.
Anwendungsgebiete: Magen, Darm.

Knoblauch

Allium sativum

Vom *Knofel,* auch *Lauchkraut* genannt, weiß man, daß er aus dem Orient kommt und es kaum ein besseres Mittel gegen Ateriosklerose seit alten Zeiten gibt. Natürlich hat es auch Stimmen gegeben und gibt es auch noch heute, die diese Heilkraft leugnen. Sie können aber nicht umhin, die anderen gesundheitsfördernden Wirkstoffe anzuerkennen, wenngleich man in unserer Schulmedizin verhältnismäßig wenig Gebrauch von ihnen macht. Vielleicht ist es nur die Abneigung gegen den starken Geruch (Siehe auch Zwiebelgemüse), der hier abschreckend wirkt.
Nicht leugnen aber läßt sich die Wirksamkeit des Senfölglykosids und Knoblauchöls für den menschlichen Organismus. Knoblauch ist nicht nur harntreibend und fäulniswidrig, sondern kräftigend und heilend bei mancherlei Beschwerden.
Vor etwa 30 Jahren entdeckte man, daß sich aus der ganzen Zwiebelpflanze ein Ölstoff – das Allisin – gewinnen ließ, der ein ausgezeichnetes Desinfektionsmittel ist und vielen Bakterien den Garaus macht.
Vorkommen: Anbau zu Nahrungs- und Heilzwecken.
Blütezeit: Juli und August.
Sammelzeit: September und Oktober in erster Linie die Zwiebel.
Anwendung: Bei Wunden und Geschwüren verwendet man den Saft oder auch frisch zerriebenes Kraut für äußerliche Umschläge.
Innerlich wirkt Knoblauch krampflösend, wurmvertreibend, die Durchblutung fördernd, den Appetit steigernd, kräftigend für Lunge, Leber, Galle und Herz. Gerade der Saft ist für Herz-, Lungen-, Gicht- und Rheumakranke von unbestrittenem Wert. Bei Katarrhen der Luftwege schafft er Befreiung.
Knoblauchöl kräftigt Darm, Magen, Lunge, Leber und Nieren.

Zubereitung: Der Preßsaft enthält die Vitamine A, B und C. Ihn gewinnt man aus der frischen Zwiebel und sollte jeden Tag etwa 2 bis 3mal täglich 1/2 Teelöffel verdünnt zu sich nehmen. Einen Kaltauszug stellt man sich her, indem man einige Knoblauchzehen zerdrückt und in 1/8 Liter Wasser über Nacht (mindestens aber 8 Stunden) stehen läßt. Ein solcher Auszug ist nicht nur appetitfördernd, sondern kann auch als Einlauf bei Kindern (Madenwürmer!) in Anwendung gebracht werden.
Frischer Knoblauch ist nach Ansicht erfahrener Heilpraktiker das beste Vorbeugungsmittel gegen Arteriosklerose.
Anwendungsgebiete: Magen, Darm, Lunge, Leber, Galle, Luftwege, allgemeine Vorbeugung.

Knoblauchhederich

Sisymbrium Alliaria

Man kennt sie auch als *Knoblauchsrauke, Lauchhedreich, Lauchkraut* und *Ramselwurz.* Sie gehört zur Familie der Kreuzblütler. Wenn man nicht genau auf die mehr nierenförmig und gröber gekerbten Blätter achten würde, könnte man sie für ein Nesselgewächs halten. Ihre weißen, nahezu unscheinbaren kleinen Blüten stehen in einer Doldentraube an der Spitze eines vierkantigen Stengels. Aus ihnen werden später vierkantige Schoten, die bis 6 cm lang sein können. Sie stehen seitwärts ab. Wenn man die Pflanze reibt, riecht sie nach Knoblauch. Das hat ihr den Namen gegeben und sie auch als Würzkraut verwendbar gemacht.
Vorkommen: In Hecken, Gebüschen und an Zäunen.
Blütezeit: April und Mai.
Sammelzeit: März bis Mai ganze Pflanze.

Anwendung: Knoblauchhederich läßt sich im großen und ganzen wie Knoblauch anwenden. In früheren Zeiten hat man die frisch zerquetschte Pflanze vielfach auf schwer ausheilende Geschwüre gelegt. Heute benutzt man ihre heilende und lindernde Kraft genauso wie Knoblauch oder Schwarzer Senf.
Als Würzkraut eignet sie sich gut für eine Verwendung im Haushalt.
Anwendungsgebiete: Magen, Darm, Lunge, Leber, Galle, Luftwege, allgemeine Vorbeugung.

Königskerze Großblütige Wollblume

Verbascum thapsiforme

Abb. auf Farbtafel 2

Reizvolle, 1 bis 2 m hoch aufwachsende Pflanze aus der Familie der Rachenblütler, bekannt auch als *Fackelblume, Feldkerze, Himmelbrand, Marienkerze, Neunmannskraft, Wetterkerze.* Hat einen filzigen Stengel und länglich-eirunde Blätter, die beiderseitig wolle-ähnlich überzogen sind. Goldgelbe, schwach duftende Blüten am Ende des Stengels in Form einer Ähre.
Vorkommen: An Wegen, Feldrainen, auf steinigen Böden, Schuttplätzen, an sonnigen Berghängen.
Blütezeit: Juli und August.
Sammelzeit: Während der Blüte herausgezupfte Blüten (also ohne Kelche) und Blätter.
Anwendung: Bewährt als erweichende, schmerzlindernde, heilungsfördernde Auflagen sind Umschläge mit frisch zerquetschten, in Öl gekochten Blüten. Sie werden bei Wunden, eitrigen Geschwüren, Flechten und äußeren Hämorrhoiden (hier auch in Form von Einläufen) benutzt. In Milch gekochte Blüten wirken Husten, Auswurf und Durchfällen entgegen. Ausgepreßte Flüssigkeit lindert Gliederschmerzen, erweist sich auch bei Augenentzündungen als spürbare Hilfe. Mit

stärkerer Tinktur werden Frostbeulen, Rheumatismus und Gicht bekämpft. – Die leicht schweißtreibenden Substanzen der Heilpflanze – von Pfarrer Kneipp wiederholt in seinen Empfehlungen herausgestellt – sind bei Fieber, Erkältungen und Beschwerden der Atmungsorgane von hohem Nutzen.

Zubereitung: Zum Aufguß nimmt man 1 Eßlöffel Blüten und seiht ihn mit 1 Tasse siedendem Wasser durch ein Tuch, damit die feinen Blütenhärchen nicht in das Getränk geraten und den Hals reizen. Ziehen lassen, bis der Aufguß gelb wird. Nicht mehr als 2 Tassen am Tag trinken. Tinkturen nur nach ärztlichen Vorschlägen.

Anwendungsgebiete: Wunden, Geschwüre, Haut, Magen und Darm. Augen, Atemwege, Glieder.

Koriander

Coriandrum sativum

Abb. auf Farbtafel 39

Der Gartenkoriander ist als Gewürz (Siehe dort) bekannter. Als Heilpflanze mit ätherischen Ölen, Gerbstoff und Vitamin C findet er heute nur noch selten Verwendung. Seines teilweise recht unangenehmen Geruchs wegen, wird er auch *Wanzendill* genannt.

Vorkommen: Anbau.

Blütezeit: Juni bis August.

Sammelzeit: Oktober, Früchte.

Anwendung: Als Vitaminspender, Appetitanreger und gegen Blähungen.

Zubereitung: Tee im Aufguß. Etwa 3 g getrocknete Körner auf 1/4 Liter siedenden Wassers. Tagesration.

Korianderpulver wird selten benutzt, höchstens messerspitzenweise.

Kornblume

Centaurea cyanus

Sie ist stets nur ein Getreidebegleiter. Am aufrechten verästelten Stengel stehen die Blütenkörbe einzeln. Alle Blüten sind röhrig. Die Pflanze enthält Bitterstoff, Glykoside und Kaliumsalz.
Vorkommen: Auf Getreidefeldern.
Blüte- und Sammelzeit: Juni und Juli.
Anwendung: Früher als Tee bei Menstruationsstörungen. Jetzt ohne besonderen Wert.

Abb. auf Farbtafel 8

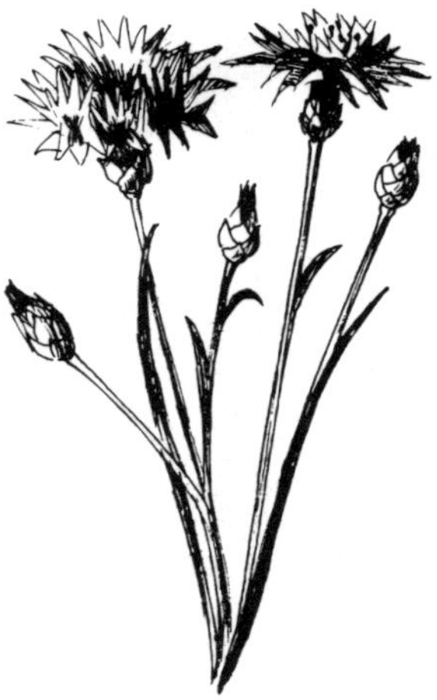

Kornrade

Agrostemma githago
Gift!

Man weiß, daß dieses manchmal 1 m hohe Nelkengewächs mit den schmalen, graubehaarten gegenständigen Blättern giftig ist. Das Unkraut hat früher viel Schaden angerichtet und oft das Mehl verdorben. Bei der heutigen Saatverarbeitung besteht keine Gefahr mehr.
Vorkommen: Getreidefelder.
Blütezeit: Juni und Juli.
Sammelzeit: Entfällt.
Anwendung: Nur in der Homöopathie. Der reife Samen wird zur Tinktur gegen Gelbsucht, Gastritis und schmerzhaftem Stuhl verwendet.

Kreuzblume

Polygala amara

Abb. auf Farbtafeln 10 und 40

Der sogenannten Bitteren Kreuzblume, im Volksmund auch *Bitteramselkraut, Hahnenkopf, Himmelfahrtsblume, Ramsel, Natterblümchen, Tausendschön, Blaue Milchblume, Milchkraut* und *Pilgerblume* genannt, werden bereits seit mehreren Jahrhunderten gute Heilwirkungen zugeschrieben. Das in ganz Europa gedeihende Kreuzblumengewächs hat einen dünnen, faserigen, gelblich-weißen vielköpfigen Wurzelstock. Die Blätter – am Boden noch groß, verkehrtherzförmig ausgebildet – werden nach oben zu immer kleiner. Die Farbe der ährenförmig ansitzenden Blüten variiert vom milchigen Weiß bis zum violetten Blau. Die Wurzel der Kreuzblume schmeckt schwach bittersüß, wogegen die Blätter einen scharfen, bitteren Geschmack aufweisen. Die Kreuzblume wird 10-15 cm hoch.

Vorkommen: Auf Wiesen, in grasigen Wäldern.

Blütezeit: Mai und Juni.

Sammelzeit: Mai Wurzel, Juni Blätter und Blüten.

Anwendung: Der Tee der mit Bitterstoffen, Eiweiß, Gerbstoff, ätherischem Öl und weiteren nützlichen Wirkstoffen angereicherten Kreuzblume hilft bei Magen- und Darmstörungen. Sude der Wurzel werden gegen Verschleimung und hartnäckige Katarrhe – auch Raucherkatarrh – angewandt. Weintinktur aus der Wurzel ergibt ein magenstärkendes Getränk.

Zubereitung: Zum Tee verwendet man als Aufguß 1 Teelöffel feingeschnittenes Kraut und Wurzeln, übergießt ihn mit 2 Tassen siedendem Wasser und läßt ihn ziehen. Nur 2 Tassen am Tag trinken. Zur Tinktur setzt man 90 g Wurzeln auf 1/2 l Wein an, sottet das Gemisch und nimmt es tagsüber teelöffelweise ein.

Zur Abkochung: 20 g Blätter mit etwa 200 g Wasser längere Zeit kochen lassen. Ebenfalls teelöffelweise einnehmen.

Anwendungsgebiete: Magen, Atmungsorgane.

Kreuzdorn

Rhamnus cathartica
Gift!

Der bis 3 m hoch wachsende, dornige und sperrende Strauch, bekannt auch unter den Bezeichnungen *Purgier-* oder *Hirschdorn, Saftgrünstrauch* und *Wegedorn,* hat rundliche, eiförmige und gestielte Blätter. Die gegenständigen rundlichen Zweige enden in langen, geraden Dornen. Die Dornen stehen häufig in Kreuzform in den Gabeln, daher der Pflanzenname.
Die kleinen grünlichen Blüten stehen in Büscheln, die glänzend schwarzen Steinfrüchte sind erbsengroß. Durch übermäßigen Genuß der Beeren sind Vergiftungen möglich.
Der Kreuzdorn ist mit dem Faulbaum verwandt. Die Pflanze enthält in der Frucht Flavonglykoside, in den Blättern Emodinglykoside.
Vorkommen: In Wäldern, in Buschwerk, Heidegelände, auf Weiden, auch in felsigem Gelände.
Blütezeit: Mai und Juni.
Sammelzeit: September und Oktober Beeren und Blätter (Kreuzdornrinde bewirkt Brechreiz).
Anwendung: Der Sirup aus den Beeren ist ein ausgezeichnetes Abführmittel. Er muß aber vorsichtig dosiert werden: Erwachsene etwa 1-1 1/2 Eßlöffel, Kinder nur 1 Eßlöffel.
Auch bei chronischen Hautausschlägen ist der Sirup wirksam. Zu beachten: Tee von der Rinde darf erst nach deren einjähriger Lagerung gebrüht werden. Es ist ein sehr starkes Abführmittel, das sich auch harntreibend auswirkt und gegen Gicht helfen soll. Vorsicht bei der Mengenwahl – Kolikgefahr!
Zubereitung: Sirupherstellung wie üblich. Verwendung als Abführmittel, gewaschene Beeren, höchstens 5 g. Für Kinder nur die Hälfte.
Anwendungsgebiete: Magen, Darm, Gelenke, Haut.

Gemeines Kreuzkraut

Senecio vulgaris
Vergiftungsgefahr!

Abb. auf Farbtafel 22

Diese stark verbreitete Unkrautart heißt mancherorts Greiskraut, Würgkraut und Baldgreis. In Niedersachsen spricht man vom *Dickkopfskraut,* weil der Saft gegen Hitze und Röte – also gegen den „dicken Kopf" – helfen soll. Es gibt über 30 Arten des Kreuzkrautes und das Gemeine Kreuzkraut ist das verbreiteste. Man kann es blühend mit seinen gelben, schlanken Körbchen überall finden. Es hat einen aufrechten Stengel und wird etwa 50 cm hoch. Die endständige Doldenrispe trägt in ihren Körbchen nur röhrige Blütchen in einem Hüllkelch mit schwarzen Blätterspitzen.

Die Blätter sind fiederspaltig und weißfilzig. Wenn die Samen reifen, bilden die Blütenstände haarbüschelige Pustekügelchen, die dem Löwenzahn ähneln und deren silberhaariger Glanz wahrscheinlich zu dem Namen Greiskraut anregte.

Vorkommen: Weitverbreitetes Unkraut, besonders auf Äckern, Weinbergen und in Gärten.

Blütezeit: März bis November, manchmal auch Mitte Dezember.

Sammelzeit: März bis Dezember blühendes Kraut.

Anwendung: Man weiß nicht einwandfrei, ob die dem Kraut zugeschriebene Heilwirkung bei Leberleiden zutrifft. Fest steht lediglich, daß ein Zuviel großen Leberschaden anrichten kann.

Zubereitung: Keine.

Anwendungsgebiete: Blut, Leber.

Krummhals

Lycopsis arvensis

Abb. auf Farbtafel 35

Ein Vergißmeinnicht ähnliches Unkraut, auch als *Wolfsauge* bezeichnet. Es besitzt wirksame Inhaltsstoffe, ist auswurfsfördernd und blutreinigend. In erster Linie findet das zur Familie der Boretschgewächse zählende Kraut Verwendung bei Durchfall. In der Antike diente es wegen seines roten Farbstoffes als kosmetisches Hilfsmittel.

Kümmel

Carum carvi

Abb. auf Farbtafel 18

Dieses weit über Mittel- und Nordeuropa verbreitete Doldengewächs hat eine spindelförmige Wurzel, einen kantigen Stengel mit doppelt gefiederten Blättern. Die weißen Blüten bilden eine Dolde, mit längeren äußeren und kürzeren inneren Blütenstengeln. Der Samen hat einen stark-würzigen Geschmack. Kümmel enthält ätherisches Öl mit Carvon und Limonen.

Vorkommen: Auf Wiesen, an Bahndämmen und Wegrändern, auch angebaut in Gärten.

Blütezeit: Mai und Juni.

Sammelzeit: Nach der Reife (Juli, August) Früchte.

Anwendung: Liest man schon in einem alten Kräuterbüchlein wörtlich: „Wer ein blöd' Haupt hat, der siede Kümmel in einem Säcklein, lege es auf's Haupt und werde darob genesen", so sind auch heute noch Kümmelumschläge gegen Kopfschmerzen ein schnell wirkendes Mittel. Aus zerquetschten Samen wird mit etwas Branntwein ein Brei angerührt, dieser auf einen Leinwandlappen gestrichen und dann aufgelegt. Als Tee oder Pulver ist Kümmel, zumal er beruhigend krampfstillend, erwärmend und harntreibend wirkt, bei Magen- und Darmbeschwerden, kolikartigen Schmerzen, schlechter Verdauung und mangelhaftem Appetit sehr nützlich. Kümmelsuppe gehört zu den altüberlieferten Hausmitteln gegen Bauchweh und Schwindelgefühle, verursacht durch Verstopfung. Oft ist auch noch das alte Rezept gültig, starken Husten der Kinder mit in Wein gekochtem Kümmel zu kurieren.

Zubereitung: Kümmelkerne kann man bedenkenlos kauen, wie sie sind.

Zum Aufguß nimmt man 3 Teelöffel gestoßene Kümmelkerne auf 1 Tasse siedendes Wasser. Bei einer Abkochung nimmt man dieselbe Menge in Milch, kocht sie kurz auf und läßt sie etwa 10 Minuten ziehen.

Anwendungsgebiete: Magen, Darm, Zähne, Kopf, Gelenke, Nerven. Auch als Gemüse.

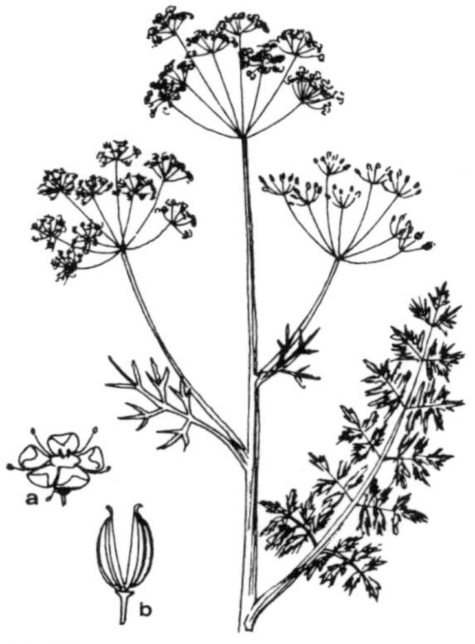

a) Blüte
b) Doppelfrucht

Gemeiner Kürbis

Cucurbita Pepo

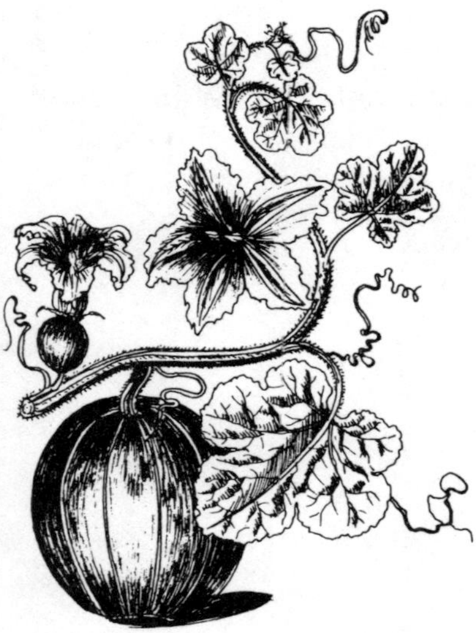

Im Grunde genommen ist der Kürbis keine Heilpflanze und nur als Fruchtgemüse (Siehe dort) bei uns bekannt. Da er jedoch auch heute noch hier und da als Gegenmittel gegen den Bandwurm benutzt wird, sei er kurz erwähnt.

Vorkommen: Anbau.

Blütezeit: Juni bis August.

Sammelzeit: Oktober.

Anwendung: Die Samen werden als nahezu harmloses Wurmmittel verwendet. Man braucht aber eine ziemlich hohe Anzahl Samen, um wirklichen Erfolg zu haben. Bei Kindern bewegt sich die Zahl zwischen 250 und 400, bei Erwachsenen fast die doppelte Menge. Bei früheren, wesentlich geringeren Dosierungsangaben war das Endergebnis oft gleich Null.

Zubereitung: Kinder mögen die Samen (Kürbiskerne) nicht einfach einnehmen. Ihnen sollte man sie zusammen mit Fruchtsaft anrühren und eingeben. Besser aber wirkt ein Extrakt aus der Apotheke.

Anwendungsgebiet: Bandwurm.

Gemeine Kugelblume

Globularia vulgaris
Vergiftungsgefahr!

Das niedrige, meist nur 10 cm hohe, niederliegende Kraut, auch *Weihwedel* genannt, ist in der heutigen Zeit kaum noch in der Volksheilkunde gefragt. Es enthält, wie sein Verwandte, die herzblättrige Kugelblume (*Globularia cordifolia*), das Glykosid Glubularin, das früher als leichtes Abführmittel benutzt wurde. Das Kraut ist, in größerer Menge angewendet, giftig.

Vorkommen: Trockene Schutthalden, Hügel, Berge.

Blütezeit: Mai und Juni. Kuglige Blütenköpfe.

Sammelzeit: Mai und Juni Blätter und Blüten.

Anwendung: Abführmittel.

Zubereitung: Am besten durch Apotheke.

Kuhschelle

Anemone Pulsatilla
Vergiftungsgefahr!

Abb. auf Farbtafel 24

In der Familie der Hahnenfußgewächse gibt es verschiedene Kuhschellenarten: die Frühlingskuhschelle (*Anemone vernalis*), die Aufrechte Kuhschelle (*Anemone pulsatilla*), die Nickende Kuhschelle (*Anemone pratensis*).
Die Pulsatilla, auch *Ackerschelle, Küchenschelle* und *Osterblume* genannt, ist als Heilpflanze schon im Mittelalter „wider die Pestillentz" und andere Erkrankungen zu Hilfe genommen worden. Sie enthält wichtige Wirkstoffe wie Protoanemin, Saponin und Gerbstoff. In der Homöopathie wendet man sie gegen Nervenleiden, Migräne und Grippe an. Sie soll sogar beim Star Erfolge verbucht haben.
Wichtig ist es zu wissen, daß man diese durch Gesetz geschützte Pflanze niemals selbst anwenden soll und ihre Verwendungsart dem Arzt überlassen muß.
Vorkommen: Sonnige Hügel, Heiden, Wälder.
Blütezeit: März bis Mai. Blauviolette Blüten.
Sammelzeit: März bis Mai ganze Pflanze mit Wurzeln.
Anwendung: Bei Bronchitis, Regelstörungen, Gicht, Rheuma und auch Keuchhusten. Das Kraut ist harn- und schweißtreibend.
Zubereitung: Nur nach ärztlicher Anweisung.
Anwendungsgebiete: Kopf, Nerven, Luftwege.

*

Der Name Kuhschelle erklärt sich aus der Glokkenform der Blüten, die den im Gebirge üblichen Kuhglocken ähneln.
Die Frühlingskuhschelle heißt im Gebirge *Haarmandli,* weil sie behaarte Blätter hat.

Echtes Labkraut

Galium verum

Abb. auf Farbtafel 12

Das gelbe oder echte Labkraut mit seinen von zitronengelben Blütchen übersäten Rispen duftet mild nach Honig. Die Pflanze kann bis 80 cm hoch werden, doch ihr Stengel vermag nicht aufrecht zu stehen, deshalb nennt man sie im Volk auch *Gliedkraut.* Ein anderer Name ist *Liebfrauenstroh,* weil der Legende nach Maria einst auf Labkraut ihrer schweren Geburt entgegensah. Schmale, spitze Blätter umstehen im Quirl den Stengel, sie sind am Rande umgerollt und unterseits heller gefärbt und haarig.

„Lab"-Kraut hat nichts mit Laben zu tun, wohl aber mit dem Gerinnungsferment im Magen der Kälber. Das echte Labkraut ist zum Gerinnen der Milch verwendbar. In ihm sind enthalten Galiosin und andere Glykoside neben dem Labencym, ferner ätherisches Öl.

In manchen Gebieten wird das Labferment bei der Käseerzeugung benutzt.

Vorkommen: Trockene Wiesen, Hänge, Weiden.

Blütezeit: Mai bis September.

Sammelzeit: Mai bis September blühendes Kraut.

Anwendung: Magen- und Darmkatarrh, Hautleiden.

Zubereitung: Tee von 5 g blühendem Kraut auf 1 Tasse Wasser, nur aufgießen, ziehen lassen und seihen. Nicht mehr als 2 Tassen am Tag.

Gut verwendbar ist auch Preßsaft. 1 Teelöffel Saft auf 1 Tasse siedendes Wasser. Tagsüber in kleinen Schlucken trinken.

Anwendungsgebiete: Magen, Darm, Haut.

Warnung: Vor kurzem erschien eine Zeitungsveröffentlichung, in der davon berichtet wurde, daß man in manchen Kreisen glaube, mit dem weißen Labkraut (*Galium aparine*) den Krebs bekämpfen zu können. Das ist ein nahezu verbrecherischer Unsinn. Wie immer auch die Droge bearbeitet worden sein mag, solchen unverantwortlichen Behauptungen muß dringend widersprochen werden.

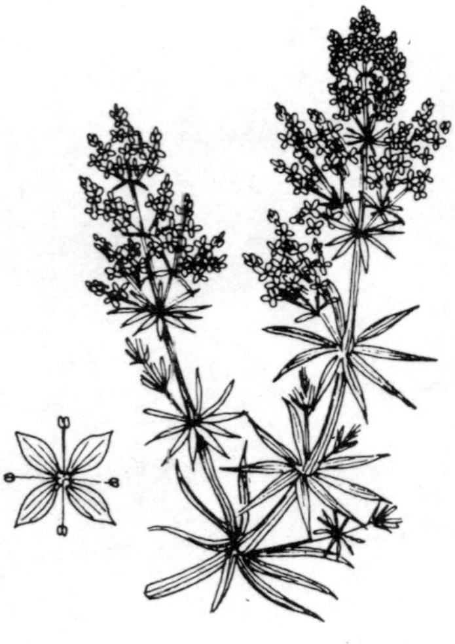

Lavendel

Lavandula officinalis auch *vera*

Abb. auf Farbtafel 3

Als Heil- und Duftpflanze weithin geschätzter Lippenblütler, im Volksmund auch *Hirnkraut, Schwindelkraut, Spiker* und *Zitterblume* genannt. Der Lavendelstrauch hat lanzettförmige, an den Rändern leicht zurückgebogene Blätter. Die meistens blaßblauen, seltener weißlichen Blüten umgeben den ästigen, vierkantigen Stengel und bilden eine Ähre. Blätter und Blüten verströmen den in aller Welt beliebten, angenehm-intensiven Wohlgeruch. Auch als Gewürz beliebt.

Vorkommen: In Italien und Südfrankreich wildwachsend, im mittleren Europa in Parkanlagen und Gärten angebaut.

Blütezeit: Juli und August.

Sammelzeit: Vor dem Aufblühen Blüten, Ende August - September Blätter.

Anwendung: Der Lavendel, der neben ätherischen Ölen, Gerbstoff und Harz noch andere hochwertige Wirkstoffe enthält, wird in zwei Formen angewandt: als Tee, Aufguß oder als Lavendelöl. Bekannt unter den Namen Spicköl oder Lavendelessenz, soll dieses Öl gelblich und nicht mit Terpentin oder Weingeist verfälscht sein. Äußerliche Behandlungen mittels Öl kommen in Betracht bei blutunterlaufenen Stellen, Verrenkungen, Quetschungen sowie bei Gliederschmerzen und rheumatischen Beschwerden (Einreibungen). Bei Bädern wird ein Lavendel-Absud als Zusatz benutzt. Lavendel reinigt die Nieren, treibt Blähungen ab, beruhigt die Nerven, erweist sich als gutes Mittel bei Koliken.

Zubereitung: Tee im Aufguß. 1 Teelöffel der Pflanze (vor der Blüte) auf 1 Tasse siedendes Wasser. Täglich 1 oder 2 Tassen.

Vom Öl 2mal täglich 5 Tropfen auf Zucker wirken appetitanregend und sind gut für die Verdauung. Einreibungen nach ärztlicher Anweisung.

Anwendungsgebiete: Darm, Nieren, Galle, Kopf, Muskeln, Gelenke und Haut.

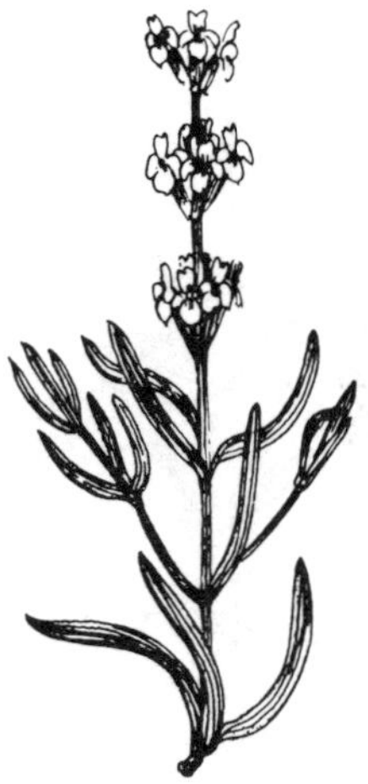

Leberblümchen

Anemone hepatica
Vergiftungsgefahr!

Das kleine blau-violette Blümchen aus der Familie der Hahnenfußgewächse wird auch *Märzblümchen* oder *Vorwitzchen* genannt, weil es schon sehr früh erscheint. Es hat Blättchen von leberähnlicher Form, die 3gelappt sind. Sie sind oben grün und unten rötlich violett und kommen erst nach der Blüte hervor. Die Blütenstiele am 20 cm hohen Stengel tragen Blüten ohne Kelch mit 3 kelchartigen Hochblättern. Die aus ihnen entstehenden Teilfrüchtchen sind leicht behaart. Der rötliche Wurzelstock am Boden besitzt Faserwurzeln.

Das Leberblümchen steht unter Naturschutz. Es enthält ähnliche Wirkstoffe wie die Kuhschelle, es kann also bei Überdosierung auch zu Vergiftungen kommen.

Vorkommen: Schattige Laubwälder, kalkreiche Plätze .

Blütezeit: Februar bis April.

Sammelzeit: Mai bis Juli frische Blätter.

Anwendung: Von einer äußeren Anwendung der jungen Blätter ist abzusehen. Sie haben keinen heilenden Wert und sind auf keinen Fall (!) für Wunden und Geschwüre geeignet.

Ob ihre Wirkstoffe bei Bronchitis und Harnbeschwerden erfolgreich sind, ist nicht bewiesen. Schaden können sie nicht.

Zubereitung: Nur Kaltauszug mit 2 Teelöffeln Kraut auf 1/4 Liter Wasser. Über Nacht oder etwa 8 Stunden stehen lassen. Tagsüber in kleinen Schlucken trinken. Vorsicht! Menge einhalten.

Anwendungsgebiete: Keine Beweise.

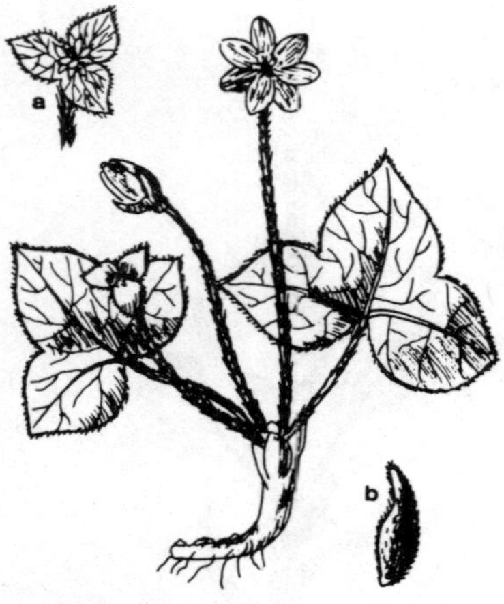

a) fruchttragender Kelch
b) einzelne Frucht, vergr.

Lein, Flachs

Linum usitatissimum

Der Lein oder Flachs, hier und da als *Haarlinsen,* einfach *Haar, Leinkörnle* und *Leinwanzen* bezeichnet gehört zu den ältesten Kulturpflanzen und hat schon zur Steinzeit bei der Anfertigung von Bekleidung eine Rolle gespielt. Der Lein kann nahezu 1 m hoch werden. Er hat eine dünne, faserige Wurzel und einen aufrechten runden Stengel, an dem schmale, lanzettförmige Blätter gegenständig sitzen. Aus den blauen Blüten entstehen kugelförmige „Knoten“ oder „Bollen“ (Samenkapseln), die nach langer Reifezeit etwas größer als Erbsen sind. Die Kapsel enthält zehn eiförmige, platte Samen von rötlicher Farbe.

Vorkommen: Wildwachsend im südlichen Europa, bei uns systematisch auf Äckern angebaut.

Blütezeit: Ende Juni bis August.

Sammelzeit: August, nur Samen.

Anwendung: Der ölhaltige, mit zahlreichen Wirkstoffen versehene Leinsamen – bedeutsamer Faktor bei der Arzneimittelherstellung – kommt als ganzer oder zerstoßener Samen, als Brei, Mehl oder Öl zur Anwendung. So wird zerstoßener Leinsamen für erweichende, lindernde Umschläge bei Seitenstechen, Koliken, Muskelschmerzen und Prellungen benutzt. Die Flüssigkeit von zerstoßenen, abgekochten Samen ergibt ein hochwertiges Gurgelwasser. Mit ebenso zubereitetem Sud werden Einläufe gemacht, und Leinöl mit gelbem Wachs fördert die Heilung von Wunden. Leinsamenmehl gegen chronische Verdauungsschwäche.

Zubereitung: Leinsamen: 3 Eßlöffel, frisch geschrotet 3mal täglich essen. Mit Honig süßen.

Abkochung: 1 Eßlöffel auf 1 Tasse Wasser, kurz aufkochen. Täglich 1 Tasse.

Auflage: 1 Teelöffel in heißem Wasser verrühren. Brei auf Lappen streichen und auflegen.

Tinkturen nur vom Arzt.

Anwendungsgebiete: Blase, Darm, Nieren, Luftwege, Haut.

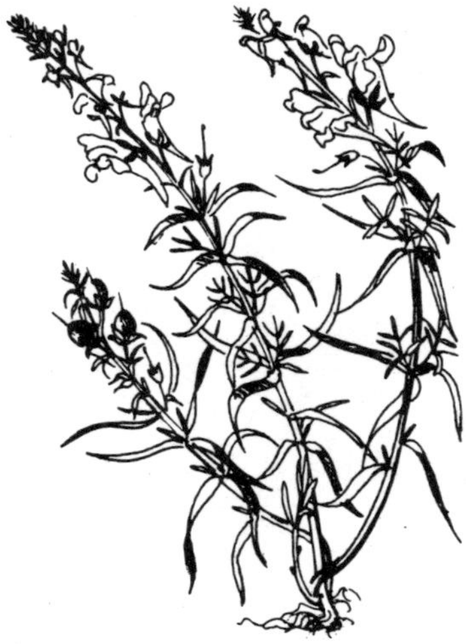

Hohler Lerchensporn

Corydalis cava
Vergiftungsgefahr!

Abb. auf Farbtafel 11

Die bis zu 30 cm hohe Pflanze führt auch den Namen *Hohlwurz*. Sie fällt durch ihre schmutzig purpurne Blütchen ins Auge und hat nur 2 zarte, tief eingeschnittene, dreizeilige Blätter. Die Blütchen stehen in einer Traube zusammen. Die Oberlippe jeder Blüte ist zurückgerollt. Die Blüte duftet schwach. Die Fruchtkapsel, eine sogenannte Schotenkapsel, hat 2 Klappen. Der Wurzelknollen ist hohl und sitzt meist sehr flach im Boden. Beim Pflücken der Pflanze reißt man ihn meist mit heraus.

Vorkommen: Laubwälder, Gebüsche, Hecken.
Blütezeit: April und Mai.
Sammelzeit: August bis Oktober Wurzelknollen.
Anwendung: Man hat die Knolle des Hohlen Lerchensporns früher zu Wurmkuren und auch als Brechmittel benutzt. Da die Pflanze 30 Alkaloide enthält und ein Gebrauch durch Laien nicht angebracht ist, sollte man nur wissen, daß die medizinische Wissenschaft sie bei Erregungszuständen, Händezittern und Schüttellähmung verwendet.

Von den Wirkstoffen ist vielleicht der interessanteste das Bulbo capnin, das ausgesprochen beruhigend wirkt und alle unnützen Bewegungen hemmt.

Zubereitung: Nur durch Apotheke.
Anwendungsgebiete: Siehe oben.

Liebstöckel

Levisticum officinale

Das krautartige, bis etwa 2 m hoch werdende Doldengewächs ist kenntlich an der fleischigen, verästelten, rund 20 cm langen Wurzel, dem verzweigten hohlen Stengel und den doppelt gefiederten, wenig gezähnten Blättern. Auf die gelben Doldenblüten folgen ebenso gefärbte, längliche Samen. Liebstöckel – verschiedentlich auch *Badekraut, Leberstockkraut* und *Neunstöckel* genannt – hat einen würzigen Geruch.
Vorkommen: Wildwachsend im südlichen Europa, bei uns in Gartenkulturen gezogen.
Blütezeit: Juni bis August.
Sammelzeit: Frühling Wurzeln älterer Pflanzen, Oktober Kraut und Samen.
Anwendung: Die Wurzel des Liebstöckel enthält Weichharz, ätherisches Öl und bitteren Extraktstoff, wirkt insofern stark auf die Haut und das Nervensystem ein. Die getrocknete, gestoßene Wurzel fördert die Verdauung, und das Kraut hilft bei Nieren- und Blasenerkrankungen. Gut bewährt hat sich das pflanzliche Heilmittel auch bei Gicht, Rheuma, Wassersucht, chronischen Herzleiden sowie Husten und Halsentzündungen. Hinzuweisen ist ferner auf Waschungen mit dem Absud aus gekochten Liebstöckelwurzeln, welche Unreinheiten der Gesichtshaut beseitigen helfen, sowie auf den Absud als Badezusatz zur Stärkung der Unterleibsorgane. Der Tee, häufig auch zur Behandlung der Gelbsucht empfohlen, hat nierenreinigende Wirkungen und sollte zusammen mit Fenchel und Anis zubereitet werden.
Zubereitung: Tee im Aufguß. 1 Teelöffel getrocknete und fein zerkleinerte Wurzel auf 2 Tassen siedendes Wasser. Tagesmenge.
Abkochung: 1 Teelöffel auf 1 Tasse Wasser aufkochen, abseihen. Tagesmenge 2 Tassen.
Badezusatz: 50 g auf 5 Liter Wasser.
Anwendungsgebiete: Nieren, Blase, Magen, Darm, Haut, Wundbehandlung, Luftwege, Rheuma, Gicht, Wassersucht.

Liguster

Ligustrum vulgare

Abb. auf Farbtafel 18

Man nennt den Strauch aus der Familie der Ölbaumgewächse auch *Rainweide,* weil er häufig als Hecke angelegt wird und seine lederartigen Blätter der Weide ähneln. Aus den kleinen, weißen Blüten mit angenehmem Duft werden runde, schwarze Beeren, die ungenießbar sind. Sie werden heute im südlichen Europa lediglich zur Weinfärbung benutzt. Einen Heilwert hat der Liguster nur im Aberglauben.

Linde

Tilia platyphyllos
Tilia parvifolia

Die in allen deutschen Landschaften beheimatete großblättrige Sommerlinde (*platyphyllos,* auch *grandifolia*) und die kleinblättrige Winterlinde (*parvifolia*) ist vor allem durch das bewährte Hausmittel „Lindenblütentee" bekannt. Er hat nervenanregende, schweißtreibende und krampfstillende Wirkung. Linden können bis 20 m hoch werden. Die gelblichen Blütendolden enthalten etwas ätherisches Öl, Zucker, Gummi und Gerbstoff.

Blütezeit: Sommerlinde im Juni, Winterlinde Juli.

Sammelzeit: Juni und Juli Blüten.

Anwendung: Schnupfen, chronischer Husten, Katarrh, Erkältungen, Verschleimung der Luftwege. Extrakt aus Lindenblüten (Lindenblütenwasser) wendet man gegen Sommersprossen an. Er soll auch den Haarwuchs fördern und Kopfschmerzen lindern.

Zubereitung: Tee im Aufguß. 1 Teelöffel Blüten auf 1 Tasse siedendes Wasser. 10 Minuten ziehen lassen. Tageshöchstmenge 3 Tassen.

Pulverisierte Lindenholzkohle kann messerspitzenweise gegen Kopfschmerzen angewendet werden. Der aus der Mittelrinde gepreßte Saft wurde früher zur Heilung von Entzündungen und Brandverletzungen benutzt.

Anwendungsgebiete: Luftwege, Kopf, Hals, Niere, Blase. Bei den letzteren beiden ist der Arzt zu fragen.

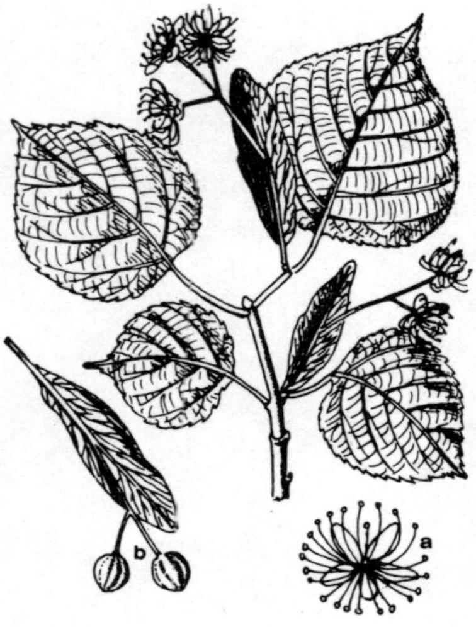

a) Blüte
b) Früchte mit Deckblatt

Löwenzahn

Taraxacum officinale

Abb. auf Farbtafel 24

Bedacht mit zahlreichen volkstümlichen Namen – wie *Butterblume, Kettenblume, Kuhlattich, Laterne, Milchblume, Mistfink, Mönchskopf, Pusteblume* und *Sonnenwirbel* – gehört der Korbblütler Löwenzahn zu den meistverbreiteten Pflanzen. Kenntlich an der tief ins Erdreich eindringenden, pfahlartigen Wurzel, den gezähnten Blättern und dem bis 30 cm hohen, hohlen Stengel, enthält der Löwenzahn in allen pflanzlichen Teilen einen bitteren, weißen Milchsaft. Die befruchtete gelbe Blüte schließt mit der sonnenfarbenen Kugel aus gefiederten Samenkörnern ab. Siehe unter „Wildgemüse".

Vorkommen: Auf Wiesen, Feldern und Hügeln. An Böschungen, Straßengräben, in Gärten.

Blütezeit: Frühjahr bis Herbst.

Sammelzeit: Vor der Blüte Blätter, Frühling oder Herbst Wurzeln.

Anwendung: Das aus dem Kraut der hochgradig wirkstoffhaltigen Pflanze destillierte Wasser ist ein gutes Mittel gegen entzündete Augen. Es wird auch mit Erfolg bei unreiner Gesichtshaut angewandt. Der Löwenzahntee wirkt blutreinigend und hilft bei Gallen- und Nierenleiden sowie bei Hartleibigkeit. Speziell der Tee von der Wurzel bewährt sich bei der Behandlung von Hämorrhoiden. Der aus den jungen Blättern der Frühjahrspflanze angemachte Salat bringt bei blutarmen Menschen, das Herbstwurzelgemüse bei Diabetikern spürbare Hilfe.

Zubereitung: Tee im Aufguß. 2 Teelöffel des ganzen Krautes, feinzerhackt, auf 2 Tassen siedendes Wasser. Tagesmenge.

Kaltauszug: Menge wie oben. Über Nacht ziehen lassen.

Frischer Preßsaft 3mal täglich 1 Teelöffel mit Milch verdünnt.

Anwendungsgebiete: Blase, Magen, Darm, Leber, Nieren, Augen, Haut, Gelenke, Wasser- und Fettsucht, Altersschwäche.

Lungenkraut

Pulmonaria officinalis

Ein Rauhhaargewächs, dessen Name schon auf seine besonderen Eignungen als Heilpflanze hinweist. Im Volksmund auch *Bockskraut, Fleckenkraut, Hirschkohl, Lungenwurz* und *Schlotterhose* genannt, ist das bis 30 cm aufwachsende Lungenkraut durch die eiförmigen, behaarten, meist gefleckten Blätter in Bodennähe gekennzeichnet. Die trichterförmigen Blüten, den Blüten der Schlüsselblume sehr ähnlich, entfalten sich zunächst in hellroten Büscheln, ändern aber schon nach wenigen Tagen ihre Farbe und werden dunkelblau. Die schleim-, fett- und mineralhaltige Pflanze ist geruchlos.

Vorkommen: In Laubwäldern, unter Buschwerk. Eine weiß blühende Abart findet man oft in Gärten.

Blütezeit: März bis Mai.

Sammelzeit: Früher Sommer ganze Pflanze.

Anwendung: Das getrocknete und pulverisierte Kraut beschleunigt die Heilung frischer Wunden und die Rückentwicklung von Hautentzündungen. Der aus den Blättern zubereitete Tee, üblicherweise mit etwas Zucker oder Honig gereicht, hat lösende und reizmildernde Wirkungen. Er eignet sich daher gut für die Behandlung von Heiserkeit, Husten, Halsentzündungen, Grippe und Bronchitis. Lungenkranken Patienten wird der Tee häufig in Verbindung mit Eibisch und Huflattich empfohlen. Anwendungen des Tees kommen ferner bei Blasen-, Darm- und Nierenleiden in Betracht. Der aus den Blättern herausgepreßte Saft ist ebenfalls im internen Bereich heilungsfördernd.

Zubereitung: Tee im Aufguß. 2 Eßlöffel auf 1/4 Liter siedendes Wasser. Ziehen lassen, abseihen, Tagesmenge.

Lungenkranke die gleiche Menge aufgekocht.

Frischer Preßsaft 3mal täglich mit Honig.

Extrakte nur durch Apotheke.

Anwendungsgebiete: Atmungsorgane, Blase, Darm, Nieren, Blut, Haut.

Luzerne

Medicago sativa

Abb. auf Farbtafel 32

Diese Futterstaude kann bis 90 cm hoch werden. Sie blüht in Traubenform, violett oder blau. Ihre lange und kräftige Pfahlwurzel wird im Südosten Europas als heilwirksam angesehen. Es gibt jedoch hierfür keine Beweise. Die Pflanze ist stark eiweißhaltig.

Maiglöckchen

Convallaria maialis
Giftig!

Abb. auf Farbtafel 3

Es wird höchstens 20 cm hoch. Der blätterlose Stengel trägt die Blütentraube. Die Blätter der Pflanze kommen aus dem Grund. Ihre Beeren sind rot und giftig. Die weißen Blüten enthalten ätherisches Öl, in den Beeren sind digitalisähnliche Stoffe vorhanden. Außer den Glykosiden befinden sich darin reichliche Mengen von Saponinen. Wenngleich wenig ernsthafte Vergiftungen durch die Pflanze bekannt sind, so wird doch vor ihr gewarnt, weil bei einem Zuviel ihres Gebrauchs Vergiftungserscheinungen auftreten können.

Vorkommen: Laubwälder und Gärten.
Blütezeit: Mai und Juni.
Sammelzeit: Entfällt.
Anwendung: Die pharmazeutische Industrie stellt Herzmittel aus Maiglöckchen her.

Warnung!
Das sogenannte Maiblumen-Wasser (Blüten und Wein) ist gefährlich, wenn es als Hausmittel eingesetzt wird. Es kann tödliche Folgen haben.

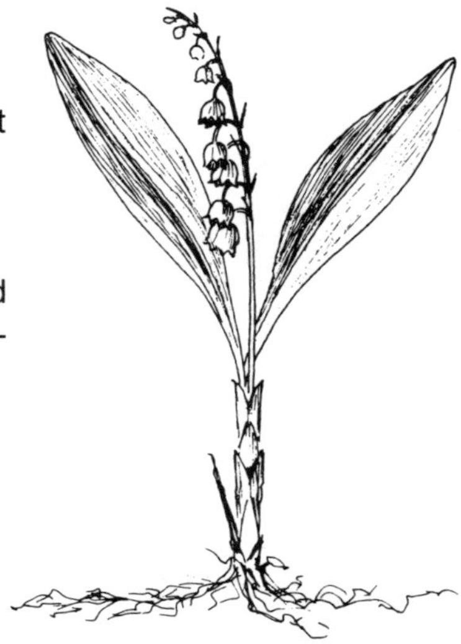

Mais

Zea Mais

Abb. auf Farbtafel 15

Welschkorn, Türkischer Weizen oder *Kukuruz* nennt man diese Graspflanze, die bis 3 m hoch werden kann. Ihre lanzettlichen Blätter umhüllen den Stengel. Aus den großen, ausgereiften Kolben wird Maisstärke, Traubenzucker und Sirup gewonnen. Die nährende Kraft des Traubenzuckers wird vom Blut sofort aufgenommen. Maiskeime enthalten 40% Öl, das für Margarine sowie als Back- und Speiseöl verwendet wird. Die Maisgriffel – das sind die Narben der weiblichen Blüte – werden in manchen Ländern gegen Blasenleiden und Harnbeschwerden und auch gegen Nierensteine verwendet. Sie müssen vor dem Befruchten gesammelt werden. Zubereitung: Tee im Aufguß. 10 g auf 1 Liter siedendes Wasser.

Majoran

Majorana hortensis

Die allbekannte Heil- und Gewürzpflanze – nicht zu verwechseln mit dem Wilden Majoran oder Dost – erreicht 25-30 cm Höhe und trägt eirunde, stumpfe Blätter sowie runde Blütenähren in rötlichem Weiß. Die zum großen Teil mit feinen Härchen besetzte Pflanze – auch als *Mairan* oder *Wurstkraut* bezeichnet – hat ein mattgrünes Aussehen, verbreitet einen stark aromatischen Geruch und schmeckt etwas bitter (Siehe „Gewürze").

Vorkommen: Wildwachsend im Orient, bis Indien. Bei uns in Gärten, Gärtnereien angepflanzt.

Blütezeit: Ende Juni bis August.

Sammelzeit: Während der Sommermonate Blüten und Kraut ohne Stengel.

Anwendung: Die vielseitige Verwendung des Majorans erklärt sich aus dem Gehalt an ätherischen Ölen, Eisen, Gerbstoff und kampfer-ähnlichen Substanzen. Das Heilmittel bewährt sich bei der Behandlung schmerzender, versteifter

Gelenke. Das abgekochte Kraut des schleimlösenden und schweißtreibenden Majoran, in Säckchen über der Herzgrube aufgelegt, läßt rasch Magenweh abklingen. Majoran wirkt ferner kräftigend auf die Blase und Harnwege, stärkt den Magen, behebt Bauchgrimmen und ist ein probates Mittel gegen Blähungen. Majorantee mit zugesetztem Honig, lösend und auswurffördernd, wird bei Erkrankungen des Atmungsorganismus angewandt. Der Blättersaft soll mit Erfolg Kopfschmerzen und Schlaflosigkeit entgegenwirken.

Zubereitung: Majorantee bereitet man als Aufguß. 2 Teelöffel des möglichst fein zerkleinerten Krautes werden mit 1/4 Liter siedendem Wasser übergossen. Man läßt den Tee eine geraume Zeit ziehen, seiht dann ab. Die Tagesration beträgt 2 Tassen, die entweder heiß oder aber eiskalt getrunken werden sollten.

Dieser Tee darf nicht von Menschen mit hohem Blutdruck getrunken werden.

Als frischer Preßsaft erfüllt Majoran dieselbe Aufgabe. Man nimmt 3mal täglich 1 Teelöffel. Stark verdünnter Saft kann als Gurgelmittel nützlich sein.

Mit Majoranbutter, 10 g frischer Saft auf 60 g Butter, kann die Heilwirkung unterbaut werden. Ein Leinenkissen, gefüllt mit frischem Kraut, hat schon manche Rheumaschmerzen gelindert.

Anwendungsgebiete: Magen, Harnwege, Kopf, Gelenke, Nerven, Luftwege.

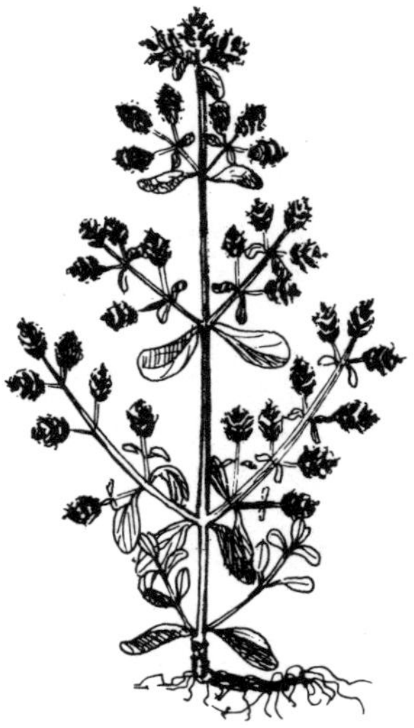

Malve

Malva silvestris, Malva neglecta

Abb. auf Farbtafel 12

Die Wilde Malve (*Malva silvestris*) und die Käsepappel oder Wegmalve (*Malva neglecta*) gehören zu den bekanntesten, zugleich heilkräftigsten Arten der Malvengewächse. Während sich der behaarte Stengel der Wilden Malve bis zu 1 m Höhe aufrichten kann, erreicht der liegende Stengel der Käsepappel nur Längen zwischen 20 und 40 cm. Beide Arten haben lappige Blätter und blaßrötliche bis violette Blüten.

Vorkommen: An Wegrändern, Mauern, Zäunen. Auf Schutthalden, in Steinbrüchen. Auch kultiviert in Gärten, häufig vertreten in den Gebieten um Nürnberg und Würzburg.

Blütezeit: Juni bis September (beide Arten).

Sammelzeit: Während der Blüte, Blätter und Blüten.

Anwendung: Zur Erweichung verhärteter Drüsen, auch zur Behandlung schmerzhafter Geschwüre und Hämorrhoiden benutzt man Umschläge sowohl mit einem Absud von Kraut und Blättern, als auch mit einem Brei aus zerquetschten, frischen Blättern, Wurzeln und Samen. Malvenaufguß ist ein vorzügliches Mittel (Gurgel- und Mundwasser) bei Hals- und Mandelentzündungen sowie bei Zahngeschwüren. Er wird auch äußerlich angewandt, bei der Auswaschung eitriger Wunden. Große Bedeutung kommt dem Malventee zu. Mit ihm können Lungenverschleimung, Bronchialkatarrh, Husten und Heiserkeit behandelt werden. Ein altes Hausrezept empfiehlt, um die Einwirkungen zu verstärken, den Zusatz von Wollkrautblüten und Honig.

Zubereitung: Zum Malventee als Abkochung nimmt man nur frische Blätter, niemals getrocknete. Man kocht ihn kurz ab, trinkt die erste Tasse heiß und läßt die anderen eiskalt werden. 3 Eßlöffel Blätter (mit Blüten) auf 3 Tassen Wasser. Morgens, mittags und abends zu trinken. Man kann natürlich auch jede Tasse einzeln richten.

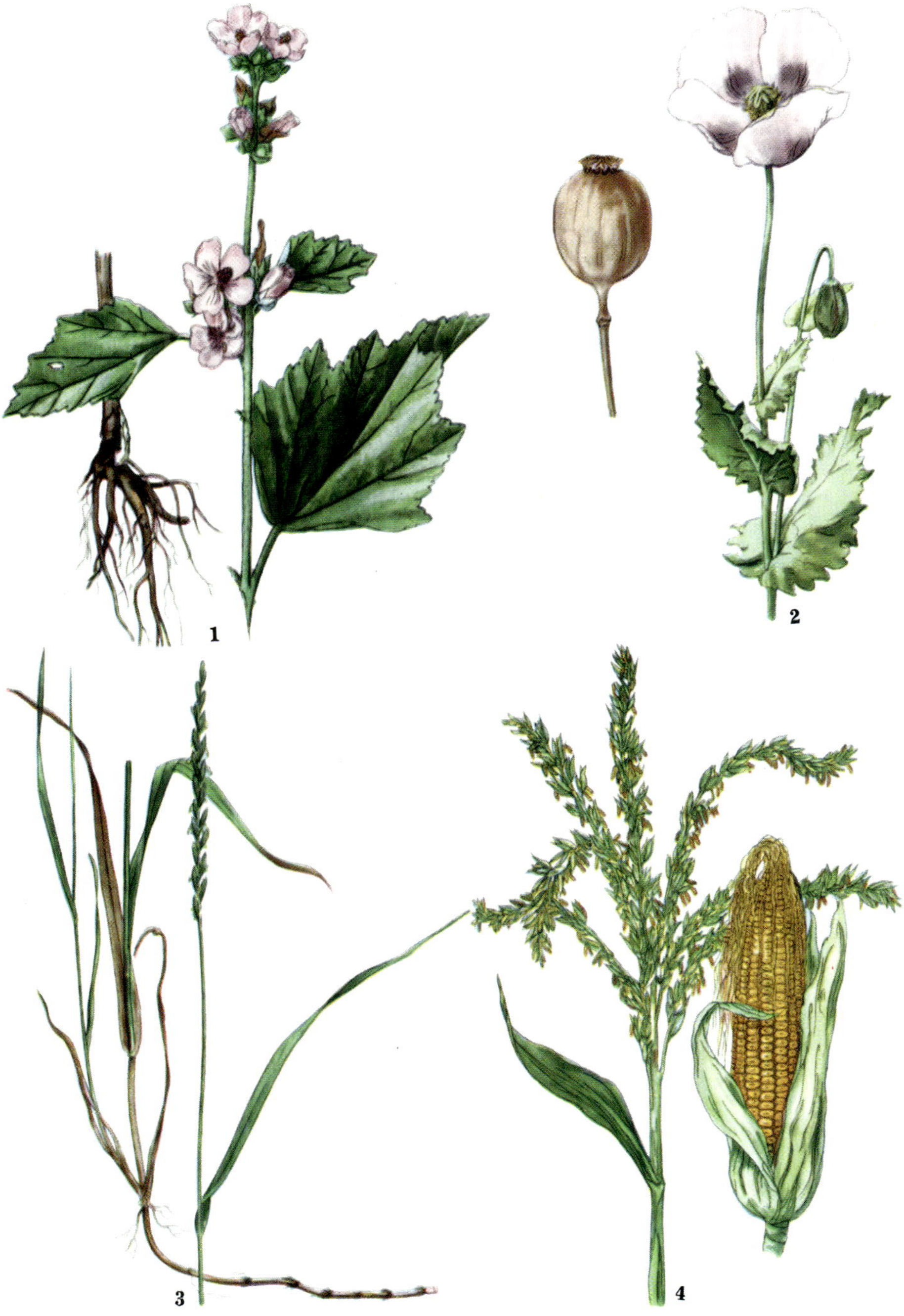

TAFEL 15 1 Eibisch *(Althaea officinalis)*
2 Schlafmohn (*Papaver somniferum*)
3 Quecke (*Triticum repens*)
4 Mais (*Zea mays*)

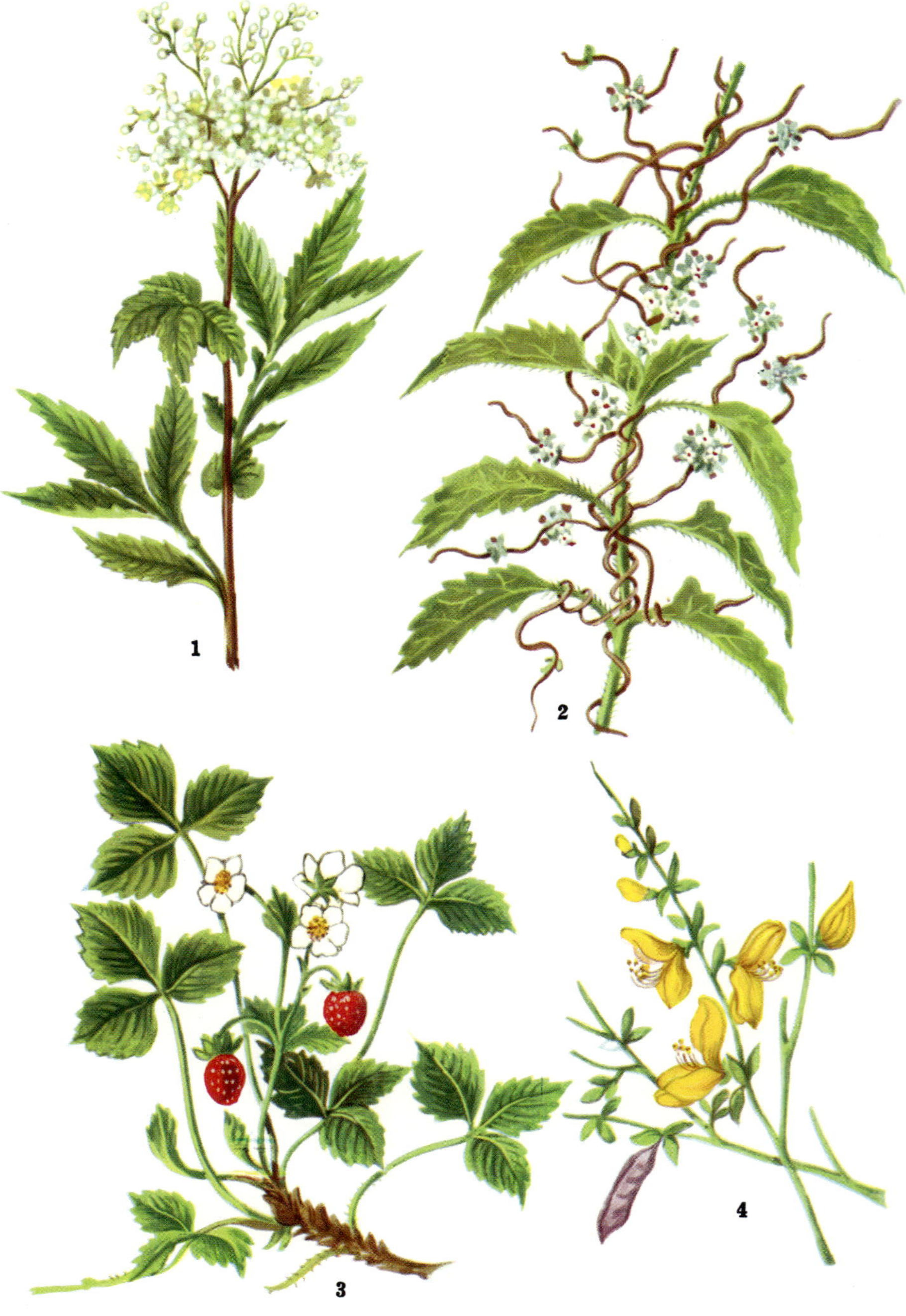

TAFEL 16 1 Wiesengeißbart, Mädesüß (*Filipendula ulmaria*)
2 Hopfenseide (*Cuscuta europaea*)
3 Walderdbeere (*Fragaria vesca*)
4 Besenginster (*Sarothamnus scoparius*)

Einen Tee im Aufguß: 3 Fingerspitzen Blüten mit siedendem Wasser aufgießen, gut 10 Minuten ziehen lassen, heiß trinken.
Malventee ist auch Gesunden zu empfehlen.
Anwendungsgebiete: Luftwege, Drüsen, Geschwüre, offene Beine.

Malven hilft bei Wunden, aber auch Gesunden.
Volksspruch

Mauerpfeffer

Sedum acre

Man nennt die Pflanze wegen ihrer fleischigen Blättchen auch *Scharfe Fetthenne.* Sie bildet dichte goldgelbe Polster aus dünnen, bis zu 15 cm langen saftreichen Stengeln mit den dickfleischig, saftstrotzenden Blättern, die brennend scharf schmecken. Ihre Samen sind braun, die Blütchen gleichen fünfzackigen Sternchen.

Vorkommen: Mauern, Felsen, steinige Orte.

Blütezeit: Juni und Juli.

Sammelzeit: Juni und Juli junge Blätter.

Anwendung: Heute in der Allopathie kaum mehr üblich, wohl aber in der Homöopathie. Man hat das frische Kraut früher äußerlich gegen Geschwüre angewendet. Mit dem Kraut destilliertes Wasser wurde gegen innere Verletzungen getrunken.

Zubereitung: Heute nicht mehr üblich.

Anwendungsgebiete: Wie oben.

Schwarze Maulbeere

Morus nigra

Abb. auf Farbtafel 14

Kennzeichnend ist ihr krummer Stamm mit der grauen Rinde. Die Blätter sind etwas rauh, herzförmig und dunkelgrün. Die Blüten erscheinen in runden Kätzchen und hinterlassen himbeerartige Früchte mit angenehmen weinsäuerlichem Geschmack.

Vorkommen: Anbau.

Blütezeit: Mai.

Sammelzeit: Juni nur die Früchte. Blätter in manchen Fällen gemischt mit denen der Weißen Maulbeere für Seidenraupenzucht. Rinde zum Purgieren.

Anwendung: Beeren werden zu Sirup verarbeitet, der bei entzündlichen Krankheiten des Mundes und Halses gute Dienste leistet.
Die Rinde schmeckt bitter und soll sich gut bei Zahnweh bewähren.

Anwendungsgebiete: Hals und Rachen.

Meerrettich

Cochlearia armoracia

Man kennt ihn auch als *Kren* und schätzt ihn als Gewürz (Siehe dort), ahnt aber meist nicht, daß diese weißblühende Pflanze mit ihren weißen, fleischigen Wurzeln auch eine ausgezeichnete Heilpflanze ist. Sie kann bis 1 m hoch werden und enthält die Wirkstoffe, die auch in anderen Senfpflanzen zu finden sind: Sinigrin und Senföl.

Vorkommen: Anbau, aber auch wild an Wegen, Gräben und Schuttplätzen.

Blütezeit: Juni und Juli.

Sammelzeit: Juli und August nur Wurzel.

Anwendung: Bewährtes Mittel gegen Rheuma und Gicht. Äußerlich für hautreizende Umschläge bei Rheuma zu empfehlen. Gegen Frostbeulen als Badezusatz einsetzen.

Zubereitung: Vorsicht beim Gebrauch. Ein Zuviel kann zu Nierenreizungen führen.

Schärfe läßt sich mildern durch Zugabe von Honig oder Zucker.

Beim Genuß von Meerrettich tränen den meisten Menschen die Augen. Ein alter Hausrat meint: „Keine Not, riech am Brot!"

Bei Auflagen reibt man frische Wurzel und legt sie mit einem kleinen Leinenstück auf die zu behandelnde Stelle. Wenn diese zu brennen beginnt, fängt die Auflage an zu wirken.

Meerrettich nie in Mengen und stets mit Schwarzbrot genießen. Nicht mehr als 2 bis 3 Messerspitzen am Tag.

Kren-Essig darf nur stark verdünnt getrunken werden. Er muß auf geriebenen Meerrrettich angesetzt werden und mindestens 10 Tage ziehen. Täglich höchstens 3 Teelöffel einnehmen.

Der verdünnte Essig eignet sich auch für Einreibungen.

Anwendungsgebiete: Appetitsteigernd, Gelenke, Muskeln, Nerven, Haut, Leber, Galle, Wassersucht.

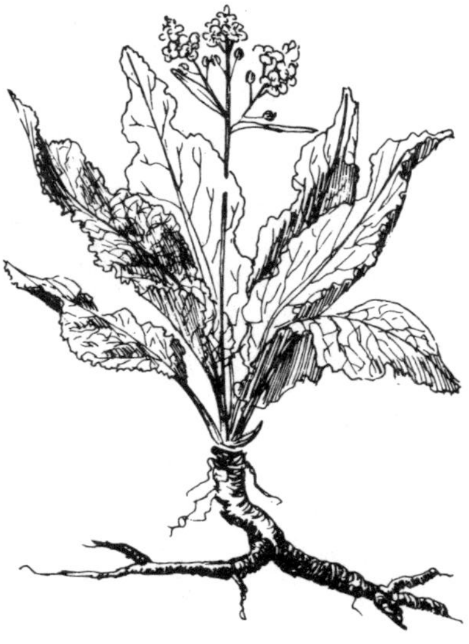

Meisterwurz

Peucedanum ostruthium, auch *Imperatoria ostruthium*

Diese bis 1 m hohe Pflanze, auch *Kaiserwurzel* oder *Anstrenze* genannt, galt früher als eine Art Allheilmittel. Sie hat eine weiße Blüte, die manchmal rot überlaufen ist und in Dolden zusammensteht. Ihr brauner Wurzelstock hat einen würzigen Geruch; sie enthält ätherisches Öl und ist harn- und schweißtreibend, außerdem fördert sie die Verdauung und wirkt beruhigend. Man hat sie früher bei Bronchitis, Rheuma, Gicht und Fieber angewendet, ist aber heute der Ansicht, daß ihr Wert im allgemeinen stark überschätzt wurde.

Vorkommen: Gebirgswiesen, auch angebaut.

Blütezeit: Juli und August.

Sammelzeit: März und April sowie September und Oktober nur Wurzelstock.

Anwendung: Das Meisterwurz-Pulver hilft bei chronischem Magenkatarrh, beseitigt Verdauungsbeschwerden, kann aber auch bei Bronchialkatarrh sowie Gicht und Rheuma erfolgreich verwendet werden.

Zubereitung: Zu einem Aufguß nimmt man 1-2 Teelöffel der fein zerkleinerten Wurzel, die mit einem 1/4 Liter siedendem Wasser übergossen wird. Man läßt den Aufguß 10 Minuten ziehen und seiht ihn dann ab. Das Getränk wird über einen Tag verteilt.

Vom Meisterwurz-Pulver sollen nach Möglichkeit nicht mehr als 1 1/2-2 g tagsüber eingenommen werden.

Anwendungsgebiete: Bronchien, Gelenke, Muskeln, Nieren.

Melisse

Melissa officinalis

Abb. auf Farbtafel 21

Die Melisse – auch unter den volkstümlichen Bezeichnungen *Frauenwohl, Herztrost, Honigblatt, Mutterkraut, Zitronenmelisse* bekannt – ist eine krautige, verästelte Pflanze aus der Familie der Lippenblütler. Sie wird bis 1 m hoch und hat eiförmige, gekerbte, krause Blätter. Die quirlförmig angeordneten Blüten sind weißlich-rot bis rötlich. Die Blätter haben, besonders vor der Blütezeit, einen zitronenartigen Geruch, der nach dem Trocknen noch intensiver wird.

Vorkommen: Wildwachsend im südlichen Europa, bei uns kultiviert in Gärten.

Blütezeit: Juli bis September.

Sammelzeit: Noch vor der Blüte, die Blätter.

Anwendung: In bezug auf äußerliche Behandlungen ist zunächst der Melissenspiritus zu nennen, der bei Rheuma und Neuralgien zu Einreibungen benutzt wird. Melisse ist ferner wirksam bei Geschwülsten, Milchknoten in den Brüsten, Quetschungen und blutunterlaufenen Körperstellen. Auch als Zusatz bei stärkenden Bädern und als linderndes Mittel bei Augenschmerzen bewährt sich die (nach dem griechischen Namen für Biene benannte) Heilpflanze. Der Tee aus Melissenblättern wird innerlich auf verschiedenste Weise angewandt, wobei die folgenden Krankheitsbilder im Vordergrund stehen: Verdauungsstörungen, Magenkrämpfe, Migräne, Melancholie, Hysterie und Hypochondrie, Schlaflosigkeit.

Zubereitung: Tee im Aufguß. 1 Teelöffel fein zerschnittener Blätter auf 1 Tasse siedendes Wasser. 3mal am Tag 1 Tasse trinken. Höchstmenge.

Melissengeist nie mehr als 3mal 1 Teelöffel auf Zucker nehmen.

Schmackhaft und wirksam ist auch ein Kaltauszug. 4 Eßlöffel auf 1/2 Liter Wasser über Nacht bzw. 8 Stunden ziehen lassen.

Anwendungsgebiete: Nerven, Herz, Magen, Kopf, Luftwege, Verletzungen.

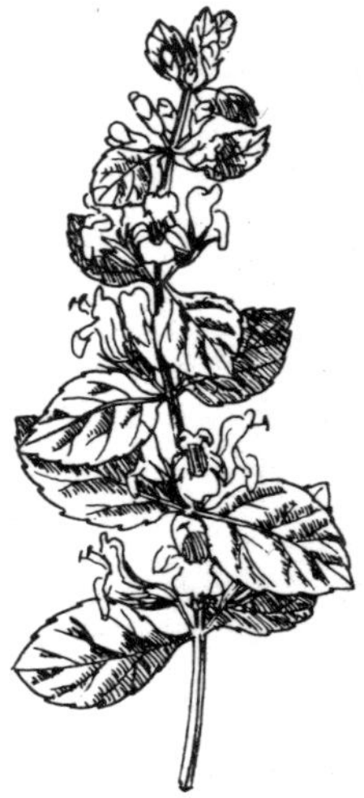

Mistel

Viscum album
Vergiftungsgefahr!

Abb. auf Farbtafel 18

Wir kennen diese wintergrüne Schmarotzerpflanze mit ihren grünen Blättern und weißen Beerchen meist nur von der Weihnachtszeit her, wo sie zu Adventskränzen und Tannengebinde verarbeitet wird. Die Form der Blätter ist verkehrt-eiförmig. Aus den Beeren der Mistel wurde früher Vogelleim für die Leimruten gewonnen. Die Mistel enthält Viscotoxin, Azetylcholin und Cholin in ihren Blättern. Die Arzneiwissenschaft benutzt sie als blutsenkendes Mittel.

Vorkommen: Schmarotzer auf Laubbäumen.

Blütezeit: Februar bis April, gelblich grüne Blüten.

Sammelzeit: März junge Zweige mit Laub, September und Oktober Beeren und Blätter.

Anwendung: Bewährt hat sich die Mistel als blutsenkendes, blutstillendes und verdauungsförderndes Mittel. Man setzt sie daher bei hohem Blutdruck, Arterienverkalkung, Blutungen, Kreislaufstörungen, Krampfadern und Verstopfungen ein. Es soll nicht verschwiegen werden, daß manche Ärzte sie für die Blutdrucksenkung nicht geeignet halten und die Meinung vertreten, ihre Giftwirkung sei ähnlich stark wie ihre Heilwirkung und gefährde den Magen- und Darmtrakt. Auch die Wirkungskraft gegen Arteriosklerose (als Vorbeugung) ist noch nicht völlig geklärt.

Zubereitung: Empfohlen wird ein Kaltauszug von 2-3 Teelöffeln des Krautes bzw. der zerkleinerten Zweige auf eine Tasse Wasser. Man läßt das Gemisch über Nacht oder mindestens 8 Stunden ziehen und trinkt dann jeweils eine Tasse vor den Mahlzeiten.

Alle anderen Mistel-Präparate sind aus der Apotheke zu beziehen und nach der beiliegenden Gebrauchsanweisung zu nutzen.

Anwendungsgebiete: Kreislauf.

Mohn

Papaver somniferum
Gift!

Abb. auf Farbtafel 15

Die Familie der Mohngewächse ist groß. Neben dem hier als Heilpflanze aufgezeigten Schlafmohn kennen wir noch den Klatschmohn (*Papaver rhoeas*), den Sandmohn (*Papaver argemone*), den Zweifelhaften Klatschmohn (*Papaver dubium*) und den Krummborstigen Mohn (*Papaver hybridum*). Im eigentlichen Sinne des Wortes ist der Schlafmohn kein Heilmittel, wenngleich er auch im alten Ägypten schon verwendet wurde und Paracelsus ihn in Europa zu seiner Zeit wieder einführte. Die Betonung liegt auf „wieder", weil man schon in den Pfahlbauten des Bodensees Mohnkapseln gefunden hat. (Siehe auch Ackermohn, Seite 37).
Wenn hier vom Mohn gesprochen wird, so eigentlich nur, um vor ihm zu warnen. Heute weiß alle Welt, daß der Milchsaft des Schlafmohns das Opium liefert und man kennt auch die grauenvollen Auswirkungen dieses Giftes.
Es ist aber auch bekannt, daß es noch heute in manchen Gegenden üblich ist, den Kindern im Schnuller oder in einem Leinensäckchen Mohnsamen in den Mund zu stecken, um sie zu beruhigen. Diese Gedankenlosigkeit ist ein Verbrechen gegenüber dem Kind, weil die Opiumalkaloide der körperlichen und geistigen Entwicklung des Kleinkindes erheblichen Schaden zufügen.
Vorkommen: Anbau.
Blütezeit: Juni und Juli.
Sammelzeit: September und Oktober nur Samen und zwar des Speisemohns (siehe Gewürze).
Anwendung: Mohnpräparate nur durch Arzt.
Zubereitung: Als Medizin für Laien ungeeignet.
Anwendungsgebiete: Vom Arzt zu entscheiden.

Möhre, Karotte

Daucus carota

Die Möhre oder Karotte, auch *Gelbe Rübe, Vogelnest, Mohrrettich* und *Mohrrübe* genannt, stammt aus dem Mittelmeerraum und hat sich mit der Zeit über ganz Europa und große Teile Asiens ausgebreitet. Der 50-70 cm hoch werdende Doldenblütler entwickelt im ersten Jahr mehrfach gefiederte Blätter, aus deren Rosette dann im zweiten Jahr der verzweigte Stengel aufwächst. Blütenstand in Doldenform, Farbe der Blüten weiß.

Schon früher empfahlen die Ärtze den werdenden Müttern rohe Möhren und Möhrensaft. Sie taten damit etwas sehr Richtiges, ohne bereits vom Wert der Vitamine zu wissen. Möhren enthalten nämlich in besonders starkem Maße das Vitamin A und sind darüber hinaus mineralstoffreich, besitzen den Wirkstoff Kalium, ätherisches Öl und Pektin.

Dieses Vitamin A ist, das weiß man heute genau, wichtig für unsere Augen. Menschen, die über Nachtblindheit klagen, leiden gewöhnlich an Vitamin-A-Mangel. Karottengenuß müßte für Kraftfahrer eine Selbstverständlichkeit sein. Ob Rohkost oder anders, sie sollten möglichst viel Möhren (siehe „Gemüse“) zu sich nehmen.

Nach Erfahrungen der Volksheilkunde wirken Möhrensamen oft menstruationsfördernd.

Vorkommen: Auf Wiesen, Brachland, Schutthalden, an Wegrändern und trockenen Böschungen. In Gärtnereien und Gärten systematisch angepflanzt.

Blütezeit: Frühjahr, Sommer.

Sammelzeit: Juli bis Oktober Wurzeln.

Anwendung: Äußerlich kann erstens der eingedickte Saft für Umschläge bei Verbrennungen und Erfrierungen benutzt werden. Zweitens haben frische, zerstoßene Möhrenblätter heilsame Wirkungen auf frische Wunden. Drittens bewährt sich das zerstoßene Kraut, durch Honig ergänzt, im Heilungsprozeß bei Geschwüren.

Im innerlichen Anwendungsbereich kommt sowohl dem Möhrensaft als auch dem geraspelten Salat und den gedünsteten Möhren große Bedeutung zu. Die hochgradig vitamin-, öl- und lecithinhaltige Pflanze, seit eh und je in der Kinderheilkunde sehr geschätzt, wirkt (zumeist in Form von Brei gegeben) Husten und Heiserkeit, Schwämmchen und Mundfäule entgegen.
Durchfall bei Kindern kann man leicht durch Möhren und Möhrensuppen stoppen.
Kinder werden durch Genuß von rohen Möhren (z. B. als geraspelter Salat) wirksam von Spulwürmer befreit. Es genügt meist 1/2 kg. Sollte der Wurmbefall stärker sein und die von den Kindern meist als Süßspeise verzehrte Rohkost keinen Erfolg haben, so ist unbedingt der Arzt aufzusuchen.
Zubereitung: Preßsaft eignet sich vorzüglich als Frühstücksgetränk. Nicht minder gesund und erfolgreich sind 1/4 kg (250 g) geraspelte oder geschabte Möhren als Rohkost. Für Gesunde und Kranke gleichermaßen geeignet. Aus 5 g Samen mit 1/4 Liter Wasser bereitet man eine wirkungsvolle Abkochung in Tagesmenge.
Anwendungsgebiete: Äußerliche Umschläge, Luftwege, Augen, Allgemeinaufbau.

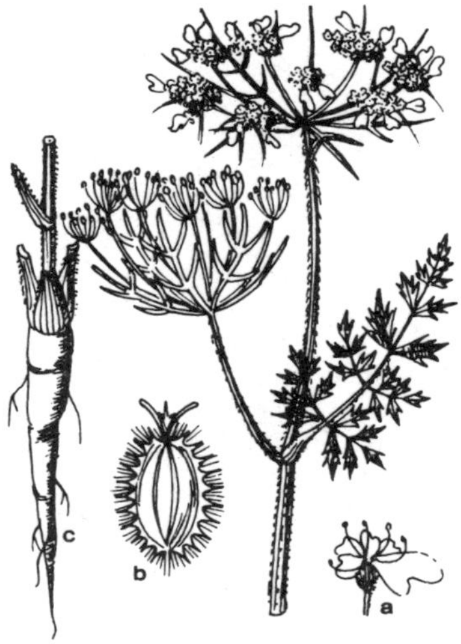

a) Blüte
b) Frucht
c) Wurzel

Mutterkorn

Claviceps purpurea
Gift!

Eine Schmarotzerpflanze, besser gesagt ein Schlauchpilz, der sich statt je eines Getreidekorns in den Ähren ausbildet. Das Mutterkorn fällt zu Boden und treibt im nächsten Frühjahr. Seine Gefährlichkeit geht schon aus den Namen hervor, die es ebenfalls hat, wie z. B. *Giftkorn, Kindesmord* und *Hungerkorn.* Wer jemals vom Mutterkorn gehört hat, weiß meist nur, daß es äußerst giftig ist und zu schweren Krankheitserscheinungen führen kann. Magen- und Darmbeschwerden, Krämpfe und Blutungen aus der Gebärmutter sind oft auf eine Mutterkornvergiftung zurückzuführen, sie haben häufig einen tödlichen Ausgang.
Dennoch aber ist Mutterkorn aus der Medizin nicht mehr wegzudenken, das bedeutet aber auch, daß Mutterkorn nur von Medizinern verwendet werden darf. Eine Selbstverwendung des Mutterkorns durch Laien wäre unverantwortlich.
Vorkommen: Getreideblüten, besonders Roggen und alle Grasarten.
Anwendung: Nur durch Ärzte bei hohem Blutdruck, Frauenleiden, Migräne, Gefäßkrämpfe, Gehirndurchblutung.
Zubereitung: Nur durch Apotheken.
Anwendungsgebiete: Kopf, Nerven, Unterleib.

Schwarzer Nachtschatten

Solanum nigrum
Gift!

Abb. auf Farbtafel 3

Diese bekannte Giftpflanze, mit den kleinen weissen Blütchen, die den Kartoffelblüten ähneln, hat Blätter, die wechselständig an langen Stielen um den Stengel stehen. Ihre Frucht ist eine schwarze Beere, die der Heidelbeere ähnelt, und darum Kindern gefährlich werden kann. Das Gift der Pflanze heißt Solanin und erzeugt Schwindel, Erbrechen und Durchfall (dasselbe Gift ist in den kleinen grünen Knollen der Kartoffel enthalten, die bekanntlich auch ein Nachtschattengewächs ist). Die Volksheilkunde hat früher das Nachtschattengewächs gegen starke Schmerzen verwendet. Man benutzte einen Auszug aus den Blättern zu Umschlägen gegen Kopfweh und Geschwüre. In neuerer Zeit ist man davon abgekommen, lediglich die Homöopathie benutzt in starker Verdünnug den Nachtschatten.

Vorkommen: Äcker, Gärten, Schuttplätze, Hecken.

Blütezeit: Juli bis Oktober.

Sammelzeit: Entfällt für Laien.

Anwendung: Als schmerzstillendes Mittel kaum noch in Gebrauch.

Zubereitung: Nur durch homöopathische Apotheken.

Gegenmaßnahmen bei Vergiftung: Erste Hilfe ist es, den Patienten zum Erbrechen zu zwingen. Abführmittel geben. Vor Eintreffen des Arztes starken Mokka als Gegenmittel. Unbedingt Arzt rufen.

Natternkopf

Echium vulgare

Abb. auf Farbtafel 37

Diese Pflanze aus der Familie der Boretschgewächse kann meterhoch werden. Sie blüht blau, violett oder auch rot. Ihre lanzettlichen Blätter sind stark behaart. Ihr Samen hat Ähnlichkeit mit einem Natternkopf. Wurzel, Kraut und Früchte wirken schleimigkühlend und erweichend. Die schönen Blütenähren sind häufig an Wegen, Zäunen und öden trockenen Plätzen zu finden. Vielfach sieht man sie auch in Gärten als Zierpflanze.

Schwarze Nieswurz

Helleborus niger
Gift!

Wir kennen diese giftige Pflanze mit ihren großen weißen Blüten als *Christrose,* auch als *Schneerose, Gillwurz* und *Feuerwurzel* bekannt, als Zimmerschmuck in der Weihnachtszeit. Sie ist eine alte Arzneipflanze, wird heute jedoch nur noch selten angewendet. Sie enthält Glykoside, die digitalisch wirken. Es sind das Helleborein und Helleborin, dazu kommen noch Nebenwirkstoffe wie das Saponin. Die moderne pharmazeutische Industrie hat nebenwirkstoffreie Medikamente hergestellt, die allerdings nur auf Rezept ausgegeben werden.

Für Laien empfiehlt es sich nicht, die Pflanze zu sammeln.

Bei Vergiftungen durch den Schwarzen Nieswurz kann es von leichter Übelkeit über Erbrechen und Koliken sogar zum Aussetzen des Herzens kommen.

Vorkommen: Gebirge, Waldrand und auch im Anbau.

Blütezeit: Dezember bis März.

Sammelzeit: ——

Anwendung: Herzschwäche sowie bei Depression und sinkender Lebenskraft.

Zubereitung: Nur durch Apotheken.

Ochsenzunge

Anchusa officinalis

Abb. auf Farbtafel 35

Die boretschähnliche Pflanze mit den lanzettförmigen Blättern und purpurroten Blüten blüht vom Mai bis Herbst. Sie wurde früher in der Volksheilkunde als erweichend, auswurffördernd und kühlend angesehen. Heute wird ihre Wurzel in den Apotheken zum Färben der Salben und Öle benutzt.
Ärztliche Verwendung zur Schleimlösung bei Erkältungen und bei Durchfall.

Odermennig

Agrimonia eupatoria

Abb. auf Farbtafel 19

„Heil aller Welt" und „König der Kräuter". Diese beiden Namen gehören zu den volkstümlichen Bezeichnungen des Rosengewächses Odermennig. *Ackermännchen, Bruchwurz, Leberklee, Natterzunge* und *Steinwurz* sind weitere Namen für die Staude mit dem behaarten Stengel, die bis 1 m hoch werden kann, gefiederte Blätter und goldgelbe Blütentrauben trägt. Frischer Odermennig riecht aromatisch, während der Trocknung verliert sich der Duft.
Vorkommen: An Wegen, Feldrainen, neben Hecken und Zäunen, in sonnigen Wäldern, im Buschwerk.
Blütezeit: Juni bis September.
Sammelzeit: Mai und Juni nur Blätter.
Anwendung: Mundspülungen bei Entzündungen im Hals- und Rachenraum, die Bekämpfung von Rheumatismus und Hauterkrankungen sowie die Behandlung von Geschwüren, Wunden und Schlangenbissen zählen zu den gebotenen Möglichkeiten äußerlicher Anwendung mittels Absud, Auflagen und Tee. Als Beigabe zu Fußbädern ist Odermennig auch geeignet, Gliederschmerzen und Müdigkeit entgegenzuwirken. Auf innerlichem Anwendungsgebiet kommt Odermennig als Teebeimischung bei der Heilung von Leber- und Magenleiden erhöhte Bedeutung zu. Blättersud regt die Tätigkeit der

Verdauungsorgane an und mildert Beschwerden im Bereich der Harnwege. Blasenerkrankungen werden ebenfalls positiv beeinflußt.

Zubereitung: Zur Aufkochung gießt man auf 2 Teelöffel 1 Tasse siedendes Wasser und kocht das Gemisch kurz auf, läßt es ziehen, seiht es ab und trinkt am Tag nicht mehr als 2 Tassen.

Vom Odermennigpulver sollte man 3 bis 4 g am Tag einnehmen, nicht mehr.

Anwendungsgebiete: Leber, Galle, Blase, Magen, Darm, Hals- und Hautentzündungen, Geschwüre, Wunden, Gelenke, Muskeln, Allgemeine Erschöpfungszustände.

Odermennig hilft bei Blasenbeschwerden, aber auch bei Manke von Pferden.

Bauernspruch

Oleander

Nerium Oleander
Gift!

Der Duft dieser 2 bis 4 m hohen Pflanze mit den dunklen lederartigen Blättern und den von weiß über gelb und rosa bis purpur leuchtenden Blüten erinnert an Jasmin. Der Oleanderbaum bzw. Strauch ist eine äußerst giftige Pflanze. Er enthält Digitalis-Glykoside, die sich in den Blättern und der Rinde befinden. Man hat festgestellt, daß selbst der von Oleanderblüten gesammelte Honig Giftwirkung besitzt. Schon bei den Griechen war der Oleander als Heilmittel für Herzkranke bekannt. Die pharmazeutische Industrie der Gegenwart fertigt aus den Oleander-Inhaltsstoffen Präparate zur Wiederherstellung geschwächter und geschädigter Herzen.
Wie stark das Oleandergift ist, mag eine überlieferte Geschichte von 12 französischen Soldaten bestätigen, die sich Fleischrationen als Spießbraten mit einem Oleanderholz zubereiteten. 8 von ihnen starben unter entsetzlichen Qualen. Der Name *Rosenlorbeer* für diese gefährliche Pflanze sollte niemanden verführen, sie zu sammeln.
Vorkommen: Anbau.
Blütezeit: Juli bis September.
Sammelzeit: –
Anwendung: Herzkrankheiten. Die pulverisierte Rinde wurde früher zum Vergiften von Ratten und Mäusen benutzt.
Zubereitung: Nur durch Apotheken.

Warnung bei Vergiftung: Für Erbrechen sorgen. Tierkohle und starken russischen Tee geben, ebenso Abführmittel. Der Vergiftete muß still im Bett liegen. Sofort den Arzt rufen.

Osterluzei

Aristolochia Clematitis
Vergiftungsgefahr!

Diese auch *Wolfskraut* genannte giftige Pflanze kann bis 80 cm hoch werden. Man erkennt sie an ihren Blättern, die herzförmig sind. Ihre länglichen Blüten sind gelbliche Röhrchen mit einer Kugel am Grunde, am oberen Zaum haben sie eine Zunge. Aus diesen fast unauffälligen Blüten entsteht eine birnenförmig gestreckte Frucht in Kugelform. Interessant ist es vielleicht zu wissen, daß die Blüte durch einen widerlichen Geruch Insekten anlockt, aber nicht als eine Art fleischfressende Pflanze, sondern nur zur Befruchtung durch den an ihnen haftenden fremden Blütenstaub.

Zur Zeit Karl d. Großen galt der Wurzelstock als bluttreibendes Mittel und als Geburtshilfekraut. Im Wurzelstock und Kraut sind ätherisches Öl und Gerbstoffe enthalten. Der Hauptwirkstoff ist die Aristolochiasäure.

Vorkommen: Gebüsche, Auwälder, Weinberge usw.

Blütezeit: Mai und Juni.

Sammelzeit: Mai und Juni, blühendes Kraut und Wurzelstock.

Anwendung: Rheuma, Wechselbeschwerden und Menstruationsförderung. Wie weit man auch schlecht heilende Wunden durch äußerliche Auflagen behandeln kann, sollte der Arzt entscheiden.

Zubereitung: Man kann eine Abkochung bzw. einen Kaltauszug herstellen, sollte jedoch vorher den Arzt fragen.

Abkochung: 2 Eßlöffel frisches blühendes Kraut mit einem 1/4 Liter Wasser 10 Minuten kochen. Die einzunehmende Menge bestimmt der Arzt. Beim Kaltauszug setzt man 1/2 Teelöffel des Krautes evtl. mit Wurzelstock kalt an und läßt ihn etwa 8 Stunden ziehen. Auch hier sollte der Arzt über die zu verwendende Tagesdosis entscheiden.

Anwendungsgebiete: Unterleib, Gelenke, Muskeln.

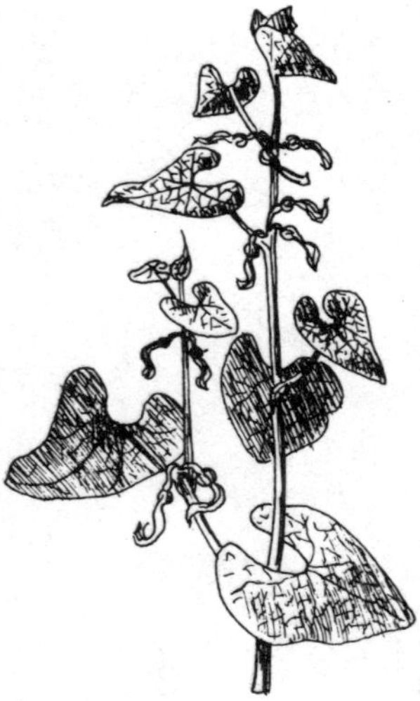

Pappel

Populus

Die schnellwachsenden Pappeln, durchschnittlich 20-30 m hoch werdend, sind bei uns in verschiedenen Arten heimisch, wobei die Silberpappel (*Populus alba*), Schwarzpappel (*Populus nigra*) und Zitterpappel oder Espe (*Populus tremula*) die vertrautesten Erscheinungen sein dürften. Farben und Formen variieren. Die Pappelblüten haben die Form von Kätzchen und entfalten sich lange vor den Blättern. Die Früchte der zu den Weidengewächsen gehörenden Pappeln bestehen aus mehrsamigen Kapseln.

Vorkommen: In feuchten Wäldern und Parks des südlichen und mittleren Europa.

Blütezeit: März und April.

Sammelzeit: Frühjahr, von der Silberpappel Rinde, von der Schwarzpappel Knospen, von der Zitterpappel Rinde.

Anwendung: Die eisen-, kalk- und säurehaltigen Knospen der Schwarzpappel, zusätzlich noch mit Harz, ätherischem Öl und Wachs angereichert, dienen zur Herstellung der sogenannten „Pappelsalbe", die sich bei der Behandlung von Verletzungen und gichtartigen Schmerzen sehr gut bewährt hat. Verschiedentlich wird die Salbe auch bei Verbrennungen, Verbrühungen, Geschwülsten und Hämorrhoiden zu Hilfe genommen. Die Tinktur aus den Schwarzpappelknospen wird gegen Blasenerkrankungen angewandt. Gegen die in höherem Alter auftauchenden Beschwerden, den Urin nicht halten zu können, hilft ein Destillat aus Pappellaub und Wasser.

Zubereitung: Fein zerriebene Pappel- Holzkohle (3 bis 5 Teelöffel mit Wasser verrührt) eignet sich gegen Sodbrennen, Blähsucht, Magen- und Darmstörungen sowie Sommerdurchfälle.

Pappelgeist (täglich 3mal je 20 Tropfen in Wasser oder auf Zucker) gut gegen Blutflüsse, Blasenkrankheiten und Brustbeschwerden.

Anwendungsgebiete: Harnwege, Haut, Muskeln, Magen, Darm, Glieder.

Paprika

Capsicum annuum
Vergiftungsgefahr!

Abb. auf Farbtafel 37

Man kann den aus dem tropischen Amerika stammenden Paprika im eigentlichen Sinne nicht als Heilpflanze betrachten, wenngleich sie sich dazu durchaus verwenden läßt. Ihr echter Wert liegt im reichen Vitamingehalt (A und C), der am höchsten zur Reifezeit ist.

Capsaizin ist der Hauptwirkstoff des Paprika. Er verursacht den beißenden Geschmack und das starke Brennen mit Hitzegefühl. Selbst in stärksten Verdünnungen ist er noch wirksam.

Die kultivierten Paprikasorten sind nahezu frei von diesem Stoff.

Der Hohe Wert der Züchtungen hat die Paprika zu einer Gemüsepflanze von Bedeutung gemacht (Siehe „Gemüse").

Paprika ist über Italien und Ungarn auch bei uns ein beliebtes Gemüse und Gewürz geworden. Es ist jedoch falsch, ihn übermäßig zu genießen. Vergiftungserscheinungen sind dann nicht auszuschließen. Sie äußern sich durch Übelkeit, Erbrechen und können auch zu Leber- und Nierenschäden führen.

Vorkommen: Anbau in Südosteuropa.

Blütezeit: April und Mai.

Sammelzeit: Herbst, reife Früchte.

Anwendung: Bei rheumatischen Beschwerden wird äußerliche Hautreizung zur Steigerung der Durchblutung durchgeführt. Auch bei einem Brustfellerguß werden Paprika-Drogen in Anwendung gebracht.

Mangelnder Appetit kann durch Tinktur beseitigt werden.

Zubereitung: Nur als Gemüse und Gewürz im Eigenbedarf verwenden. Bei heilwirksamem Gebrauch ist ärztlicher Rat unerläßlich, auch wenn es um Auflagen oder Tinkturen geht.

Anwendungsgebiete: Gelenke, Muskeln, Appetit.

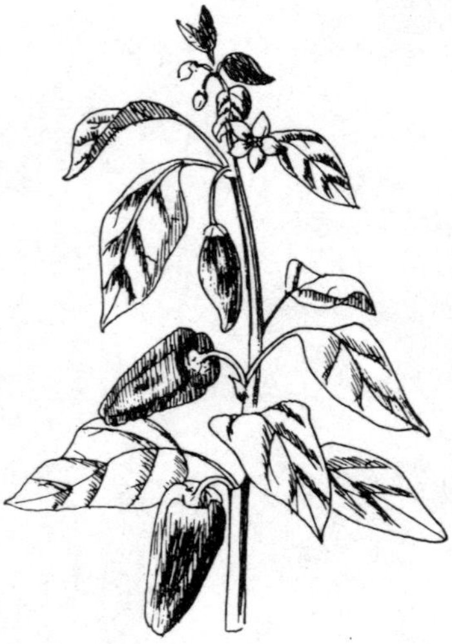

Passionsblume

Passiflora caerulea

Dieser immergrüne, rankende und kletternde Strauch ist in Amerika heimisch und bei uns nur in Gewächshäusern anbaubar. Besonders die Blaue Passionsblume ist bei uns bekannt. Ihr rundlicher kahler Stengel kann bis 12 m hoch werden. Die Blätter sind tief handförmig, in 5-7 ovallängliche, stumpfe, stachelspitzige Lappen eingeteilt. Die Nebenblätter sind fast halbmondförmig, stumpf und enden in einer langen Stachelspitze.

Die Deckblätter der großen Blüten sind so lang wie der Kelch. Die konkav-stachelspitzigen Kelchzipfel sind außen grün und innen weißlich. Kennzeichnend ist der in der Mitte weiße und am Ende himmelblaue Strahlenkranz auf einer purpurroten Basis. Die Beeren werden fast 6 cm lang und sind oval und orangegelb.

In der Homöopathie bereitet man aus dem frischen Kraut eine Essenz.

Der Name Passionsblume ist auf die seltsame Form der Blüte zurückzuführen, von der man sagt, sie ähnele in ihren Einzelteilen den Marterwerkzeugen, mit denen Christus von seinen Häschern gequält wurde.

Vorkommen: Nur Anbau in Glashäusern.

Blütezeit: Je nach Anbau und Pflege.

Sammelzeit: Je nach Anbau und Pflege, Blüten.

Anwendung: Als Beruhigungsmittel, bei Gallenbeschwerden. Nur auf ärztliche Anweisung.

Zubereitung: Nur in Apotheken.

Anwendungsgebiete: Nach ärztlicher Entscheidung.

Aus einem alten Kräuterbuch:

„Ihr Fruchtwerk schmeckt angenehm säuerlich und aromatisch. In Wasser gelegt dient es zur Bereitung eines kühlenden Getränkes bei Skorbut."

Petersilie

Petroselinum sativum
Apium Petroselinum
Vergiftungsgefahr!

Abb. auf Farbtafel 23

Als Gewürz- und Küchenpflanze ist uns die Petersilie, auch *Peterling* und *Peterle* genannt, bestens bekannt (Siehe „Gemüse"). Daß sie auch als Heilpflanze eine Bedeutung hat und von guter Wirkung ist, hat man in der letzten Zeit nicht so gewertet wie die Pflanze es verdient.
Sie blüht grünlichgelb in unseren Gärten, wird bis zu 90 cm hoch und trägt gelblichgrüne Früchte. Ihr würziger Geruch ist angenehm.
Die Pflanze enthält ätherisches Öl mit Apiol und die Vitamine A, B und C. Ihre Früchte und Samen sind giftig. Auch sonst ist die so heilwirksame Pflanze gefährlich, wenn man sie in Überdosis verwendet. Sie kann dann zu Leber- und Nierenschäden führen.
Vernünftig benutzt ist Petersilie nicht nur harntreibend, sondern auch appetitanregend, blähungstreibend, verdauungsfördernd und krampfstillend.
Vorkommen: Meist im Anbau.
Blütezeit: Juni und Juli.
Sammelzeit: Mai und Juni. Kraut und Wurzel. August und September (eventuell) Samen.
Anwendung: Den frischen Preßsaft verwendet man vielfach als Mittel gegen Sommersprossen. Ebenso kann frisches, zerquetschtes Kraut gegen jede Art von Insektenstiche empfohlen werden. Man kann es zu Auflagen bei Ohren- und Zahnschmerzen anwenden.
Petersilientee ist ein gutes Mittel gegen Rheuma, Gelbsucht und Leberleiden.
Nach einem überlieferten Hausrezept soll eine Handvoll Petersilie vor dem Zubettgehen mindestens acht Stunden Schlaf garantieren.
Zubereitung: Tee kann man als Aufguß und als Abkochung bereiten. Aufguß mit 25 g frischem Kraut und 1/4 Liter siedendem Wasser. Nur 1 Tasse pro Tag.
Zur Abkochung nimmt man 1 Eßlöffel fein zerhacktes Kraut und Wurzel auf 1 Tasse Wasser.

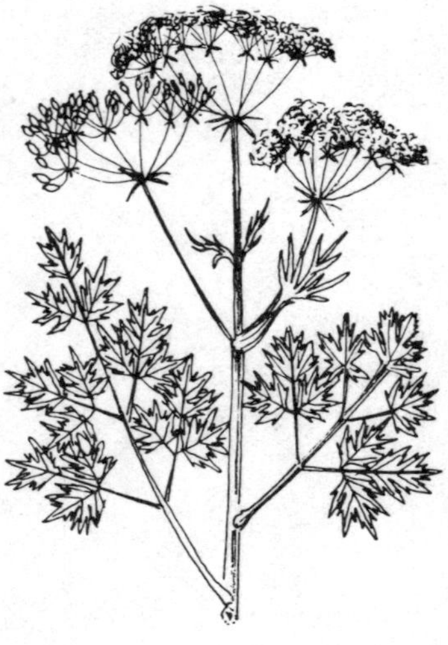

Man kann davon 1 bis 2 Tassen pro Tag trinken. Abkochung der Früchte (nach Rücksprache mit Arzt) 1 Teelöffel auf 1 Tasse Wasser.
Petersilienwasser sollte man nicht selbst herstellen, sondern fertig in der Apotheke kaufen. Die einzunehmende Menge bestimmt der Arzt. Preßsaft kann auch innerlich verwendet werden, jedoch sollte man davon tagsüber in kleinen Schlucken nur 1 Tasse trinken.
Anwendungsgebiete: Ohren, Zähne, Haut, Gelenke, Muskeln, Leber.

Pfaffenröschen

Euonymus europaeus
Gift!

Pfaffenhütchen oder *Spindelbaum* nennt man auch den 2-3 m hohen Strauch, der zu einem 6 m hohen Baum heranwachsen kann. Er hat gegenständige, scharfgesägte, spitzeiförmige Blätter und unauffällige hellgrüne Blütchen. Im Herbst leuchten seine kamesinroten, giftigen Samenkapseln. Die Vergiftungen sind auf den Bitterstoff der Pflanze zurückzuführen. Sie enthält außerdem Harz und Gerbstoffe.
Von der Verwendung der Pflanze als Hausmittel ist dringend abzuraten.
Vorkommen: Wälder, Hecken, Gebüsche.
Blütezeit: Mai und Juni.
Sammelzeit: Juli. Fachkräfte sammeln Früchte.
Anwendung: Als Hausmittel nicht geeignet. Vom Arzt äußerlich gegen Ungeziefer verschrieben.
Zubereitung: Pulver nur durch Apotheke.
Anwendungsgebiete: Krätze.

Pfefferminze

Mentha piperita

Abb. auf Farbtafel 39

Diese auch kurz „Minze" genannte Pflanze kommt in vielen Arten vor. Für die Heilkunde wichtig ist die in Gärten angebaute Pfefferminze. Sie wächst aufrecht in 60-120 cm hohen Stauden. Der Stengel hat Knoten, aus denen 2 Blätter und ein paar Zweige kommen. Die weißlichviolett bis violettfarbenen, kegelförmigen Blütenähren sitzen am Ende des Stengels bzw. der Zweige. Die Blätter sind eirund, gezähnt. Beim Zerreiben zwischen den Fingern bemerkt man den typischen Pfefferminzgeruch.

Vorkommen: Anbau in Gärten. Wild an Ufern.

Blütezeit: Juni bis August.

Sammelzeit: Juni bis August, Blätter.

Anwendung: Äußerlich wirkt sie verteilend und mildernd bei Quetschungen, Rheuma und Anschwellungen. Tee hilft als Gurgelwasser gegen Zahnschmerzen. Getrunken ist er ein gutes Mittel gegen Kopfschmerzen, Magen- und Darmbeschwerden und Blähungen. Er reinigt die Atemwege und beruhigt bei Nervosität.

Zubereitung: Tee im Aufguß. 5 g auf 1/4 Liter siedendes Wasser.

Gut auch als Badezusatz, krampfstillend.

Anwendungsgebiete: Kopf, Magen, Darm, Galle.

Pfingstrose

Paeonia officinalis

Abb. auf Farbtafel 27

Die sehr bekannte Gartenpflanze, auch *Gichtrose* genannt, kann über 60 cm hoch werden. Ihre leuchtenden Blüten stehen auf saftigen Stengeln. Ihre Wurzeln sind lang und knollig, haben einen betäubenden Geruch und enthalten Stärke, Zucker, und Bitterstoffe. Man sagt der Wurzel Heilkraft gegen Fallsucht und Gichtbeschwerden nach. Die Homöopathie verwendet sie bei chronischem Rheumatismus. Sie soll in einer Abart (*P. arborea*) auch gegen nervöse Schwäche und Krämpfe helfen.

Porst

Ledrum palustre
Vergiftungsgefahr!

Dieser immergrüne Strauch mit den derben Blättern und rosafarbenen, reichblütigen Dolden hat viele Namen: *Sumpfporst, Weiße Heide, Wilder Rosmarin, Kienporst, Tannenporst, Brauerkraut, Gichttanne, Mottenkraut, Wanzenkraut* u.a. Er gehört zur Familie der Heidekrautgewächse, riecht leicht betäubend und ist giftig.
Seine nur 3 mm breiten Blätter sind linear und am Rande zurückgerollt. Auffällig ist ihr kurzer Stiel.
Die Blüten der später überhängenden Dolde haben eine behaarte Krone. Der Kelch ist fünfspaltig. Die hängenden Samenkapseln sind ebenfalls behaart. Höhe der Pflanze bis 150 cm.
Die Hauptbestandteile des Porst sind ätherisches Öl, Arbutin, Quercetin und Gerbstoff. Der gewürzartige Geruch macht die Pflanze als Ungezieferbekämpfungsmittel brauchbar.
Früher setzten Brauer bei der Herstellung ihrer Biere das Kraut wegen seiner narkotischen Wirkung zu. Eine Überdosierung führte manchmal zu Vergiftungen.
Vorkommen: Hochmoore, Torfe, feuchte Böden, Wälder.
Blütezeit: Mai bis Juli.
Sammelzeit: Mai bis Juni, Blätter und blühende Triebe. Naturgeschützt!
Anwendung: Die Homöopathie verwendet das Kraut gegen Asthma, Rheuma, Gicht und Ischias. Man benutzt es sonst gegen Darmstörungen und Hauterkrankungen. Der Porst ist außerdem schweiß- und harntreibend, sowie schleimlösend.
Zubereitung: Zum Aufgußtee nimmt man etwa 1/2 Teelöffel getrocknete Blätter auf 3/10 Liter siedendes Wasser. Man trinkt den Tee am besten tagsüber in kleinen Schlucken.
Bei einem Kaltauszug läßt man die gleichen Mengen über Nacht oder mindestens 10 Stunden ziehen.
Anwendungsgebiete: Haut, Darm, Luftwege, Muskeln, Gelenke.

Preiselbeere

Vaccinium vitis idaea

Die Preiselbeere, ein mit der Heidelbeere nah verwandtes Heidekrautgewächs, ist ein niedriger, immergrüner Strauch mit eirunden, lederartigen, leicht gesägten Blättern, die am kantigen, 15-30 cm hohen Stengel ansitzen. Die nur schwach duftenden Blüten sind glockenförmig, in Farbtönen zwischen weiß und rot, und die nach ihnen heranreifenden Beeren sind scharlachrot und haben einen säuerlichen Geschmack. Hier und da nennt man die Preiselbeere auch *Jägerbeere, Moosbeere, Rote Heidelbeere, Speckbeere, Steinbeere, Totenkraut* und *Wilder Buchs.*

Vorkommen: In trockenen Wäldern, auf Sand- und Heideböden, in Hochmooren.

Blütezeit: Mai bis Juli.

Sammelzeit: Juli bis Oktober Beeren und Blätter.

Anwendung: Die bitter schmeckenden, Gerbsäure enthaltenden Blätter wirken sich adstringierend (zusammenziehend) aus, eignen sich insofern gut als Hustenmittel. Beeren und Saft, ebenfalls adstringierend, fördern die Harnabsonderung, wirken stuhlgangregulierend und sind wegen ihrer nervenberuhigenden Substanzen wetterfühligen Menschen besonders zu empfehlen. Gekühlter Preiselbeersaft hat sich bei fiebrigen Erkrankungen als wertvolle Hilfe erwiesen.

Hoch eingeschätzt wird auch der Preiselbeerkompott, da er appetitfördernd, harntreibend, allgemein belebend wirkt. (Siehe „Obst").

Zubereitung: Teeaufguß. 1 Eßlöffel auf 1 Tasse siedendes Wasser. Abseihen, trinken.

Wirksamer Kaltauszug. Die gleichen Mengen über Nacht bzw. 10 Stunden ziehen lassen. Saft nur gut gekühlt und frisch verwenden.

Anwendungsgebiete: Luftwege, Blase, Magen, Darm, Nieren, Nerven, Gelenke, Muskeln, allgemeine Erschöpfung.

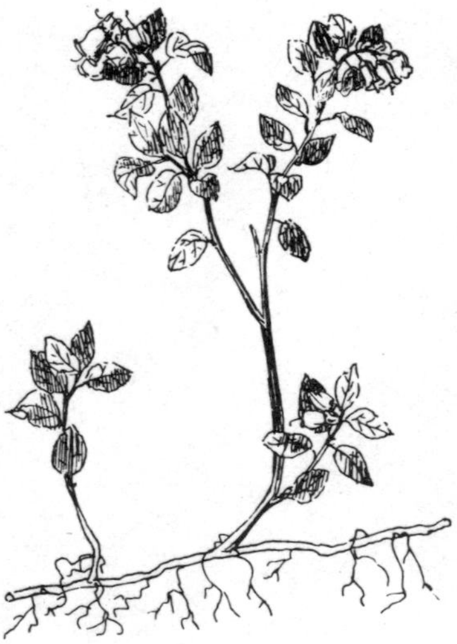

Quecke

Triticum repens

Abb. auf Farbtafel 15

Eigentlich als lästiges Unkraut auf Äckern und in Gärten, das wuchert und anderen Pflanzen den Lebensraum nimmt, bekannt. Seine verschiedenen Namen wie *Hundsgras, Kriechender Weizen, Spitzgras* und *Graswurzel* verraten bereits, daß es zu der Familie der Grasgewächse gehört. Es wird bis 1 m hoch, hat eine 6-9 cm lange Ähre mit schmalen, in den Spelzen freiliegenden Samen. Die Quecke vermehrt sich durch die gelblich-weiße, gegliederte Wurzel, die einem unter der Erde fortlaufenden Halme gleicht. Sie ist durch Knoten geteilt und mit feinen Wurzelfasern versehen.
Wurzeln und Halme enthalten einen seifenartigen Saft und mehlige Bestandteile. Neben den Schleimstoffen befinden sich noch Saponine, Kieselsäure, Kali, Vitamin A und B, sowie Phosphorsäure und Kohlenhydrat in der Pflanze.
Ihre Blüten sind grünlich und ährenförmig.
Vorkommen: Gärten, Äcker, Weideland als Unkraut.
Blütezeit: Juni bis Juli.
Sammelzeit: Frühjahr und Herbst Wurzeln
Anwendung: An erster Stelle wird die Pflanze als wirksames Mittel gegen Gicht und Rheuma genannt. Ihre Vorteile bei Verwendung gegen katarrhalische Brustleiden, bei Magenbeschwerden, auch Magenschleimhautentzündung sind nachweisbar. Es gibt Hinweise, daß sie auch bei Leber- und Gallebeschwerden von Wert sei, dafür liegen aber keine Beweise vor.
Zubereitung: Tee, aufgekocht. 1 Teelöffel auf 1 Tasse Wasser. Nur kurz aufkochen und tagsüber in kleinen Schlucken trinken.
Wurzelsaft wird tagsüber nur teelöffelweise eingenommen, nachdem die Wurzeln gewaschen, zerquetscht und durchgeseiht wurden.
Anwendungsgebiete: Gelenke, Muskeln, Magen, Luftwege.

Quendel

Thymus serpyllum

Abb. auf Farbtafel 5

Die nur niedrige Pflanze bildet mit ihren rötlichen Blumen einen niedlichen runden Busch in vielleicht 20 cm Höhe, aus dem die kleinen, runden Blätter hervorschimmern. Sie verbreitet um sich herum einen lieblich gewürzhaften Geruch und wurde von Pfarrer Kneipp wegen ihrer heilsamen Wirkung gegen verschiedene Leiden gelobt. Andere Namen von ihr sind: *Wurstkraut, Rainkümmel, Feldkümmel, Feldthymian, Gundelkraut, Marienbettstroh* u. a. m.

An Wirkstoffen enthält der Quendel ätherisches Öl (u. a. Thymol), Bitter- und Gerbstoff sowie Farbstoff.

Vorkommen: Lichtungen, trockene Hänge und Felder, Heiden und Triften.

Blütezeit: Juli bis September.

Sammelzeit: Juli und August blühendes Kraut.

Anwendung: Nervenstärkung, gegen Husten und Heiserkeit, Keuchhusten, Magen- und Darmkatarrh. Man hat Quendel früher auch bei erfrorenen Gliedern und sogar bei Leberanschwellungen verwendet. Bei Krämpfen jeder Art läßt er sich einsetzen.

Zubereitung: Aufgußtee. 1 bis 2 Teelöffel mit 1/4 Liter siedendem Wasser. Morgens und abends je 1 Teelöffel warm trinken.

Kneipp empfahl Blütenbäder. Für ein Vollbad benötigt man etwa 100 g Blüten.

Blütendampf hilft bei rheumatischen Zahnschmerzen. Herrichtung wie übliche Gesichtsdämpfe. Kräuterkissen haben vielfach schon Schmerzen gelindert.

Anwendungsgebiete: Nerven, Luftwege, Magen, Darm, Krämpfe, Leber fraglich. (Siehe auch Gewürz, Seite 490)

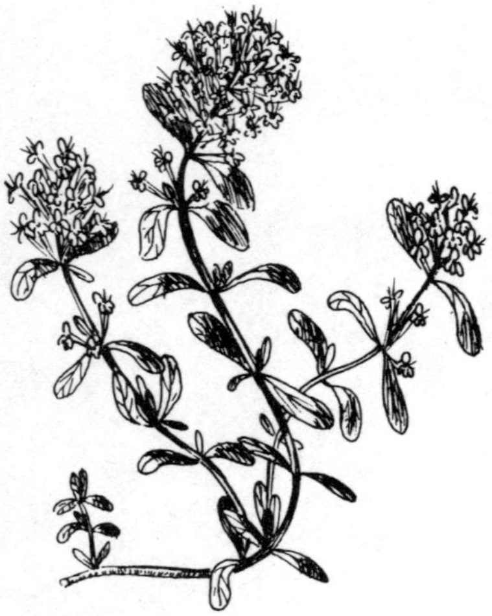

Rainfarn

Chrysanthemum vulgare
alte Bezeichnung:
Tanacetum vulgare
Vergiftungsgefahr!

Abb. auf Farbtafel 30

Auch beim Sammeln bzw. Verwenden dieser Pflanze muß beachtet werden, daß sie nicht ganz ungefährlich ist. Der Rainfarn oder *Wurmtod, Wurmkraut, Heilwurz* oder *Raingerte* hat einen aufrecht stehenden, verästelten Stengel und kann bis zu 1 m hoch werden. Er riecht unangenehm, schmeckt bitter und ein wenig würzig. Seine Blätter gleichen dem Farn und sind stark fiederspaltig. Die goldgelben Blüten stehen als Trauben an den Astspitzen. Der kleine, längliche, etwas gefurchte Samen ist meist erst im Oktober ausgereift.

Die Pflanze enthält ätherisches Öl und Bitterstoffe in den Blättern. Man hat früher die Reizwirkung des Öles auf die Haut wie Senfauflagen verwendet, ist in neuerer Zeit jedoch durch andere Drogen davon abgekommen.

Vorkommen: Wiesen, Raine, Hecken, Waldränder, Dämme, unbebaute Plätze.

Blütezeit: Juli bis September.

Sammelzeit: Juli bis September Blüten und Blätter, keine Samen.

Anwendung: Im allgemeinen als Wurmmittel. Die zerquetschten Blätter sollen aber auch bei Krampfadern und Geschwüren lindernde Wirkung haben. Bei Überdosierung sind Vergiftungen möglich, die sich vom Erbrechen über Magen- und Darmbeschwerden bis zur Bewußtlosigkeit sowie Leber- und Nierenschäden steigern können.

Zubereitung: Am besten durch die Apotheke. Aufgußtee (5 g, höchstens 10 g auf 1 Liter siedenden Wassers) wirkt krampfstillend, hilft gegen Harnbeschwerden, bei Steinleiden, bei Blasenleiden und vor allem gegen Würmer.

Nochmals sei vor übermäßigem Gebrauch gewarnt.

Anwendungsgebiete: Würmer, Krampfadern, Blase.

Raute

Ruta graveolens
Vergiftungsgefahr!

Die 40-50 cm hohe strauchartige Pflanze hat einen runden, ästigen Stengel und mehrfach gefiederte, getüpfelte Blätter, die über den ganzen Winter hinweg nicht verdorren und erst im Frühling durch neue ersetzt werden. Die grünlichgelben Blüten der auch *Weinkraut* und *Totenkraut* genannten Raute bilden an den Zweigenden Rispen, auf die vierteilige Samenkapseln folgen. Die ganze Pflanze riecht würzig-balsamisch und schmeckt in frischem Zustand bitter, scharf. Sie enthält Rutin.

Vorkommen: Vorwiegend in Gärten angepflanzt.

Blütezeit: Juni und Juli.

Sammelzeit: Mai-Juni Blätter.

Anwendung: Die aus der Raute gewonnene Essenz hilft bei Fieber und Seitenstechen. Kneipp lobte die Raute als Mittel gegen Kopfweh, Augenschwäche, Zahnschmerzen sowie gegen Herzklopfen, Nervosität und Hysterie, Atmungsbeschwerden, Schwächezustände, Gicht und Rheumatismus. Verrenkungen, Verstauchungen und Knochenverletzungen sind erfolgreich mit Raute (Umschläge, Öl) behandelt worden. Der außerordentlich kräftig wirkende Rautentee sollte nur in sparsamer Dosierung genossen werden. Werdende Mütter müssen die Raute meiden.

Zubereitung: Aufgußtee. 2 Teelöffel getrocknetes, zerkleinertes Kraut auf 1/4 Liter siedendes Wasser. Höchsttagesmenge 2 Tassen, mehrere Tage hintereinander trinken. Kräuterkissen warm auf Geschwüre legen.

Zum Kaltauszug 1 Teelöffel Kraut mit 1/4 Liter kaltem Wasser über Nacht oder 10 Stunden stehen und ziehen lassen. Nach dem Abseihen tagsüber in kleinen Schlucken trinken.

Anwendungsgebiete: Kopf, Augen, Zähne, Herz, Gelenke, Leber, Nieren, Geschwür- und Wundbehandlung, Würmer.

Rettich, Gartenrettich

Raphanus sativus

Die Rettichpflanze wird bis 1 m hoch, hat leierförmige Blätter mit gerundetem, stumpf gezähnten Lappen sowie weiße oder hellviolette Blüten mit dunkler Äderung, traubenartig angeordnet. Die rübenähnlichen Wurzeln des Rettichs riechen und schmecken scharf.

Vorkommen: In Gärtnereien gezogen.

Sammelzeit: Juni bis September Wurzeln.

Anwendung: Rettichsaft ist ein bewährtes Mittel gegen Steinbildungen (Gallenblase, Nieren), Leberleiden, Wassersucht, Arterienverkalkung, auch gegen Heiserkeit, Husten, speziell Keuchhusten. Die schleimlösenden Eigenschaften des Rettichsaftes erklären seine häufige Anwendung auch bei der Behandlung von Verschleimungen in der Brust, in den Lungen, in Magen und Darm. Rettich wirkt ferner krampflösend und fördert Auswurf, Gallenabsonderung und Stuhl. Neuralgische Kopfschmerzen. Schlaflosigkeit, Blähungen, Lebererkrankungen und Gicht sind durch das Heilmittel günstig zu beeinflussen.

Der Rettich – und seine kleine Schwester, das *Radieschen* – sind eine vitaminreiche Gemüsepflanze (Siehe dort). Sie lassen sich ganz besonders bei der für manche Menschen unerträglichen Frühjahrsmüdigkeit als Gegenmittel verwenden.

Zubereitung: Am gesündesten ist reiner Rettichsaft, von dem man tagsüber bis 400 g in kleinen Schlucken trinken kann. Das Salzen sollte man sich ersparen und lieber mit Honig oder Zucker süßen.

Bei Magen- und Darmentzündung ist der Rettich vorübergehend zu meiden.

Geriebener Rettich ist bekömmlicher.

Anwendungsgebiete: Bronchien, Galle, Leber, Magen, Darm und Allgemeinwohl.

Rhabarber

Rheum palmatum

Der zur Gattung der Knöterichgewächse zählende Rhabarber ist von Asien gekommen und bei uns heimisch geworden. Mit seinen großen, handförmigen, oft 60 cm breiten Blättern an rötlichen Stielen und seinem dicken, knotigen Stengel ist er aus unseren Hausgärten nicht mehr wegzudenken.

Über seine Eignung als wohlschmeckende Speise sprechen wir an anderer Stelle. Hier steht zur Kenntnis, was wenigen bekannt ist: Der Rhabarber – vor allem seine Wurzel – dürfte seit altersher eine der wichtigsten und gebräuchlichsten Heilpflanzen sein. Das klingt zwar seltsam, ist aber eine Realität. Die Hauptwirkung der von Allopathie und Homöopathie geschätzten Wurzeldrogen liegt, neben der blutreinigenden Wirkung, auf Magen und Darm in seinen stärkenden Eigenschaften.

Vorkommen: Bei uns nur Anbau.

Blütezeit: Juni und Juli.

Sammelzeit: September und Oktober Wurzeln, Mai und Juni Stengel für Kompott.

Anwendung: Die in der Wurzel vorhandenen und noch nicht voll erfaßten Glykoside sowie die Gerbstoffe lassen eine Verwendung gegen Durchfälle ebenso zu wie gegen die Verstopfung. Ein wässeriger Auszug aus der Wurzel empfiehlt sich als appetitanregend und darüber hinaus auch magenstärkend.

Zubereitung: Als Abführmittel nimmt man 2 bis 3mal täglich Rhabarberpulver, stets 1 Teelöffel. Man kann auch die frischgeschabte Wurzel so verwerten. 2 Teelöffel. Bei leichten Störungen genügt schon nicht zu stark gesüßtes Kompott.

Anwendungsgebiete: Magen, Darm, Blut.

Ringelblume

Calendula officinalis

Die gebräuchliche Gemeine Ringelblume, ein Korbblütler – auch *Goldblume, Regenblume, Ringelrose, Sonnenwenden, Studentenblume* und *Weinblume* genannt – hat einen 30-50 cm hohen, etwas kantigen und kurz behaarten Stengel, fleischige Blätter und orangefarbene Blüten mit 5-6 cm Durchmesser. Die Früchte haben die Form kleiner Boote. Kraut und Blüten riechen stark und schmecken bitter, scharf. Die Pflanze enthält ätherisches Öl, Bitter- und Farbstoffe, Schleim und Calendula.

Vorkommen: In Gärten angebaut.

Blütezeit: Juni bis Oktober.

Sammelzeit: Sommer Blüten und Kraut.

Anwendung: Zu äußerlichen Behandlungen werden in erster Linie Salbe und Saft benutzt. Die Salbe begünstigt die Heilung von Geschwüren und brandigen Wunden, und der Ringelblumensaft findet (eingerieben oder in Auflagen) bei Brand-, Quetsch- und Rißwunden, Anschwellungen, Geschwüre und Warzen Anwendung. Der aus Blättern und Blüten zubereitete Tee ist ein vielfach bewährtes Heilmittel gegen Brechreiz, Gelbsucht, Drüsenverhärtungen, Magengeschwüre, Darmfisteln, Hämorrhoiden sowie gegen Kopfschmerzen, Schwindel und Nervosität. Die zahlreichen internen Anwendungsmöglichkeiten erklären sich aus den auflösenden und ausleitenden, schweißtreibenden und reinigenden Eigenschaften der pflanzlichen Substanzen.

Zubereitung: Blättertee. 1 Teelöffel auf 1 Tasse siedendes Wasser, täglich in kleinen Schlucken.

Blütentee. 1 Eßlöffel auf 1/4 Liter siedendes Wasser. Tagsüber eine Tasse in kleinen Schlucken.

Blütenblätter in Öl angesetzt ergeben ein gutes Einreibemittel.

Tinkturen nur nach Angabe des Arztes bereiten.

Anwendungsgebiete: Haut, Geschwüre, Wunden, Sonnenbrand, Magen, Darm, Milz, Leber, Erschöpfungszustände, Nerven, Kopf, Unterleib.

Feld-Rittersporn

Delphinium consolida

Abb. auf Farbtafel 25

Diese auf unseren Kornfeldern bekannte lästige Unkrautpflanze wird bis 30 cm hoch. Sie hat einen ästigen Stengel und vielfach geteilte Blätter, an denen im Juli bis spät in den Herbst hinein schöne dunkelblaue Blumen mit einem Sporn erscheinen. Das Kraut des Rittersporns riecht unangenehm. Vielleicht kommt sein Name *Hafergiftblume* daher. Weitere Bezeichnungen sind: *Hornkümmel, Ackerrittersporn* und *Lerchenklaue.* Der Rittersporn enthält ein Alkaloid, das zu Herzbeschwerden und Kreislaufbeschwerden führen kann, jedoch keine Vergiftungen hervorruft. Als Heilpflanze kommt der Rittersporn in der Schulmedizin fast gar nicht, in der Homöopathie nur noch als mildes Abführmittel in Anwendung.

Vorkommen: Getreidefelder, Äcker, Wegränder.

Blütezeit: Juni bis August.

Sammelzeit: Juni bis August blühendes Kraut.

Anwendung: Als Abführmittel und gegen Würmer.

Zubereitung: Tee im Aufguß. 1 Teelöffel getrocknetes und fein zerschnittenes Kraut auf 1/4 Liter siedendes Wasser. 5 Minuten ziehen lassen, abseihen und, über den Tag verteilt, in kleinen Schlucken trinken.

Alle Zubereitungen anderer Art durch homöopathische Apotheken.

Frischer Saft von Rittersporn reinigt und heilt Wunden.

Das zu Pulver verriebene Kraut, mit Wasser verdünnt, kann bei Sodbrennen und Hustenanfällen verwendet werden.

Ein altes Hausmittel, um die Augen zu erfrischen, ist eine Mischung der zerstoßenen Blume mit Rosenwasser. Man taucht Leinentüchlein ein und legt sie auf.

Anwendungsgebiete: Magen, Darm, Augen, Luftwege.

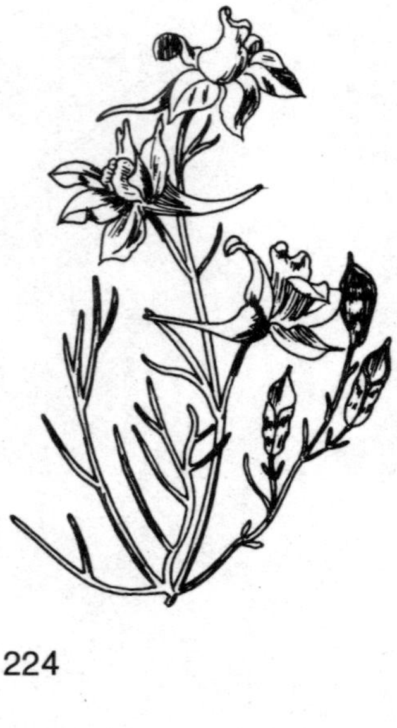

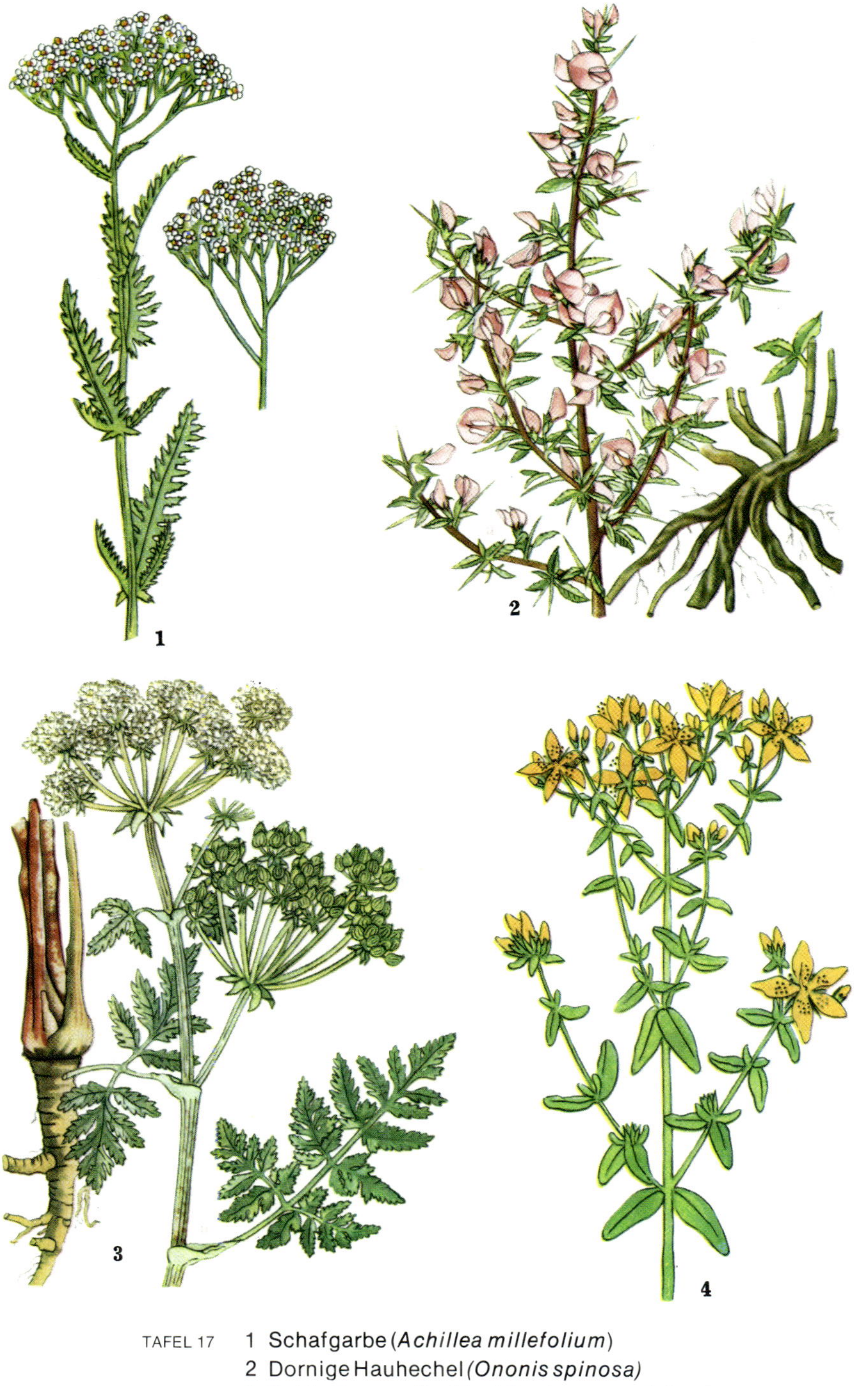

TAFEL 17
1 Schafgarbe (*Achillea millefolium*)
2 Dornige Hauhechel *(Ononis spinosa)*
3 Schierling, gefleckter (*Conium maculatum*)
4 Johanniskraut (*Hypericum perforatum*)

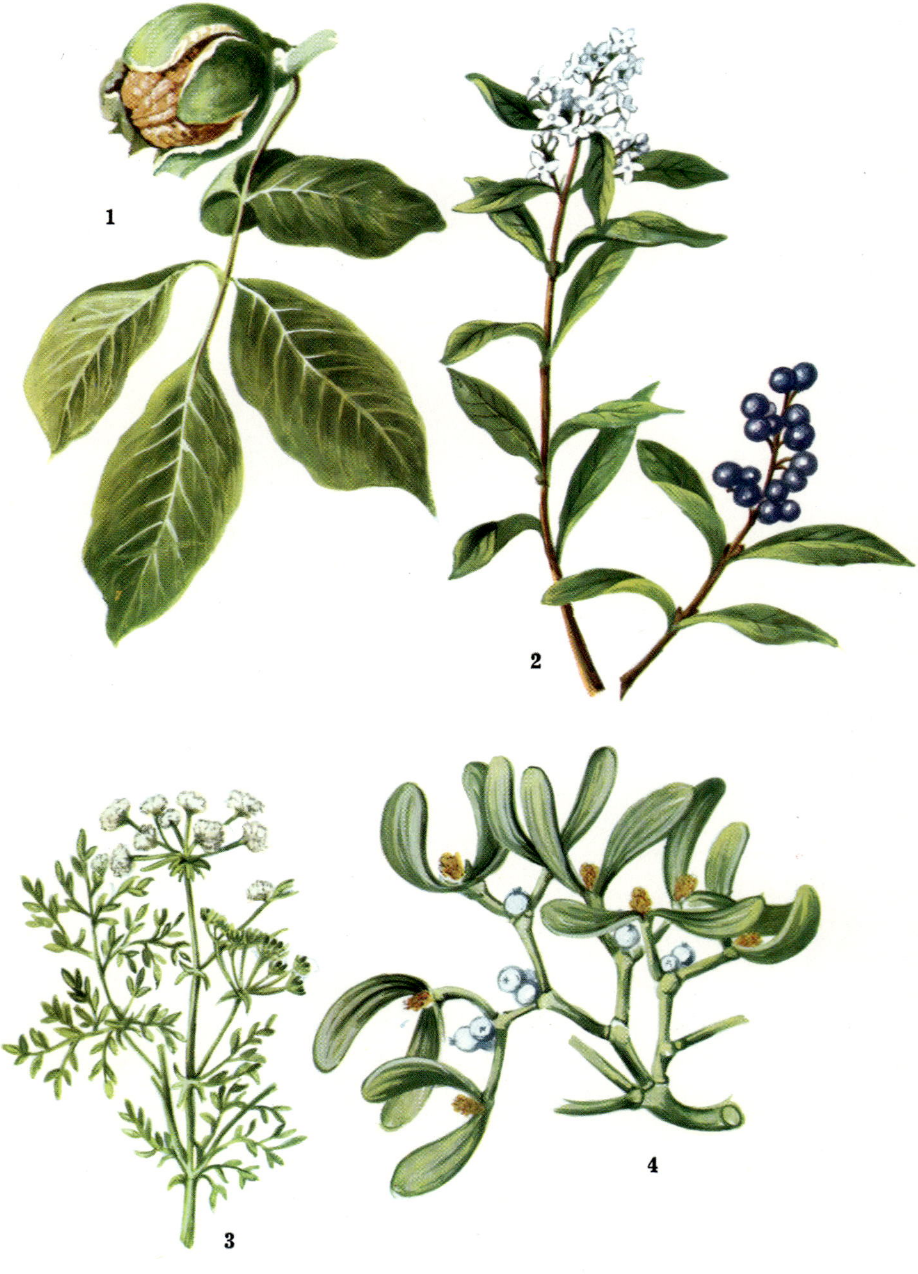

TAFEL 18

1 Walnuß (*Juglans regia*)
2 Liguster (*Ligustrum vulgare*)
3 Wiesenkümmel (*Carum carvi*)
4 Mistel (*Viscum album*)

Rosmarin

Rosmarinus officinalis
Vergiftungsgefahr!

Das buschige Gewächs, ein Lippenblütler, wird gewöhnlich 1-1,5 m hoch. Es hat vierkantige, graue Zweige und immergrüne, stengellose Blätter in nadelförmiger Ausbildung, an den Rändern leicht gebogen. Die Blätter sind auf den Oberseiten dunkelgrün, auf den Unterseiten silbrig-weiß. Zwischen den Blättern stehen bläulich-weiße Blüten, riecht intensiv, kampfer-ähnlich.
Vorkommen: In Südeuropa weit verbreitet, an Meeresufern, auf Anhöhen. Bei uns in Gärten als Gewürz angepflanzt, auch in Töpfen gezogen.
Blütezeit: März bis Anfang Juni.
Sammelzeit: Während der Blüte Blätter und Blüten.
Anwendung: Die mit ätherischem Öl angereicherten Blätter werden als Auflagen zur Heilung wässeriger Geschwülste benutzt. Das Rosmarinöl, aus den Blättern gewonnen, von gelblich weißer bis grünlicher Farbe und intensiv riechend, findet mit Erfolg bei Hautausschlägen und rheumatischen Gliederschmerzen Anwendung. Die belebend, stärkend wirkende Rosmarinsalbe ist ein probates Mittel gegen Blasenschwächen. Für innerliche Behandlungen kommen u. a. in Frage: In Wein gekochte, mit Honig vermischte Blätter gegen Brustbeschwerden. Tee, Wein und Öl gegen Erkrankungen im Verdauungstrakt. Rosmarinhonig (Klistiere) gegen Bauchgrimmen. Der Tee bewährt sich auch als Hilfe bei Appetitlosigkeit und Blähungen.
Zubereitung: Tee im Aufguß von frischen oder getrockneten Blättern, Blüten oder jungen Trieben. 1 Teelöffel auf 1 Tasse siedendes Wasser. Tagesmenge 2 Tassen, schluckweise über Tag verteilen.
Rosmarinöl eignet sich – nach Kneipps Auffassung – vorzüglich als Badezusatz. Salben nur durch Apotheke.
Anwendungsgebiete: Haut, Nerven, Magen, Darm, Leber, Nieren, Blase, Glieder.

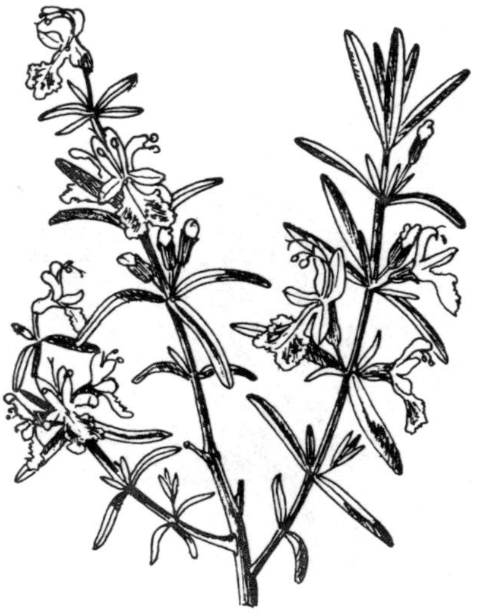

Roßkastanie, Wilde Kastanie

Aesculus hippocastanum

Abb. auf Farbtafel 28

Der bekannte, erst seit drei Jahrhunderten im mittleren Europa heimische Park- und Alleebaum mit der schattigen, dicht belaubten Krone – gewöhnlich 20-25 m hoch werdend – trägt rot oder gelb gesprenkelte, weiße Blüten in hohen kegelförmigen Rispen. Die langstieligen Blätter sind fünf- bis siebenfach gefingert. Dunkelbraune Samen in grünen, mit Stacheln besetzten Schalen. Die Roßkastanie oder Wilde Kastanie – auch *Gichtbaum, Pferde-* und *Saukastanie* genannt – ist nicht giftig.

Vorkommen: In Gärten und Anlagen, an Straßen.

Blütezeit: April, Mai.

Sammelzeit: April und Mai Blüten, September und Oktober Rinde, geschälte Samen.

Anwendung: Das Sammelgut der Roßkastanie enthält eine große Anzahl heilsamer Wirkstoffe. So wird die abgekochte Rinde gegen Verdauungsstörungen, chronischen Darmkatarrh, Erkältungskrankheiten, Blut- und Schleimflüsse sowie gegen Fieber, Durchfall und Gicht angewandt. Extrakte verschiedener Art haben Heilwirkungen bei Hautflechten, Frostbeulen, Hämorrhoiden, ferner bei Keuchhusten, Neuralgien und rheumatischen Beschwerden. Katarrhe der Atemwege werden durch Anwendung des Samenpulvers (zweimal täglich eine Messerspitze) günstig beeinflußt, und die geschälten und gerösteten Kastanienfrüchte sind seit Jahrhunderten schon ein bewährtes Blutreinigungsmittel.

Zubereitung: Tee im Aufguß. 1 Teelöffel Rinde mit 2 Tassen siedendem Wasser. Tagsüber in kleinen Schlucken.

Als Badezusatz etwa 1 kg zerkleinerte Früchte als Sud mit Wasser aufkochen und dann dem Badewasser beigeben.

Pulver, täglich 3 Messerspitzen. Gut bei Hämorrhoiden, Durchfall und Krampfadern.

Anwendungsgebiete: Verdauungsorgane, Nerven, Gelenke, Muskeln, Blut, Luftwege, Haut..

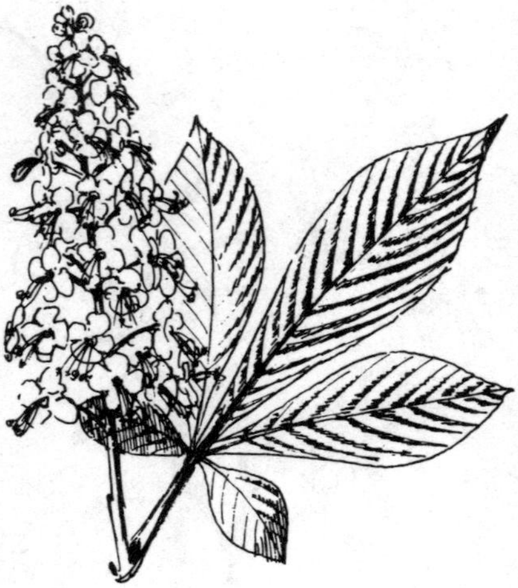

Weiße Rübe

Brassica Rapa

Man nennt sie auch *Halmrübe, Rübsen* und *Kohlreps* und kennt sie u. a. als Ölpflanze mit spindelförmiger Wurzel oder als Wasserrübe mit dicker fleischiger Wurzel. Sie wird als Heilpflanze nur noch selten benutzt.

Vorkommen: Anbau.

Blütezeit: Unterschiedlich. Gelbe Blüten.

Sammelzeit: Je nach Anbau Wurzel.

Anwendung: Die Senföl-Glykosid-Verbindung ist gegen Frostbeulen anwendbar. Man macht von ihr Gebrauch, wenn andere Mittel versagen.

Zubereitung: Zur Herstellung einer Salbe kocht man die feingeschabte Wurzel mit Fett auf und bestreicht alle erfrorenen Glieder, gleich ob aufgeschwollen oder schon aufgebrochen, damit täglich 2-3 mal. Empfehlenswert: Salbe auf Leinwand streichen und diese dann auflegen.

Anwendungsgebiete: Erfrorene Glieder.

Ruprechtskraut

Geranium Robertianum

Abb. auf Farbtafel 31

Das Ruprechtskraut, auch *Stinkender Storchschnabel* oder *Gottesgnadenkraut* genannt, kann 20-50 cm hoch werden. Seine Blüten leuchten pfirsich-rot! Im Kraut befindet sich ätherisches Öl, Gerbstoff und ein unerforschter Bitterstoff.

Vorkommen: Feuchte und schattige Plätze, Gebüsche und Hecken.

Blütezeit: Mai bis Oktober.

Sammelzeit: Mai bis August blühendes Kraut.

Anwendung: Bei Durchfall, Magen- und Darmkatarrh und Gicht. Von der früheren Verwendung bei Blutharnen wird abgeraten.

Zubereitung: Tee im Aufguß. 1/2 Eßlöffel trocknes und geschnittenes Kraut mit 2 Tassen siedendem Wasser ziehen lassen, tagsüber schluckweise trinken. Für Kaltauszug 2 Teelöffel Kraut mit 2 Tassen kaltem Wasser übergießen, über Nacht ziehen lassen. Tagesmenge.

Anwendungsgebiete: Magen, Darm, Gelenke, Muskeln.

Safran

Crocus sativus
Vergiftungsgefahr!

Abb. auf Farbtafel 40

Der Echte Safran ist ein orientalisches Zwiebelgewächs mit einer rundlichen Zwiebel wie bei der Herbstzeitlose. Er gehört in die Familie der Schwertliliengewächse. Im Herbst erscheint auf kurzem 10-30 cm hohen Schaft eine lilienförmige Blume, etwa in Tulpengröße. Sie ist rot und innen mit dunkelvioletten Streifen gezeichnet. Eine Verwendung des Safran ist bei uns meist nur als Gewürz (Siehe dort) bekannt. Safran enthält ätherisches Öl, Karotin und andere Wirkstoffe. In der Wurzel befindet sich Saponin. Die Verwendung der Pflanze, die appetitanregend und schleimlösend wirkt, ist heute eigentlich nur noch in Salben, Kräuterlikören und als Gewürz üblich. Im Mittelalter wurde Safran als Sexualanregungsmittel benutzt.

In größeren Mengen verwendet, kann er betäubend wirken und sogar zu Vergiftung führen. Doch Fälle dieser Art sind selten, da Safran das teuerste Gewürz der Welt ist.

Vorkommen: Anbau.

Blütezeit: August und September.

Sammelzeit: August und September nur die orangeroten Narbenschenkel der Blüte.

Anwendung: Man hat früher Safran bei Krampf- und Keuchhusten, Nasenbluten und Bluthusten, bei krampfhaften Katarrhen und als wehenförderndes Mittel angewendet. Davon ist man in neuerer Zeit abgekommen und benutzt lediglich die Salbe gegen Gicht.

Zubereitung: Zweckmäßigerweise nur durch Apotheken.

Anwendungsgebiete: Gicht.

Salbei

Salvia officinalis

Abb. auf Farbtafel 26

Der Salbei ist ein immergrüner, 40-60 cm hoher Strauch mit kantigem Stengel und angenehm riechenden, filzigen, eirund-lanzettförmigen Blättern. Die rachenförmigen Blüten variieren farblich zwischen weiß, violett, blau.
Die Heilpflanze ist nicht mit der Zierform dieses Lippenblütlers (*Salvia splendens*) zu verwechseln und wird auch *Geschmackblatt, Garten-* oder *Königssalbei* und *Muskatellerkraut* genannt.
Vorkommen: Weit verbreitet in den europäischen Mittelmeerländern, wildwachsend oder kultiviert. Bei uns als Gewürz in Gärten angebaut.
Blütezeit: Ende Juni und August.
Sammelzeit: Mai und Juni vor der Blüte, Blätter und junge Triebe.
Anwendung: Mit Honig und etwas Essig vermischtes Gurgelwasser hilft bei Zahnfleischbluten, Mandelschwellung, Schleimhautentzündungen in Mund und Rachen. Salbeitee, ebenfalls mit Honig und etwas Weinessig versetzt, wird bei Erkältungen, Nervosität, Erschöpfung sowie gegen Durchfall und Schweißausbrüche nach kräftezehrenden Krankheiten angewandt. Zur Linderung von Grippe und Keuchhusten wird die Abkochung von Salbeiblättern in Milch empfohlen. Der Aufguß ist eine gute Hilfe bei der Behandlung von eiternden Wunden und Geschwüren. Das aus den Blättern hergestellte Pulver wird oft zur substantiellen Verbesserung des Blutes und der Magensäfte benutzt.
Zubereitung: Tee im Aufguß. 1 Teelöffel auf 1 Tasse siedendes Wasser. Pro Tag 2 Tassen. Pulver nur messerspitzenweise zu den Mahlzeiten. Tinkturen durch Apotheken.
Vorsicht bei Dosierung, da Vergiftung möglich.
Anwendungsgebiete: Hals, Zähne, Haut, Verdauungsorgane, Bronchien, Appetitlosigkeit, Wunden.

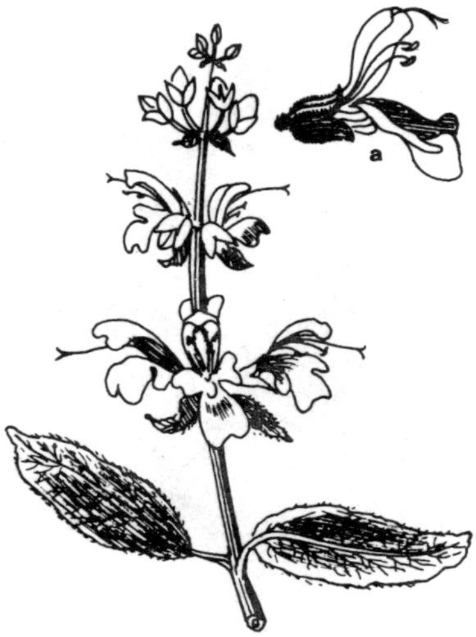

a) Blüte

Sanddorn

Hippophaë rhamnoides

Dieser sperrige, verzweigte Strauch ist erst in den letzten Jahrzehnten richtig bekannt geworden. Über seinen Wert als Wildfrucht mit hohem Vitamin-C-Gehalt sprechen wir an anderer Stelle. Die Blätter des Sanddorn, der bis 3 m hoch werden kann, erinnern an die Weide. Sie sind mehr grau als grün, sehr schmal und fast stiellos. Die Zweige des Strauches laufen in einen Dorn aus. Der Sanddorn trägt kleine Blüten und später zahlreiche gelbe bis orangerote Früchte, die eiförmig sind. Die Wirkstoffe des Sanddorn, der auch *Stranddorn* und *Weidendorn* genannt wird, sind das bereits erwähnte Vitamin C, Flavonglykosid und Apfelsäure.

Vorkommen: Küsten der Nord- und Ostsee, Alpenflüsse (Ufer) und als Gartenzierpflanze.

Blütezeit: April und Mai.

Sammelzeit: August und September reife Beeren vor dem ersten Frost.

Anwendung: Die sehr sauren Früchte sind eßbar. Man kann aus den jungen Ästen, Blättern und Blüten eine Abkochung bereiten, die gegen Gicht, Rheuma und Hautkrankheiten anwendbar sein soll. Allerdings ist man in neuerer Zeit davon abgekommen. Man sieht heute im Sanddorn nur noch einen Vitamin-C-Spender.

Zubereitung: Siehe „Wildfrüchte".

Anwendungsgebiete: Frühjahrsmüdigkeit, Appetitlosigkeit, allgemeiner Körperaufbau.

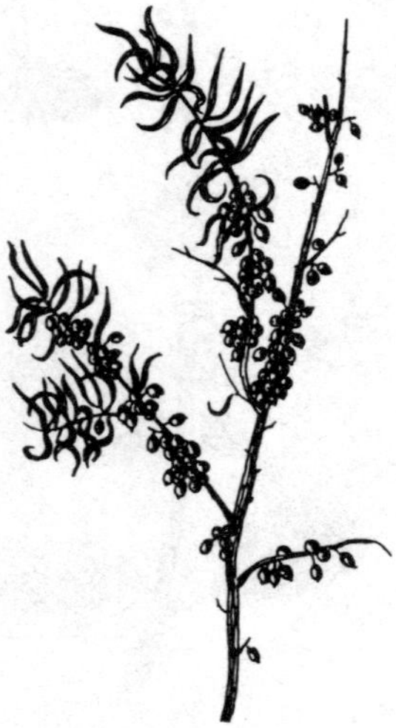

Verachte mir den Sanddorn nicht. Er hilft bei Rheumaschmerz und Gicht.

Bauernspruch

Sanikel

Sanicula europaea

Abb. auf Farbtafel 21

„Heil aller Schäden". Das ist eine der volkstümlichen Bezeichnungen für das Doldengewächs Sanikel. Es hat eine schwarze, holzige, nahezu waagerecht im Boden liegende Wurzel, aus der langgestielte, fünflappige, gezähnte Blätter emporwachsen. Zwischen diesen Blättern erhebt sich der oben dreifach, geteilte Blütenstengel bis etwa 50-60 cm Höhe. Die ungestielten Blüten sind rötlich-weiß.

Vorkommen: In zugfreien, schattigen Wäldern, in Gebirgen wie in tieferen Lagen.

Blütezeit: Mai und Juni.

Sammelzeit: Vor Aufbrechen der Blüten, Blätter und Blüten.

Anwendung: Sanikelkraut wirkt blutstillend, zusammenziehend, heilung-beschleunigend, wird insofern mit Erfolg bei Wundverletzungen, Quetschungen, Verstauchungen und Geschwüren angewandt. Der Sud ergibt ein Gurgelwasser gegen Zahnfleischentzündungen, geröteten Gaumen und Rachen. Sanikelblüten in Verbindung mit süßem Mandelöl und Rosenöl liefern ein hochwertiges Einreibemittel gegen Gliederschmerzen. Der Tee mit seinen reinigenden, stärkenden Wirkungen findet wohltuende Anwendung bei Durchfall sowie Blutungen und Entzündungen in den Verdauungsorganen. Als bewährte Hilfe zur Anregung des Appetits und Verbesserung der Magensäfte gilt das aus den gedörrten Blüten und Blättern hergestellte Sanikelpulver. Das Kraut hat auch als Badezusatz Bedeutung.

Zubereitung: Tee im Aufguß. 2 Teelöffel auf 1 Tasse siedendes Wasser. Etwa 10 Minuten ziehen lassen. Tagsüber in kleinen Schlucken. Pulver 3mal täglich, eine Messerspitze vor den Mahlzeiten.

Anwendungsgebiete: Äußerliche Verletzungen, Entzündungen, Mund, Rachen, Zähne, Magen, Darm.

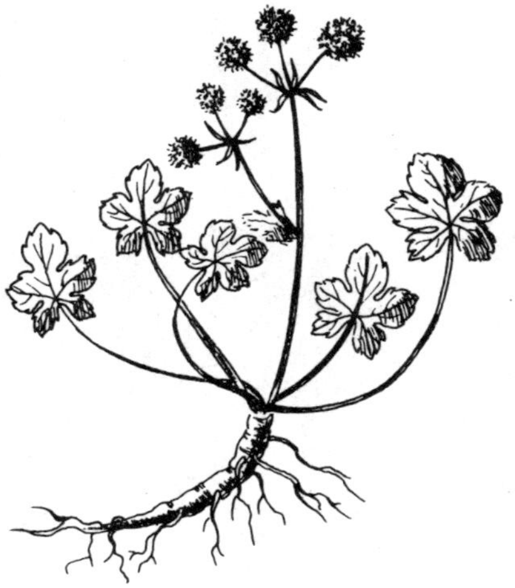

Sauerampfer

Rumex acetosa
Vergiftungsgefahr!

Abb. auf Farbtafel 30

Der Sauerampfer, auch *Feld-* und *Wiesenampfer* genannt, gehört zu den Knöterichgewächsen. Er hat einen armblättrigen, gefurchten, kahlen oder flachflaumigen 30-100 cm hohen Stengel mit pfeilförmigen, fiedernervigen, saftigen Blättern und endständigen Blüten. Man hat die säuerlichen Blätter früher gegen den Skorbut angewendet und auch gegen Gelbsucht und Leberleiden als Heilmittel benutzt. Davon ist man ebenso abgekommen wie von der Anwendung bei Würmern und Hautkrankheiten.

Die Pflanze hat einen hohen Gehalt an Oxalsäure und Salzen. Man muß sie daher meiden, da ihr Genuß zu Vergiftungen führen kann. Diese Vergiftungen können von einer Magenschleimhautentzündung über Durchfall und Erbrechen sogar zu Herzschäden führen. Man sollte darum vor allen Dingen Kinder, die diesen Sauerampfer oft als Erfrischung kauen, vor der Pflanze warnen.

Pfarrer Kneipp sagte allerdings: „Sauerampfer ist nicht nur ein gutes Heilmittel, sondern auch eine vorzügliche Kost für Kranke, da er das Blut reinigt und verbessert."

Vorkommen: Wiesen, Ufer, Wegränder.

Blütezeit: Mai und Juni.

Sammelzeit: Mai bis August frische Blätter und Stengel.

Anwendung: Mancherorts bereitet man aus Sauerampfer Gemüse (Siehe dort) für Erwachsene. Nierenkranke dürfen dieses Gemüse auf keinen Fall essen.

Das Kauen einiger Blätter, als sommerliche Erfrischung, bedeutet keine Gefahr. Vor einem Zuviel muß jedoch gewarnt werden.

Zubereitung: ——

Anwendungsgebiete: ——

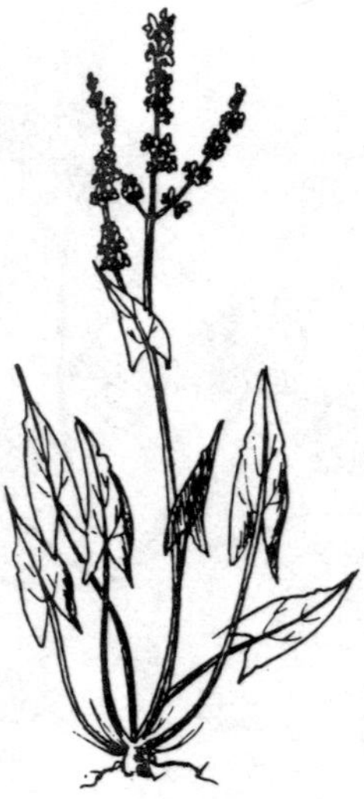

Stumpfblättriger Ampfer

Rumex obtusifolius

Abb. auf Farbtafel 22

Eine ähnliche Ampferart, die bei uns auf den Wiesen und Dorfangern häufig anzutreffen ist. Für ihn gilt das vorher Gesagte gleichermaßen. Alle Ampferarten lassen sich zu Suppen, Salaten und Gemüse verwenden. Durch die Zubereitung geht ein Großteil der Wirkstoffe verloren (Siehe „Gemüse“).

Sauerklee

Oxalis acetosella

Abb. auf Farbtafel 36

Das kleine und niedliche Pflänzchen mit seinem kriechenden Wurzelstock hat haarige, verkehrtherzförmige Blättchen, zwischen denen später auf einem etwas längeren Stiele milchweiße Blütchen hervorkommen. Auch der Sauerklee enthält Oxalsäure, man bezeichnet ihn als nierenanregend, erfrischend und durstlöschend. Vielfach bereitet man aus ihm ein Gemüse (Siehe dort), das sich besonders bei Fettleibigkeit zur Schlankheitskur eignet.

Vorkommen: Schattige Stellen in Laub- und Mischwäldern.

Blütezeit: April und Mai.

Sammelzeit: Mai.

Anwendung: Zerstoßene Blätter als äußere Auflage bei Entzündungen. Tee zur Nierenanregung und Erfrischung bei Fieber. Saft aus frischem Klee bei Vitaminmangel.

Zubereitung: Tee im Aufguß. Man nimmt eine Handvoll Sauerklee und übergießt ihn mit einem Liter kochendem Wasser. Den Aufguß läßt man abkühlen und trinkt ihn kalt bei Bedarf. Preßsaft aus frischem Klee muß unbedingt verdünnt werden und zwar im Verhältnis 1:3.

Im allgemeinen muß gesagt werden, daß man vom Sauerklee nur Verwendung machen sollte, wenn keine anderen besseren Drogen zur Verfügung stehen.

Anwendungsgebiete: Fettleibigkeit, Entzündungen, Fieber.

Schafgarbe

Achillea millefolium
Vergiftungsgefahr!

Abb. auf Farbtafel 17

Die in früheren Jahrhunderten *Bauchwehkraut, Achilles, Feldgarbe, Grundheil, Jungfrauenkraut, Blutstillkraut, Garb, Gotteshand, Neunkraft, Katzenschwanz, Schafsrippe, Schafzunge* und *Tausendblatt* genannte, altbewährte Heilpflanze wird 25 bis 70 cm hoch. Sie ist leicht zu erkennen an dem eckigen, behaarten Stengel, der sich oben verästelt, und den langen, doppelt gefiederten, dunkelgrünen Blättern. Die kleinen, rötlichweißen Blüten stehen an den Zweigenden. Alle Pflanzenteile schmecken bitter, kampfer-ähnlich.

Vorkommen: Auf Wiesen, an Wegen, Feldrainen, Waldrändern und sonnigen Hängen.

Blütezeit: Juni bis Oktober.

Sammelzeit: Ab Ende Mai Kraut.

Anwendung: Die an Wirkstoffen reiche Pflanze fördert die Heilung von Wunden, Geschwüren, Frostbeulen. Bäder mit Schafgarbe (evtl. Kamillenzusatz) helfen bei rheumatischen und gichtartigen Schmerzen. Aufguß und Extrakt bewähren sich bei Blasen- Nierenleiden, Hämorrhoiden, wirken Magen- und Darmkrämpfen entgegen und kräftigen den gesamten Verdauungstrakt. Der aus dem Kraut gepreßte Saft reinigt die Atemwege, verbessert die Blutzirkulation und begünstigt damit auch die Herztätigkeit. Nach einem althergebrachten Hausrezept lassen Bäder mit Zusatz von Schafgarbensaft empfindliche Nervenschmerzen rasch abklingen. – Wein und Kaffee meiden.

Zubereitung: Tee im Aufguß. 1 oder 2 Teelöffel fein zerschnittenes, trockenes Kraut auf 1 Tasse siedendes Wasser. Tagesration: 2 Tassen.

Preßsaft 3mal täglich 1 Teelöffel verdünnt (1:4) nach den Mahlzeiten. Bei äußerer Anwendung Tee mit doppelter Krautmenge.

Vorsicht bei Dosierung. Schafgarbe ist giftig.

Anwendungsgebiete: Verdauungsorgane, Atemwege, Haut, Appetitlosigkeit, Blutreinigung, Kreislauf, Wunden, Fieber.

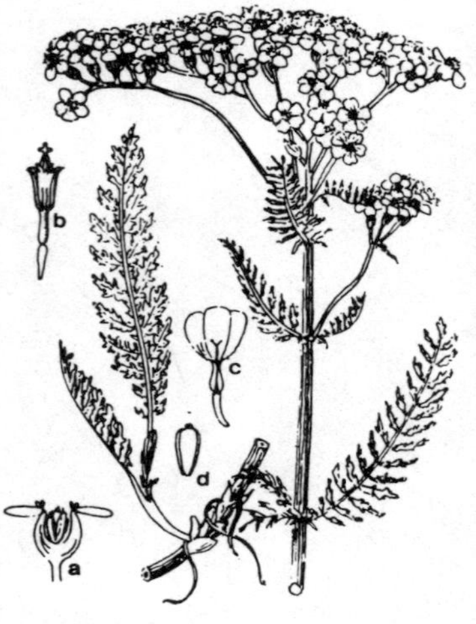

a) Blütenköpfchen im Durchschnitt
b) Scheibenblüte
c) Strahlblüte
d) Frucht

Gefleckter Schierling

Conium maculatum
Gift!

Abb. auf Farbtafel 17

Diese gefährliche Giftpflanze hat eine fußlange, weiße, faserige, 2 jährige Wurzel, die in Form und Größe der Möhre gleicht und den Geruch der Pastinake hat. Ihr aufrechter Stengel kann bis 2 m hoch werden, ist etwa 3 cm dick, knotig, hohl und glatt. Er ist von unten ästig, grau und glänzend und dicht mit blutroten und braunen Flechten besprengt.

Die Blätter sind groß und glänzend. Sie ähneln der Petersilie, sind jedoch dunkelgrün und dreimal gefiedert. Die Blüten erscheinen an den äußersten Astspitzen als weiße Dolden. Sie hinterlassen fast kugelrunde, gekerbte Früchte mit reisähnlichem Samen. Alle Teile, vor allem Blätter und Samen, riechen widerlich.

Das Gift des Schierling ist ein Alkaloid, Coniin. Man könnte es mit dem Pfeilgift der Indianer, Curare, vergleichen.

Man hat früher den Schierling als Heilpflanze bei Krankheiten des lymphatischen Systems, bei Anschwellungen und Verhärtung der Drüsen und auch bei krebsartigen Geschwüren gebraucht. Von wirklichen Heilerfolgen gibt es keine Berichte und so ist es nicht verwunderlich, wenn die heutige Medizin auf die Verwendung der Pflanze verzichtet, wenngleich sie als schmerzstillendes und krampflösendes Mittel brauchbar wäre.

Vorkommen: Mauern, Hecken, schattige Plätze.

Blütezeit: Juni bis August.

Sammelzeit: ——

Anwendung: ——

Zubereitung: ——

Anwendungsgebiete: ——

Warnung: Da Schierling leicht mit Meerrettich, Pastinak und Petersilie verwechselt werden kann, achte man darauf, daß zerriebene Blätter einen mäuseharnähnlichen Geruch haben. Bei Verwechslungen sofort den Arzt rufen!

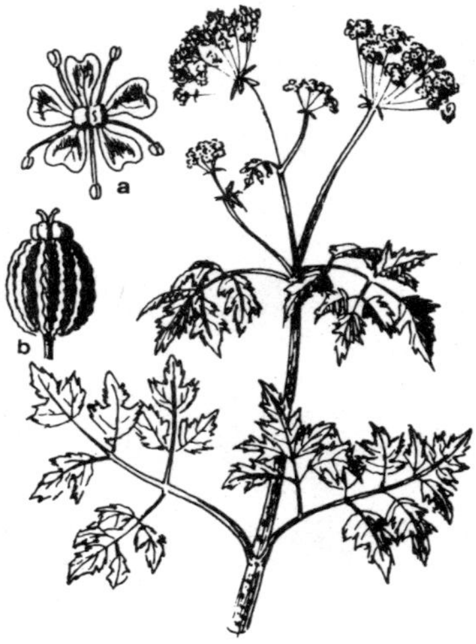

a) Blüte
b) Frucht

Schlehdorn, Dornschleh

Prunus spinosa

Abb. auf Farbtafel 12

Der Schlehdorn – auch *Dornschleh, Schlehe* und *Schwarzdorn* genannt – ist ein sperriger, mit Dornen besetzter, 2-3 m hoher Strauch. Er hat eine sehr lange Wurzel und ist äußerlich zu erkennen an der glatten, schwärzlichen Rinde, den lanzettförmigen und leicht gezähnten Blättern, nach Bittermandel duftenden, weißen Blüten. Die schwarzblauen Steinfrüchte schmecken herb.

Vorkommen: An Hecken, Böschungen, Feldrainen, sonnigen Waldrändern, in Steinbrüchen.

Blütezeit: März bis Mai.

Sammelzeit: April, Mai Blüten und Blätter. Wurzelrinde und Früchte wegen erhöhter Qualität nach ersten, leichten Frösten Oktober, November.

Anwendung: Bei Halsbeschwerden, Rachenentzündungen ist mit Wasser verdünntes Schlehenmus ein gutes Gurgelmittel, und das kernlose Mus bewährt sich gegen Durchfall.

Zubereitung: In Wasser gekochte Beeren wirken magenstärkend. Schlehdornholz ergibt in Abkochung von maximal 30 g auf 1/4 l Wasser ein ausgezeichnetes Abführmittel. Dieselbe Abkochung wird bei Darm- und Blasenleiden empfohlen. Zerstoßene, ausgepreßte, mit Zucker eingekochte Blüten lassen Husten und Heiserkeit abklingen. Der aus Schlehdornblättern zubereitete Tee findet bei Nieren- und Blasenerkrankungen, auch bei der Behandlung von Hautunreinheiten (Pusteln, Akne) Anwendung.

Tee im Aufguß. 1 Eßlöffel auf 1 Tasse siedendes Wasser. Morgens und abends, jeweils frisch.

Für Schlehentinktur nimmt man eben aufgebrochene Blütenknospen, reinigt sie und zerstößt sie zu einer feinen Masse. Man rührt sie mit der doppelten Menge Weingeist an, drückt den Saft durch ein Tuch (Leinen) und läßt ihn 48 Stunden an dunklem Ort stehen, gießt ihn später ab und nimmt mehrmals täglich etwa 4 Tropfen.

Anwendungsgebiete: Magen, Darm, Kreislauf, Herz, Atemwege, Blut, Haut.

Schlüsselblume

Primula officinalis

Diese Frühlingspflanze mit den gelben Blüten hat vielerlei Namen: *Echte Primel, Aurikel, Bärsanikel, Batengenblume, Gichtblume, Pagenblume, Himmelsschlüsselchen* u.v.a. Sie wird etwa 20 cm hoch, hat einen kahlen Stiel und rauhe Blätter, die bis 10 cm lang sind und an der Wurzel stehen, aufrecht um den Stiel.

Die Schlüsselblume enthält ätherisches Öl und besonders in der Wurzel Saponine. Sie wirkt schleimlösend, auswurffördernd und schweißtreibend.

Vorkommen: Bergwiesen, lichte Waldstellen.

Blütezeit: April und Mai.

Sammelzeit: April und Mai Blüten, Wurzelstock und ganze blühende Pflanze.

Anwendung: Erkältungskrankheiten, Bronchialkatarrh, Lungenentzündung, Rheuma, Gicht und Schlaflosigkeit. Vielfach wird der Blütentee auch gegen Herzschwäche angewendet.

Zubereitung: Tee im Aufguß. 1 Teelöffel auf 1 Tasse siedendes Wasser. Tagesration 3 Tassen. Abkochung. 2 Eßlöffel zerkleinerte Wurzel auf 1/4 Liter Wasser. Mehrmals täglich je 1 Löffel einnehmen.

Von Wurzel, Blättern und Blüten bereiteter Aufgußtee (2 Teelöffel auf 1 Tasse siedendes Wasser) soll sich besonders bei Gicht und Migräne bewähren.

Tinkturen nur nach Anweisung des Arztes zubereiten.

Vom Extrakt können täglich bis 5mal jeweils 20 Tropfen eingenommen werden.

Anwendungsgebiete: Luftwege, Lunge, Glieder, Muskeln, Nerven.

Schnittlauch

Allium schoenoprasum

Man weiß von dieser mildesten Zwiebelsorte, daß sie nicht nur ein mildes Antibiotikum ist, sondern auch den Blutdruck senkt, den Appetit anregt und Magen stärkt.
Schnittlauch eignet sich für jede Diät und wirkt heilsam auf die Nieren.
Siehe „Gewürze".

Schöllkraut

Chelidonium maius
Vergiftungsgefahr!

Abb. auf Farbtafel 34

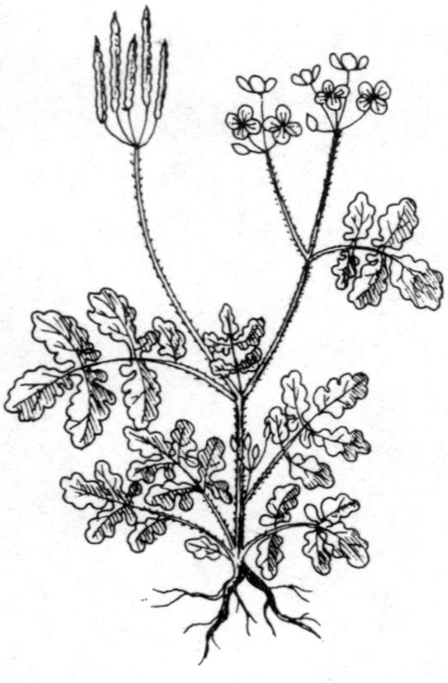

Dieses übelriechende Kraut mit seiner ästig, faserigen Wurzel hat große, fiederförmige, gelappte Blätter, die weißgrün und weichhaarig sind. Aus ihnen schießt im Mai ein bis 60 cm hoher Stengel, an dem sich von April bis August goldgelbe, 4blättrige Blüten schirmförmig ansetzen. Die Pflanze hat schwachgiftige Milch. Unter ihren Alkaloiden befindet sich das leichtbetäubende Chelidonin.
Im deutschen Arzneibuch wird das Schöllkraut nicht mehr geführt, weil seine Wirkstoffe durch andere Präparate besser wirksam sind. Man hat den gelben Milchsaft früher als Mittel gegen Warzen empfohlen.
Da durch Wunden oder durch die Haut eingedrungener Saft zu Vergiftungen führen kann, sollte man vom Sammeln der Pflanze lieber absehen.
Vorkommen: Hecken, Schuttplätze, Felsen, Wege.
Blütezeit: April bis August.
Sammelzeit: April und Mai junges Kraut.
Anwendung: Gelbsucht, Leberleiden, Gallenkoliken, Krämpfe im Unterleib, chronischer Husten.
Äußerlich: Saft oder Salbe bei Ekzemen und Warzen.
Zubereitung: Tee im Aufguß. 1 g auf 1 Tasse siedendes Wasser. Tagsüber in kleinen Schlukken einzunehmen.
Anwendungsgebiete: Leber, Galle, Bronchien, Unterleib, Ekzeme, Warzen.

Schwalbenwurz

Cynanchum vincetoxicum
Gift!

Diese Giftpflanze führt auch den Namen *Hundswürger.* Sie kann bis 1 m hoch werden und hat herzförmige, zugespitzte, dunkelgrüne, glänzende Blätter und viele weiße oder etwas grünliche, wohlriechende Blüten, die immer auf einer Seite der Pflanze und nach oben zu zwischen den Blättern auf langen dünnen Stielen zum Vorschein kommen. Die Schoten mit den wollschopfigen Samen sind eiförmig. Die Wurzel riecht stark und ekelhaft. Sie enthält ein Alkaloid, ätherisches Öl, Harz, Gummi und Stärkemehl sowie etliche Salze.

Verwendung findet der Schwalbenwurz nur noch in der Homöopathie, wo seine schweißtreibende und brechenerregende Wirkung genutzt wird.

Vorkommen: Trockene Hügel und Berge, lichte Wälder, Gebüsche.

Blütezeit: Juni bis August.

Sammelzeit: Juni bis Oktober Wurzel und Wurzelstock.

Anwendung: Früher setzte man die Droge gegen Wassersucht, Blasensteine und alte Geschwüre ein. Heute darf die Pflanze nur auf ärztliche Verordnung verwendet werden. Sie wird nur noch selten eingesetzt.

Zubereitung: Nur durch Apotheken.

Anwendungsgebiete: Regelstörungen. Nur durch den Arzt.

Warnung: Wenn auch Vergiftungen durch den Schwalbenwurz selten sind, so sei doch vor ihm gewarnt. Man sollte ihn darum nicht sammeln.

Bei Vergiftungserscheinungen muß sofort der Arzt gerufen werden.

Seidelbast

Daphne mezereum
Gift!

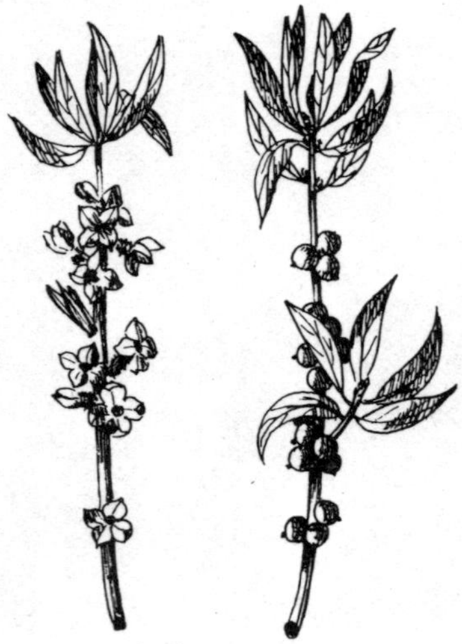

Dieser kleine aufrechte Strauch, selten höher als 1 m, wird auch *Kellerhals* genannt. Seine kleinen rosaroten Blüten duften leicht betäubend nach Mandeln. Die lanzettlichen Blätter, ungefähr 5-8 cm lang, entspringen dicht gedrängt den Zweigenden erst nach der Blüte. Die im Frühjahr reifende Beere hat etwa die Größe einer Erbse. Zuerst ist sie grün, später rot. Sie ist giftig. Der Bast unter der runzeligen Rinde enthält die Gifte Mezerein und Daphnin. Sie werden in der Homöopathie gegen Hautkrankheiten, Entzündungen und Grippe angewandt.

Vorkommen: Schattige Laubhölzer, Gebüsche, Bergwälder, meist in Gruppen.

Blütezeit: Februar bis April.

Sammelzeit: ——

Anwendung: Bei Atmungsbeschwerden, Verdauungsstörungen, Hautkrankheiten.

Zubereitung: ——

Anwendungsgebiete: Nur durch den Arzt bei Erkrankungen der Luftwege, Magen, Darm und Haut.

Seerose

Nymphaea alba

Abb. auf Farbtafel 36

Eine prächtige Wasserpflanze mit dickem Wurzelstock. Dem Blattstiel gegenüber ein großes häutiges Nebenblatt, schwimmende, herzförmig eingeschnittene, ledrige Blätter, weiße Blüte, die sich nachts schließt. Blüht von Juni bis August. Wurzel, Blüten und Samen sind abgekocht als kühlende, schleimige, auflösende Mittel bekannt. In der Homöopathie verwendet.

Seifenkraut

Saponaria officinalis

Abb. auf Farbtafel 19

Dieses zur Familie der Nelkengewächse zählende Kraut mit dem kriechenden, weit verzweigten Wurzelstock ist auch als *Madenkraut, Spatzenkraut* und *Waschkraut* bekannt. Es hat gegenständige Blätter und weiße oder blaßrötliche Blüten mit angenehmen Duft.

Die Hauptwurzel enthält Saponine, die sich als auswurffördernd und harntreibend bewähren.

Vorkommen: Wiesen, Hecken, Gräben, Bachufer, Wegränder, Böschungen.

Blütezeit: Juli bis September.

Sammelzeit: Mai bis Juli Wurzeln vor und während der Blüte, Mai und Juni Blätter vor der Blüte, September/Oktober ebenfalls Blätter.

Anwendung: Man benutzt die Wirkstoffe dieser Heilpflanze gegen Gicht, Rheuma, Husten, Stoffwechselkrankheiten, gegen Wassersucht, Magen-, Darm-, Leber- und Nierenleiden.

Auch als Mittel für Blutreinigung ist es anwendbar.

Zubereitung: Tee im Aufguß. 1 Eßlöffel fein zerschnittene Blätter auf 1 Tasse siedendes Wasser. Tagesmenge 2 Tassen.

Zur Abkochung nimmt man 1 Teelöffel Wurzel, die über Nacht im kalten Wasser gezogen hat, und kocht sie 5 Minuten, dann seiht man ab. Tagesmenge 2 Tassen. Es empfiehlt sich, diese Abkochung nur in kleinen Schlucken tagsüber einzunehmen.

Anwendungsgebiete: Gelenke, Muskeln, Magen, Darm, Leber, Nieren, Herz und Lunge.

Sellerie

Apium graveolens

Abb. auf Farbtafel 20

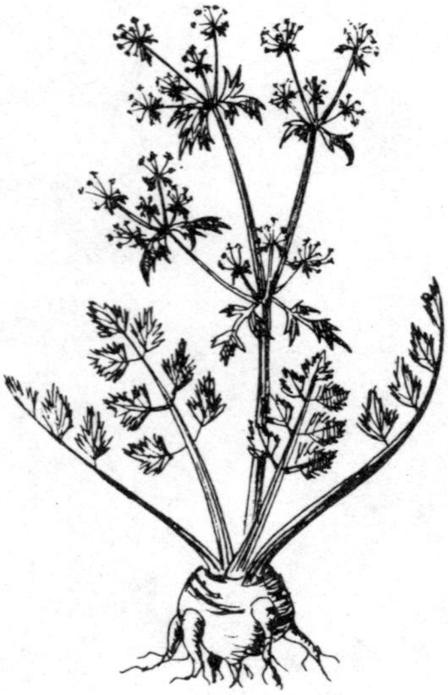

Das in Gärten angebaute Wurzelgewächs hat eine lange, faserige, starke Wurzel, die außen gelb und innen weiß ist. Die gefiederten Blätter stehen paarweise an dem manchmal bis 1 m hohen Stengel. Der Knollensellerie enthält ätherisches Öl mit Terpenen, Schleim, Stärke, Mineralsalzen, Kalk, Kalium und die Vitamine A, B und C.

Sellerie als Salat (Siehe „Gemüse") ist auch für Kranke und Diabetiker geeignet.

Vorkommen: Meist angepflanzt, aber auch wild auf salzreichem Boden.

Blütezeit: Juli bis November. Grünlich-weiß.

Sammelzeit: Juni bis September frische Blätter, Oktober Wurzel, Oktober bis November Samen.

Anwendung: Der Sellerie hat viele Namen, von denen nur *Eppich, Geilwurz* und *Zeller* genannt seien. Seine harntreibende Wirkung ist bekannt. Gute Erfolge hat Sellerie bei Gicht, Rheuma, Blasenerkrankungen und Abmagerungskuren.

Sellerie ist darüber hinaus auch appetitanregend und blutreinigend.

Man sagt dem Sellerie nach, er steigere die Potenz. Das trifft jedoch nicht zu.

Zubereitung: Tee als Abkochung bereitet man von 3 g getrockneten oder frischen Blättern, die mit 1 Tasse Wasser aufgekocht werden. Man kann täglich 2 Tassen – und zwar in kleinen Schlucken – trinken.

Gepreßter Frischsaft ist für das Allgemeinbefinden vorteilhaft. 2 Eßlöffel pro Tag.

Gut hat sich auch eine Abkochung von Samen bewährt. Man kocht 1 Tasse Wasser mit 1/2 Teelöffel Samen auf und trinkt diese Abkochung tagsüber in kleinen Schlucken.

Junge Blätter eignen sich gut als Salatzusatz.

Anwendungsgebiete: Blase, Gelenke, Muskeln, Allgemeinbefinden, Blut.

Schwarzer Senf

Brassica nigra
Vergiftungsgefahr!

Abb. auf Farbtafel 14

Der schwarze Senf ist eine uralte Kulturpflanze, die aus Asien zu uns kam und als Heilpflanze schon seit 2000 Jahren angewendet wird. Über ihren Wert als Gewürz (Siehe dort) hinaus, enthält sie durch ihren Hauptwirkstoff Sinigrin einen für örtliche Reizung geeigneten Heileffekt.

Vorkommen: Anbau, wild auf Schuttplätzen, an Flußufern.

Blütezeit: Juni und Juli.

Sammelzeit: August und September Samen.

Anwendung: Hautreizmittel, als Pflaster bei Rheuma, Bauchfellentzündung. Magenstärkend, harnreinigend, eventuell auch Fußbäder bei Schweißfüßen. Innerlich bei Verdauungsbeschwerden und Blähungen.

Zubereitung: Pulver aus Samen mit kaltem Wasser zu Brei verrühren, auf Leinenstück auftragen, die zu behandelnde Stelle mit Gaze abdecken, dann erst bestrichene Fläche auflegen. Man läßt den Senfverband solange aufliegen, bis er unangenehm zu brennen beginnt. Dann entfernt man ihn und putzt alle Rückstände behutsam ab.

Vor übermäßiger Anwendung muß gewarnt werden, denn Senf kann zu Vergiftungen führen.

Bestes Mittel dagegen ist die Reinigung des Verdauungstraktes mit einem milden Abführmittel. Bei Verdauungsstörungen täglich nach dem Frühstück und Mittagsbrot jeweils 1 Teelöffel schwarze Senfkörner mit Wasser nehmen. Magenkranke oder Magenempfindliche dürfen keinen Senf nehmen.

Weißer Senf

Sinapis alba

Er ist milder als der schwarze Senf, wird als Heilpflanze aber ebenso genutzt wie dieser.
Vorkommen: Mitten im Feld unter der Saat, auf Schuttplätzen.
Blütezeit: Juni und Juli.
Sammelzeit: Juli und August Samen.
Anwendung: Wie Schwarzer Senf.
Zubereitung und **Anwendungsgebiete** wie Schwarzer Senf.

Schon in der Bibel wird der Senf erwähnt. Es heißt im Neuen Testament: „Das Himmelreich ist gleich einem Senfkorn, das ein Mensch nahm und säte es auf seinen Acker, welches ist das kleinste unter allen Samen; wenn es aber gewachsen ist, so ist es größer als alle Sträucher und wird ein Baum, daß die Vögel unter dem Himmel kommen und wohnen in seinen Zweigen."

Silberweide

Salix alba

Unter den Weidengewächsen ist die Silberweide, auch *Baumweide, Gerberweide* und *Weißweide* genannt, die höchste im Wuchs. Sie kann bis 15 m groß werden. Ihre vielästige Krone mit den abstehenden oder hängenden Zweigen gehört zum Landschaftsbild unserer Heimat. Im Frühjahr schmückt sie sich mit schmalen, zylindrischen Kätzchen, die bogig aufrecht stehen. Sie sind dicht besetzt mit kleinen Blüten und Schuppen. Die Blätter an den gelblich-rötlich schimmernden Zweigen sind lang und schmal. Ihre Unterseite ist silberweiß und weichhaarig.

Die Silberweide enthält den Wirkstoff Salicin, der im Körper zu Salizylsäure umgeformt wird und entzündungswidrige Kraft entwickelt. Sie ist aber auch fiebersenkend und schweißtreibend, außerdem ist sie ein Feind der Bakterien. Die schmerzstillende Eigenschaft der Salizylsäure macht die Weide zu einer der wichtigsten Heilpflanzen überhaupt.

Vorkommen: Anbau und an Bachufern, in Wäldern.

Blütezeit: März bis Mai.

Sammelzeit: April und Mai Rinde.

Anwendung: Verdauungsstörungen, Schlaflosigkeit, Menstruationsbeschwerden, sexuelle Erregbarkeit, Fieber, Rheuma und Gicht.

Zubereitung: Abkochung 3 Teelöffel der Rinde mindestens 5 Stunden in 1/4 Liter kaltem Wasser angesetzt, dann aufkochen, nach dem Abseihen über den Tag verteilt in kleinen Schlucken trinken. Aber auch der Kaltauszug der gleichen Menge ist wirksam, er muß allerdings über Nacht oder mindestens 10 Stunden stehen bleiben. Nach dem Abseihen wie oben trinken.

Die Abkochung kann auch als Badezusatz (in entsprechender Menge) verwendet werden, ebenso zum Kopfwaschen.

Anwendungsgebiete: Nerven, Gelenke, Muskeln, Magen, allgemeine Schmerzen.

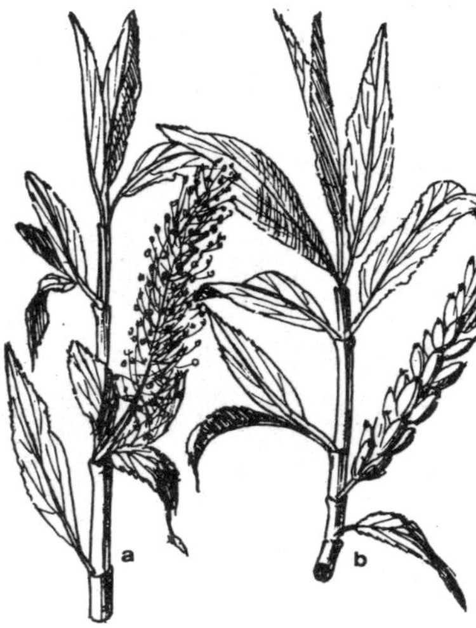

a) Zweig mit Staubblüten
b) Zweig mit Stempelblüten

Silberwurz

Dryas octopetala

Dieses bis 10 cm hohe Zwergsträuchlein führt viele Namen: *Petersbart, Steichrüchere, Kaiser-tee, Wildmann, Milchrosen* und *Hirschzermatt.* Seine immergrünen Blätter sind gestielt. Ihr gekerbter Rand ist umgerollt. Die Unterseite ist weißfilzig, die Oberseite kahl. Die milchig-weißen Blüten sind 2-3 cm groß und langgestielt. Sie haben in der 8blättrigen Krone einen gelben Staubbeutelkranz.

Die Verwendung des Silberwurz in der Heilkunde ist noch umstritten, da man seine Wirkstoffe noch nicht voll erforschen konnte.

Vorkommen: Höhenlage bis über 2400 m.

Blütezeit: Mai.

Sammelzeit: Mai frische Blätter und Blüten.

Anwendung: Bei nervösen Herzleiden, Herzbeschwerden; manche Heilpraktiker empfehlen das Kraut auch bei Schlaganfall.

Zubereitung: Tee im Aufguß. 2 Teelöffel getrocknetes, fein zerschnittenes Kraut auf 1/4 Liter siedendes Wasser. Kurz ziehen lassen, abseihen und tagsüber in kleinen Schlucken einnehmen.

Anwendungsbereiche: Herz.

Sonnentau

Drosera rotundifolia

Diese auch *Sinntau, Echter Widerton, Widdertod* und *Sonnenlöffel* genannte kleinwüchsige Pflanze (8-20 cm Höhe) treibt aus einer feinen, faserigen Wurzel mehrere rote, behaarte Stiele, an denen je ein rundes Blatt sitzt. Diese Blätter bilden eine am Boden liegende Rosette, aus deren Mitte ein glatter Stengel herauswächst. Er trägt eine weiße Blütenähre, die sich am Nachmittag schließt.

Der Sonnentau ist eine Insektenfalle, der den gefangenen Tieren den Lebenssaft entzieht.

Der maßgebliche Wirkstoff des Krautes ist von der Wissenschaft noch nicht erkannt, obwohl seine Heilkraft sich vielfach erwiesen hat.

Im Kraut sind Gerbstoff, Gallensäure, Harze, Vitamin C und geringe Mengen anderer Fermente enthalten.

Vorkommen: An sumpfigen Plätzen, Bach- und Teichufern, Gräben.

Blütezeit: Juli und August.

Sammelzeit: Juni Kraut, Juli und August frische Stengel.

Anwendung: Keuchhusten, Krampfhusten, chronische Heiserkeit, Lungenasthma. Äußerlich kann der Saft des Krautes gegen Warzen und Hühneraugen angewendet werden.

Zubereitung: Grundsätzlich ist darauf zu achten, daß stets nur kleine Mengen gewählt werden dürfen. Ein Zuviel kann die zu bekämpfende Erkrankung verschlimmern.

Tee im Aufguß höchstens 4 g auf 2 Tassen siedendes Wasser. Tagsüber in kleinen Schlucken nur 1 Tasse trinken.

Tinktur sollte man in der Apotheke bestellen.

Der Saft wird behutsam auf die Warzen oder Hühneraugen geträufelt.

Saft dem Waschwasser zugegeben soll gegen Sommersprossen helfen.

Anwendungsgebiete: Luftwege, Warzen, Hühneraugen.

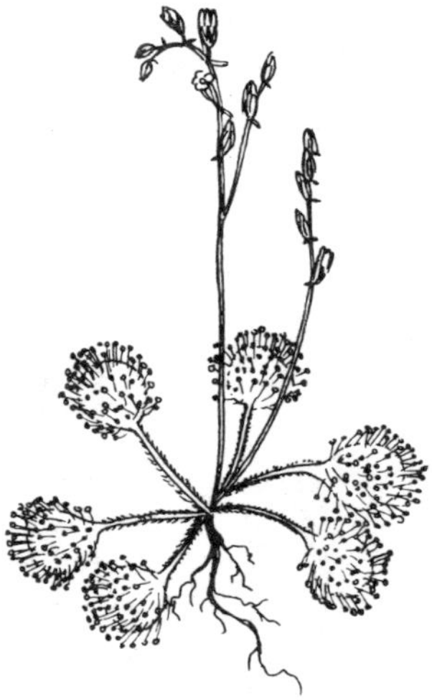

Spitzwegerich

Plantago lanceolata

Man erkennt den Spitzwegerich an seinen lanzettlichen Blättern, die in einer grundständigen Rosette stehen. Die aufrechten Stengel werden bis 50 cm hoch. Ihre Blütenähre sieht wie ein Bäumchen aus, das mit vielen weißen Staubbeuteln behangen ist.

Der Spitzwegerich ist zweifellos eine der bekanntesten Heilpflanzen. Seine Schleimstoffe machen ihn gerade für Erkrankungen der Luftwege zu einem wertvollen Helfer.

Vorkommen: Wiesen, Wegränder, Grasflächen.

Blütezeit: Mai bis Oktober.

Sammelzeit: Mai und Juni vor Samenreife Blätter.

Anwendung: Husten, obere Luftwege (Katarrhe), Asthma, Blasenleiden, Magen-, Darmkatarrhe, Zahnschmerzen.

Zubereitung: Zerquetschtes frisches Kraut kann äußerlich zur Wundbehandlung aufgelegt werdem. Tee im Aufguß. 1 Eßlöffel fein zerschnittenes Kraut auf 2 Tassen siedendes Wasser. Ein paar Minuten ziehen lassen, abseihen, mit Honig süßen und heiß trinken. Tagesmenge 2 Tassen. Preßsaft nimmt man 3mal täglich 1 Eßlöffel mit Wasser oder Milch. Honig zum Süßen.

Das Zerkauen einer Spitzwegerichwurzel lindert Zahnschmerzen.

Anwendungsgebiete: Wunden, Zahn, obere Luftwege, Magen, Darm.

Man sagt dem Spitzwegerich auch blutstillende Eigenschaften nach. Dies trifft zwar zu, dennoch möchten wir davon abraten, ihn ohne Wissen des Arztes hierfür zu benutzen.

Springwurz

Polygonatum officinale

Abb. auf Farbtafel 9

In Sagen und Märchen gilt diese bis 50 cm hohe Pflanze schon seit ältesten Zeiten als eine Wurzel, mit der „Fels und Tor gesprengt" werden konnten. Sie führt auch den Namen *Salomonssiegel,* weil die Legende berichtet, der weise Salomon habe der Wurzel seinen Stempel aufgedrückt. Gemeint sind damit die Narben des Wurzelstockes an den Stellen, wo die vorjährige Pflanze gewachsen war. Sie haben bei großzügiger Auslegung in der Tat Ähnlichkeit mit einem Siegel.

Die Blätter der Pflanze ähneln denen des Maiglöckchen, sind aber kürzer, eiförmig und spitz. Die in den Blattachseln wachsenden weißen Glöckchen sind bauchig und von länglicher Form. Sie haben einen grünlichen Saum und geben einen zarten Duft von sich. Aus ihnen reifen rote Beeren, die später schwarzblau werden. Sie sind giftig und wirken brechenerregend.

In der Wurzel der Pflanze ist der blutzuckersenkende Wirkstoff Glukochinin enthalten und Glykoside der Fingerhutart.

Vorkommen: Kiefernwälder, Gebüsche, Auen, sandige Lehmgebiete und Wegränder.

Blütezeit: Mai und Juni.

Sammelzeit: April und Mai nur Wurzelstock.

Anwendung: Gegen Blutergüsse, leichte Zuckererkrankung.

Zubereitung: Äußerlich für Umschläge bei einem Bluterguß bereitet man eine Abkochung von 2 Eßlöffeln frischem und fein zerschnittenem Wurzelstock in 1/2 Liter Wasser. Kochzeit 5 Minuten.

Tee bei Zuckererkrankung sollte man nie selbst herstellen, sondern sich in der Apotheke angefertigten kaufen. Springwurz ist in den blutzuckersenkenden Tees fast immer enthalten.

Blutzucker verlangt dauernde Kontrolle durch den Arzt.

Anwendungsgebiete: Blutzucker, Blutergüsse.

Stechapfel

Datura stramonium
Gift!

Abb. auf Farbtafel 30

Man nennt ihn auch *Dornapfel, Teufelsapfel* und *Tollkraut.* Schon diese Bezeichnungen verraten, daß die Pflanze aus der Familie der Nachtschattengewächse kommt und äußerst giftig ist. Wenn auch der Stechapfel ein altes und vielbewährtes Hausmittel ist, so darf er doch in jeder Form nur auf ärztliche Verordnung angewendet werden. Bei den stark verdünnten homöopathischen Gaben bestehen keine Bedenken.

Die Pflanze kann 1,50 m hoch werden. Sie hat einen gabelspaltigen Stengel, eirunde Blätter, astwinkelständige Blüten.

Der Stechapfel enthält Hyoscyamin, Atropin und Scopolamin, also stark wirkende Stoffe, die auch zu Vergiftungen führen können. Dies gilt auch bei Gebrauch sogenannter „Asthmazigaretten", die in manchen Kräuterbüchern zur Selbstherstellung empfohlen werden.

Lebensgefährlich kann für Kinder das Verzehren des Samens werden. Es treten Vergiftungserscheinungen wie bei der Tollkirsche auf.

Vorkommen: Weinberge, Gärten, Schuttplätze, Wege.

Blütezeit: Juli und August, aber eventuell je nach Klimabedingungen Juni bis Mitte September.

Sammelzeit: Juni und Juli, eventuell später, Blätter für Apotheken.

Anwendung: Husten krampfiger Art, Keuchhusten, Asthma, nervöses Kopfweh, rheumatische Schmerzen.

Zubereitung: Nur durch Apotheken.

Dringend sei nochmals abgeraten, sogenannte Asthmazigaretten selbst herzustellen. Da der Wert der in den Blättern vorhandenen Wirkstoffe sehr unterschiedlich ist, kann eine falsche Dosierung großen Schaden anrichten. Das gleiche gilt für Stechapfelräucherungen. Hier kann nur der Arzt die anzuwendende Menge bestimmen.

Anwendungsgebiete: Luftwege, Kopf, Glieder.

Stechpalme

Ilex aquifolium
Vergiftungsgefahr!

Abb. auf Farbtafel 1

Man kennt dieses strauch- bis baumartige Gewächs, das bis 12 m, meist aber zwischen 3-4 m groß wird, auch als *Hülsen, Stecheiche, Christdorn* und *Walddistelstrauch.*

In der Pflanze mit der grünglänzenden Rinde und den wechselständigen, eirunden oder elliptisch-länglichen, kahlen, dornig gezähnten oder großrandigen mit einem Dorn endenden Blättern, den weißen Blüten und roten Beeren von Erbsengröße ist ein noch nicht völlig erschlossener Bitterstoff, das Ilicin, enthalten.

Vorkommen: Gebirgswälder, Anlagen, Gärten, Anbau.

Blütezeit: Mai und Juni.

Sammelzeit: Mai und Juni nur junge Blätter.

Anwendung: Gegen Gicht und Rheuma. Wieweit die Pflanze auch bei Bronchitis zu helfen vermag, konnte bisher nicht überzeugend geklärt werden.

Zubereitung: Üblich ist eine Abkochung, bei der etwa 5 g der jungen, aber getrockneten Blätter fein zerkleinert und dann mit 1/4 Liter Wasser aufgekocht werden. Über den Tag verteilt in kleinen Schlucken zu trinken.

In manchen Haushalten kocht man auch die Hälfte des Wassers ein und trinkt den Extrakt wie oben. Dazu möchten wir nicht raten, weil durch das Konzentrat die Möglichkeit leichter Vergiftung gegeben ist und jeder Körper unterschiedlich reagiert. Auf jeden Fall ist mit einer verstärkten Wirkung auf die Harnblase zu rechnen.

Wirksame alkoholische Auszüge nur nach genauer Anweisung durch den Arzt oder fertig in der Apotheke.

Anwendungsgebiete: Nerven, Glieder.

Steinsamen

Lithospermum officinale

Abb. auf Farbtafel 23

Der auch *Steinhirse* und *Meerhirse* genannte, bis 1 m hohe Steinsamen hat einen krautig ästigen Stengel, an dem kahle, adrige Blätter sitzen. Seine Blüten sind grünlich-weiß-gelb und bringen später milchweiße, porzellanartige, glänzede Schließfrüchte, die eine geringe Menge Öl enthalten. Außer Kieselsäure enthält die Pflanze keine Wirkstoffe von Wert.

Vorkommen: Gebüsch, Schuttplätze, Kalkboden.
Blütezeit: Mai bis Juli.
Sammelzeit: Reifezeit der Samen.
Anwendung: Der Samen soll gegen Nieren- und Blasensteine anwendbar sein. Es ist aber zu vermuten, daß es sich hierbei um einen überlieferten Aberglauben handelt, der aus der Samenform falsche Rückschlüsse zog. Früher hat man die Früchte gekocht und bei Steinbeschwerden, Ruhr und zur Wehenförderung benutzt.
Zubereitung: Nicht angebracht.
Anwendungsgebiete: Keine.

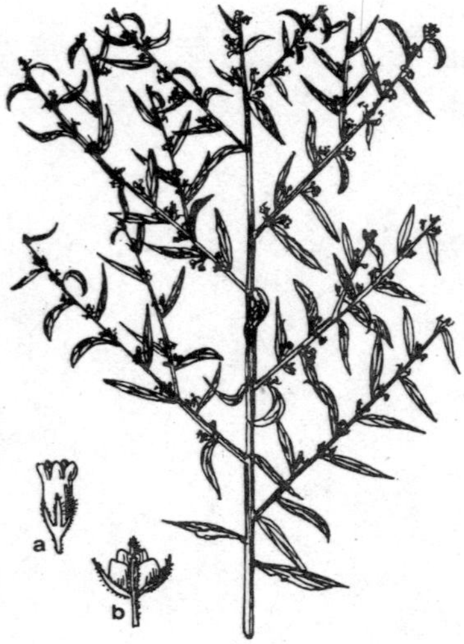

Stiefmütterchen

Viola tricolor

Abb. auf Farbtafel 5

Man nennt es auch *Ackerveilchen, Freisamkraut, Dreifaltigkeitskraut, Ackerdenkeli* und *Muttergottesschuh.* Mit seinem ästigen Stengel wird es etwa 20 cm hoch. Eines von seinen fünf gelben oder dreifarbigen Blütenblättern ist jeweils gespornt. Die Frucht ist 3klappig. Der Rand der länglichen Blätter ist gekerbt, die unteren haben eine breite Form. Die Nebenblätter sind fiederspaltig.

Schon im Mittelalter verwandte man die Pflanze als Heilmittel bei vielen Kinderkrankheiten. Sie enthält Saponin, Rutin, ätherisches Öl, Violanin, Gerb- und Schleimstoffe. Stiefmütterchen-Tee wirkt blutreinigend und abführend. Auch der Stoffwechsel wird durch die Pflanze angeregt.

Das bekannte Garten-Stiefmütterchen (*Viola tricolor hortensis*) ist für Heilzwecke nicht geeignet. Das wildwachsende violett blühende Wiesen-Stiefmütterchen (*Viola tricolor vulgaris*) findet ebenso wie das Acker-Stiefmütterchen Verwendung in der Heilkunde.

Vorkommen: Äcker, Gärten, wildwachsend.

Blütezeit: April bis Oktober.

Sammelzeit: Mai bis Juli Blüten und blühendes Kraut.

Anwendung: Gegen Rheumatismus, Arterienverkalkung, Gelbsucht, Husten, Skrofulose. Äußerlich (und innerlich) auch bei Hautausschlägen, Ekzemen, Geschwüren, Milchausschlägen.

Zubereitung: Für äußere Behandlung Auflegen von frischen, zerquetschten Pflanzenteilen.

Tee im Aufguß. 1 Eßlöffel auf 1 Tasse siedendes Wasser. Tagesmenge höchstens 2 Tassen. Tee wirkt leicht abführend. Ein Zuviel bewirkt Erbrechen. Gesunde sollten diesen Tee ganz meiden.

Anwendungsgebiete: Gelenke, Muskeln, Nerven, Luftwege, Haut.

Süßholz

Glycyrrhiza glabra

Es ist noch bekannter unter dem Namen *Lakritzenwurzel* und blüht blau bis lila. Sein Stengel ist aufrecht und kann bis 2 m hoch werden. Die Wurzel ist innen gelb und holzig. Wichtigster Wirkstoff ist das saponinhaltige Glyzyrrhizin. Die Pflanze besitzt aber auch Zucker und Bitterstoff.

Vorkommen: Anbau.

Blütezeit: Juli.

Sammelzeit: März und April, September und Oktober nur Wurzel.

Anwendung: Gegen Husten und Heiserkeit, gut für Harnfluß, bewährt bei Magengeschwüren.
Ebenso ein gutes Mittel bei Gicht, Rheuma und Blasenleiden.

Zubereitung: Erst in den letzten Jahren hat man die Heilkraft des Süßholzes gerade für Magengeschwüre erneut festgestellt und wendet es darum häufig wieder an.
Niemand aber sollte es ohne Rücksprache mit dem Arzt in größeren Mengen verwenden.
Tee im Aufguß. 1 Teelöffel auf 1 Tasse siedendes Wasser. Zum Frühstück und Mittagessen warm trinken.
Süßholzsaft nicht selbst herstellen, sondern vom Arzt verschreiben lassen. Apotheke.

Anwendungsgebiete: Magen, Darm, Blase, Nieren, Gicht- und Rheumabeschwerden.

Sumpfdotterblume

Caltha palustrus

Ihren Namen hat die gelbe, glänzende Sumpfdotterblume wegen der dottergelben Farbe. Mancherorts nennt man sie auch *Schmalzblume, Butterblume* oder *Kuhblume.* Die etwa 50 cm hohe Pflanze kann leicht mit dem Scharbockskraut verwechselt werden. Sie unterscheidet sich von ihm durch die 5 rundlichen Blütenblätter (beim Scharbock: länglich-spitz). Ihre rundlich-herzförmigen Blätter sind fein gekerbt. Sie glänzen dunkelgrün. Die gestielte Blüte wirkt kelchlos, weil die gelben „Blüten"-blätter umgewandelte Kelchblätter sind.

Sie enthält wichtige Wirkstoffe wie Protoanemin, Saponin, Farbstoffe und in der Blüte die Vorstufe zu Vitamin A.

Vorkommen: Wiesen, Bach- und Teichufer, feuchte Plätze.

Blütezeit: April und Mai.

Sammelzeit: April und Mai blühendes Kraut.

Anwendung: Bei Bronchitis, Regelstörungen, Nervenleiden, Migräne, Grippe.

Zubereitung: Nur durch Apotheken, bzw. nach ärztlicher Anweisung.

Anwendungsgebiete: Luftwege, Unterleib, Nerven.

*

In manchen Haushalten werden die Brustknöllchen und die stärkeren Wurzelknollen zu Kräutersuppen und Salaten verwendet! Die Blütenknospen in Estragonessig gelegt, ergeben „Deutsche Kapern."

Tabak

Nicotiana Tabacum
Gift!

Es bedarf eigentlich keines Hinweises, daß der Tabak nicht zu den Heilpflanzen gehört. Wenn er dennoch hier erwähnt wird, dann nur weil man ihn früher in der Heilkunde verwendet hat und auch heute noch mancherorts die Ansicht besteht, man verteufele den Tabak und übertreibe seine Gefährlichkeit. Dem muß widersprochen werden. Rauchen, auch in geringer Menge, ist immer schädlich und jeder muß es vor sich selbst verantworten, wieweit er seinem Körper das lebenszerstörende Nikotin zuführen kann.

Es gibt natürlich Unterschiede in seiner Wirkung und ein Raucher mit „Lungenzug" nimmt wesentlich mehr Giftstoffe in sich auf, wie ein paffender Zigarren- oder Pfeifenraucher.

Übermäßiges Rauchen ist lebensgefährlich. Es richtet auf jeden Fall Schaden an wie jeder übermäßige Gebrauch von Genußmitteln. Nikotin ist ein ausgesprochenes Gefäßgift. Kreislaufgestörte sollten ihm darum mit harter Ablehnung gegenüberstehen.

Nikotingenuß macht sich häufig erst später in seinen negativen Erscheinungen bemerkbar. Es ist durchaus nicht nur die Gefahr des Krebses, die den Raucher bedroht. Arterienverkalkung, Gefäßverengung, Magenschleimhautentzündungen, trockener Brand und Raucherbein sind nur einige der nachweisbaren Auswirkungen.

Zugegeben, einen Teil des Nikotins baut die Leber ab. Wer besonnen und wenig raucht, wird als gesunder Mensch kaum Schaden erleiden, wenn er leichte Zigarren oder eine lange Pfeife raucht. Zigaretten aber sind meist gefährlich, weil sie oft in unkontrollierter Menge geraucht werden.

Nikotinvergiftungen führen zum Ausbruch von kaltem Schweiß, Kopfschmerzen, Übelkeit, Ohnmacht, zu beängstigenden Herzbeschwerden,

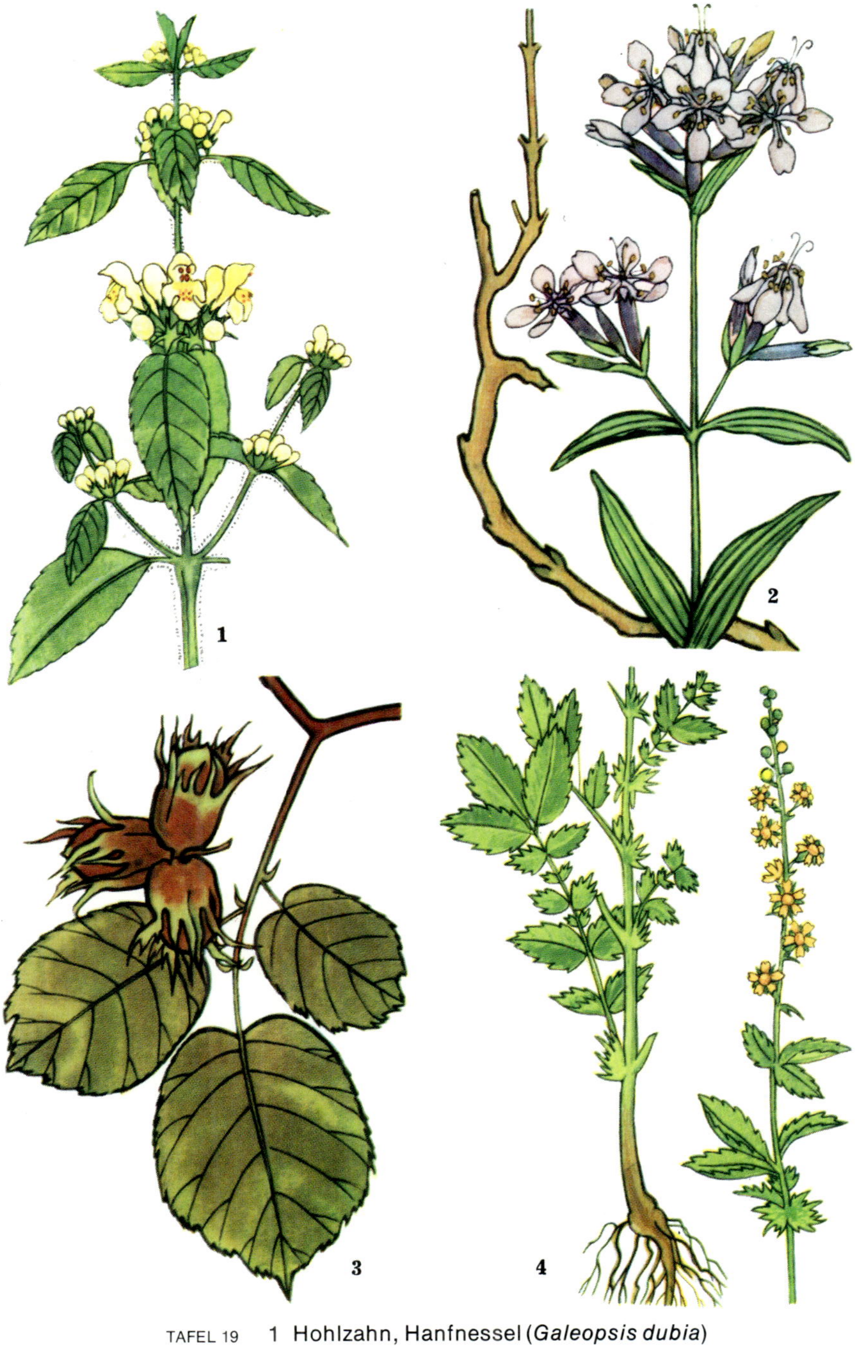

TAFEL 19 1 Hohlzahn, Hanfnessel (*Galeopsis dubia*)
2 Seifenkraut, gemeines (*Saponaria officinalis*)
3 Haselnuß (*Corylus avellana*)
4 Odermennig, kleiner (*Agrimonia eupatoria*)

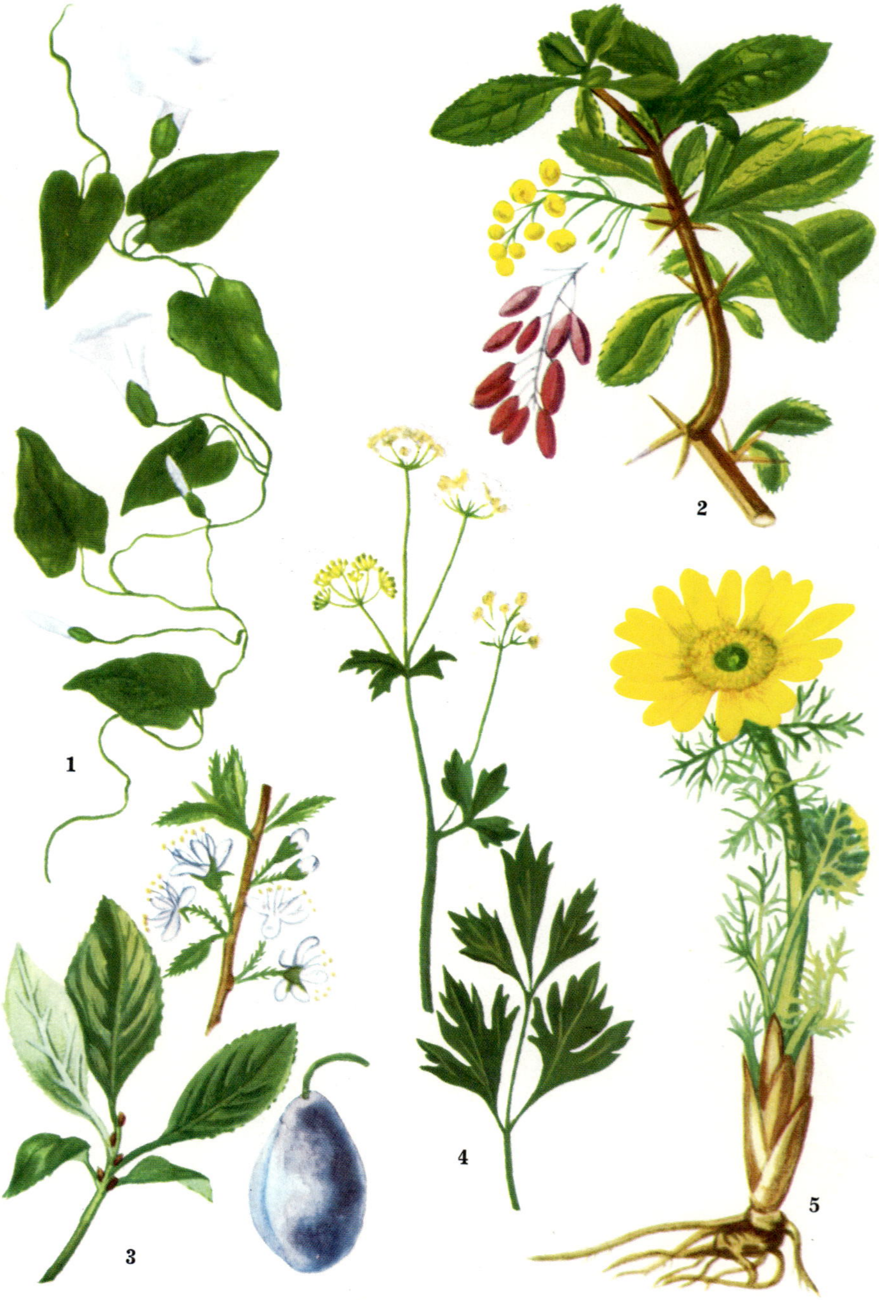

TAFEL 20 1 Zaunwinde (*Convolvulus sepium*)
2 Berberitze (*Berberis vulgaris*)
3 Pflaume *(Prunus demestica)*
4 Sellerie *(Apium graveolens)*
5 Adonisröschen *(Adonis vernalis)*

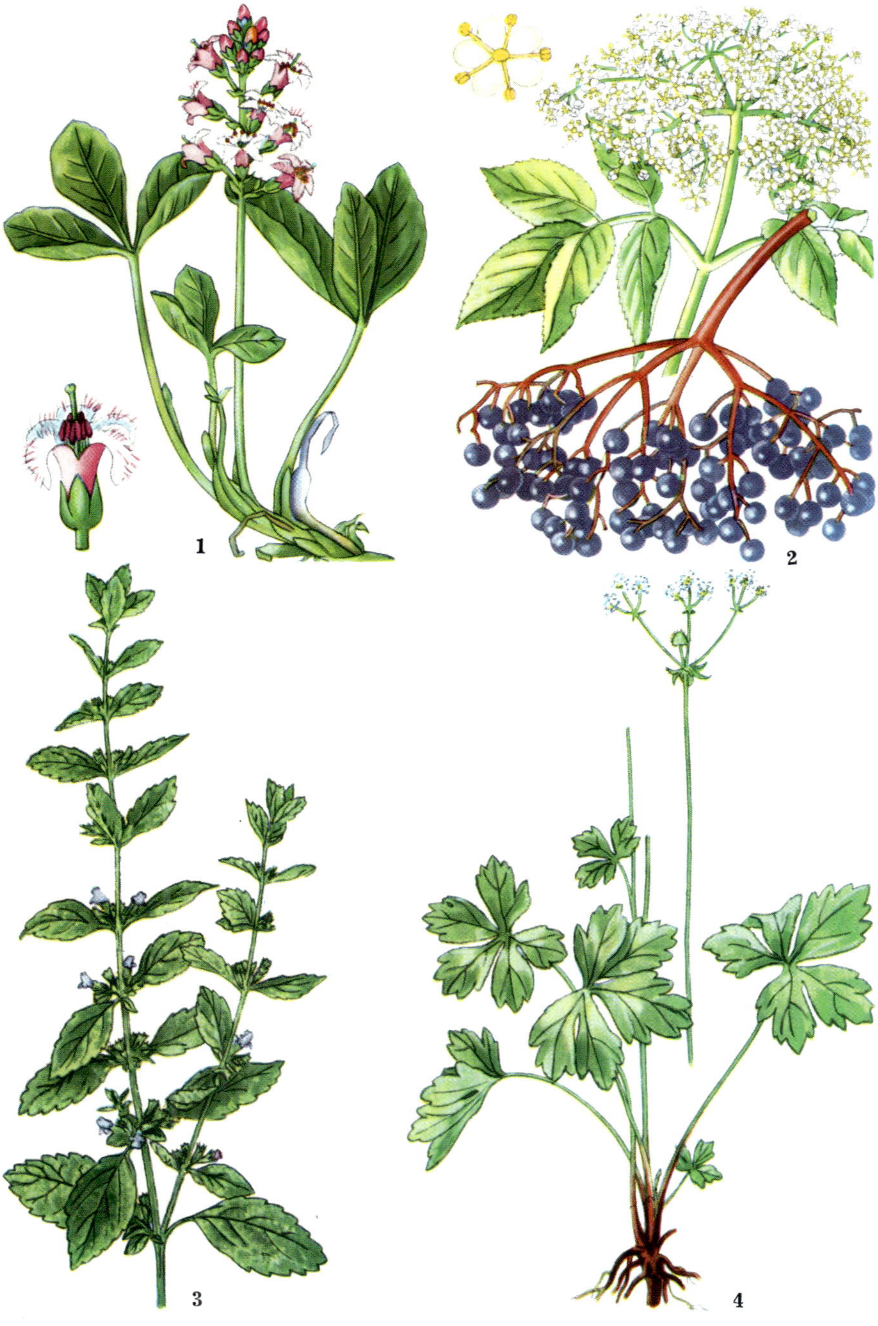

TAFEL 21 1 Bitterklee *(Menyanthes trifoliata)*
2 Schwarzer Holunder (*Sambucus nigra*)
3 Melisse (*Melissa officinalis*)
4 Sanikel (*Sanicula europaea*)

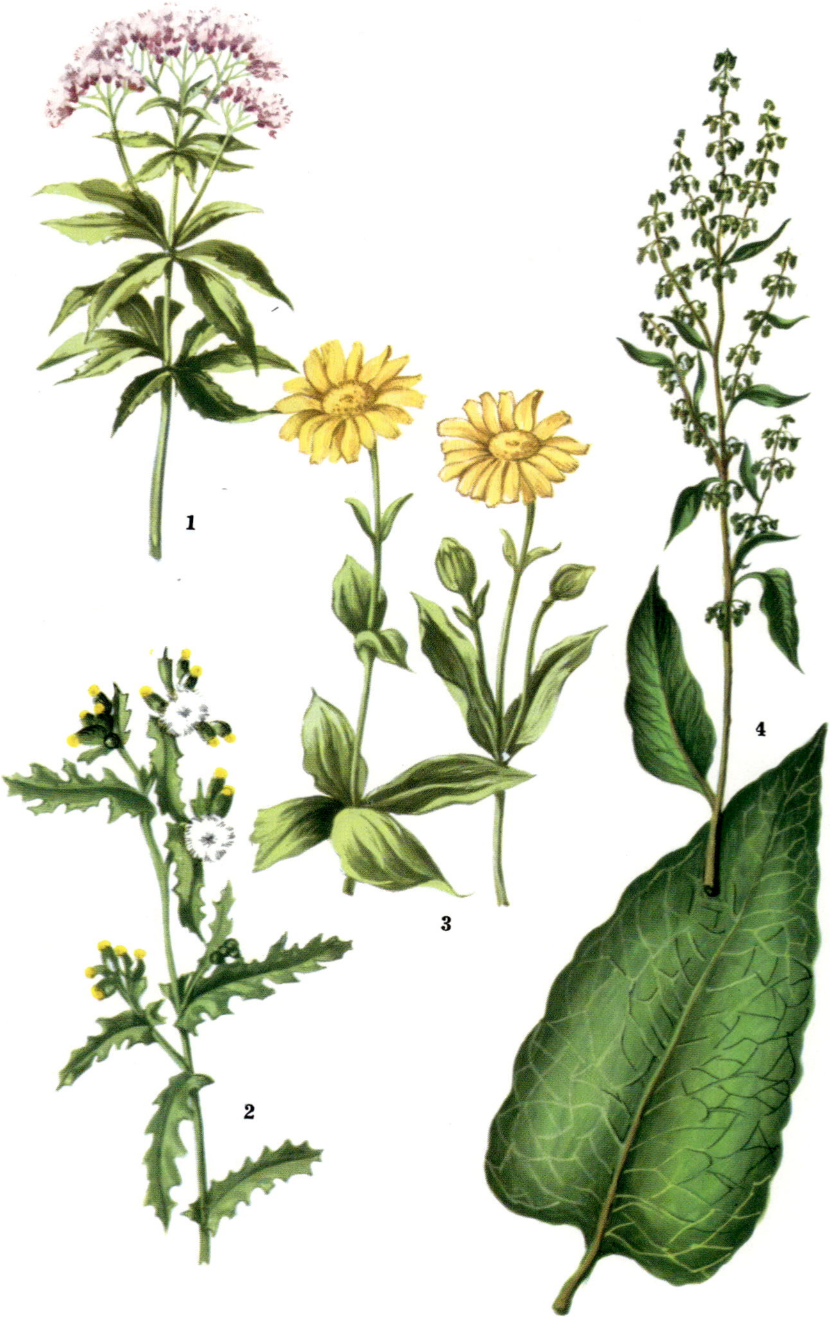

TAFEL 22
1 Wasserdost *(Eupatorium cannabinum)*
2 Kreuzkraut, gemeines (*Senecio vulgaris*)
3 Arnika (*Arnica montana*)
4 Stumpfblättriger Ampfer *(Rumex obtusifolius)*

Atemnot und oft auch zu Gleichgewichts- und Sehstörungen.
Bestes Gegenmittel gegen eine solche Vergiftung ist starker Bohnenkaffee und Bettruhe.
Vorkommen: Nur im Anbau.
Blütezeit: Juli und August.
Sammelzeit: Selbstanbau von Tabak ist nicht zu empfehlen, daher erübrigt sich das Sammeln der Blätter, die doch niemand richtig behandeln kann. Die Notversuche in der Nachkriegszeit haben zwar die seltensten Fermentierungsmethoden gebracht, haben aber auch erhebliche Gesundheitsschäden angerichtet.
Anwendung: In der Heilkunde nicht mehr üblich.
Zubereitung: Entfällt.

Aus einem homöopathischen Handbuch:
„Nikotin ist eines der schwersten Gifte, das auch schon bei der Benetzung der unverletzten Haut rasch ins Blut aufgenommen wird und zu tödlicher Übelkeit mit schwerer Herzmuskelschwäche führt. Übertriebenes Rauchen kann Herz und Sehnerv sehr gefährden."

Tanne

Abies pectinata s. alba

Dieses Kieferngewächs, das auch *Weißtanne, Silbertanne, Edeltanne* und *Schwarzwaldtanne* genannt wird, hat seinen Namen von der hellen Färbung der Rinde, im Gegensatz zu der rötlichen Rindenfärbung der Fichte oder Rottanne, dem Weihnachtsbaum. Die Nadeln sind auf der Oberseite dunkelgrün und haben auf der Unterseite 2 weiße Streifen. Die Zapfen, etwa 15 cm lang, stehen senkrecht am Zweig. Ihre Schuppen sind stumpf und angedrückt. Beim Abfallen fällt nicht der ganze Zapfen herunter, es lösen sich nur die Schuppen ab, die Spindel bleibt stehen.

Vorkommen: Bestände in ganz Mitteleuropa.

Blütezeit: April und Mai.

Sammelzeit: Je nach Lage Nadeln, Knospen, Sprossen und Harz.

Anwendung: Bei Gicht, Rheuma, Ischias, Nervenschwäche, Übermüdung, Hautkrankheiten, Katarrhen, Asthma.

Zubereitung: Tannen-Tee im Aufguß, nach Belieben gemischt. Mit Zitrone ergänzen. Blutreinigend und fieberstillend.

Dampfbad, Tannenzapfenöl auf kochendes Wasser. Tief einatmen.

Tannenöl, äußerlich geeignet zum Einreiben bei Rheuma, Gicht und Ischias.

Badezusatz. 1 kg Nadeln in 3 Liter Wasser zu Absud kochen, möglichst in geschlossenem Gefäß. Später dann ins Badewasser.

Anwendungsgebiete: Nerven, Gliedmaßen, Haut, Luftwege und allgemeiner Kräfteaufbau.

Gelbe Taubnessel

Galeobdolon luteum

Man kennt sie auch als *Goldnessel* und *Gelbe Waldnessel.* Sie hat heute an Bedeutung verloren, war aber noch vor ein paar Jahrzehnten ein beliebtes Heilmittel für alte Männer, die an Blasenlähmung litten und schwer Harn lassen konnten. Es ist überliefert, daß die Verwendung von zwei Tassen Tee dieses Krautes oft schon erste Linderung schafften. Man hat auch Nierenentzündungen damit bekämpft. Die Schleimstoffe des ganzen Krautes werden durch eine geringe Menge Gerbstoff wirksam ergänzt.

Vorkommen: Gebüsche, Hecken, Zäune, feuchte Plätze.

Blütezeit: Mai und Juni.

Sammelzeit: Von April bis Oktober Blüten und Blätter der etwa 40 cm hohen Pflanze.

Anwendung: Husten, Heiserkeit, Blasenleiden. Früher wurde diese Pflanze auch zur Wundbehandlung herangezogen, was sich allerdings nicht bewährt hat.

Zubereitung: Tee im Aufguß mit 3 Teelöffeln des fein geschnittenes Kraut (getrocknet) oder Blüten auf 1/4 Liter siedendes Wasser. Ziehen lassen, abseihen und tagsüber trinken.

Pulver höchstens je 1 Messerspitze zu den Mahlzeiten.

Anwendungsgebiete: Nieren, Blase, Luftwege.

Weiße Taubnessel

Lamium album

Abb. auf Farbtafel 38

Sie blüht im Gegensatz zu ihrer Schwester weiß. Obwohl man sie auch *Falsche Brennessel* nennt, hat sie keine Brennhaare. Sie wird bis zu 50 cm hoch, hat einen aufrechten, vierkantigen Stengel und hellgrüne gestielte Blätter, die herzförmig, gegenständig sind, ungleich gesägt und zugespitzt. Wirkstoffe: Saponin, Gerbstoff, Schleim.

Vorkommen: Waldränder, Wege, Gebüsch, Gärten.

Blütezeit: April bis Oktober. Weiß, quirlständig.

Sammelzeit: Mai und Juni blühendes Kraut, Blüten.

Anwendung: Skrofeln, Katarrhe der Atmungsorgane, Nieren- und Blasenleiden. Äußerlich auch Brandwunden. Frauenleiden: Weißfluß.

Zubereitung: Tee im Aufguß 2 Teelöffel auf 2 Tassen siedendes Wasser. Tagsüber trinken.

Pulver jeweils 1 Messerspitze zu den Mahlzeiten.

Tinkturen nur durch Arzt. Täglich mehrfach 5-10 Tropfen.

Umschläge kann man bei Krampfadern, Brandwunden, Gicht und Fieber mit abgekochten Blättern und Blüten machen.

Anwendungsgebiete: Luftwege, Nieren, Blase, Unterleib, Brandwunden, Schlaflosigkeit.

Bei Weißfluß ist vor Selbstbehandlung dringend zu warnen. Der Arzt muß die Ursache feststellen.

Taumellolch

Lolium temulentum
Gift!

Diese bis 1 m hohe Giftpflanze mit der oft 20 cm langen Ähre hat schon zur Zeit der alten Ägypter Unheil angerichtet. Sie war früher ein mit Recht gefürchtetes Getreideunkraut, deren Samen durch eine unangenehme, von Pilzfäden hervorgerufene Giftwirkung Erbrechen, Übelkeit und Sehstörungen bewirkte. Nicht umsonst nannte der Volksmund sie *Schwindelhaber, Schwindelkorn, Tollkorn* und *Schlafkorn.*

Der Taumellolch bringt nur blühende Halme hervor. Seine Blätter sind schmal mit scharfem Rand. Wenn auch das Alkaloid Temulin nicht allzu stark in Erscheinung tritt, so kann es doch unangenehme Erkrankungen verursachen, wenn es in größeren Mengen in ausgemahlenes Getreide (Hafer) geraten ist.

Vorkommen: Mitten im Getreide, besonders Hafer. Schuttplätze, Ödland, Wegränder.

Blütezeit: Mai bis Juli.

Sammelzeit: August. Fachkräfte sammeln Samen, Laien sollten auf das Sammeln verzichten.

Anwendung: Nur durch Arzt bei Magenkrämpfen, Schlaflosigkeit, Wallungen.

Zubereitung: Nur durch Apotheken.

Anwendungsgebiete: Magen, Nerven. Auch bei Rheuma und Gicht wurde der Taumellolch schon erfolgreich angewendet.

Tausendgülden-kraut

Centaurium minus,

Erythraea centaurium

Abb. auf Farbtafel 4

Die schon vor zwei Jahrtausenden hoch eingeschätzte Heilpflanze – im alten Rom nannte man sie wegen ihres bitteren Geschmacks *Erdgalle* – ist ein 20-40 cm hohes Enziangewächs. Die Blätter sind länglich-eiförmig, gegenständig. Die hellroten Blüten an den Zweigenden, bilden Kelche, öffnen sich nur bei intensiver Sonneneinstrahlung.

Vorkommen: Auf Waldwiesen, Grasflächen, unter Gebüschen, an Wegrändern und Abhängen.

Blütezeit: Ende Juni bis September.

Sammelzeit: Während der Blüte Kraut.

Anwendung: Das überaus wirkstoffhaltige Tausendgüldenkraut heilt, in Pulverform angewandt, Wunden. Der dick eingekochte Saft leistet wertvolle Hilfe bei Geschwüren. Allein oder in Verbindung mit anderen Heilpflanzen wird speziell der Tee für Frühjahrskuren empfohlen, denn er stärkt Magen und Darm, beeinflußt günstig Leber und Nieren, löst Verschleimungen und bewährt sich zugleich bei Rheumatismus, Gicht und Diabetes. Mit dem Tee werden ferner Keuchhusten (Wermut und Honig zugesetzt), Blutmangel, Appetitlosigkeit und Nervenerkrankungen wie Hysterie und Schwermut erfolgreich behandelt. Nach einem alten Hausrezept bewirkt der mit Salbei vermischte Tee die Rückentwicklung von Hautausschlägen. Wissenswert: Es hat fiebersenkende, mild abführende Eigenschaften.

Zubereitung: Tee im Aufguß. 1 Teelöffel auf 1 Tasse siedendes Wasser. 10 Minuten ziehen lassen, warm trinken.

Kaltaufguß. Die gleiche Menge, über Nacht im kalten Wasser ziehen lassen, morgens abseihen, tagsüber eßlöffelweise einnehmen.

Pulver jeweils 1 Messerspitze vor den Mahlzeiten.

Tinktur (1 : 1) mit Alkohol hat ebensolche Erfolge.

Waschungen mit Absud gegen Hautkrankheiten.

Anwendungsgebiete: Verdauungsorgane, Haut, Hals, Nerven, Wunden, Geschwüre, Muskeln, Gelenke.

Thymian

Thymus vulgaris
Vergiftungsgefahr!

Abb. auf Farbtafel 7

Der Lippenblütler Thymian, den man hier und dort auch *Demut, Feldkümmel, Immenkraut, Küchenwürze, Römischen* bzw. *Welschen Quendel* nennt, ist eine anspruchslose, strauchartige Pflanze, die nur wenige Zentimeter hoch wird. Sie hat aufrechte Äste, eiförmig-spitze, paarweise am Stengel ansitzende Blätter, rosafarbene Blüten und aromatisch, würzigen Geruch,(Siehe Gewürze).

Vorkommen: Auf trockenen Weiden, Feldern, grasigen Hügeln, an Wegrändern und felsigen Hängen. Häufig in Gärten als Küchenkraut.

Blütezeit: Mai bis September.

Sammelzeit: Vor und während der Blüte Blätter und Blüten.

Anwendung: Der Thymian enthält Harze, Gerb- und Bitterstoffe sowie ätherisches Öl, das sich besonders bei Vollbädern als nervenstärkendes Mittel wohltuend auswirkt. Auch als Badezusatz für schwächliche Kinder, bei Erkältungen und Gelenkschwellungen wird Thymian mit Erfolg angewandt. Der Sud aus gleichen Teilen Thymian und Bilsenkraut eignet sich gut für Umschläge bei Erfrierungen und Frostbeulen. Der Tee hilft bei Kopfschmerzen, löst Verschleimungen der Atmungsorgane, treibt Würmer ab und bewährt sich bei Gastritis, Koliken und Magenkrämpfen. Thymian wird darüber hinaus auch in speziellen Teemischungen für die Behandlung von Nieren- und Blasenerkrankungen empfohlen. Die herzstärkenden, blutbildenden Eigenschaften des Thymians sind in der Heilkunde von hohem Wert.

Zubereitung: Tee im Aufguß. 1 Teelöffel auf 1 Tasse siedendes Wasser. Ziehen lassen, abseihen. Tagesmenge 2 Tassen.

Absud als Badezusatz. Pro Bad etwa 100 g Kraut.

Öl zu Einreibungen bei Lähmungen und Rheuma.

Umschläge und Waschungen mit Absud bei Geschwülsten, Verrenkungen, Quetschungen.

Anwendungsgebiete: Atemwege, Nerven, Magen, Darm, Gelenke, Muskeln, Nieren.

Tollkirsche

Atropa Belladonna
Giftig!

Abb. auf Farbtafel 5

Sie hat viele Namen: *Schlaf-, Juden-, Teufels-Wolfskirsche* oder *Teufels-, Wut-* und *Schwindelbeere.* Die beiden Hauptwirkstoffe dieser Giftpflanze sind das Atropin und das Scopolamin. Die Tollkirsche ist ein Nachtschattengewächs.

Sie hat walzig-glockige, braunviolette Hängeblüten. Blattachselständig. Wurzelstock mehrköpfig. Aufrechter, bräunlicher, drüsig-flaumig behaarter Stengel. Blätter kurzgestielt, spitzeiförmig, ganzrandig, paarweise stehend. Reife Früchte glänzendschwarz, kirschähnlich, süßlich im Geschmack, im Kelch sitzend mit zahlreichen Samen. Geruch frischer Blätter stark narkotisch, salziger Geschmack. Wurzeln zuerst süßlich, dann bitter und scharf.

Vorkommen: Besonders auf Kahlschlägen. Vorzugsweise Kalkboden.

Blütezeit: Juni/Juli.

Sammelzeit: Vor der Blüte Kraut, Frühjahr und Herbst Wurzel.

Anwendung: Wirkung stark erregend und lähmend. Ärztlich vielfache Verwendung. Magen- und Darmerkrankungen, Bronchialasthma, Gallen- und Nierensteinkoliken, Herzbeschwerden. Wurzelpräparate gegen Folgezustände einer Gehirnentzündung. Verwendung in der Augenheilkunde und Homöopathie.

Zubereitung: Nur nach ärztlicher Verordnung.

Anwendungsgebiete: Augen, Magen, Darm, Galle, Nieren, Herz.

Warnung: Bei Tollkirschenvergiftung sofort den Arzt rufen. Gleich zur Herzanregung starken Bohnenkaffee geben.

Tormentill

Potentilla erecta

Tormentill besitzt noch eine Anzahl anderer Namen, die, wie beispielsweise *Birkwurz, Rotwurzel, Blutwurzel,* auf den für die Heilkunde wichtigen Bestandteil der Pflanze, nämlich den Wurzelstock hindeuten. Er ist schwarzbraun, walzenförmig, im Querschnitt gelb mit einem sternförmigen, roten Mark. Aromatischer Geruch. Aus dem Wurzelstock wachsen etwa 25 cm lange Stengel mit 5-8 cm fingerigen, länglichen, gesägten Blättern. Kleine, gelbe Blüten.
Die Tormentill enthält neben ätherischem Öl, Harz und Farbstoffen im wesentlichen Gerbstoffe, die sich zusammenziehend, entzündungswidrig und bakterientötend auswirken.
Vorkommen: In lichten Wäldern, auf Weiden, besonders im Gebirge, auf Torfmooren.
Blütezeit: Etwa Juni bis August.
Sammelzeit: Frühjahr oder Herbst Wurzelstock.
Anwendung: Als Abkochung der Wurzel zu Spülungen bei entzündetem Zahnfleisch, Gurgelwasser bei Entzündungen des Rachens und der Mandeln. Umschläge wirken bei Blutergüssen, Quetschungen, Beulen und Wunden.
Innerlich bewährt sich Tormentilltee gegen chronischen Darmkatarrh. Tormentill reinigt Lunge und Leber, hilft bei Gelbsucht und senkt Fieber. Pfarrer Kneipp lobt seine vielseitige Heilwirkung, in der Homöopathie wird Tormentill als Arzneimittel geführt.
Zubereitung: Tee in Abkochung. 10 g auf 1 Liter siedendes Wasser. Tagsüber in kleinen Schlucken höchstens 2 Tassen (löffelweise) trinken.
Pulver 3 bis 4mal täglich eine Messerspitze. Tinktur (durch Apotheke) 3mal täglich 20 Tropfen.
Anwendungsgebiete: Mund, Hals, Darm, alle Arten von Verletzungen, Fieber.

Traubenkirsche

Prunus padus
Vergiftungsgefahr!

Man kennt diesen Strauch, der zuweilen auch als Baum wächst, mancherorts als *Gemeine Ahlkirsche.* Seine weißen, hängenden Blütentrauben duften sehr stark. Die Traubenkirsche gehört zu den Rosengewächsen. Ihre dicht belaubte Krone hängt meist ein wenig über. Die elliptischen Blätter sind doppelt gesägt und etwas runzelig. Die Blüten sind 5zählig. Im Hochsommer zeigen sich kirschenähnliche Steinfrüchte, die im Haushalt bei Mischfruchtmarmelade verwendet werden können. Die Rinde duftet beim Zerreiben nach bitteren Mandeln und hat leichte Giftwirkung. Sie enthält, wie die Samen, Blausäure enthaltendes ätherisches Öl.

Vorkommen: Feuchte Wälder, Gebüsche, Ufer.

Blütezeit: April und Mai.

Sammelzeit: April und Mai nur Rinde.

Anwendung: Gegen Durchfall, Ekzeme. Nicht geeignet für werdende Mütter.

Zubereitung: Tee im Aufguß. 1 Teelöffel trokkene Rinde, fein zerkleinert, auf 1/4 Liter siedendes Wasser. 10 Minuten ziehen lassen, dann abseihen. Am Tag höchstens 2 Tassen. Nicht zu lange Zeit hintereinander trinken, da dann leichte Vergiftungserscheinungen auftreten können.

Anwendungsgebiete: Magen, Darm, Ausschlag. Entgegen überlieferten Rezepten ist die Traubenkirsche bei Lungenleiden und Brustkrankheiten nicht verwendbar.

Veilchen, Märzveilchen

Viola odorata

Abb. auf Farbtafel 5

Das vielbesungene *Märzveilchen* – kurz Veilchen oder weniger kurz *Märzwohlgeruchblume* genannt – treibt flach kriechende Wurzelranken, hat wurzelständige, langgestielte, herzförmige Blätter und ist mit seinen dunkelblauen, angenehm riechenden Blüten jedermann vertraut. Seine Bedeutung als vielseitig verwendbare Heilpflanze (mit Saponinen) wird etwas unterschätzt.

Vorkommen: An Hecken, Zäunen, Wiesen- und Feldrainen, weit verbreitet als Gartengewächs.

Blütezeit: März und April.

Sammelzeit: Von Beginn der Blüte Wurzeln, Kraut und Blüten.

Anwendung: Der Ansatz von Veilchenblüten, Rosmarin- und Rosenblättern in Kornbranntwein, ergänzt durch etwas Lavendelöl, wird für Umschläge oder Waschungen bei Quetschungen, Verrenkungen sowie bei Kopfschmerzen und rheumatischen und gichtartigen Beschwerden benutzt. In beiden Anwendungsformen, innerlich als Tee genommen und äußerlich für Auflagen bestimmt, gilt das Veilchen seit jeher als wirksames Mittel gegen Hautausschläge und insbesondere gegen Masern, Scharlach und Milchschorf bei Kindern. Der Blütensirup lindert krampfartigen Husten und Keuchhusten, und der schleimlösende Tee aus Blättern und Blüten bewährt sich bei Bronchialkatarrh, Hals- und Brustverschleimungen. Der nur aus den Blüten hergestellte Tee wird als harntreibendes Mittel, die Wurzel allein (Abkochung) als wirksames Brechmittel angewandt.

Zubereitung: Tee in Abkochung. Etwa 10 g fein zerhackte Wurzeln (eventuell mit Blättern) auf 1 Liter Wasser. Alle zwei Stunden 2 Eßlöffel voll. Bei Kindern Honig hinzugeben.

Starker Absud eignet sich für Umschläge und Waschungen gegen starke Kopfschmerzen.

Anwendungsgebiete: Glieder, Gelenke, Kopf, Atemwege, Haut.

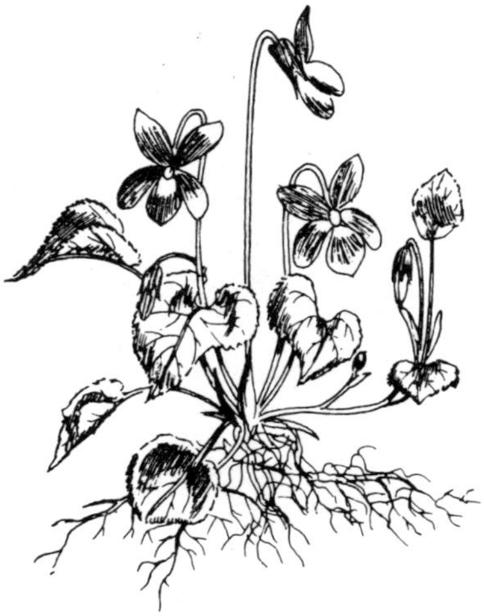

Vogelbeerbaum

Sorbus aucuparia

siehe Eberesche, Seite 88.

Vogelknöterich

Polygonum aviculare

Abb. auf Farbtafel 4

Dieses weitverbreitete Unkraut wächst sogar zwischen den Pflastersteinen der Städte, wo es allerdings nicht, wie sonst, 50 cm hoch wird. Es hat kleine, längliche Blättchen, die vorn spitz sind und in einer 2spaltigen Blattscheide stecken. Der Stengel ist niederliegend und bis zur Spitze beblättert. Die kleinen Blüten, grün mit purpurnem oder weißem Rand, stehen einzeln in den Blattachseln. Die Nüßchen-Früchte sind runzelig gestreift.

Die Pflanze wird auch *Vogelgras* und *Wegetritt* genannt. Ihren Namen erhielt sie, weil Vögel diese Knöterichart gern fressen.

Quacksalber haben in früheren Zeiten Auszüge der Pflanze hergestellt und sie als Heilmittel gegen Lungentuberkulose vertrieben. Wenn auch der Vogelknöterich durch seinen Gehalt an Kieselsäure als zusätzliches Heilmittel erfolgreich ist, so ist er keine Wunderdroge und kein Allheilmittel.

Vorkommen: Fast überall, nicht im Wald.

Blütezeit: Juni bis Oktober.

Sammelzeit: Juni bis Oktober blühendes Kraut, keine Wurzeln.

Anwendung: Bei Magen- und Darmbeschwerden, zusätzlich bei Lungenleiden. Auch bei Nieren- und Harnleiden.

Zubereitung: Tee in Abkochung. 4 Teelöffel mit 1/4 Liter Wasser. Tagesmenge bestimmt der Arzt. Bei Magen- und Darmstörungen können bis 3 Tassen täglich getrunken werden, aber nur in kleinen Schlucken.

Anwendungsgebiete: Magen, Darm, Nieren, Lungen.

Wacholder

Juniperus communis
Vergiftungsgefahr!
Naturschutz!

Abb. auf Farbtafel 2

Das strauchartige Zypressengewächs, dessen Entwicklung wesentlich vom jeweiligen Standort abhängt, kann als Baum bis nahezu 10 m hoch werden. Eine weit ausgreifende, starke Wurzel, die rötlich-braune Rinde an Stamm und Zweigen sowie das aromatisch riechende Holz mit Farbabstufungen zwischen weiß und braun kennzeichnen die Pflanze. Spitze Nadeln stehen zu dritt um den Stengel, und auf die gelblich-grünen Blüten folgen erbsengroße Beeren, die erst im Folgejahr reifen und dann schwarzblau aussehen.
Vorkommen: In lichten, trockenen Wäldern und Heidegebieten, an Wegen, Rainen, Berghängen.
Blütezeit: Ende April bis Juni.
Sammelzeit: Spätsommer Beeren, junge Sprossen und Holz.
Achtung: Der Wacholder steht unter Naturschutz. Wenn der Strauch nicht beschädigt wird, dürfen die Beeren gepflückt werden.
Anwendung: Mit Wacholderöl werden Gicht und Rheuma, mit Wacholdersaft Geschwüre und Schwellungen behandelt. Ein Umschlag mit zerriebenen Beeren in verdünntem Essig läßt Kopfschmerzen abklingen. Die Beeren, frisch oder getrocknet und mit Zusätzen wie Branntwein, Wein, Schmalz u. a. vermischt, bewähren sich gegen Gliederschmerzen, geschwollene Füße und rheumatische Beschwerden. Die Wacholdersalbe, zu deren Herstellung man die grünen Beeren benutzt, ist ein hoch bewertetes Einreibemittel zur Stärkung geschwächter Gliedmaßen. Wacholdersaft ist wirksam gegen Husten, beugt ansteckenden Krankheiten vor und ist den Funktionen des gesamten Verdauungstraktes förderlich. Bedeutung hat ferner der Wacholderwein, der bei Fieber und Appetitlosigkeit Anwendung findet.
Zubereitung: Tee in Abkochung aus Beeren und Sprossen oder fertig aus der Apotheke. Jeden Tag 4 bis 5 Tassen.

Tee im Aufguß wirkt wassertreibend.

Wacholdersirup täglich morgens und abends 1 Eßlöffel magenstärkend.

Badezusatz 100 Beeren auf 1 Liter Wasser aufkochen.

Kneipp empfahl zur Blutreinigung: 4 Beeren pro Tag essen. Jeden Tag eine mehr bis zum 12. Tag dann wieder abwärts. (Siehe auch Gewürze).

Anwendungsgebiete: Gelenk, Stoffwechsel, Leber, Blut.

Für Nierenkranke und Schwangere ist Wacholder gefährlich, da er für sie schädliche Gifte in kleinen Mengen enthält.

Waldmeister

Asperula odorata
Vergiftungsgefahr!

Abb. auf Farbtafel 7

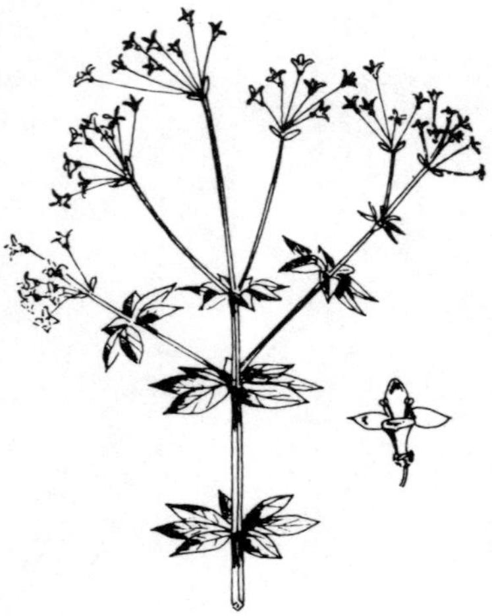

Seine liebste Heimat sind, wie schon der Name verrät, die Wälder. Er ist sehr verbreitet und leicht aufzufinden, da er einen intensiven Geruch verbreitet. Dieser Duft rührt von dem Gehalt an Kumarin her. Daneben enthält das Kraut auch etwas Gerbstoff.

Waldmeister – auch *Maikraut, Leberkraut* und *Herzensfreude* genannt – treibt aus einem Wurzelstock 4kantige hohe Stengel, an dem Quirle aus 6 bis 9 lanzettförmigen Blättern sitzen. Die weißen, duftenden Blüten bilden am Stengelende eine Trugdolde.

Vorkommen: In schattigen Wäldern, häufig in Buchenwäldern. Selten kommt Waldmeister auf kalkhaltigen Böden vor. Er verliert dann fast völlig seinen Riechstoff, das Kumarin.

Blütezeit: Mai bis Juni.

Sammelzeit: Vor der Blüte Kraut.

Anwendung: Das zerdrückte Kraut wird auf Geschwüre und Beulen gelegt. In Form von Umschlägen hilft es gegen Kopfschmerzen.

Innerlich: Als Zusatz zu Wein (Maiwein, Bowle u. dgl.) wirkt Waldmeister blutreinigend. Das aus dem Kraut destillierte Wasser stärkt die Nerven.

Die Homöopathie stellt aus dem Kraut eine Tinktur her.
Im Haushalt findet es als Gewürz (Siehe dort) Verwendung.
Zubereitung: Tee im Aufguß. 2 Teelöffel auf 1/4 Liter siedendes Wasser. Nicht mehr als 2 Tassen täglich. Zu starke Verwendung von Waldmeister kann zu leichten Vergiftungen (Kopfweh, Übelsein, Erbrechen) führen.
Kaltauszug. Das gleiche Verhältnis wie vorher. Kalt über Nacht oder mindestens 8 Stunden stehen lassen. Trinken wie oben.
Anwendungsgebiete: Nerven, Blut, Gliedmaßen, Kopf, Haut.

Waldrebe

Clematis recta

Abb. auf Farbtafel 33

Das Ranunkelgewächs mit den unpaarig gefiederten, lappigen Blättern wächst auf trockenen Wiesen und an sonnigen Plätzen. Alle Teile der im Juni/Juli blühenden Pflanze sind brennend scharf und blasenziehend. Pfarrer Kneipp empfahl sie gegen Zahnschmerzen. Man sagt ihr Heilkräfte gegen Gicht und Geschwüre nach. Eine Verwendung des Krautes darf nur mit ärztlichem Einverständnis erfolgen.
Nach alten ärztlichen Berichten sollen die Heilkräfte der Pflanze bei Schwermut, hartnäckigen Kopfschmerzen und sogar auch bei venerischen Krankheiten (!) geholfen haben. Beweise für diese Heilwirkung liegen nicht vor.

Walnuß, Walnußbaum

Juglans regia

Abb. auf Farbtafel 18

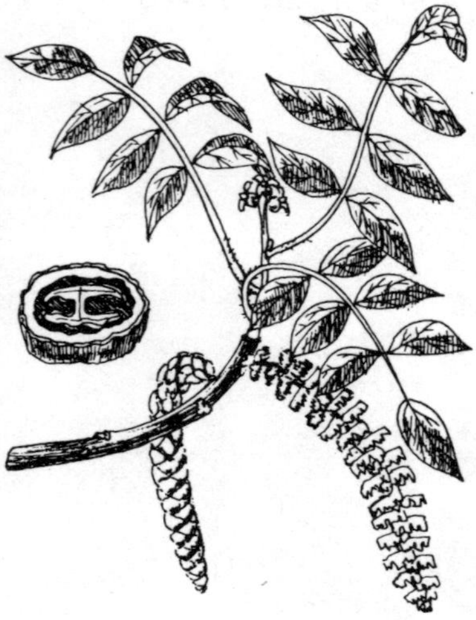

Der aus Persien stammende, heute in ganz Europa verbreitete Baum, dessen Steinfrüchte auch *Christ-, Meisen-* oder *Welsch-Nüsse* genannt werden, kann bis 25 m hoch werden. Er trägt große gefiederte, balsamisch duftende Blätter. Die männlichen Blüten, anfangs grün und später schwärzlich, wachsen seitlich in Form von Kätzchen, die weiblichen Stempelblüten an den Zweigspitzen. Die Nüsse liegen in dicken grünen Schalen, die bräunlich abfärben und nach Reifung der Nüsse aufspringen.

Vorkommen: In den Mittelmeerländern auf ausgedehnten Waldflächen. Bei uns kultiviert in Gärten, Anlagen, Parks, auf Bauernhöfen.

Blütezeit: Mai bis Juni.

Sammelzeit: Juni grüne Schalen, Herbst reife Früchte. Blätter und Rinde sind ebenfalls Sammelgut.

Anwendung: Mit einem Blätteraufguß getränkte Umschläge helfen bei Augenentzündungen. Hartnäckige Hautflechten werden durch Bestreichen mit Nußöl behandelt. Der Wurzelsaft des Nußbaums lindert Zahnschmerzen. Bäder mit Zusatz von Blätterextrakt erbringen bei Hautausschlägen Erfolge. Die zusammenziehend und stärkend wirkenden, grünen Schalen werden bei Darmverschleimungen empfohlen, und durch Ansatz von Walnußschalen in Branntwein erhält man ein bewährtes , magenstärkendes Mittel.

Zubereitung: Tee als Abkochung. 10 g fein zerkleinerte Blätter auf 1 Liter Wasser.

Badezusatz. 1/2 Kilo getrocknete Blätter mit 1½ Liter Wasser auf die Hälfte zusammenkochen. Das reicht für ein Vollbad. Zum Fußbad wird etwa ein Viertel der Menge gebraucht.

Früher wurden grüne Walnußschalen abgekocht und sollten gegen schwindende Manneskraft helfen. Beweise gibt es dafür keine.

Anwendungsgebiete: Augen, Haut, Magen, Darm, Blut.

Wasserdost

Eupatorium cannabinum

Abb. auf Farbtafel 22

Er führt auch die Namen *Wasserhanf, Hirschklee, Albkraut, Kunigundenkraut* und *Leberkraut.* Die Pflanze mit ihrem aufrechten, steif – kurzhaarigen Stengel kann über 1 m hoch werden. Sie hat gegenständige, 3- bis 5teilige, grobgesägte, lanzettliche Blätter. Ihre duftenden Blüten leuchten matt purpurrot und stehen in üppigen Trugdolden. Der Wasserdost enthält Bitter- und Gerbstoffe sowie ätherisches Öl im blühenden Kraut. Er hat einen scharfen, aromatischen Duft.

Vorkommen: Feuchte Wälder, Gräben, Ufer, Gebüsche.

Blütezeit: Juni bis September.

Sammelzeit: Juli und August blühendes Kraut.

Anwendung: Durch den Gerbstoffgehalt ist eine galletreibende Wirkung gegeben. Man wendet das Kraut bei Gallen-, Leber-, Milz- und Hautleiden an. Auch bei verzögerter Menstruation soll es sich bewähren. Darüber hinaus dient es der Blutreinigung, hat fiebersenkende und abführende Wirkung. Homöopathisch bei Kopfschmerz und rheumatischem Fieber.

Zubereitung: Zu einem Tee als Aufguß braucht man 2 Teelöffel blühendes Kraut, fein zerschnitten, auf 1/4 Liter siedendes Wasser. Diese Menge ist über den Tag verteilt zu trinken. Die gleiche Menge benötigt man für einen Kaltauszug, bei dem das Gemisch über Nacht oder 10 Stunden stehen bleiben muß. Ebenfalls als Tagesmenge ausreichend.

Extrakte sollte man nicht selbst herstellen, sondern vom Arzt verschreiben lassen.

Anwendungsgebiete: Galle, Leber, Milz, Nieren, Haut, Unterleib (Frauen), Kopf und Rheumafieber.

Wasserfenchel

Oenanthe aquatica
auch:
Phellandrium aquaticum

Dieses Doldengewächs ähnelt dem angebauten Fenchel. Seine Bezeichnungen *Pferdesaat, Roßfenchel* und *Roßkümmel* erklären sich dadurch, daß die Pflanze gern von Pferden gefressen wird. Die bis zu 1,50 m hohe Pflanze trägt weiße Dolden. Ihr Stengel ist sperrig verästelt. Die über dem Wasser stehenden Blätter haben lanzettliche Zipfel, die untergetauchten sind fadendünn.

Die in Dolden stehenden Blüten haben 5zähnige Kelche. Die Frucht ist länglich und ähnelt einem Kümmelkorn. Die schwammige, leichte Wurzel hat Spindelform und schwimmt auf dem Wasser. Wasserfenchel enthält ätherisches Öl und Kieselsäure.

Beim Sammeln ist größte Vorsicht geboten, da der giftige Wasserschierling dem Wasserfenchel ähnelt.

Vorkommen: Röhricht, Schlammböden, Sümpfe, Gräben.

Blütezeit: Juli und August.

Sammelzeit: August und September nur Samen.

Anwendung: Bei chronischem Bronchialkatarrh, bei Blähungen, zum Gesundschwitzen. Früher unter dem Namen *Fructus Phellandrii* auch bei Lungenkrankheiten und als harntreibendes Mittel angewendet.

Zubereitung: Abkochung. 2 Teelöffel werden mit 1/4 Liter Wasser etwa 4 bis 5 Minuten abgekocht. Seihen und die Menge von 2 Tassen über den Tag verteilt trinken.

Zum Kaltauszug die gleiche Menge über Nacht oder mindestens 8 Stunden ziehen lassen. Abseihen und wie oben trinken.

Extrakte nur nach ärztlicher Verordnung.

Anwendungsgebiete: Luftwege, Darm.

Wasserminze

Mentha aquatica

Im Volksmund nennt man sie auch *Pferde-* oder *Roßminze.* Sie kann 30-100 cm hoch werden, blüht rötlich-lila. Ihr Stengel ist 4kantig, die Blätter kreuzweise gegenständig, gestielt, eiförmig und gesägt. Am Stengelende ein eiförmiger Blütenschwanz, der sich nach unten in dünne Quirle auflöst.

Vorkommen: Sumpfige Plätze, Bach- und Teichufer, Gräben und Wiesen.

Blütezeit: Juli bis Oktober.

Sammelzeit: Juli bis Oktober Blätter.

Anwendung und Zubereitung: Wie Pfefferminze (Siehe Seite 214).

Wasserschierling

Cicuta virosa
Gift!

Diese weißblühende Pflanze mit dem bis zu 1,50 m hohen, röhrigen, feingerillten und ästigen Stengel ist auch als *Wüterich* und *Parzenkraut* bekannt. Sie hat zwei- bis dreifach gefiederte, grasgrüne Blätter, die langgestielt sind und hartrandige Blattscheiden haben. Die in Döldchen stehenden Blüten vereinigen sich zu einer großen Schirmdolde.

Im Stengel und in der Wurzel ist das bittere Gift Cicutoxin enthalten. Gefährlich sind Vergiftungen durch Verwechslung der Schierlingswurzel mit der Selleriewurzel.

Für den Hausgebrauch ist der Wasserschierling nicht geeignet und von seinem Sammeln dringend abzuraten.

Eine Verwendung findet nur in der Homöopathie in entsprechend großer Verdünnung statt.

Vorkommen: Moore, Sümpfe, nasse Wiesen.

Blütezeit: Juli und August.

Sammelzeit:——

Anwendung: Nur auf ärztliche Anweisung.

Warnung: Bei Vergiftungserscheinungen (Krampf) sofort Arzt rufen.

Wasserschwertlilie

Iris pseudacorus

Die bis 1 m hohe Pflanze mit den großen gelben Blüten wird auch *Schwertel, Schwertblume* oder nur *Schwertlilie* genannt. Sie hat lange schwertförmige Blätter, die von gleicher Länge wie der Blütenstiel sind. Die Blüten stehen einzeln und haben eine sechsteilige Krone, deren große Blätter zurückgebogene Zipfel aufweisen. Ihre Frucht ist eine Kapsel. Ihre fleischige, zusammengedrückte Wurzel mit walzenförmigen Knollen hat einen scharfen und zusammenziehenden Geschmack. Von der Verwendung der Wasserschwertlilie im Hausgebrauch ist abzuraten.

In alten Kräuterbüchern wird der im August reifende Samen als angenehm schmeckend zum Kaffee-Ersatz wegen seiner magenstärkenden Wirkung empfohlen. Wir möchten nicht dazu raten.

Vorkommen: Sümpfe, Gräben, Teich- und Flußufer.

Blütezeit: Mai und Juni.

Sammelzeit: Mai bis Juli Wurzelstock durch Fachkräfte.

Anwendung: Nur durch Homöopathie und auf ärztliche Anweisung bei Wassersucht, Wundbehandlung, früher auch bei Nasenbluten und Blutharnen.

Zubereitung: Nur durch Apotheken.

Anwendungsgebiete: Wunden.

Großer Wegerich

Plantago maior

Abb. auf Farbtafel 35

Die Pflanze mit dem 15-40 cm hohen, glatten Blütenstengel, führt auch die Namen *Großer Wegebreit, Breitwegerich, Breitblättriger Wegerich.* Der aus einer derben, zähadrigen und breitblättrigen Grundrosette ragende Stiel trägt kleine Blüten in fester Ähre. Kennzeichnend sind die weit vorspringenden violetten Staubbeutel. Die Pflanze ist geruchlos. Ihre Frucht ist eine Deckelkapsel.

Bei den Alten galt das Kraut wegen seiner Blattnerven als nervenstärkend. Man legte es auch zur Stärkung der Füße Wanderern in die Schuhe.

In der Homöopathie verwendet man den Großen Wegerich gegen Hautentzündung, Kopf-, Zahn- und Ohrenschmerzen.

Hausfrauen verwenden ihn manchmal als Wildgemüse für Suppengemüse, Salat und Spinat. (Siehe „Wildgemüse").

Vorkommen: Feldwege, Wiesen als Unkraut.

Blütezeit: Juni bis Oktober.

Sammelzeit: Mai bis Samenreife ganze Pflanze.

Anwendung: Bei Durchfällen, Blasenschwäche, chronischen Katarrhen, Sodbrennen, Gelbsucht, Leberleiden, Lösungsmittel bei Atembeschwerden, als Auflagen bei Geschwüren, bei Insektenstichen und gegen nässende Flechten. Tee aus der Wurzel oder gekaute Wurzel hilft gegen Zahnschmerzen.

Zubereitung: Wie beim Spitzwegerich (Siehe Seite 248).

Anwendungsgebiete: Luftwege, Darm, Nieren, Leber, Haut, Zähne, Ohren.

Mittlerer Wegerich

Plantago media

Diese bis 35 cm hohe Pflanze besitzt ähnliche Werte wie der Spitzwegerich und der Große Wegerich. Er ist jedoch in seiner Heilwirkung erheblich schwächer und wissenschaftlich auch noch nicht völlig erschlossen.

Vorkommen: Wegränder, Wiesen, Unkraut.
Blütezeit: Mai und Juni.
Sammelzeit: Mai und Juni Blätter vor der Blüte.
Anwendung: Wie Großer Wegerich und Spitzwegerich (Siehe dort).
Zubereitung: Wie Großer Wegerich.
Anwendungsgebiete: Wie Großer Wegerich.

Meerstrandwegerich

Plantago maritima

Diese Pflanze ist auf salzigem Boden und an Meeresufern anzutreffen. Sie wurde früher im nördlichen Deutschland wie Salat und Kohl zubereitet.

In der Volksheilkunde hat sich diese Wegerichart bei Steinbeschwerden und Grieß als lindernd erwiesen. Der Samenschleim dient auch zur Appretur von Stoffen.

Wegwarte

Cichorium intybus

Abb. auf Farbtafel 6

Man nennt sie *Wegeleuchte* und *Wilde Zichorie.* Die Hausfrau benutzt sie als Wildgemüse (Siehe dort). Kennzeichnend für die Pflanze sind die schönen hellblauen Blütenkörbchen. Die Wurzel ist spindelförmig und weist lanzettförmige, grobgezähnte Blätter auf. Der hohle, kantige Stengel ist rauhhaarig und trägt sehr kleine, lanzettliche Blätter, die ihn umfassen. Die Blüten der Pflanze schließen sich in den frühen Nachmittagsstunden. Kraut und Wurzel enthalten den Bitterstoff Intybin.

Vorkommen: Feldraine, Wege, lehmige Plätze.

Blütezeit: Juli und August.

Sammelzeit: Juli und August blühende Pflanze.

Anwendung: Gegen Appetitlosigkeit, Magenkatarrh, Gallenbeschwerden, Blutreinigung. Als Auflage gegen Magendrücken und schmerzhafte Entzündungen.

Nicht verwendet werden darf die Wegwarte bei Leberleiden, Gelbsucht, Hämorrhoiden und Nierenbeschwerden.

Zubereitung: Preßsaft aus den Blättern kann langfristig täglich 2mal 1 Teelöffel gegen Magen- und Gallenerkrankungen eingenommen werden. Am besten mit Milch verdünnt, dann natürlich 1 Eßlöffel insgesamt.

Abkochung vom Kraut (oder auch Wurzel), fein zerkleinert. 2 Teelöffel auf 1/4 Liter Wasser. Tagsüber in kleinen Schlucken trinken.

Preßsaft ist auch gut zur Blutreinigung. Auflagen mit abgebrühten und in Kissen gefüllten Kräutern lindern bei Magenbeschwerden und Entzündungen. Man muß sie 3mal täglich auf die schmerzenden Stellen legen.

Anwendungsgebiete: Magen, Galle, Blut.

Roter Weiderich

Lythrum salicaria

Abb. auf Farbtafel 9

Man nennt die oft über 1 m hohe Pflanze auch *Blutweiderich* oder *Blutkraut.* Ihren Namen verdankt sie den hohen Blütenkerzen, die wie purpurrote Flammentürme emporragen. Die Stengel sind vier- und sechskantig und tragen lanzettliche Blätter in Quirlen, die der Spitze zu gegenständig stehen.

Vorkommen: Auwiesen, Bachufer, nasse Orte.

Blütezeit: Juli bis September.

Sammelzeit: Juli bis September. Gesammelt wird die blühende Pflanze ohne Wurzel.

Anwendung: Blutstillende Wirkung, gut gegen Durchfälle. Wieweit die Pflanze auch bei Magen- und Darmblutungen eingesetzt werden darf, muß dem Arzt überlassen bleiben. Jedes Selbstexperimentieren kann schädlich sein. Blätter und Kraut enthalten das Glykosid Salicarin, Farb- und Gerbstoff und ätherisches Öl. Dazu kommen die Schleimstoffe, die von ganz besonderer Bedeutung bei infektiösen Erkrankungen sind.

Gute Erfolge kann der Fluidextrakt bei Säuglingsdurchfall zeitigen. Er hilft Erwachsenen – verstärkt genommen – ebenso.

Zubereitung: Tee im Aufguß. Mit 20-25 g des blühenden Krautes (ohne Wurzel) auf 2 Tassen siedenden Wassers. Am besten tagsüber in kleinen Schlucken.

Die Verwendung des Extraktes sollte grundsätzlich nur in Übereinstimmung mit dem Arzt in Frage kommen. Säuglinge erhalten meist 10 Tropfen, Erwachsene entsprechend mehr bis zu Teelöffelgaben.

Anwendungsgebiete: Magen, Darm, Blut.

Weinrebe

Vitis vinifera

Botanisch den kletternden Gehölzen mit langfaseriger Rinde zugerechnet, gehört die Weinrebe zu den ältesten Kultur- und Heilpflanzen. Der wirkstoffhaltige Traubensaft bietet zahlreiche, gesundheitsfördernde Möglichkeiten. Kenntlich ist die Weinrebe an den fingerförmig gelappten Blättern, den blatt-gegenständig angeordneten Ranken und den rispenförmigen, grünen Blüten, die reseda-ähnlich duften.

Vorkommen: In Ländern mit gemäßigtem, warmem Klima, das schnelle Bodenerwärmung bewirkt.

Blütezeit: Um Juni.

Sammelzeit: Zwischen August und Oktober, je nach Standort und Sorte. Neben den Früchten zählen auch Blätter und Ranken zum Sammelgut.

Anwendung: Hautwaschungen bei starker Schweißabsonderung und Weinessig-Umschläge bei Schienbeinverletzungen sind nur zwei der äußerlichen Behandlungsarten mittels Wein. Moussierende Weine eignen sich als Gegenmittel bei schlechter Verdauung, nervösem Magen, auch bei wetterbedingter Müdigkeit (z. B. Föhneinfluß). Der Franzbranntwein – ein Weindestillat oder wiederholt destillierter Weingeist mit aromatischen Zusätzen – ist ein vorzügliches Universalmittel. Äußerlich angewandt, hilft er bei Glieder-, Gelenkschmerzen, Rheuma, Gicht, Stichen, Beulen, Wunden, im internen Bereich bei Erkältungen, Nervosität, Magen-, Ohren-, Zahnschmerzen.

Zubereitung: Hier weiß jede Hausfrau ihr eigenes Rezept. Erwähnt sein mag jedoch der bewährte Mischwein für Greise (Arnauld de Villeneuve): 4 Liter bester Wein mit 1/2 kg Kandiszucker, der bei Feuer langsam aufgelöst und mit 2 bis 3 Teilen Wasser gemischt wird. Dieser Wein erfüllt schwache Personen mit neuer Kraft und gibt gutes Blut.

Anwendungsgebiete: Magen, Darm, Blutdruck, Glieder, Gelenke, Ohren, Zähne.

Weißdorn

Crataegus oxyacantha

Kennzeichnend für den 1-3 m hohen Busch sind die weißen, unangenehm nach Heringslake riechenden Blüten, die in kleinen Schirmdolden beieinanderstehen. Der Busch hat dichtverschränkte Zweige mit drei- bis fünflappigen Blättern von gelblichgrüner Farbe. *Hagedorn, Mehlfäßchen, Mehlbeere, Saurauch* – wie immer man den Busch auch kennen mag, er war schon zu Beginn unserer Zeitrechnung als Heilpflanze bekannt. Neben verschiedenen Säuren enthält der Weißdorn etliche Glykoside, ätherisches Öl und Gerbstoff.

Die Früchte sind länglich-rund, rot und eßbar. Vögel und Mäuse naschen gern von den Mehlbeeren.

Vorkommen: Gebüsche, Laubwälder, Niederungen.

Blütezeit: Mai und Juni.

Sammelzeit: Mai und Juni – Blüten. Juli und August – Früchte.

Anwendung: Weißdornblüten sind ein ausgesprochenes Herzmittel. Man kann sie nur jedem Herzkranken bestens empfehlen. Sie helfen bei Herzschwäche, beim Nachlassen geistiger Spannkraft, Schlaflosigkeit, Kurzatmigkeit, zu hohem Blutdruck und ähnlichen Beschwerden.

Die pharmazeutische Industrie hat den hohen Heilwert des Weißdorn auch für ihre Zwecke weitgehend genutzt.

Zubereitung: Tee im Aufguß 1 Eßlöffel Blüten auf 1 Tasse siedenden Wassers. Täglich 1 Tasse. Tinkturen und Extrakte sollte man nur nach ärztlichen Anweisung verwenden.

Anwendungsgebiete: Herz, Nerven, Blut.

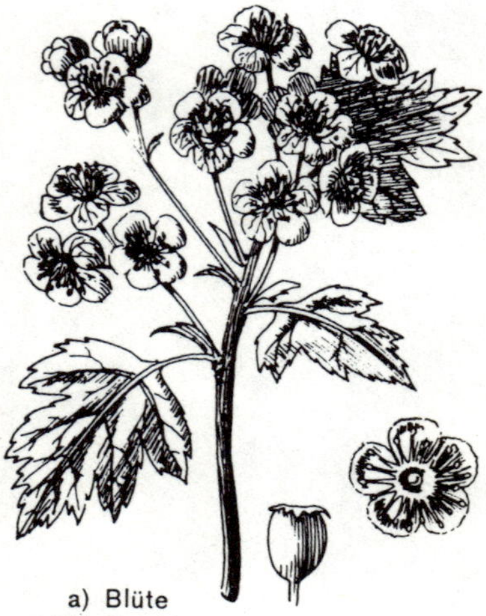

a) Blüte
b) Frucht

Gesundheit erflehen die Menschen von den Göttern. Daß es aber in ihrer eigenen Hand liegt, diese zu erhalten, daran denken sie nicht.

Demokritos

Wermut

Artemisia absinthium
Vergiftungsgefahr!

Man bezeichnet diesen 1-1 1/2 m hohen Strauch oft einfach als *Absinth* oder *Wurmtod.* Er hat einen runden, gefurchten Stengel, der verästelt ist. Seine unteren Blätter sind dreifach fiederspaltig und länglich-lanzettförmig. Nach oben werden die Blätter immer einfacher. Kennzeichnend ist die feine, grauweiße Behaarung. Der Wermut trägt fast kugelrunde, gelbe Blüten als Rispe.

An Wirkstoffen enthält er ätherisches Öl (mit Thujon), Azulen, Bitterstoffe, Vitamin C und B 6.

Der Wermutschnaps Absinth wurde in vielen Ländern, so auch bei uns, verboten. Es war mehr als einmal zu Vergiftungen gekommen und verantwortungslose Kurpfuscher hatten ihn zur Abtreibung benutzt, da das reine ätherische Öl als starkes Gift auf die Nerven wirkt.

Die Medizin schätzt den Wermut als appetit- und verdauungsförderndes Heilmittel. Nach den jüngsten Forschungsergebnissen hat er auch bei Leber- und Gallenleiden Erfolge.

Vorkommen: Verwildert an steinigen Orten, Mauern und Burgruinen. Für Heilzwecke wird er angebaut.

Blütezeit: Juni bis September.

Sammelzeit: Juli bis September. Blüten und blühendes Kraut.

Anwendung: Äußerlich wendet man ihn gegen geschwollene Füße an. Als Pflaster (siehe bei Zubereitung) stillt er Brechreiz und Erbrechen.

Innerlich ist seine Verwendung gut bei Übersäuerung und Schwäche des Magens. Er regt den Appetit an, unterstützt Tätigkeit von Darm, Magen, Leber und Blase. Wermutöl hilft gegen Krämpfe und Erbrechen. Wermutwein stärkt Leber und Galle, hilft gegen Darmentzündungen, Durchfall, Hautflechten und Erkältung.

Pfarrer Kneipp wandte Wermut sehr häufig an und die Homöopathie schätzt ihn sehr.

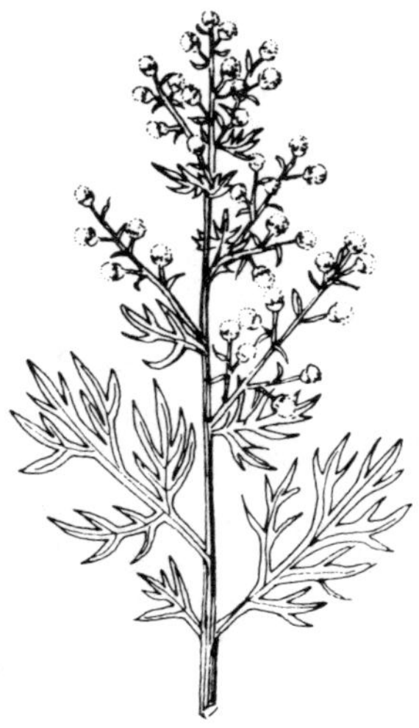

Zubereitung: Tee im Aufguß. 1 Teelöffel auf 1 Tasse siedendes Wasser. Am Tag höchstens in kleinen Schlucken 1 Tasse trinken.
Pulver wird nur jeweils 1 Messerspitze auf das Essen gestreut.
Wermutwein sollte nur im kleinen Glas vor dem Essen eingenommen werden.
Wermuttinktur und Extrakt sollten grundsätzlich nur nach Anweisung des Arztes verwendet werden. Bei allen Wermutdosierungen sollte man Vorsicht walten lassen, da zu große Mengen die Gefahr einer Nierenreizung in sich bergen.

Wiesenbibernell

Sanguissorba officinalis

Diese 50-100 cm hohe Pflanze aus der Familie der Rosengewächse ist auch als *Großer Wiesenknopf, Blutknopf* und *Blutstillerin* bekannt. Er hat braune bis dunkelpurpurne eiförmige Blütenknöpfchen. Seine Blätter sind unpaarig gefiedert, die länglichen Teilblättchen gekerbt bis gesägt.
Das Kraut enthält Gerbstoffe, Saponin und Flavon im blühenden Zustand. Die Wurzel galt schon früher als blutstillendes Mittel.

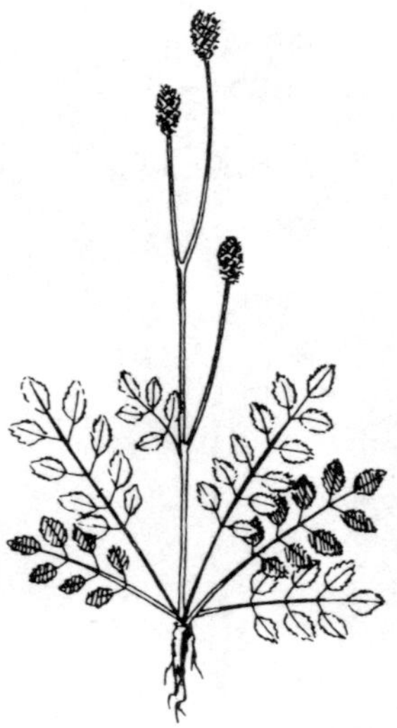

Vorkommen: Feuchte Wiesen und Moore.
Blütezeit: Juli bis September.
Sammelzeit: Juli bis September. Blüh. Kraut.
Anwendung: Blutstillung. Durchfall. Reinigende Wirkung bei Nieren (Tee), Galle und Leber. Gut zum Gesichtsbad (ähnlich wie Kamille) und als Badezusatz geeignet. Auch als eisgekühltes Stärkungsmittel brauchbar.
Zubereitung: Kaltauszug aus 2 Teelöffel Kraut (getrocknet, zerkleinert) in 1/4 Liter Wasser mindestens 8 Stunden stehen lassen. Tagsüber schluckweise einnehmen.
Abkochung. 2 Teelöffel Kraut wie oben mit 1/4 Liter Wasser 5 Minuten aufkochen.
Preßsaft, frisch, täglich 5 Eßlöffel.
Anwendungsgebiete: Nieren, Leber, Galle, Darm.

Wiesenflachs

Linum catharticum
Vergiftungsgefahr!

Diese kleine, höchstens 30 cm hohe, weißblühende Pflanze gehört zu den Leingewächsen (*linum* = Lein, Flachs) und ist im wahrsten Sinne des Wortes unscheinbar. Man könnte es den Zwerg unter den Leinarten nennen. Es führt auch die Namen *Wiesen-Lein* und *Purgier-Lein.* Sein Stengel ist fadenförmig dünn und gabelig verästet. Die runden bis lanzettlichen Blätter zusammen mit den Blüten wurden früher gern als mildes Abführmittel benutzt. Die winzigen Blütchen sind 5-zählig in Krone und Kelch. Die Frucht ist eine 10fächerige Kapsel.

Das Pflänzchen enthält Bitterstoff, Linin, Gerbstoff und ätherisches Öl. Das Linin darf nur in winzigen Mengen verwendet werden, da es sehr gefährlich ist und über Übelkeit, Erbrechen und Magenkatarrh zum Tode führen kann.

Vorkommen: Feuchte Wiesen, Quellfluren, Ödland.

Blütezeit: Juni bis Oktober.

Sammelzeit: Juni bis Oktober ganzes blühendes Kraut, einschließlich Wurzel.

Anwendung: Nur als leichtes Abführmittel und am besten nur Tee. Bei Verwendung von Extrakt und Pulver sollte man den Arzt befragen.

Zubereitung: Tee im Aufguß. 1 Eßlöffel fein zerschnittenes Kraut auf 2 Tassen siedendes Wasser. Tagesmenge.

Pulver nicht mehr als 2 g pro Tag.

Extrakte nur durch Arzt.

Anwendungsgebiete: Magen, Darm.

Wiesengeißbart

Spiraea ulmaria

Abb. auf Farbtafel 16

Der Wiesengeißbart, bekannt auch unter den volkstümlichen Bezeichnungen *Bocksbartkraut, Johanniswedelkraut, Mädesüß, Wiesenkönigin* und *Wilder Hirsch,* ist ein Rosengewächs und wird durchschnittlich 70-90 cm hoch. Die Blätter sind unterbrochen gefiedert, die gelblich-weißen Blüten riechen bittermandel-ähnlich.

Vorkommen: An Ufern, auf feuchten Wiesen, neben Gräben, an Böschungen.

Blütezeit: Juni bis August.

Sammelzeit: Juni und Juli Blüten und Laub, April oder Frühherbst Wurzeln.

Anwendung: Der Wiesengeißbart verfügt über eine ganze Reihe heilsamer Substanzen, die sich blutstillend, schweiß- und harntreibend auswirken. Insofern kommen äußerliche wie innerliche Anwendungen in Betracht. Zum erstgenannten Komplex gehören die Behandlungen von Wunden, Rheumatismus, Ischias, Hexenschuß und Gicht, während auf dem internen Sektor (in erster Linie mittels Tee) von Fieber begleitete Erkältungen, Entzündungen, innere Blutungen, Durchfall und andersartige Störungen im Verdauungstrakt mit Wiesengeißbart bekämpft werden. Speziell die Tinktur kommt bei Vereiterungen und Blutvergiftungen zur Anwendung.

Bißverletzungen durch tollwütige Tiere sind schon wiederholt mit dieser Heilpflanze kuriert worden.

Zubereitung: Tee im Aufguß. 2 Eßlöffel fein zerschnittenes Kraut einschließlich Blüten auf 1/4 Liter siedendes Wasser. Tagsüber in kleinen Schlucken einnehmen.

Zur Abkochung wählt man fein zerkleinerte getrocknete Wurzeln. Menge wie oben. Tagesmenge 2 Tassen, schluckweise. Pulver jeweils eine Messerspitze zu den Hauptmahlzeiten. Tinktur nur auf ärztliche Anweisung.

Anwendungsgebiete: Wunden, Verletzungen, Vergiftungen, Gelenke, Nerven, Darm, Herz, Haut, Luftwege.

Wiesen-Knöterich

Polygonum bistorta

Abb. auf Farbtafel 8

Als heilwirksamer Vertreter der Knöterichgewächse, vielfach auch *Drachenwurz, Natternwurz, Schlangenkraut, Wiesenknoblauch, Schlupfe, Schafzunge, Ochsenzunge* und *Fläschlebürstli* (Schweiz) genannt, hat sich diese Pflanze seit langem bewährt. Sie ist kenntlich an der fingerdicken, schlangenförmig gebogenen, außen schwarzbraunen, innen rötlichgelben, fleischigen Wurzel. Der astlose, 50 bis 100 cm hoch wachsende seitenständige Stengel, ist mit nur wenigen Blättern versehen und trägt an der Spitze eine Blütenähre mit rosafarbenen, angenehm duftenden Blüten. Die unteren rundlicheren Blätter haben einen langen Stiel. Die oberen sind lanzettlich-lineal.

Da die Pflanze Gerbstoff enthält, wirkt sie zusammenziehend (adstringierend) und ist damit ein altes Hausmittel bei Darmstörungen.

Vorkommen: Auf feuchten Wiesen, in Mooren, neben Wegen und Bächen, auf Schuttplätzen.

Blütezeit: Mai bis August.

Sammelzeit: März und April Wurzeln, Sprossen, Blätter und Blüten.

Anwendung: Durch Abkochung der Wurzel erhält man eines der besten adstringierenden (zusammenziehenden, blutstillenden) Heilmittel. Frische Blätter werden bei wasserhaltigen Geschwüren als Auflage benutzt, zerstoßene Blätter und der Saft dienen zur Heilung von Wunden. Der Sud des Krautes wird erfolgreich bei Diarrhöe angewandt. Knöterich kommt ferner als Mundwasser zur Festigung des Zahnfleisches, als Gurgelwasser zur Milderung von Halsentzündungen in Betracht.

Zubereitung: Für eine Tagesration kocht man 10 g der fein zerkleinerten Wurzeln mit 2 Tassen Wasser ab. Dann etwa 10 Minuten ziehen lassen. Tagsüber in kleinen Schlucken trinken.
Anwendungsgebiete: Wunden, Mund, Magen, Darm, Blase.

Wolfstrapp, Gemeiner

Lycopus europaens

Man kennt diese bis zu 1 m hohe mit dem wenig verästelten, aufrechten Stengel auch als *Zigeunerkraut, Ufer-Wolfstrapp, Sumpfandorn* und *Wolfskraut.* Letztere Bezeichnung beruht wohl auf der starken Bezähung (Bekrallung) der Blätter, die einem Wolfsfuß gleichen und länglich, grob gesägt sind. Sie stehen kreuzweise gegenständig, die unteren sind manchmal fiederspaltig.

Die Pflanze mit den rötlich gestrichelten Blüten wird heute in der Homöopathie gegen Wechselfieber eingesetzt. Sie enthält ätherische Öle und Gerb- sowie Bitterstoffe.
Vorkommen: Röhricht, Ufer, feuchte Gräben.
Blüte: Juli bis September.
Sammelzeit: Juli und August blühendes Kraut.
Anwendung: Schilddrüsenüberfunktion, Wechselfieber und ähnliche Beschwerden.
Zubereitung: Nur in Apotheken.
Anwendungsgebiete: Herz, Schilddrüse.

Wollkraut

Phlomis tuberosa
Phlomis fruticosa

Beide Arten des Wollkrautes mit den faserigen Wurzeln mit kartoffelartigen Knollen wachsen im südöstlichen Europa. Sie können bis 1,50 m hoch werden. Ihre Stengel sind purpurrötlich oder braun. Die Blätter sind herzförmig, die Blüten blaßpurpurrot.
Vorkommen: In warmen Landstrichen, in Gärten.
Blütezeit: Juni und Juli.
Sammelzeit: Nach der Blüte Kraut und Wurzeln.

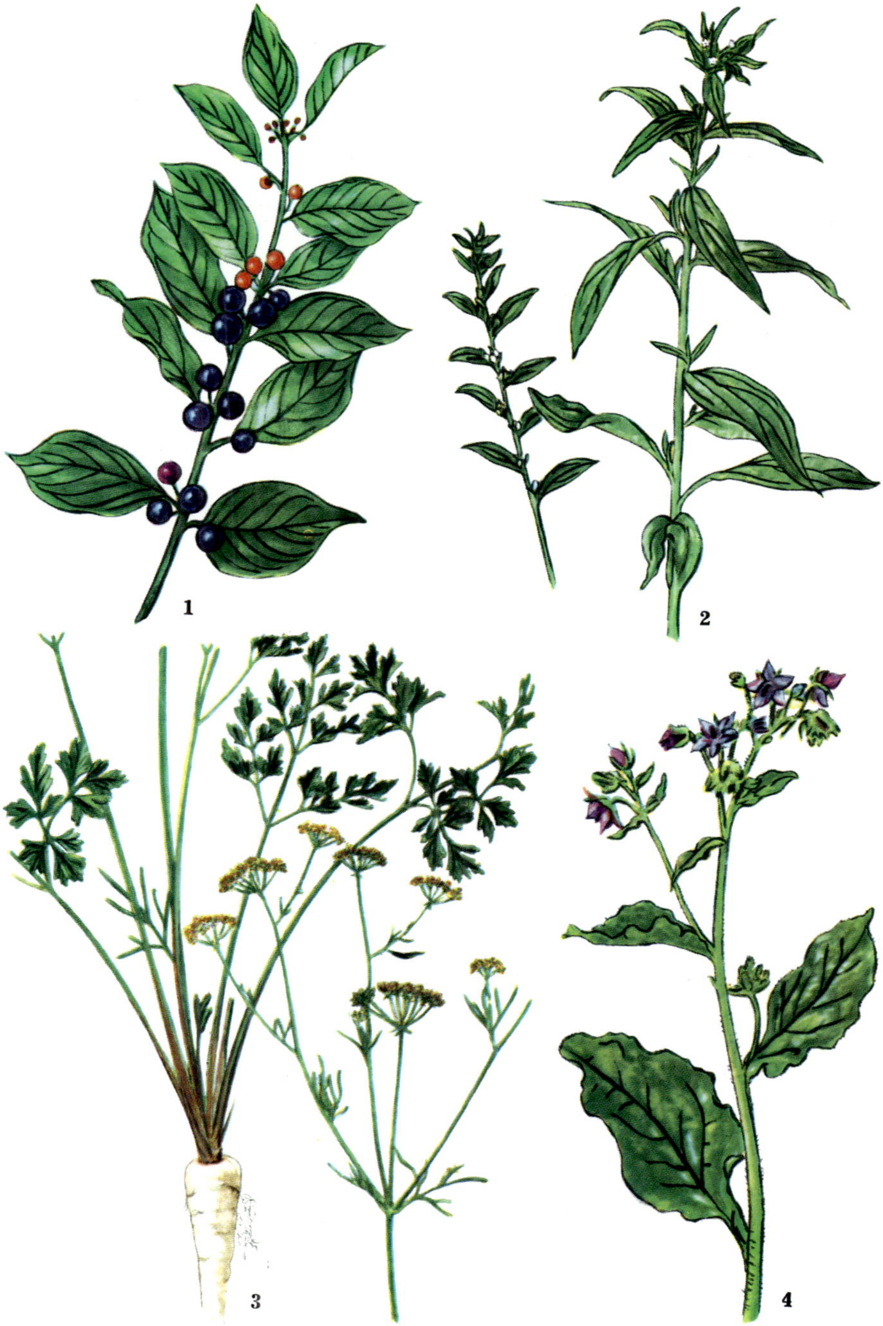

TAFEL 23 1 Faulbaum (*Rhamnus frangula*)
2 Steinsame (*Lithospermum officinale*)
3 Petersilie (*Petroselinum sativum*)
4 Borretsch (*Borrago officinalis*)

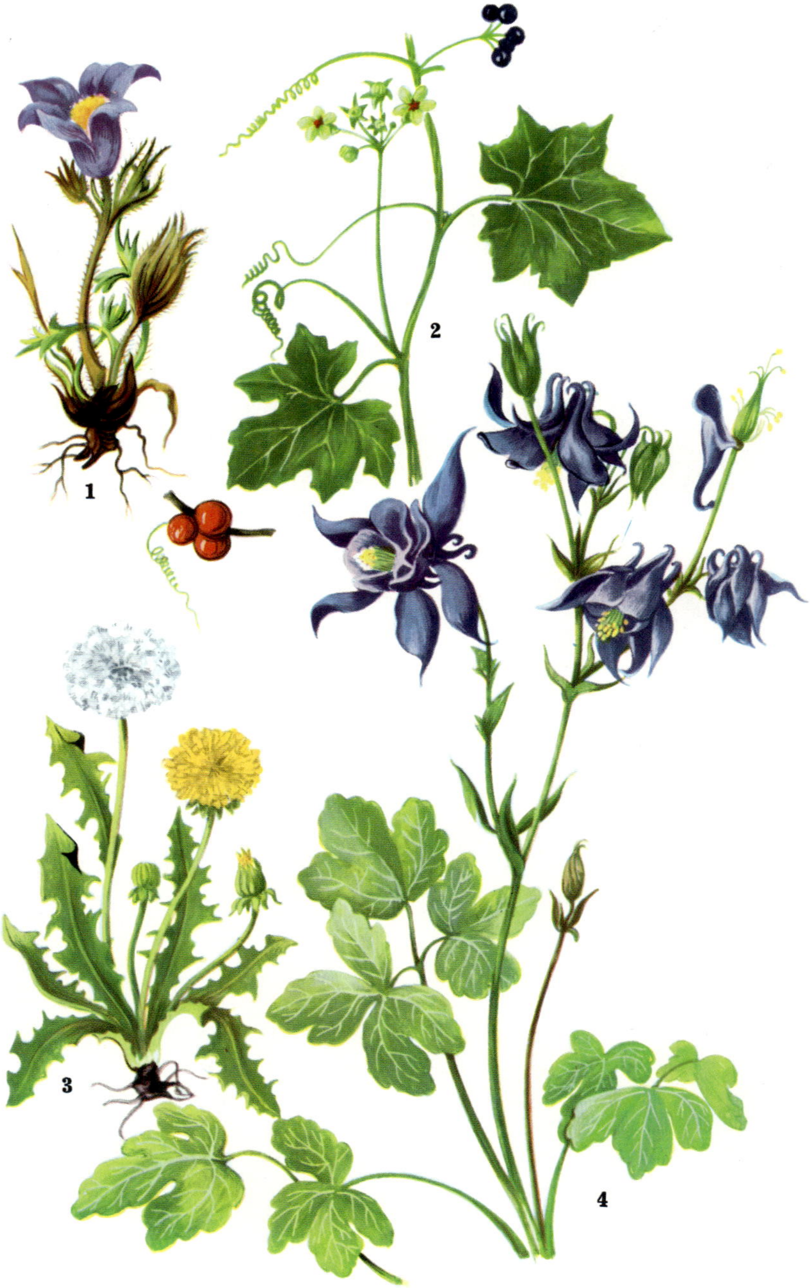

TAFEL 24
1 Kuhschelle, aufrechte (*Anemone pulsatilla*)
2 Zaunrübe (*Bryonia dioica*)
3 Löwenzahn, gemeiner (*Taraxacum officinale*)
4 Akelei (*Aquilegia vulgaris*)

Anwendung: Ein Krautaufguß der Ph.tub. (Knollentragendes Wollkraut) hat sich bei Ruhrerkrankungen bewährt. Die Blätter des Ph.frut. (Strauchiges W., Jerusalemssalbei) helfen bei Wunden, Geschwüren und Umschläge bei Verbrennungen.
Eine Abkochung der Blüten empfiehlt sich bei Katarrhen, Stuhlzwang, Hämorrhoiden.
Zubereitung: Wie üblich bei Tee und Abkochung.
Anwendungsgebiete: Magen, Darm, After.

Wundklee

Anthyllis vulneraria

Die höchstens 30 cm hohe Pflanze mit den kugligen, gelben Köpfchen heißt auch *Bärenpratzen, Frauenkäppli, Muttergottesschühlein, Bärenklee* und *Bergkraut.* Ihre Stengelblätter sind gefiedert, kahl und ähneln nicht den Kleeblättern. Der Wundklee duftet aromatisch und enthält Saponine. Er wirkt zusammenziehend und blutreinigend.
Vorkommen: Trockene Wiesen bis 3000 m Höhe.
Blütezeit: Mai bis August.
Sammelzeit: Mai und Juni Blütenköpfe.
Anwendung: Schlecht heilende Wunden.
Zubereitung: Tee im Aufguß. Stiellose Blüten etwa 2 Eßlöffel auf 1/4 Liter siedendes Wasser. 10 Minuten ziehen lassen. Tagesration.
Anwendungsgebiete: Äußerliche Wunden.

Wurmfarn

Dryoteris filix mas
Aspidium filix mas
Vergiftungsgefahr!

Das 50-150 cm hohe Kraut hat vielerlei Namen. Man kennt es als *Johanniskraut, Fünffingerwurz, Otternkraut, Hexenkraut, Wanzenwurz, Farnwurzel, Bandwurmkraut* und *Waldfarn.* Es hat doppelgefiederte, eng beieinander stehende Wedel mit lanzettlich zugespitzten, zarten Blättchen. Der Wurzelstock ist knotig, daumendick. Innen ist er gelblich, außen braun. Man bereitete schon im alten Griechenland aus ihm ein Wurmabtreibmittel. In Sibirien wird er manchmal als Hopfenersatz bei der Bierbrauerei verwendet.

Niemand sollte den Wurmfarn ohne ärztliche Anweisung anwenden, da er unangenehme Nebenwirkungen besitzt. Er kann bei Überdosierung zur Blindheit und sogar zum Tode führen.

Vorkommen: Wälder, Gebüsche, steinige Abhänge.

Sporenreife: Juli bis September.

Sammelzeit: Juli bis Oktober Wedel, September und Oktober Wurzelstöcke.

Anwendung: Keine Anwendung ohne ärztliche Anweisung! Gegen Bandwurm und Rheuma.

Sehr wichtiger Hinweis: Wie immer man die Wedel oder den Wurzelstock verwendet, man darf niemals irgendwelchen Alkohol dabei trinken.

Die alte Hauserfahrung, daß eingenähter Farn in Kissen an Rheuma erkrankte Körperteile über Nacht heilt, hat keine wissenschaftliche Begründung, ist jedoch nicht abzustreiten und ungefährlich.

Dr. Ferdinand Müller schrieb in einem Reisebericht des Jahres 1862 von der Verwendung des Wurmfarns als Frischhaltemittel für pflanzliche und tierische Nahrungsmittel: „Daß das Kraut konservierende Kräfte besitzt, kann nicht bezweifelt werden. Der Grund dafür ist wahrscheinlich in seinem bedeutenden Gehalt an alkalischen (salzigen) Bestandteilen zu suchen. Deshalb wurde es auch früher zur Seifen- und Glasherstellung verwendet."

Ergänzend fügte er hinzu: „Das Farnkraut besitzt auch noch eine andere Eigenschaft. Die Erfahrung hat nämlich gezeigt, daß es den meisten Insekten und deren Larven zuwider ist. Es wird darum von ihnen gemieden."

Zubereitung: Als Badezusatz nimmt man etwa 1/2 kg Wedel und Wurzel, kocht sie ab und fügt sie dem Badewasser bei. Besonders heilsam bei Krampfadern. Sonst nur auf ärztliche Anweisung verwenden.

Anwendungsgebiete: Bandwurm, Krampfadern, Rheuma.

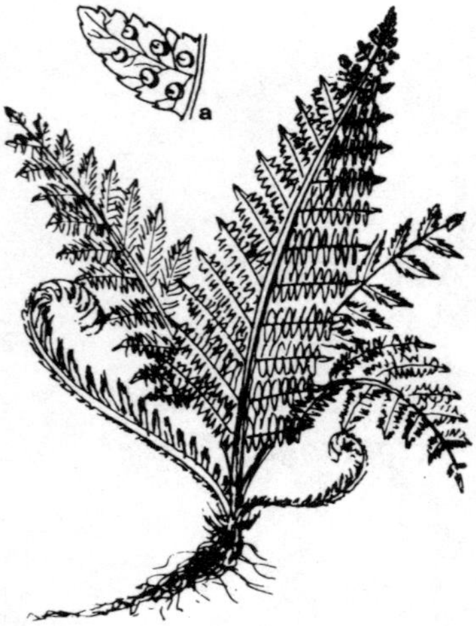

a) Fiederteil mit Fruchthäufchen

Zahnwurz

Dentaria bulbifera

Der Zwiebeltragende Zahnwurz hat einen weißlichen gezähnten Wurzelstock. Sein schlanker, kahler Stengel kann bis 60 cm hoch werden und trägt oben 4-12 wechselständige, unten unpaarig – gefiederte Blätter. Die senfkorn- bis erbsengroßen Zwiebelknospen stehen in den Blattwinkeln. Die Blüten sind hellrosenfarben oder weißlich. Man findet die Pflanzen mit den geschnabelten Schoten meist nur in Bergwäldern. Sie blüht im April und Mai. Heilwirksam ist nur die Wurzel, die als Abkochung gegen Koliken und Ruhr von Bedeutung ist.
Eine Verwendung der Pflanze ist heute selten, zumal es genügend andere Drogen für dieselben Zwecke gibt.

Bei Kolik nimm des Zahnwurz Zwiebel, sie erlöst dich von dem Übel.

Bauernspruch

Ysop

Hyssopus officinalis

Abb. auf Farbtafel 5

Diese 30-50 cm hohe Pflanze aus der Familie der Lippenblütler wird auch *Eisop, Ispen, Kirchenseppli* und *Klosterysop* genannt. Sie hat halbstrauchige Stengel mit lanzettigen, ganzrandigen Blättern. Die Blüten sind sanft blau, violett, rosenrot oder auch weiß. Die getrocknete Pflanze riecht stark gewürzhaft, schmeckt aromatisch und enthält neben etlichen Wirkstoffen wie Flavon und Gerbsäure, auch ätherisches Öl. Sie ist etwa mit Salbei zu vergleichen.

Vorkommen: Sonnige Hügel und Felsen. Angebaut.

Blütezeit: Juli und August.

Sammelzeit: Juli und August Blüten und Blätter (ohne Stengel).

Anwendung: Bei allgemeiner Schwäche, Darmverschleimung, überstarkem Schweiß und Nachtschweiß, Durchfall, Magen- und Darmkatarrh, geschwollenem Zahnfleisch und Mandeln. Erfolgreich auch bei Husten, Heiserkeit, Asthma und Rheuma.

Äußerlich kann man frisches Kraut zu Umschlägen bei Rheuma, als Gurgelwasser und auch zur Augenwäsche benutzen.

Von der früher üblichen Verwendung als Mittel gegen Würmer muß abgeraten werden.

Im Haushalt wird Ysop als Gewürz (Siehe dort) angewendet.

Zubereitung: Tee im Aufguß. 1 Teelöffel getrocknetes Kraut auf eine Tasse siedendes Wasser. 8-10 Minuten ziehen lassen. Tagesmenge 2 Tassen. Nicht zu häufig davon Gebrauch machen.

Anwendungsgebiete: Magen, Darm, Luftwege, Zähne, Mandeln, Augen.

Rotbeerige Zaunrübe

Bryonia dioica
Vergiftungsgefahr!

Abb. auf Farbtafel 24

Sie hat fast nur noch bedrohliche andere Namen wie *Teufelsrübe, Gichtrübe, Hundskürbis* usw. Manche kennen sie auch als *Wilder Enzian.* Sie hat große, weißliche, rübenartige, ausdauernde Wurzeln und treibt im Frühjahr 3-4 weiche, eckige, behaarte Stengel mit handförmigen, rauhen, schwieligen Blättern. Die Stengel sind oft 2-3 m lang. Die Pflanze kriecht auf der Erde und rankt sich an anderen Gewächsen hoch.
Ihre blattwinkelständigen, traubenförmigen Blüten sind weißlich, manchmal auch gelblich oder grün geadert. Aus ihnen werden später erbsengroße Beeren.
Vorkommen: Hecken, Gebüsche, Ufer.
Blütezeit: Juni und Juli.
Sammelzeit: September und Oktober Wurzeln.
Anwendung: Ein starkes Abführmittel, das nur vom Arzt gereicht werden sollte. In falschen Händen kann das Harz der Zaunrübe zur Lebensgefahr werden. Am zweckmäßigsten ist es, sich hier nur homöopathische Medikamenten (Verdünnungen) zuzuwenden.
Wieweit Erfolge bei Gicht und Rheumaleiden zutreffen, ist nicht zu bestimmen. Auf jeden Fall ist zu beachten, daß niemals schwangere Frauen dieses Mittel nehmen dürfen.

Schwarzbeerige Zaunrübe

Bryonia alba
Giftig!

Alles, was über die rotbeerige Zaunrübe gesagt wurde, gilt auch für die Schwarzbeerige. Es ist bekannt, daß ihre Anwendung in der Homöopathie wirksam und heilend ist.
Zubereitung: Nur über Arzt und Apotheke.
Eine Nichtbeachtung dieser Warnung kann tödliche Folgen haben.
Wenn früher in Kräuterbüchern Rezepte angegeben wurden, so ist dadurch manch Unheil entstanden.

Zaunwinde

Convolvulus arvensis:
Ackerwinde –
Convolvulus sepium:
Zaunwinde

Abb. auf Farbtafel 20

Äußere Merkmale zur Unterscheidung der beiden Windengewächse: Die Ackerwinde hat gestielte länglich-eiförmige Blätter und weiße bis hellrote Blüten mit dunklerer Streifung, während die Zaunwinde am Grunde herz- oder pfeilförmig zugespitzte, wechselständige Blätter sowie trichterförmige, weiße Blüten besitzt, die größer als die Blüten der Ackerwinde sind. Die Stengel der Ackerwinde erreichen außerdem nur Längen um 1 m, die der Zaunwinde 2-3 m.

Vorkommen: Die Ackerwinde auf lehmigen Äckern, an Wegrändern, Bahndämmen, Hecken, Die Zaunwinde an Ufern, Zäunen, auf mehr feuchtem Gelände.

Blütezeiten: Ackerwinde Juni bis Oktober, Zaunwinde Juli bis Oktober.

Sammelzeiten: Während der Blüten Kraut, vor oder zum Ende der Blütezeiten Wurzeln.

Anwendung: Beide Arten haben abführende, galle- und harntreibende Eigenschaften, eignen sich daher besonders für die Behandlung von Magen- und Darmkatarrhen. Sie wirken Fieber entgegen und fördern die Schweißabsonderung. Speziell dem aus Zaunwindenblüten hergestellten Tee wird eine intensiv wirkende Heilkraft zugesprochen, wobei u.a. der Behandlung von Lungenentzündungen eine wichtige Rolle zukommt. Ein altüberliefertes Hausrezept besagt, daß schmerzhafte Überreizungen und Entzündungen der Füße bald wieder abklingen, wenn die betreffenden Partien mit Blütensaft-Umschlägen versorgt werden.

Zubereitung: Tee im Aufguß. 8-10 g auf 1 Tasse siedendes Wasser.
Preßsaft nur 1/2 Teelöffel 2mal täglich.
Wurzelpulver 1/2 Teelöffel 2mal täglich.
Nicht zu oft anwenden.

Anwendungsgebiete: Magen, Darm, Lungen, Glieder, Haut.

Zinnkraut

Equisetum arvense
Vergiftungsgefahr!

Die an volkstümlichen Namen überreiche Pflanze – wir nennen nur *Ackerschachtelhalm, Hakenschwanz, Katzenwedel, Kannenkraut, Reibwisch, Scheuerkraut* und *Zöpfling* – ist kenntlich an dem bis zu 30 cm hohen, hohlen, kantigen, graugrünen Stengel. Die zuerst erscheinenden Fruchtstengel haben einen zapfenförmigen Fruchtstand, der nach Erzeugung der Sporen verwelkt. Aus dem Wurzelstock treibt dann das tannenwedel-artige, grüne Zinnkrautpflänzchen. Wichtigster Wirkstoff: Kieselsäure.

Vorkommen: Auf feuchten Wiesen, lehmigen Äckern, an Sümpfen, Gräben, Bahndämmen.

Blütezeit: Mai und Juni.

Sammelzeit: Juni bis September unfruchtbare Stengel.

Anwendung: Das Zinnkraut ist mit vielen wertvollen Substanzen angereichert und wird auf vielseitige Weise heilkundlich genutzt. Umschläge zur Wundbehandlung und Sitzbäder zur Stärkung der Unterleibsorgane sind nur ein Teil der äußerlich gebotenen Möglichkeiten. Im Rahmen der innerlichen Anwendungen werden Lungen- und Blasenleiden, Rheumatismus, Wassersucht, Gicht sowie Steinbildung, Bettnässen und schmerzhaftes Urinieren erfolgreich mit Zinnkraut behandelt. Der wassertreibende Aufguß findet bei Rippenfellentzündung, Leberleiden, Nierenerkrankungen heilungsfördernde Anwendung.

Zubereitung: Tee im Aufguß. 2 Teelöffel fein zerhacktes, getrocknetes Kraut auf 1 Tasse siedendes Wasser. Tagesmenge 2 Tassen.

Tee als Abkochung: 1 Eßlöffel Kraut mit 2 Tassen 1/2 Stunde kochen. Auch als Gurgelwasser!

Kaltauszug: Etwa 50 g auf 1/2 Liter Wasser. Über Nacht stehen und ziehen lassen. Später schluckweise trinken. Überdosierung kann schaden.

Anwendungsgebiete: Haut, Zähne, Atemwege, Verdauungsorgane, Lungen, Leber, Nieren.

Zwiebel

Allium cepa

Die von rötlich-gelben, gestreiften Schalen umgebenen, rundlichen Zwiebeln, der 40-80 cm hohe Schaft und die runden, hohlen Blätter kennzeichnen das allgemein geschätzte Liliengewächs. Es versieht nicht nur bei Kochkünsten (Siehe „Gemüse") seine Dienste, sondern hat in der Heilkunde einen achtbaren Namen.

Vorkommen: Meist planmäßig angepflanzt.

Sammelzeit: Spätsommer und Frühherbst Zwiebelknollen.

Anwendung: Breiumschläge werden bei Verbrennungen, Erfrierungen, Gelenkversteifungen, Quetschungen und Hornhautverdickungen gemacht. Ist die Haut nicht verletzt, kann zerquetschte Zwiebel aufgelegt werden. Bei leichteren Verbrennungen und Quetschungen sowie bei Frostbeulen, Bienen- und Wespenstichen wird vielfach auch der Zwiebelsaft allein benutzt. Der Saft mit Honig in Weißwein hilft bei Augenbeschwerden, und gegen Ohrenleiden wendet man in Öl gesottene Zwiebeln an. Die Zwiebel ist ein bewährtes Mittel gegen jederart Husten. Die Tinktur ist wirksam bei Kopf- und Halsschmerzen sowie bei Erkrankungen der Bronchien und des Magens. Gegen Blähungen, Verstopfung und schlechte Verdauung werden gebratene Zwiebeln oder mit Branntwein gemischter Zwiebelsaft angewandt.

Zubereitung: Abkochung. 1 Zwiebel fein zerschneiden, 1/4 Liter Wasser auf 1/8 Liter einkochen. Tagsüber löffelweise einnehmen, dies etwa 3-4 Tage, auch mehr.

Kaltauszug. Zwiebel, fein zerschnitten, auf 1/4 Liter Wasser über Nacht ansetzen, besser noch einen ganzen Tag. Nach Abseihen als Menge für 2 Tage schluckweise.

Frischer Zwiebelsaft 3 Teelöffel täglich.

Anwendungsgebiete: Haut, Gelenke, Augen, Ohren, Atemwege, Verdauungsorgane, Herz.

Diese auch *Bauernrhabarber* genannte Pflanze sei nur der Vollständigkeit halber hier erwähnt. Sie ist für den Hausgebrauch nicht geeignet. Man hat sie früher bei Hautkrankheiten und Katarrhen der Luftwege angewendet, ist aber davon abgekommen, weil die moderne Medizin heute bessere Möglichkeiten zu bieten hat.

Zypressenwolfsmilch

Euphorbia Cyparissias
Giftig!

Vorkommen: Wegraine, Hügel, Schotterhalden.
Blütezeit: April und Mai.
Sammelzeit: Entfällt.
Die 30 cm hohe Pflanze bildet dichte Polster. Ihre grünlichgelben Blütchen stehen in einer Trugdolde zusammen. Ihre Blätter sind nadelschmal und schimmern bläulich grünlich. Der milchige Saft der Stengel ruft auf der Haut starke Entzündungen und Blasen hervor.
Anwendung: In der Homöopathie wird die Pflanze in starker Verdünnung gegen Durchfälle und Magenkrämpfe verwendet. Bei Hauterkrankungen hat sie sich ebenfalls gut bewährt.
Warnung: Vergiftungen durch die Pflanze sind durchaus nicht so selten, wie man glaubt. Der milchige Saft hat schon manches Kind zum Naschen verlockt. Wenn nicht sofort der Arzt gerufen wird und vorher möglichst schnellstens der Magen entleert wird, kann das bittere Folgen haben.
Tierkohle und starken Bohnenkaffee zu trinken geben.

Kräuter gegen Krankheiten

Kräuter gegen Krankheiten

Sachbücher haben nach meiner Ansicht nicht nur die Aufgabe zu informieren bzw., zu unterrichten, sondern auch praktische Ratgeber zu sein.
In diesem Sinne will dieses Buch mit diesem Kapitel aufzeigen, wie Heilkräuter und Pflanzen überhaupt dem Menschen dienen und helfen können.
Niemand wird in unserer Zeit auch nur den Versuch einer Abwertung chemischer Medikamente ehrlichen Herzens wagen dürfen. Das aber schließt nicht aus, daß manches Heilkraut auch heute noch chemischen Präparaten überlegen und, auf die Dauer gesehen, weniger schädlich ist. Es soll an dieser Stelle keineswegs das eine gegen das andere ausgespielt werden. Die Entscheidung liegt beim Arzt, der auch der Naturheilkunde den ihr gebührenden Platz einzuräumen bereit ist.
Die nachfolgenden Angaben und Rezepthinweise sollen auf keinen Fall dem Arzt ins Handwerk pfuschen oder seinen Rat abwerten. Sie sollen ihm ein wenig zur Seite stehen und ihn entlasten.
Bei allen mit einem ● versehenen Krankheiten ist unbedingt ein Arzt sofort zu Rate zu ziehen. Es wäre unverantwortlich, dies nicht zu tun und als Laie eine Selbstheilung zu versuchen. Wann immer eine Krankheit ins Haus kommt, sollte man einen abgeänderten Alltagsslogan beachten: Im Zweifelsfalle immer einen Arzt!
Wir können hier das Krankheitsbild nur stichwortähnlich als Kurzaufklärung bringen. Es mag Ihnen hilfreich zur Seite stehen, bis der Arzt kommt.
Nicht jede Erkrankung bedarf eines Arztbesuches. Ärzte sind in unserer Zeit überforderte Arbeiter und sollten nicht wegen einer Nichtig-

keit in Anspruch genommen werden, weil sie vielleicht anderswo ein Leben retten können.
Nicht jeder Schmerz, nicht jede Beschwerde und jedes Unwohlsein muß gleich als gefährliche Krankheit angesehen werden. Vieles, sehr vieles läßt sich durch Hausmittel – und als solches haben sich Heilkräuter von jeher als unschätzbarer Helfer erwiesen – lindern, wenn im Ernstfalle nicht immer gleich ein Arzt zur Stelle sein kann.
Unsere Übersicht vermag nur die Erkrankungen zu nennen, die uns häufig heimsuchen. Sie hat auch mit den vielen Rezeptangaben keineswegs die Absicht, eine Art ärztliches Do-it-Yourself zu sein.
Wir sind allerdings der ehrlichen Meinung, daß hier in vollem Verantwortungsbewußtsein alles zusammengetragen wurde, was helfen, lindern und heilen kann.
Es ist natürlich unmöglich, alles niederzuschreiben und aufzuzählen, was die Natur an echter Hilfe zu bieten vermag und so werden auch manche Tees und Tinkturen hier nicht genannt, die bereits bei der Pflanzenschilderung erwähnt wurden.
Zum Schluß sei nur gesagt: Alle hier genannten Rezepte sind erprobt und haben sich bewährt. Jeder Arzt wird Ihnen dies bestätigen können.
Angeratene Wasseranwendungen sind im Schlußkapitel ,,Die Wasserheilkunde" ausführlich erläutert.

Abführmittel

Gegen Stuhlverstopfung wendet man in milderer Form neben Bittersalz abführende Mineralwasser an, zum Beispiel Karlsbader oder Mergentheimer Wasser.
Stärkere Wirkung hat Rizinusöl. Man kann auch Faulbaumrinde, Rhabarberwurzel, Sennesblätter und Krotonöl nehmen. Abführtee kauft man am besten in der Apotheke.
Es empfiehlt sich, bei öfterer Stuhlverstopfung nicht immer die gleichen Mittel zu nehmen. Ein Wechsel ist angebracht, damit sich der Körper nicht an das Mittel gewöhnt und dann nur noch auf immer stärkere Mengen reagiert. Gewöhnung schadet.

Abmagerung ●

Die Verminderung des Körpergewichtes ohne besondere Krankheitserscheinungen kann durch Appetitlosigkeit oder Fehl- bzw. Mangelernährung eintreten. Man gehe zu naturgemäßer Ernährung über. Liegen seelische Ursachen vor, sind diese aufzufinden und zu beseitigen.
Einfache Güsse und Barfußlaufen tun gut. Man sollte aber genau prüfen, ob nicht andere Ursachen vorliegen. Leicht kann die Abmagerung erstes Anzeichen gefährlicher Krankheit sein. Arzt aufsuchen!
Rezept:
Man nehme 2 Teelöffel Bockhornkleesamen und setze sie in 2 Tassen Wasser kalt an, lasse sie 5 bis 6 Stunden stehen und koche sie dann kurz auf. Mit Honig süßen. Täglich trinken.
Bei schweren Erkrankungen hilft Tee vom Isländischen Moos. 1 Teil Moos zu 25 Teilen Wasser werden mit Kandiszucker aufgekocht. Anis und Süßholz steigert die Wirkung des Getränkes.

Appetitlosigkeit

Zum Essen soll man sich nie zwingen. Die Appetitlosigkeit hat meist eine Krankheitsursache und sollte zum Anlaß einer Heilfastenkur genommen werden. Nur Getränke wie Wasser, Kräutertee oder Fruchtsäfte, auch Rettich- und Selleriesäfte sind angebracht. Wechselbäder regen den Stoffwechsel an.

Wenn die Appetitlosigkeit zu lange anhält, ist der Arzt zu befragen, denn dann ist eine versteckte Krankheit zu entdecken.

Rezept:

Man mischt zu gleichen Teilen (etwa 10 g) Tausendgüldenkraut, Wermut, Fieberklee, Kardobenediktenkraut und Pomeranzenschalen. Davon 1 gehäuften Teelöffel mit 1 Tasse siedendem Wasser aufgießen. Täglich 1 Tasse 1/2 Stunde vor dem Essen.

Eine andere Mischung aus je 10 g Enzianwurzel Tausengüldenkraut, Chinarinde und 20 g Pfefferminze. Aufguß wie vorher.

● **Arterienverkalkung**

Ein schleichendes Leiden der Schlagadern, in denen sich später geschwürähnlich entartende oder verhärtende Verfettungsherde bilden. Es besteht die Gefahr der Blutpfropfbildung oder Blutdruckerhöhung. Arterienverkalkung ist eine Art Abnutzungserscheinung, die durch starkes Rauchen und Trinken, Fettleibigkeit, Gicht, Zuckerkrankheit und Syphilis begünstigt wird.

Cholesterinreiche Kost (Eier, tierische Fette einschließlich Butter) fördert das Leiden. Eine völlige Wiederherstellung der Gesundheit ist leider nicht immer möglich. Man kann jedoch den Fortschritt der Krankheit durch richtige Lebensweise verhindern. Dazu gehören rein pflanzliche Kost und strenges Nikotinverbot. Luftbäder und leichte Gymnastik sind ebenso wichtig wie einfache Wasseranwendungen zur Förderung des Blutkreislaufes. Auf geregelten Stuhlgang ist zu achten. Tee und Säfte sind zu empfehlen.

Rezept bei Blutdruckerhöhung:
Tee von Johanniskraut und Mistel. Er wird nur aufgebrüht, dann ziehen lassen. Man setzt 8 bis 10 Tropfen Arnikatinktur hinzu. Tagsüber in kleinen Schlucken trinken.
Zwei weitere Teegemische: 1 Teil Arnika mit je 3 Teilen Johanniskraut, Melisse und Mistel.
1 Teelöffel des Gemischs wird aufgebrüht. 8 bis 10 Minuten ziehen lassen. Schluckweise trinken.
Die zweite Mischung besteht zu gleichen Teilen aus Enzianwurzel, Gartenraute, Löwenzahnwurzel, Meisterwurzel, Mistel, Queckenwurzel, Rosmarin, Salbei und Sonnentau. Die Kräuter werden gemahlen und dann wie oben behandelt.
Man kann sie allerdings auch aufkochen. Sie sind dann aber für manchen Geschmack zu stark.

Rezept bei Herz- und Kreislaufstörung:
Man mischt einen Tee zu gleichen Teilen aus Birkenblättern, Gartenraute, Goldrute, Labkraut, Lavendelblüten, Melissenblätter, Mistel, Rosmarin, Tausendguldenkraut, Wacholderbeeren und Weißdornblüten.
1 Teelöffel des Gemischs auf 1/4 Liter Wasser kalt ansetzen, später aufkochen und 8 bis 10 Minuten ziehen lassen. Mehrmals am Tage einen Schluck davon nehmen.

Aufstoßen

Das sogenannte Rülpsen entsteht, wenn sich Luft im Magen sammelt oder bildet. Die Ursachen können auch nervöser Natur oder die Folge übermäßiger Gasbildung bei Verdauungsstörungen sein. Gelangt saurer Magensaft mit der Luft in die Speiseröhre, so verspürt man das häßliche Sodbrennen. Man vermeide alle fetten, süßen und leicht gärenden Speisen. Bestes Gegenmittel ist ein Löffel Heilerde mit etwas Wasser vor dem Essen genommen. Pfefferminz- und Wermuttee lindern.

Rezept:
Je 10 g Baldrian und Anis, je 15 g Melisse und Pfefferminze. Davon 1 gehäufter Teelöffel auf 1 Tasse siedendes Wasser. Vor dem Essen jeweils 1/2 Tasse.
Oder: 10 g Enzianwurzel, 20 g Kamille und 20 g Pfefferminze. Aufguß 1 gehäufter Teelöffel auf eine Tasse siedendes Wasser. Nach dem Essen stets 1 Tasse trinken.
Oder: 10 g Enzianwurzel, 30 g Pfefferminze, 30 g Thymiankraut, 10 g Tausendgüldenkraut, 10 g Tormentillwurzel und 10 g Wermut. 2 Eßlöffel mit 1/4 Liter siedendem Wasser übergießen. Eine Viertelstunde ziehen lassen. Davon 3mal täglich 1 Tasse heiß trinken.

● Asthma

Die anfallsweise auftretende Atemnot entsteht durch Funktionsbehinderung der tieferen Luftwege. Sie ist Sympton bei Störungen des Lungenkreislaufes durch Herzleiden und Hochdruck (Asthma cardiale), bei Nierenleiden durch zerebrale Störungen des Atemvorganges (Asthma uraemicum).
Das Bronchialasthma beruht auf einer Verengung der feineren Luftröhrenäste, verbunden mit Übersekretion und Entzündung.
Herzasthma-Anfälle bekämpft man sofort mit heißen Hand- und Fußbädern. Ableitung von der Brust erreicht man durch Tee von Maiglöckchen, Mistel, Raute, Bibernelle und Arnika. Beim Bronchialasthma-Anfall empfehlen sich ebenfalls heiße Hand- und Fußbäder, heiße Aufschläge auf Brust und Leib. Rohkost und salzarme Ernährung sind nötig.
Anschließend an die Behandlung sind Waschungen und kalte Bäder zu empfehlen – zusätzlich Holunder- und Huflattichsaft oder Tee von Eibisch, Huflattich, Lungenkraut, Thymian, Brennessel und Taubnessel, Lindenblüten und Fenchel. Auch Tee von Isländisch Moos und Veil-

chenblättern bzw. -wurzeln lindert das Leiden. Ärztliche Betreuung ist unerläßlich.
Rezept:
Tee von Betonienblättern schleimlösend.
Ehrenpreistee (10 g auf 1 Tasse Wasser) tagsüber in kleinen Schlucken erleichtern.
Oder: Man mischt zu gleichen Teilen Eibischblätter, Fenchel, Gartenraute, Huflattichblüten, Johanniskraut, Lungenkraut, Salbei, Sonnentau, Spitzwegerich und Schlüsselblumenblüten. 1 Teelöffel dieses Gemisches kocht man in 1/4 Liter Wasser auf und läßt diesen Tee ziehen. Die Kräuter müssen gemahlen sein. Getrunken werden tagsüber nur kleine Schlucke.
Oder: Zu gleichen Teilen Malvenblüten, Lavendelblüten, Huflattichblätter und Schafgarbenkraut. 1 Eßlöffel der Mischung auf 1 Tasse Wasser. Mehrmals am Tage 1 Tasse warm trinken.

Augenbindehautentzündung

Die Augen müssen mit einer dunklen Brille gegen das Licht geschützt werden. Fernsehen ist unbedingt zu meiden.
Rezept:
1 Eßlöffel Augentrosttee wird mit 1/4 Liter Wasser zum Aufkochen gebracht. Man trinkt diesen Tee tagsüber in kleinen Schlucken.
Zusätzlich empfehlen sich feuchtwarme Aufschläge mit Augentrosttee.

Beruhigungsmittel

Zur Dämpfung der Erregbarkeit des Zentralnervensystems empfehlen sich warme Bäder mit Baldrian- bzw. Fichtennadelabkochung. Zu innerlichen Verwendung stehen Baldrian, Hopfen, Heidekraut- und Lavendelblüten zur Verfügung.
Rezept:
Mischung aus 10 g Lavendelblüten, 10 g Bitterklee und 30 g Melisse. Aufguß 1 Teelöffel auf 1 Tasse siedendes Wasser. Mehrmals am Tag trinken.

Oder: Mischung Hopfenzapfen und Baldrian je 10 g, dazu 30 g Pfefferminze. Aufguß wie oben.
Oder: Rosmarin und Fenchel je 10 g, dazu 30 g Melisse. Aufguß wie oben.

Bettnässen

Der Harnabgang während des Schlafens, meist nur bei Kindern vorkommend, hat häufig seeliche Ursachen. Man sorge für regelmäßige Nahrungsaufnahme und verabreiche nach 16 Uhr keine Getränke mehr. Auch Suppen oder Soßen müssen entfallen. Reizlose und salzarme Kost ist anzuraten.
Man wecke das Kind kurz vor Mitternacht und gegen 3 und 6 Uhr morgens zum Urinieren. Mit der Zeit verschiebt man diese Termine immer mehr, bis auf diese Weise das Bettnässen behoben ist. Erst dann baut man die nächtlichen Wecktermine langsam ab. Zusätzlich gibt man heiße Sitzbäder und Dampfkompressen für die Blase. Möglichst morgens und abends 2-4 Minuten Wassertreten. Im Sommer Barfußlaufen. Erwachsene sollten außerdem Oberkörperwaschungen, Kniegüsse und Wechselhalbbäder nehmen.
Rezept:
Morgens und abends je 1/2 Tasse Schafgarbentee. Auch Tee der Goldrute (10 g auf 1 Tasse). Oder Eicheltee.
Oder eine Teemischung zu gleichen Teilen aus Goldrute, Johanniskraut und Tormentillwurzel. 1 Teelöffel des Gemischs auf 1/8 Liter Wasser aufkochen und – wie alle anderen Tees auch – vor 17 Uhr trinken lassen.

Blähungen

Eine starkverbreitete Beschwerde, die man nicht zu leicht nehmen darf, zumal sie chronisch werden kann.
Nahrungsmittel wie Kohl, Hülsenfrüchte, frisches Brot vermehren die Gasbildung. Bei Verdauungsstörungen steigert sie sich krankhaft. Bei zu

starken Fäulnisvorgängen kann eine schmerzhafte Aufblähung des Leibes eintreten.
Einem akuten Blähsuchtanfall begegnet man am besten mit einem heißen Leibaufschläger (Essigwasser), der jede Viertelstunde erneuert wird. Außerdem trinke man Kümmel- oder Fencheltee.
Wer an chronischer Blähsucht leidet, sollte nicht den Fehler begehen, auf Milchdiät überzugehen. Er muß im Gegenteil gesunde Vollkostnahrung wählen. Viel Bewegung und für den innerlichen Gebrauch Heilerde, Kaffeekohle, Kümmel, Fenchel, Kamille und Anis sind zu empfehlen.
Tägliche Unteraufschläger, später Oberaufschläger und Ganzwaschungen mit Essigwasser, Halbbäder und Wechselsitzbäder tragen ebenfalls zur Linderung und Ausheilung des lästigen Leidens bei.
Rezept:
Tee von Pfefferminze, Baldrian oder Rosmarin. Bewährt hat sich auch der sogenannte „Vierwindtee“ aus Fenchel, Kümmel und Pfefferminze.
Ein altes Hausmittel ist Kümmel in Milch gekocht. Melissentee hilft ebenfalls (20 g auf 1 Liter Wasser). Liebstöckeltee empfiehlt sich bei Blähungskoliken.

Blasenkatarrh ●

Das meist durch Erkältung des Leibes oder der Beine hervorgerufene Leiden kann auch durch Fremdkörper, Blasensteine, zu starkem Harndrang und schmerzhaftem Harnlassen führen. Schwere Fälle sind mit Blut- bzw. Eiterbeimengungen verbunden. Ärztlicher Rat ist einzuholen.
Warme Sitzbäder mit Zinnkrautsud oder Haferstroh lindern ebenso wie auf den Leib gelegte Dampfkompressen.
Nach Besserung des Leidens sollte man zu Ganzwaschungen und kalten Leibauflagen übergehen. Halbbäder und Schenkelgüsse härten den Körper allgemein ab.

Die Ernährung ist auf reizlose Kost umzustellen. Keine Gewürze. Obst- und Milchtage sind zu empfehlen.

Rezept:

Bärentraubentee (2 Eßlöffel auf 3 Tassen Wasser, auf 2 eingekocht). Morgens und abends zu trinken, bis sich der Harn klärt. Dann einstellen. Oder Hauhecheltee (15 g auf 1/2 Liter Wasser). am Tage 3mal einnehmen.

Tee aus der Weißen Taubnessel (5 g auf 1/2 Liter), zweimal täglich je 1 Tasse trinken.

Oder: Teemischung zu gleichen Teilen aus Bärentraubenblättern, Ehrenpreis, Goldrute, Petersiliensamen, Salbei, Schachtelhalm und Stiefmütterchen. 1 Eßlöffel des Gemisches wird in 1/8 Liter Wasser gekocht, ziehen lassen. Täglich in kleinen Schlucken zusichnehmen.

Oder: Mischung aus 10 g Queckenwurzel, 20 g Birkenblätter und 20 g Indischer Nierentee. 1 Teelöffel auf siedendes Wasser. 3mal täglich.

- **Blasensteine**

Entfernung nur durch Blasenspiegelung und Steinzertrümmerer möglich. Es gibt keine anderen zuverlässigen Mittel zur Zeit. Arzt aufsuchen. Sonst wie bei Blasenentzündungen verhalten. Das folgende Rezept kann nur therapie-unterstützend sein.

Rezept:

Schöllkraut 5 g, Queckenwurzel 15 g und Hauhechelwurzel 30 g im Aufguß 2 bis 3mal täglich 1 Teelöffel auf 1 Tasse Wasser abkochen.

Oder: Baldrianwurzel 5 g, Bruchkraut 15 g und Birkenblätter 30 g. Wie oben.

Jeder Arzt wird darauf hinweisen, daß mit Rückfällen und Folgeerkrankungen (z. B. Nierenbeckenentzündung) gerechnet werden muß. Eine nachhaltige Gefährdung der Gesundheit und Arbeitsleistung ist bei frühzeitiger ärztlicher Behandlung und späterer regelmäßiger Beobachtung nicht zu befürchten.

Blutarmut ●

Wenn nicht durch Blutverluste entstanden, liegt ein Versagen der blutbildenden Organe vor, das durch längere Unterbrechung einer gesunden Lebensweise, durch Mangel an frischer Luft und Sonne und Vernachlässigung lebenswichtiger Nährstoffe bedingt sein kann. Auch durch Magenoperationen oder Magenstörungen kann Blutarmut auftreten.
Heilung ist nur durch völlige Umstellung der Lebensweise möglich. Man suche Licht, Luft und Sonne auf, mache sich viel Bewegung und ernähre sich auf eine naturgemäße Weise. Eisenreiches Gemüse wie Spinat und Sauerampfer ist zu empfehlen. Rohe und angebratene halbrohe Leber hilft in schweren Fällen ebenso wie frische, ungewürzte Blutwurst. Der Arzt wird Vitamin B 12 oder Leberpräparate spritzen.
Ganzwaschungen nach Wassertreten, auch Fuß- und Armanwendungen. Halbbäder langsam ansteigend.
Rezept:
Altes Hausmittel Eicheltee. Auch Tee von Wacholderbeeren oder vom Zinnkraut.
Oder: Mischung aus gleichen Teilen Arnikablütenblätter, Brunnenkresse, Eichenrinde, Eisenkraut, Johanniskrautblüten, Ringelblumenblüten und Schachtelhalm. 1 Eßlöffel des Gemisches wird kalt in 1/4 Liter Wasser angesetzt und später aufgekocht. Nach dem Ziehen seiht man es ab und trinkt es tagsüber in kleinen Schlucken. Mit Honig süßen.

Blutdruck

Er wird von körperlichen und seelischen Belastungen stark beeinflußt. Stoffwechselschlacken, Nikotin und Blei sind häufige Ursachen. Kopfschmerzen, Schwindel und Schlaflosigkeit sind die Folge.
Blutdrucksenkende Mittel helfen nur vorübergehend. Der beste Weg ist die radikale Umstellung der Ernährung und Lebensweise. Man sollte

Fleisch und Salz möglichst ganz meiden. Die Umstellung sollte aber nicht zu radikal vorgenommen, sondern durch eine Fastenkur mit anschließendem Saftfasten eingeleitet werden.
Armbäder und Armgüsse, Sitzbäder, Fußwechselbäder und Lendenwickel tragen zur Regulierung des Kreislaufes bei. Leichte Gymnastik dient der Gefäßentspannung und der Entlastung des Kreislaufes.
Rezept:
Tee von 10 g Rauwolfiawurzel, 20 g Rautenblätter und 20 g Melisse. Aufguß 1 Teelöffel auf 1 Tasse siedendes Wasser. 2mal täglich.
Oder: Je 10 g Mistel, Gänsefingerkraut, Arnikablüten und 20 g Schachtelhalm. Anwendung wie oben.
Oder: Je 10 g Weißdornblüten, Rautenblätter, Birkenblätter und 20 g Mistel. Anwendung wie oben.

- Blutstillung

Bettruhe und kalte Auflagen bis der Arzt kommt. Bei kleinen Wunden lagert man den verletzten Teil hoch und benutzt einen Druckverband. Bei inneren Blutungen äußerste Vorsicht geboten.

- Brandwunden

Wenn Verbrennungen zweiten oder dritten Grades mehr als ein Drittel der Hautoberfläche erfaßt haben, besteht Lebensgefahr. Sofortige Krankenhausüberführung notwendig!
Schmerzlich gerötete Haut: erster Grad.
Blasen: zweiter Grad. Sofort Arzt.
Absterbendes Gewebe: dritter Grad. Sofort Arzt!
Rezept nur zur Heilungsunterstützung:
Brunnenkressensalbe (aus Blättern).
Linolsalbe (Brandsalbe) und Pappelsalbe.
Johanniskrautöl (äußere Anwendung) oder Tinktur der Ringelblume.
Waschungen mit Eichenabsud.

Bronchialkatarrh

Diese Erkrankung ist in erster Linie auf Erkältung zurückzuführen. Aber auch Reizstoffe wie Staub, Rauch und chemische Dämpfe und Infektionskrankheiten (Masern, Keuchhusten u. ä.) können sie hervorrufen. Sie erfaßt Kehlkopf, Stirnhöhlen und Augen. Schnupfen kommt hinzu. Trockene Luft und Rauch müssen vermieden werden.
Beim akuten Bronchialkatarrh zeigt sich schleimig-eitriger Auswurf.
Bettruhe. Fasten ist zweckmäßig. Brusttee und hustenfördernde Mittel einnehmen. 6-10 mal am Tage Essigwasserwaschungen. Zum Schwitzen wählt man einen Brustwickel.
Der chronische Bronchialkatarrh entwickelt sich aus einer verschleppten akuten Erkrankung. Er ist meist mit Atemnot, trockenem Husten und gelegentlichem Auswurf verbunden.
Rezept:
Brusttee (fertig in der Apotheke) führt zur Entschleimung. Am besten mit Honig nehmen. Alanttee (25 g auf 1/4 Liter Wasser) abkochen, ebenso Bibernelltee. Tagsüber in kleinen Schlucken.
Oder: Abgekochtes Isländisches Moos (1 Teil Moos zu 25 Teilen Wasser).
Oder: Mischung aus gleichen Teilen Arnikablütenblättern, Ehrenpreis, Eibischwurzel, Holunderblüten, Huflattichblüten, Johanniskraut, Lungenkraut, Schlüsselblumenblüten, Süßholzwurzel und Thymian. 2 Eßlöffel des Gemisches werden in 1/4 Liter Wasser kalt angesetzt. Später läßt man sie kochen und ziehen. Nach dem Seihen trinkt man den Tee möglichst warm in größeren Schlucken. Mit Honig süßen.

Darmblähungen

Siehe auch Blähungen.
Ursachen liegen meist bei nichtbekömmlichen Speisen wie Hülsenfrüchten, Kraut und Kohl. Auch frisches Brot und Steinobst kann abträglich sein.

Rezept:
Wie bei Blähungen. Ein bewährtes Teegemisch sei zusätzlich genannt. Es besteht zu gleichen Teilen aus Enzianwurzel, Fenchel, Kamille, Kalmus, Kümmel, Pfefferminze und Tausendgüldenkraut. 1 Teelöffel des Gemisches auf 1 Tasse Wasser aufbrühen. Nach den Mahlzeiten trinken.

- Darmkatarrh akut

Bakterien oder eine Entzündung der Darmschleimhaut, auch der Genuß von verdorbenen Speisen oder zu kalten Getränken, aber auch Würmer können die Ursache sein. Häufig treten Leibschmerzen auf und heftige Durchfälle. Fieber ist selten.
Fasten mit Tee von Pfefferminz, Schafgarbe oder Wermut.
Hält der Durchfall länger an, so empfiehlt sich ein Apfeltag. Er ist zu wiederholen, wenn der Durchfall anhält.
Heublumenkompressen auf den Leib. Auch Dampfkompressen und warme Vollbäder sind dienlich. Grundsätzlich sind alle blähenden Speisen schädlich. Sehr gut bewähren sich kalte Auflagen (Essigwasser) vor dem Essen. Zur körperlichen Kräftigung tragen Oberkörperwaschungen bei. Innerlich sollte man heilend wirkende Mittel wie Heilerde, Kaffeekohle, Heidelbeersaft, Bohnenkrauttee und Tormentillwurzeltee verwenden.
Rezept:
Schafgarbentee. Oder eine Teemischung zu gleichen Teilen aus Eichenrinde, Heidelbeeren, Johanniskraut, Kalmus, Kamille und Tormentillwurzel. 2 Teelöffel des Gemisches auf 1/4 Liter kalt angesetzt, später kochen und ziehen lassen. Ungesüßt tagsüber in kleinen Schlucken trinken. Oder: Mischung aus 10 g Thymian, 20 g Eibischwurzel, 20 g Tormentillwurzel. 1 Teelöffel des Gemisches (gehäuft) mit 1 Tasse kaltem Wasser ansetzen, bedecken, später kurz aufkochen. Etwa

1 Stunde ziehen lassen und abgießen. 1 bis 2 Tassen am Tag lauwarm schluckweise trinken. Oder: Gemisch aus 20 g Walnußblätter, 10 g Kamille und 10 g Pfefferminze. 1 Teelöffel auf 1 Tasse siedendes Wasser. 3 bis 5mal täglich 1 Tasse trinken.

Darmkatarrh chronisch

Rezept:
Tausendgüldenkrauttee gemischt mit Wermuttee. Ebenso gut ist Kamillen- und Salbeitee. Man kann auch Tee von Kümmel, Pfefferminze oder Anis verwenden. Sie müssen tagsüber in großen Schlucken eingenommen werden.
Feuchtwarme Wickel mit Kamillentee.

Durchfall

Siehe Darmkatarrh.

Ekzem

Siehe Flechten.

Englische Krankheit ●

Das auch Rachitis genannte Leiden findet man häufig bei künstlich ernährten Kindern. Es ist in erster Linie eine Vitaminmangelkrankheit. Ärztliche Hilfe ist dringend erforderlich.
Rezept:
Eichelkaffee. 1 Teelöffel pro Tasse, aber 1/2 Stunde ziehen lassen.
Teegemisch aus gleichen Teilen von Brunnenkresse, Eichenrinde, Krappwurzel, Ringelblumenblüten, Sassafrasholz, Wacholderspitzentriebe und Zinnkraut. 2 Eßlöffel kalt auf 1/4 Liter Wasser ansetzen, später aufkochen, ziehen lassen und abseihen. Mit Honig süßen. Tagsüber in Schlukken trinken.
Oder: Je 1 Teil Schachtelhalm, Labkraut, Betonie, Mistel und Walnußblätter mit 2 Teilen Thymian. Pro Tasse 1 Teelöffel. Täglich 2 Tassen. Zubereitung wie vorher.
Stets wird der Arzt eine Vitamin-D-Behandlung durchführen.

- **Entfettungskuren**

In leichten Fällen geht man auf eine kalorienarme vegetarische Kost über. Man vermeide alle tierischen Schlachtfette. In schweren Fällen beginnt man zur Entschlackung des Körpers mit einer Fastenkur. Danach ernährt man sich mit Rohkost und Obstsaft.

Völlig falsch und schädlich sind mit Gewalt durchgeführte Hungerkuren. Man darf keinen Hunger leiden. In allen Fällen ist der Arzt zu befragen.

Die beste Entfettungskur ist die Einschränkung des Kalorienverbrauchs, wobei es zu beachten gilt, daß der Körper dennoch die notwendigen Aufbaustoffe erhält.

Man muß aber auch nach der Kur eine gesunde Ernährungsweise beibehalten, da sonst der Körper den mühsam erreichten Gewichtsverlust schnell wieder aufholt.

Zur Einschränkung der Nahrungsmenge müssen sich Gymnastik und Wanderung gesellen. Ebenso wichtig sind Wasseranwendungen wie Kurzwickel, Spanischer Mantel und Güsse.

Rezept:

Teegemisch zu gleichen Teilen aus Attich, Blasentang, Braunwurz, Brunnenkresse, Goldrute, Johanniskraut, Rosmarin, Sennesblätter und Storchenschnabel. 2 Teelöffel dieses Gemisches in 1/4 Liter Wasser kalt ansetzen, später aufkochen und abseihen. Morgens auf nüchternen Magen trinken, ebenso abends. Ungesüßt.

- **Erfrierungen**

Der Körper ist durch Kälteeinwirkung ganz oder örtlich abgekühlt. Die Gefäße haben sich zusammengezogen und die Durchblutung liegt unter dem Durchschnitt. Örtliche Folgen sind die blaurot-violette Färbung, Schwellungen und Blasenbildung, sowie das Absterben des Gewebes. Diese Kennzeichen können oft erst nach Stunden oder sogar Tagen in Erscheinung treten.

Liegt eine allgemeine Erfrierung vor, so muß für

eine intensive Aufwärmung von außen gesorgt werden. Sind die Erfrierungen örtlicher Natur, so muß man behutsam für langsame Erwärmung sorgen. Es empfiehlt sich, die betroffenen Stellen mit kaltem Wasser oder Schnee mehrfach hintereinander einzureiben. Es ist wichtig, daß sich die Wärme vom Körper her entwickelt.
Frostbeulen und Gefäßschäden örtlicher Natur behandelt man am besten mit Wechselbädern.
Man unterscheidet bei Erfrierungen – wie bei Verbrennungen – 3 Arten:
Rötung mit Schwellung der Haut: erster Grad.
Blasenbildung und schwerheilende Geschwüre durch Frost: zweiter Grad.
Völliges Absterben betroffener Körperteile: dritter Grad. Schnelle ärztliche Hilfe notwendig!
Rezept:
Frostbeulen mit Ringelblumensalbe einreiben. (Apoth.) Waschungen mit Eichenrindenabsud oder Zinnkrautabsud.
Bäder mit aufgekochter Eichenrinde (2 Hände voll). Einreibungen mit Zitronensaft.

Fieber ●

Der heilsame Vorgang zur Abwehr eingedrungener Krankheitskeime. Man heilt heute Krankheiten durch künstliches Fieber.
Rezept:
Holunderblütentee mit Honig gesüßt.
Bei Grundursache Gallenleiden empfiehlt sich ein Gemisch. Gleiche Teile aus Bibernelle, Wermut, Löwenzahn, Tausendgüldenkraut und Efeu. Diese Mischung wird in etwa 1 1/2 Liter Apfelwein 2 bis 3 Minuten gekocht, dann angeseiht. Täglich nicht mehr als 1/4 Liter trinken.
Oder: Neue Mischung zu gleichen Teilen. Arnikablütenblätter, Bitterklee, Hauswurz, Holunderblüten, Johanniskraut, Pomeranzenblüten und Ringelblumenblüten. 2 Teelöffel auf 1/4 Liter Wasser aufkochen, ziehen lassen und abseihen. Ungesüßt in kleinen Schlucken trinken.

Kühlende Getränke von Zitronen und Beeren, auch Saft von Orangen und rohen Roten Rüben.

Fingergeschwür

Es entsteht durch kleine Verletzungen, bringt Rötungen und Schwellungen mit sich und entwickelt Eiter. Wenn es tiefer greift, kann es zu komplizierten Vergiftungen führen. Man wende rechtzeitig heiße Heublumenwickel an, auch Leinsamen – Bockshornklee um Hand und Arm ist wirksam – Lehm und Heilerdeumschläge lindern den Schmerz vor und nach der Eröffnung, die vielleicht sogar operativ erfolgen muß. Man benutze heiße Bäder mit Kamille, Osterluzeiabkochungen oder Echinacea.

Rezept:

Tee zu gleichen Teilen aus Arnikablütenblättern, Johanniskraut und Ringelblume. 1 Teelöffel des Gemisches auf 1/4 Liter Wasser kalt aufsetzen und später kochen. Ziehen lassen, abseihen und dann stündlich einen Schluck einnehmen.

Bei Fieber nur Obstsaft trinken.

Wenn die Entzündung fortschreitet, ist unbedingt ein Arzt aufzusuchen.

● Flechten

Volkstümliche Bezeichnung für Ekzeme. Diese häufige Hauterkrankung beruht zunächst auf Überempfindlichkeit der Haut gegen Reize verschiedener Art. Die akute Form ist – entgegen der allgemeinen Ansicht – nicht ansteckend.

Die Ursachen chronischer Flechten sind vielseitig, sehr oft allergisch. Auf alle Fälle den Arzt befragen.

Rezept:

Teemischung zu gleichen Teilen aus der Berberitzenwurzelrinde, Ehrenpreis, Klette, Labkraut, Ringelblume und Stiefmütterchen. 1 Eßlöffel des Gemisches auf 1/4 Liter Wasser kalt ansetzen, später aufkochen und abseihen. Tagsüber in kleinen Schlucken trinken.

Bei nässender Flechte: Umschläge von zer-

quetschten Spitzwegerichblättern, möglichst mit Lungenkraut (1 : 1) gemischt.
Bäder mit Zitronenkrautzusatz oder Kräutermischung von Kamille, Haferstroh und Weizenkleie.

Furunkel

Diese Hauteiterung beginnt meist mit einer Haarbalgentzündung. Sie kann auch im Unterhautzellgewebe entstehen, ist örtlich begrenzt und ansteckend.
Man behandelt diese Hauteiterung am besten durch anfängliches Fasten und langsamen Übergang zu einer gesunden Ernährung (Rohkost), zu der in diesem Fall auch Hefe (Vitamin B) gehört. Wichtig ist auch der geregelte Stuhlgang.
Ganzwaschungen kräftigen die Haut. Halbbäder und Vollbäder mit Heublumensud, Güsse, Luft- und Sonnenbäder tragen zur Heilung bei.
Örtlich wendet man Bockshornkleeauflagen oder Leinsamenauflagen und Andampfungen erfolgreich an. Eine schnellere Reifung des Furunkels erreicht man durch Lehmauflagen.
Rezept:
Teegemisch zu gleichen Teilen aus Arnika, Ehrenpreis Johanniskraut, Ringelblume und Salbei. 2 Eßlöffel des Gemisches auf 1/4 Liter Wasser aufkochen und nach dem Ziehen abseihen. Stündlich einen Schluck.
Oder: Je 25 g Kamillen und Arnika. 1 bis 2 Eßlöffel auf 1 Tasse siedendes Wasser zu Umschlägen oder Bädern.
Oder: 5 g Lavendel, 10 g Eichenrinde, 10 g Kalmus und 25 g Kamillen. 1 Eßlöffel auf 1 Tasse siedendes Wasser zu Umschlägen oder Bädern.
Man kann auch Kamillen alleine anwenden. 2 Eßlöffel auf 1 Tasse siedendes Wasser zu Bädern oder Umschlägen.
Oder: Heiße und feuchte Kissen mit Kamillen in Leinenbeutel auf entzündete Stellen legen.
Beim Zunehmen der Schmerzen sollte man die

warmen Breiumschläge (siehe oben) wiederholen.

Fuß-Schweiß

Meist die Folge falschen Schuhwerks.
Er ist eine Ausleitung bei Selbstvergiftung des Körpers und darf daher nicht unterdrückt werden. Man findet ihn bei blutarmen und stoffwechselkranken Menschen. Kneipp empfiehlt im Sommer Barfußlaufen und sonst warme Salzbäder mit anschließendem Knieguß. Zu Beginn täglich, später alle 2 oder 3 Tage. Kaltanwendungen sollten folgen. Auch Fußdampfbäder dienen der Ableitung. Die Kost sollte reizlos sein. Viel Bewegung und Luftbäder dienen der Heilung.
Rezept:
Waschungen mit Eichenrindenabsud.
Farnkräuter als Schuheinlage. Alle 2 Tage wechseln. Heiße Fußbäder mit Zusatz Haferstroh, Latschenöl oder Heublumen. Schwefelblume täglich 1 Teelöffel in die Schuhe.
Bei Wundsein Ringelblumensalbe.
Zusätzlicher Genuß von Holundersaft und Salbeitee ergänzt die Heilungsmaßnahmen.

● Gallenleiden

Wenn heftige Schmerzen, die kolikartig auftreten in den Rücken ausstrahlen und bis in die rechte Schulter gelangen und womöglich Erbrechen, Schüttelfrost und Fieber auftreten, so handelt es sich um einen Gallenanfall. Ohne Arzt geht es dann nicht! Es kann sein, daß er mit Morphium Abhilfe schaffen muß.
Da es sich eventuell um einen Durchbruch oder einen Verschluß handeln kann, der eine sofortige Operation notwendig macht, sollte man Krankheitserscheinungen der erwähnten Art nicht unterschätzen.
Rezept:
Bei Gallenblasenentzündung oder Steinerkrankung empfiehlt sich ein Teegemisch, das zu gleichen Teilen aus Bitterklee, Johanniskraut,

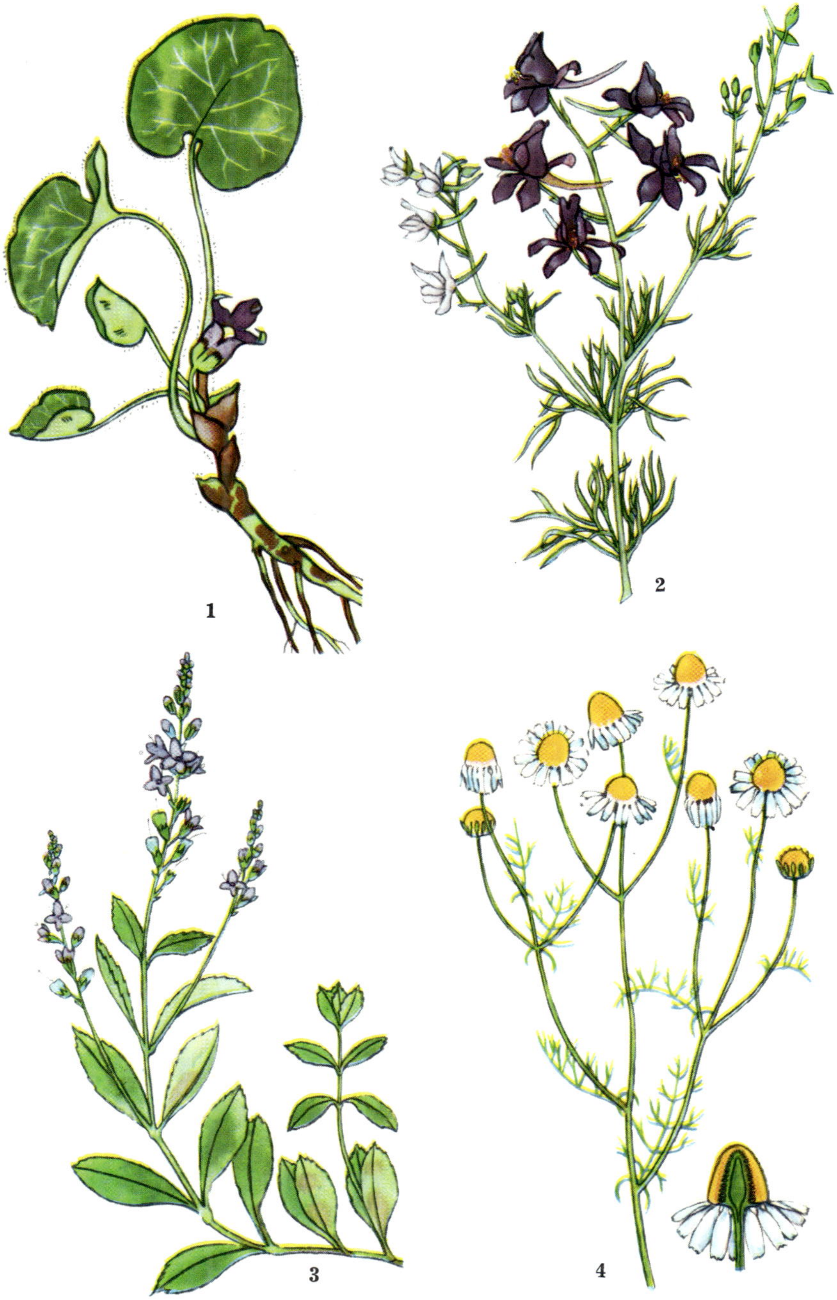

TAFEL 25

1 Haselwurz (*Asarum eurpaeum*)
2 Rittersporn (*Delphinium consolida*)
3 Ehrenpreis, echter *(Veronica officinalis)*
4 Kamille, echte (*Matricaria chamomilla*)

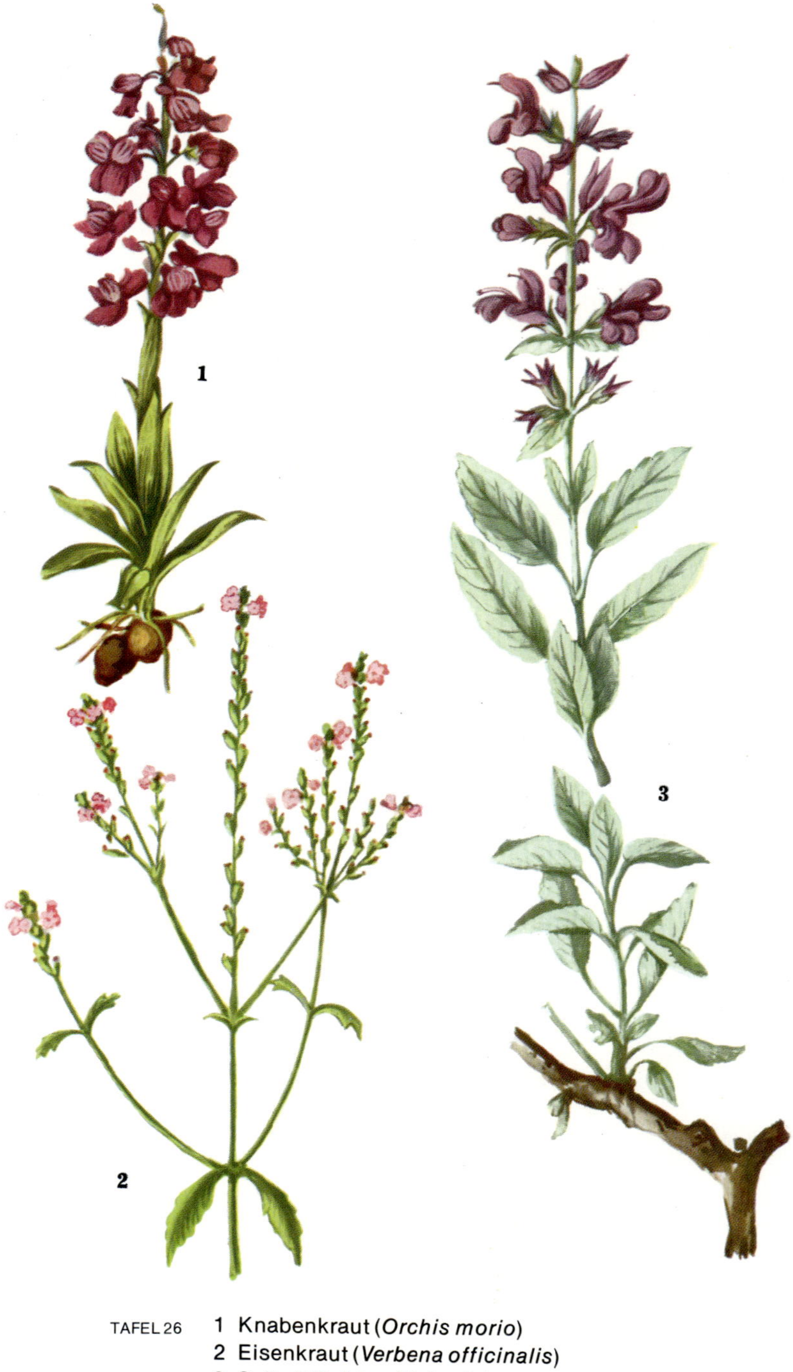

TAFEL 26 1 Knabenkraut (*Orchis morio*)
2 Eisenkraut (*Verbena officinalis*)
3 Salbei (*Salvia officinalis*)

Löwenzahnwurzel, Kurkumawurzel, Mariendistelsamen, Pfefferminze und Schafgarbe besteht. 1 bis 2 Eßlöffel werden mit 1/4 Liter kaltem Wasser aufgestellt, später aufgekocht. Ziehen lassen und dann ungesüßt tagsüber in kleinen Schlucken eingenommen. Es helfen aber auch einfache Tees von Faulbaumrinde, Pfefferminztee (ungesüßt und heiß) sowie der Blättersaft der Wegwarte.
Weitere Teemischungen: Je 25 g Pfefferminze und Schöllkraut im Aufguß, 1 Teelöffel auf 1 Tasse siedendes Wasser. Man trinkt am Morgen und Abend.
Oder: Je 15 g Pfefferminze und Faulbaumrinde, 10 g Salbei und je 5 g Sennesblätter und Kümmel. 1 Teelöffel (gehäuft) auf 1 Tasse siedendes Wasser. Nur abends zu trinken.
Oder: Je 5 g Kümmel und Rhabarber, 10 g Mariendistelfrüchte, je 15 g Pfefferminze und Faulbaumrinde. Ein Aufguß von 1 gehäuften Teelöffel auf 1 Tasse siedendes Wasser. Tagesmenge 3 Tassen, am besten zur Zeit der (anfangs ausfallenden) Mahlzeiten.
Nach einem zu empfehlenden Teefasten ist vegetarische Kost von Vorteil. Dazu sollte man mehrmals täglich frisches Obst essen. Dörrpflaumen fördern den Stuhlgang. Sehr bekömmlich sind geriebener Rettich und Sellerie.
Schwarzer Tee, Kaffee, Tabak und Alkohol sind strengstens zu meiden.
Beste Entlastung bringen heiße Aufschläge (Haferstroh oder Heublumen). Gut sind auch Dampfkompressen auf Leber- und Gallengegend. Wenn Frösteln auftritt, sollte man dem Kranken eine Wärmflasche an die Füße legen.

Gastritis	Siehe Magenkatarrh
● Gehirnerschütterung	Auf jeden Fall Arzt rufen! Die Dauer der Bewußtlosigkeit zeigt die Schwere der Erschütterung an. Wenn Blutungen aus Nase und Ohren hinzutreten, handelt es sich wahrscheinlich um einen Schädelbruch. Der Kranke braucht für Wochen eine flache Lagerung und absolute körperliche und geistige Ruhe. Man erwärmt ihn durch Wärmflaschen an den Seiten und den Füßen. Kalte Stirnkompressen und Nackenaufschläger. Nach Körpererwärmung geht man zu Wadenwickeln und kalten Leibaufschlägern über. Auch Ober- und Unteraufschläger sind angebracht. Als Nahrung empfehlen sich anfangs nur natürliche Säfte, später Rohkost und vegetarische Kost.
Gerstenkorn	Die eitrige Entzündung eines Haarbalgs der Augenlider läßt den Lidrand anschwellen und sich röten. Unangenehmer Juckreiz, dem man nicht nachgeben darf. Sehr wirksam sind mit Bockshornkleesamen, Leinsamen oder Kartoffelbrei gefüllte heiße Aufschläge. Zusätzlich empfiehlt sich besonders bei Eröffnung des Gerstenkorns ein Augenbad mit Augentrosttee.
Geschwür	Die Ursachen sind vielseitig. Die Eigenheilung muß angeregt werden, auch der örtliche Blutumlauf ist zu bessern, damit die Heilentzündung Unterstützung findet. Fasten und Obstkuren sind sehr wichtig. Später Rohkost. Auflagen aus Zinnkraut, Osterluzeiabkochungen, auch Abkochungen von Kamille, Heublumen oder Bockskleesamen und Lehmauflagen sind wirksam.

Gesichtsschmerzen

Sie beruhen auf einer neuralgischen Erkrankung der Gesichtsnerven, die sowohl seelischer Natur als auch durch Erkältungen und Magenverstimmungen hervorgerufen sein können.
Man reibt das Gesicht mit Melissengeist ein. Später folgt eine Dampfkompresse oder ein Gesichtsdampfbad. In den darauf folgenden Tagen vorzunehmende Gesichtsgüsse sind ebenfalls oft erfolgreich. Achten Sie auf einen geregelten Stuhlgang!

Gicht ●

Dieses Leiden entsteht durch eine Störung der Harnsäureausscheidung. Dadurch bilden sich Gichtknoten in der Nähe der Hautoberfläche. Die früher auch „Zipperlein" und „Podagra" genannte Erkrankung wird häufig mit Rheumatismus verwechselt.
Die Gicht ist eine sehr schmerzhafte, in manchen Familien erblich auftretende Erkrankung. Sie wird durch übermäßige Nahrungszufuhr, sowie reichlichen Fett- und Alkoholgenuß begünstigt. Eine Nahrungsumstellung auf vegetarische Kost ist oft lebenswichtig. Alkoholgenuß muß aufgegeben werden. Ärztliche Beratung ist unerläßlich.
Rezept:
Bei akutem Anfall verwendet man heiße Haferstroh-, Heublumen- oder Kartoffelbreisäcke und Vollbäder mit Heublumen- oder Haferstrohsud, anschließend Packungen. Später geht man zu Kaltanwendungen über, wobei man mit Waschungen des Ober- und Unterkörpers beginnt. Güsse und Halbbäder und der Spanische Mantel sind sehr wirksam. Innerlich kann man die Heilwirkung durch dreimal 10-30 Tropfen Herbstzeitlosetinktur unterstützen. Die Gabe ist sofort einzustellen, wenn Durchfall hervorgerufen wird.
Helfende Tees und Kräutertinkturen gibt es für Gichtkranke genug. Es seien hier die bekanntesten genannt:
Bibernelletee mit Honig gesüßt.

Birkenblättertee, Klettenblättertee,
Erdbeerblättertee, Goldrutentee,
Kreuzdorntee (von der Rinde),
Queckentee, Hauhecheltee,
Zinnkrauttee (nicht täglich!).
Arnikatinktur muß über längere Zeit genommen werden. Erleichternd wirken auch Einreibungen mit Johanniskrautöl oder Kampfer- bzw. Wacholderöl.
Bei Gichtknoten: Umschläge mit abgekochtem Wallwurz.

Grind

Siehe Flechten.

Grippe

Diese häufig seuchenartig auftretende und ansteckende Krankheit wird meist durch Anhusten übertragen. Kennzeichnend sind Schüttelfrost, Kopfschmerzen, Gliederschmerzen, Schnupfen und Husten. Die Grippe kann auch anderern Krankheiten den Weg bereiten.
Bettruhe und Fasten sind die ersten Gegenmaßnahmen. Wenn die Grippe den Kranken zu schnell überfallen hat, den Arzt rufen.
Rezept:
Hauflattichtee, Brusttee, Thymiantee, jeweils mit 5 bis 6 Tropfen Arnikatinktur, Holunderblütentee mit Honig gesüßt. Schlüsselblumen(wurzel)tee.
Bewährte Teemischung: Gleiche Teile aus Eukalyptusblättern, Holunderblüten und Weidenrinde. 2 Eßlöffel des Gemisches werden auf 1/4 Liter Wasser angesetzt und später aufgekocht. Ziehen lassen und abseihen, dann halbstündlich einen Schluck.

Hämorrhoiden

Die oft kirschgroßen Knoten sind Erweiterungen der Mastdarmblutadern. Sie bilden sich bei Blutstauungen durch sitzende Lebensweise. Brennen, Jucken und starke Schmerzen machen dieses Leiden sehr unangenehm. Man meide einseitige, an tierischen Eiweißen reiche Kost und stelle sich auf eine naturgemäße Lebensweise um.

Rezept:

Gern wird hierbei noch auf Pfarrer Kneipps Erfahrungen zurückgegriffen. Er rät zu folgenden Wasseranwendungen: Sitzen auf nassem Tuch, wechselnd mit Unteraufschlägern und kalten Sitzbädern. Bei schweren Fällen dürfen diese Sitzbäder täglich mehrmals wiederholt werden. Man tut aber gut daran, vorher einen Arzt zu befragen. In der modernen Naturheilkunde gibt man in den ersten beiden Wochen wechselnd Kniegüsse und Schenkelgüsse und ordnet eine morgendliche Oberkörperwaschung an. Dann folgen zwei Wochen mit Halbbädern, Schenkel- und Rückenwaschungen, denen sich wieder Schenkelgüsse und Halbbäder anschließen. Verschiedene Teesorten sorgen für die entsprechende Heilunterstützung. Man wechselt die Teesorte am besten täglich.

Brennesseltee oder Erdrauchtee (Feldraute).

Tee von den Blättern der Vogelmiere.

Faulbaumrindentee (Vorsicht! Nicht zu oft).

Teemischung zu gleichen Teilen aus Johanniskraut, Kamille, Königskerze, Mariendistel, Roßkastanienblüten und Schafgarbe. Für 1/4 Liter Wasser nimmt man 2 Eßlöffel des Gemisches, setzt es kalt an und kocht es später auf. Kurze Zeit ziehen lassen, abseihen und tagsüber in kleinen Schlucken trinken.

Oder: Je 5 g Walnußblätter und Fenchel zusammen mit je 10 g Kamille und Eibischwurzel sowie 20 g Faulbaumrinde. Zubereitung wie unten. Nur einmal abends trinken! Nur 1 Tasse.

Oder: Je 5 g Anis und Kümmel, dazu je 20 g Hamamelisblätter und Faulbaumrinde. 1 Teelöffel (gehäuft) auf 1 Tasse siedenden Wassers. Nur 1 Tasse abends.

● Harnverhaltung

Arzt aufsuchen! Grundleiden muß festgestellt werden. Fasten.

Harnzwang

Siehe Blasenkatarrh.

● Hautentzündung

Erscheinungsformen und Ursachen sind verschiedenartig. Werden größere Hautflächen von der Entzündung erfaßt, so wirkt sich das auf das Allgemeinbefinden aus. Fieber und Schüttelfrost treten auf.
Arzt aufsuchen und Ursache feststellen lassen.
Rezept:
Auflagen von Zinnkrautsud, auch Lehm. Wenn Nässen auftritt, empfiehlt sich trockene Heilerde. Gut sind auch Lein- bzw. Olivenölverbände.
Obst, Rohkost und vegetarische Speisen.
Ganzwaschungen und Halbbäder tragen zur Heilung bei, eventuell auch Güsse. Die Entscheidung liegt beim Arzt.
Blutreinigender Tee ergänzt den Heilprozeß.

● Hautjucken

Das Grundleiden kann nur der Arzt feststellen. Wichtig ist eine Umstellung des Stoffwechsels. Die Kost muß reizlos, d. h. ohne Salz und Gewürze, bereitet werden. Fleisch ist zu meiden. Zu Rohkost und vegetarischer Kost übergehen.
Vollbäder – auch Teilbäder – mit Sud von Weizenkleie, Haferstroh oder Zinnkraut, Kurzwickel und Spanischer Mantel sind angebracht. Güsse regen die Ausleitung an.
Das Einnehmen von blutreinigendem Tee unterstützt die Behandlung.

Hautwolf

Die meist durch Schweiß entstehende, schmerzhafte Hautentzündung (auch durch Urin- und Kotzersetzung) hat jeder Mensch wohl schon einmal nach langen Wanderungen, nach Radfahren oder Reiten kennengelernt. Man behandelt den Wolf am besten mit kühlen Abwaschungen (Zinnkrautsud) und Heilerdeumschlag.

Heiserkeit ●

Erkrankung des Kehlkopfes oder der Stimmbänder, meist ein Katarrh der Luftwege. Manchmal aber auch ein selbstständiges Leiden der Kehlkopfnerven (nervöse Heiserkeit). Hartnäckige Heiserkeit bedarf einer ärztlichen Untersuchung. Auch bei fiebernden Kindern mit hohlem Husten ist sofort ein Arzt aufzusuchen.

Rezept:

Bibernelletee oder Bibernelletinktur (stündlich nur einen Schluck).

Ehrenpreistee (6mal am Tage einen Schluck).

Huflattichtee oder Lungenkrauttee, morgens und abends. Sonnentaublättertee, kleine Schlucke tagsüber.

Teemischungen zum Gurgeln: 40 g Kamille, 20 g Salbei, 20 g Bibernellewurzel, 20 g Hederichkraut. 2 Eßlöffel des Gemisches auf 2 Tassen Wasser. Warm verwenden.

Oder: Je 10 g Pfefferminze, Kamillenblüten, Fenchel und Salbei 30 g. 1 Eßlöffel des Gemisches auf 2 Tassen Wasser. Warm gurgeln.

Auswurffördernde Mischung: Je 20 g Anis und Seifenkraut, je 15 g Holunder- und Huflattichblüten, 10 g Veilchenwurzel. 1 Eßlöffel des Gemisches abkochen auf 1 Tasse Wasser. Abseihen und heiß trinken.

Reizmildernde Mischungen: Zu gleichen Teilen Isländisch Moos, Fenchel, Eibischwurzel, Isländisch Moos. 1 Eßlöffel des Gemisches auf 1 Tasse Wasser. Abkochen, abseihen und heiß trinken.

Oder: 40 g Hohlzahnkraut und je 30 g Lungenkraut und Huflattichblätter. 1 Eßlöffel des Gemisches auf 1 Tasse Wasser. Aufguß. 3mal täglich 1 Tasse heiß trinken.

Oder: 40 g Eibischwurzel, 20 g Huflattichblätter und 15 g Süßholzwurzel sowie je 10 g Anis und Königskerze. 1 Teelöffel des Gemisches auf 1 Tasse Wasser. Aufguß. 3mal täglich 1 Tasse.

Diese Tees wirken besser, wenn auch die Mahlzeiten viel Gemüse oder Rohkost enthalten. Es sollten möglichst keine anderen Getränke eingenommen werden.

- **Heuschnupfen**

Auch als Heuasthma oder Heufieber bekannt. Diese Krankheit, die sich besonders in starkem Schnupfen, Augenentzündung und asthmaähnlichen Beschwerden äußert, ist eine Überempfindlichkeitsreaktion gegen den Blütenstaub von Gräsern und Blüten. Er tritt im Frühling und bei der Heuernte auf. Es handelt sich um eine typisch allergische Erkrankung. Die Naturheilkunde empfiehlt homöopathische Mittel, die Kneippschen Wasseranwendungen: Barfußgehen, Wassertreten, Halbbad, Ganzwaschung, Schenkelguß und Kurzwickel.
Die Ernährung ist auf Obst und vegetarische Kost umzustellen.
Rezepte:
Teemischung aus je 2 Teilen Meisterwurz und Bibernelle, 3 Teilen Raute und je 1 Teil Augentrost, Quecke und Wermut. 1 Teelöffel kalt in 1 Tasse Wasser ansetzen, später aufkochen, etwa 10 Minuten ziehen lassen und abseihen. Morgens und abends nüchtern 1 kleine Tasse trinken.
Oder: Mischung zu gleichen Teilen aus Brunnenkresse, Gamander, Huflattichblüten, Kornblumen, Lungenkraut, Ringelblumenblüten und Schlüsselblumenblüten. 2 Eßlöffel auf 1/4 Liter Wasser kalt ansetzen, später aufkochen und ziehen lassen. Nach dem Abseihen wird der Tee tagsüber in kleinen Schlucken getrunken.
Letztere Mischung sollte schon vorbeugend getrunken werden, wenn die Zeit des Blütenstaubes einsetzt. Man sollte ihn auch beim Abklingen des unangenehmen Leidens weiterhin trinken.

Hexenschuß

Der plötzlich eintretende Lenden- und Kreuzschmerz ist meist ein Rheumatismus der Lendenmuskeln. Die geringste Bewegung schmerzt. Man kann sich nur ganz steif halten. Heiße Aufschläge, auch Heublumensäcke und Dampfkompressen und Ganzwaschungen mit Essigwasser wirken lindernd. Bei rheumatischer Ursache empfehlen sich ansteigende Vollbäder mit Heublumensud. Später tragen Güsse (Lenden-, Schenkel-, Obergüsse) zur Abhärtung bei.
Man sollte einige Tage salz- und fleischlos essen.
Rezepte:
Äußerlich wird Johannisöl angewendet.
Tee mischt man zu gleichen Teilen aus Arnikablüten, Birkenblättern, Gartenraute, Scharfgarbe, Schlüsselblumenblüten und Weidenrinde. 2 Eßlöffel des Gemisches auf 1/4 Liter Wasser. Kalt ansetzen, später aufkochen, ziehen lassen und abseihen. Warm trinken.

Hitzschlag ●

Zeigt sich meist mit starken Kopfschmerzen an. Das Herz arbeitet schneller, Herzschwäche bis zur Bewußtlosigkeit und Krämpfe können auftreten.
Erste Handlung: Körper frei machen und dem Erkrankten mit erhöhtem Oberkörper möglichst im Schatten kalte Aufschläge auf Kopf, Brust und Leib machen. Arme und Beine reiben. Notfalls künstliche Atmung.
Kommt der Bewußtlose wieder zu sich, lasse man ihn noch an der frischen Luft, später kann er ein kaltes Fußbad nehmen oder Wassertreten.

Husten

Er ist in den meisten Fällen die Folge von Erkältungen. Auch Schleim, Staub und Rauch sind Reizstoffe. Siehe Heiserkeit.

Rezepte:

Gegen den Husten scheint sich die Natur mit ihrem Kräuterschatz besonders zur Wehr zu setzen. Kein Leiden kennt mehr Hilfe durch Kräuter. Kneipp rät zu einem Tee, der zu gleichen Teilen aus Ehrenpreis und Zinnkraut (oder Tausendgüldenkraut) zusammengesetzt wird. Aufguß. Weitere wirksame Tees: Alantwurzel, Andorn, Bibernellewurzel, Engelsüßwurzel, Fenchel, Holunderblüte, Huflattich. Süßen nur mit Honig.

Beruhigend wirken Schlüsselblumentee und Spitzwegerichtee. Auch eine Mischung aus Wollblume oder Zinnkraut mit Lungenkraut und Knöterich. Kneipp lobte besonders den Veilchentee. Alte Menschen sollten Zwiebelsaft mit Zucker in kleinen Portionen einnehmen.

Gegen starken Hustenreiz empfiehlt sich Leinsamentee.

Auch Tee von jungen, getrockneten Erdbeerblättern wird als besonders wirksam bezeichnet.

Influenza

Alte Bezeichnung für Grippe. Siehe dort.

Karbunkel

Siehe Furunkel.

Kater

Meist die Folge überreichlichen Alkoholgenusses. Die beste Behandlung ist Fasten. Wenn Getränke, dann Säfte (Vitamin B und C) und Kochsalzzufuhr.

● **Kehlkopfkatarrh**

Durch Erkältungen, Bakterien, Chemikalien, Staub oder Rauch hat sich die Schleimhaut entzündet. Ist eine Erkältung die Ursache und stellt sich Fieber ein, so braucht der Kranke Bettruhe. Ganzwaschungen mit Essigwasser sind durchzuführen (5-6mal). Man legt einen kalten Halswickel an, der stets nach Erwärmung zu erneuern ist.

Auch Heilerde – und Lehmumschläge und nasse Socken zur Ableitung sind angebracht. Eine salz- und flüssigkeitsarme Diät sind zu empfehlen. Keine Gewürze, keine kalten Getränke. Rauchen ist verboten. Tee kann man von Süßholzwurzeln, Holunderblüten, Huflattichblüten, Eibisch und Königskerze zubereiten.
Bei einer chronischen Entzündung ist unbedingt der Arzt aufzusuchen.

Kolik

Darm, Gallen- und Harnwege ziehen oder dehnen sich krampfartig. Der Befallene schwitzt kalt an Händen und Füßen, selbst Bewußtlosigkeit kommt vor.
Rezepte:
Fencheltee (15 g auf 1/4 Liter Wasser oder Milch),
Kamillentee (nur aufgebrüht),
Liebstöckeltee gegen Blähkolik,
Melissentee, Wegetritt-Tee,
Bettruhe und Wärmezufuhr. Heißen Essigaufschlag auf den Leib. Fasten. Wenig trinken.

Kopfschmerzen

Die Ursachen können nur durch gründliche ärztliche Untersuchung festgestellt werden. Kalte Kompressen, Lenden- und Wadenwickel und nasse Socken sollte man nur nachts anwenden. Am Tage empfiehlt sich zur Ableitung ein warmes Fußbad mit anschließendem kalten Schenkel- oder Knieguß. Auch Wechselfußbäder, Halb- oder Sitzbäder, Wassertreten und Barfußlaufen leiten ab.
Die Kost muß salzarm und reizlos sein. Blähendes ist zu meiden. Fleisch nur in kleinen Mengen. Alkohol und Nikotin verstärken die Kopfschmerzen.
Eine besondere Form ist der nervöse Kopfschmerz, auch Migräne genannt.
Eiterherde an Zähnen, Mandeln usw. können ebenfalls die Ursache von Kopfschmerzen sein.

Rezepte:
Das bewährteste Hausmittel gegen Migräne und Föhn bzw. Wetterfühligkeit ist eine Tasse starker Bohnenkaffee mit einer ausgepreßten Zitrone. Keine Milch, kein Zucker!
Kopfschmerzen bei Verstopfung: Mischung zu gleichen Teilen aus Bärlapp, Faulbaumrinde, Löwenzahn, Pfefferminze und Schlehenblüten. Man mahlt das Gemisch zu Pulver. Täglich 4 bis 5mal 1 Teelöffel in Weißwein einnehmen.
Teemischung aus gleichen Teilen Baldrian, Johanniskraut, Melisse, Mistel und Salbei. 4 Eßlöffel auf 1 Liter Wasser. Aufkochen, 10 Minuten ziehen lassen, abseihen. 4 bis 5mal täglich einen größeren Schluck nehmen.
Kopfschmerzen bei Magenleiden: Teegemisch zu gleichen Teilen aus Angelika, Brennessel, Benediktenwurzel, Frauenmantel und Wacholderbeeren. 2 Eßlöffel auf 1/2 Liter Wasser aufkochen, 10 Minuten ziehen lassen, abseihen. 5mal am Tage einen größeren Schluck nehmen.
Kopfschmerzen bei Erkältung: Gemisch aus gleichen Teilen Frauenmantel, Melisse, Pfefferminz, Rainfarn und Thymian. Zubereitung und Gebrauch wie oben.
Rohkost, Säfte, Obst.

Krampf

Siehe Kolik.

Krampfadern

Diese krankhafte Erweiterung von Blutadern tritt am häufigsten an den Unterschenkeln und im Mastdarm (siehe Hämoorhoiden) auf. In der Naturheilkunde lehnt man Bandagen oder Gummistrümpfe ab. Man will die Adern straffen und empfiehlt deshalb Schenkel- und Kniegüsse, auch Wechselfußbäder und Halbbäder. Erfolgreich sind auch Wickel mit Sud (Arnika, Schafgarbe oder Johanniskraut).
Bei Venenentzündung ist Liegen und absolute Ruhe das A und O der Behandlung.

Das Essen muß salzarm und reizlos sein. Fleisch möglichst meiden. Keine Mehlspeisen, wenig Zucker. Auf geregelten Stuhlgang ist zu achten.
Rezepte:
Mischung zu gleichen Teilen aus Bärlapp, Frauenmantel, Melisse und Pfefferminze. 2 Eßlöffel auf 1/2 Liter Wasser kalt ansetzen, später aufkochen und 15 Minuten ziehen lassen. Nach dem Abseihen tagsüber in größeren Schlucken trinken. Oder: 10 g Rosmarin und je 20 g Arnikablüten und Kamillen. 2 Teelöffel auf 1 Tasse siedendes Wasser. Nach dem Erkalten *äußerlich* zum Umschlag.
Als Badezusatz geeignet: Je 10 g Walnußblätter und Kalmuswurzel, dazu 30 g Kamille. 2 Eßlöffel auf 1/2 Liter siedendes Wasser.

Krampfadergeschwür ●

Das sogenannte „offene Bein" ist nichts anderes als der Zerfall der Haut im Krampfadernbereich als eine Folge von Ernährungsstörungen.
Man umhüllt nachts das ganze Bein mit in Sud getränkten Tüchern (Zinnkraut oder Heublumen). Tagsüber macht man Lehmauflagen oder Bockskleeauflagen. Wechselfußbäder wirken ableitend. Den Kreislauf entlastet man durch leichte Güsse.
Ernährung: Wie bei Krampfadern.

Kreislaufstörungen ●

Ein Alltagsleiden, das viele Menschen nicht genügend beachten. Erst wenn ernste Anzeichen wie Herzbeschwerden, Ohnmacht u. a. auftreten, begeben sie sich in Behandlung. Man sollte bei den ersten Beschwerden sofort zu einer Vitamin-B-reichen Kost übergehen, denn jede gesunde, salzarme und reizlose Ernährung bessert das Befinden spürbar. Kalte Tauchbäder am Morgen oder kalte Ganzwaschungen, Halbbäder, Güsse, Wechselfußbäder und Armbäder sind anzuraten.

● Kreuzschmerzen

Viele Ursachen sind möglich, die allein der Arzt feststellen kann. In manchen Fällen ist eine Operation nicht zu vermeiden.
Für die äußerliche Anwendung benutzt man zumeist kalte Umschläge (Sud von Eichenrinde), auch Lehmauflagen oder -wickel. Halbbad und Wassertreten leiten gut ab. Die Kost muß möglichst trocken und salzarm sein. Getränke dürfen nur in ganz bescheidenem Umfang genossen werden.
Rezepte:
Mischung zu gleichen Teilen aus Arnikablüten, Beinwurzwurzel, Eisenkraut, Gartenraute, Johanniskraut, Königskerze und Schafgarbe. 2 Eßlöffel dieses Gemischs werden in 1/4 Liter Wasser kalt aufgesetzt, später gekocht. Kurz ziehen lassen und stündlich einen größeren Schluck nehmen.
Oder: Tee zu gleichen Teilen aus Blasentang, Braunwurz, Brunnenkresse, Erdrauch, Hauswurz, Labkraut und Ringelblumenblüten. 1 Eßlöffel des Gemischs wird in 1/4 Liter Wasser kalt angesetzt und aufgekocht. Nach dem Ziehen seiht man ab. Gebrauch wie oben.

Luftröhrenentzündung

Wie der Katarrh, so ist auch diese Erkrankung in erster Linie auf Erkältung zurückzuführen. Aber auch Reizstoffe wie Staub, Rauch und chemische Dämpfe und Infektionskrankheiten (Masern, Keuchhusten u. ä.) können sie hervorrufen. Sie erfaßt Kehlkopf, Stirnhöhlen und Augen. Schnupfen kommt hinzu. Trockene Luft und Rauch müssen vermieden werden.
Beim akuten Bronchialkatarrh zeigt sich schleimig-eitriger Auswurf.
Bettruhe. Fasten ist zweckmäßig. Brusttee und hustenfördernde Mittel einnehmen. 6-10 mal am Tage Essigwasserwaschungen. Zum Schwitzen wählt man einen Brustwickel.
Der chronische Bronchialkatarrh entwickelt sich

aus einer verschleppten akuten Erkrankung Er ist meist mit Atemnot, trockenem Husten und gelegentlichem Auswurf verbunden.
Die Naturheilkunde empfiehlt die Anwendung von Fußbädern und Kurzwickeln, sowie Schenkelguß und Oberguß im Wechsel. Auch Vollbäder mit Haferstrohsud sind angebracht. Darauf sollte eine Ganzwaschung folgen.
Zum inneren Gebrauch und zur Unterstützung der äußeren wählt man Tee von Johanniskraut, Lungenkraut, Schafgarbe, Spitzwegerich oder Wollblumen.
Rezepte:
Siehe Bronchialkatarrh.

Lungenentzündung ●

Sie kann sich aus einem Luftröhrenkatarrh entwickeln oder in Verbindung mit anderen Erkrankungen auftreten (Herdförmige E.). Es gibt auch eine Art, die größere Teile der Lunge (Lungenlappen) befällt.
Kennzeichen: Fieber, Atemnot und Husten mit rostbraunem Auswurf. Starke Schmerzen, wenn Lungen und Rippenfell zur gleichen Zeit befallen werden.
Herdförmige Entzündung: Schleimig-eitriger Auswurf. Lungenlappen: blutige Färbung.
Arzt verständigen! Wickel auf Brust und Rücken (Quark), sonst Prießnitz-Wickel.
Krankenzimmer muß gut durchlüftet werden. Bei gutem Wetter kann der Kranke auch gut eingehüllt im Freien liegen. Sonnenbäder dürfen auf keinen Fall angewandt werden. Fasten, dann einige Tage nur fleisch- und reizlose Kost. Möglichst kein Salz. Fruchtsäfte, Apfelmus, Saft von rohen roten Rüben, Zwieback und Schleimsuppen sind sehr zu empfehlen, später passiertes Gemüse.
Rezepte:
Tee von Lungenkraut, Spitzwegerich oder Huflattich. Auch als Gemisch.

Herzstärkend wirkt die gelegentliche Gabe eines Eßlöffels voll Honigwasser oder Rotwein.
Besonders ist darauf zu achten, daß sich der Kranke nicht erkälten kann.

Magengeschwür

Das Leiden, bei dem die Blutversorgung eines Teils der Magenwand geschädigt ist, birgt die Gefahr des Magenblutens und des Durchbruchs in die Bauchhöhle.
Kennzeichnend sind Aufstoßen, Sodbrennen und Appetitlosigkeit, die plötzlich zum Heißhunger umschlagen kann.
Verboten sind auf alle Fälle: Salz und Gewürze, in Fett Gebackenes, jede Art von tierischem Fett (außer Butter), Hülsenfrüchte, Steinobst, saure Speisen, Schweine- und Rindfleisch. Alkohol und Nikotin.
Zu empfehlen sind Haferschleimsuppen, Reis- und Grießspeisen, passierte Wurzelgemüse, junge Kartoffeln, saure Milch oder Yoghurt, auch feingewiegtes gekochtes weißes Fleisch.
Auch die Kräuterrezepte sollten nur nach Absprache mit einem Arzt durchgeführt werden.
Magengeschwüre sind ausheilbar, wenn sie rechtzeitig behandelt werden. Der oft befürchtete Übergang zum Magenkrebs ist selten.
Rezepte:
Teemischung aus je 10 g Eibischwurzel und Fenchel, dazu je 15 g Süßholz und Kamille. 1 Teelöffel (gehäuft) mit 1 Tasse Wasser kalt ansetzen, später kurz aufkochen, ziehen lassen und abends trinken, möglichst warm, nicht heiß.
Oder: Mischung aus 5 g Kümmel, 15 g Süßholz und 30 g Kamille. Aufguß. 1Teelöffel (gehäuft) auf 1 Tasse siedendes Wasser. Mittags und abends jeweils 1 Tasse.

Bei einer chronischen Erkrankung des Magens hilft nur eine Umstellung der Lebensweise. Man muß sich vor allem von den Genußgiften Alkohol und Nikotin trennen. Am besten beginnt man mit ein paar Tagen Fasten und geht dann zu einer reizlosen vegetarischen Kost über.
Gut sind folgende Wasseranwendungen: Ganzwaschung am frühen Morgen. Am Vormittag sollte man sodann zu Knie-, Schenkel- und Obergüssen übergehen, die später durch Halbbäder ersetzt werden. Nach dem Essen empfiehlt sich eine Leibauflage.

Magenkatarrh

Magenkatarrh, meist als „Magenschleimhautentzündung" bekannt, wird durch falsche Nahrung, Überladung des Magens und Genußgifte hervorgerufen.
Man sollte die manchmal kurzfristigen Beschwerden nicht unterschätzen.
Kennzeichen: Säurebildung, Übelkeit, Blähungen, übler Mundgeschmack, belegte Zunge und saures Aufstoßen.

Rezepte gegen Magenschwäche:

Teemischung aus 10 g Kamille und je 20 g Fenchel und Tausendgüldenkraut. Aufguß. 1 Teelöffel (gehäuft) auf 1 Tasse siedendes Wasser. Stündlich in kleinen Schlucken. Tagesmenge 2 Tassen.
Oder: Je 5 g Orangenschale und Condurangorinde, je 10 g Fieberklee und Wermut, dazu 20 g Kamille. Zubereitung und Gebrauch wie oben.

Rezepte gegen Magenkrämpfe:

Mischung aus je 5 g Schöllkraut, Baldrian und Kümmel, 10 g Tausendgüldenkraut und 25 g Kümmel. Aufguß. 1 Teelöffel (gehäuft) auf 1 Tasse siedendes Wasser. Nach dem Essen und vor dem Schlafengehen jeweils 1 Tasse.
Oder: Je 5 g Kalmuswurzel und Fenchel, je 15 g Kamille und Pfefferminze, dazu 10 g Baldrian. Zubereitung und Gebrauch wie oben.
Oder: Mischung zu je 5 g Ingwer, Thymian und

Baldrian, 15 g Kamille und 20 g Pfefferminze. Zubereitung und Gebrauch wie oben.

Rezepte bei Schleimhautentzündung (Darm/Magen):

Teemischung im Aufguß aus 5 g Fenchel, 15 g Kamille und 30 g Eibischwurzel. 1 Teelöffel (gehäuft) auf 1 Tasse siedendes Wasser. 3mal täglich 1 Stunde vor den Mahlzeiten.

Oder: Je 5 g Wermut und Pfefferminze, dazu je 20 g Kamille und Süßholz. Zubereitung wie oben, jedoch eine halbe Stunde vor den Mahlzeiten trinken.

Oder: Je 10 g Tausendgüldenkraut und Pfefferminze, 5 g Kümmel und 25 g Kamille. Wie oben.

Magenschleimhautentzündung

Siehe Magenkatarrh.

● Magerkeit

Die Ursachen sind vom Arzt festzustellen. Man sollte den Appetit durch Bittertee (Enzianwurzel, Tausendgüldenkraut oder Wermut) anzuregen versuchen. Viel Wert ist auf gesundes und kräftigendes Essen zu legen.

Wasseranwendungen, die die Blutbildung anregen und die Blutverteilung normalisieren, sind vor allem die Waschungen und Güsse. Am Vormittag wechseln Armguß, Knie- oder Schenkelguß, am Nachmittag ist ein Armbad zu nehmen und Wasser zu treten. Durch Ganzwaschungen erfrischen.

Rezepte siehe bei Abmagerung.

Mandelabzeß
Mandelentzündung

Grundursache ist die eitrige Mandelentzündung. Kennzeichnend sind Schluck- und Atembeschwerden. Die Zunge ist belegt, der Mundgeruch übel. Greift meist von einer Seite auf die andere über und kommt häufig wieder.

Die allgemeine Behandlung setzt Bettruhe und anfangs Fasten voraus. Man sollte Ganzwaschungen bis zum Schweißausbruch vornehmen. Aufschläge von Bockshornklee auf der erkrankten

Seite. Zum Gurgeln benutzt man Tee von Bockshornkleesamen, auch Kamille oder Zinnkraut.

Mandelentzündung ist häufig die Folge einer Erkältung. Kennzeichnend sind Schüttelfrost, Kopfschmerzen, sicheres Krankheitsgefühl und zunehmende Schluckbeschwerden. Die Drüsen am Hals und am Unterkiefer zeigen deutliche Schwellungen an. Meist treten zusätzlich Ohrenschmerzen auf.

Bei der einfachen Mandelentzündung schwellen und röten sich die Mandeln und die umgebenden Gaumenbögen. Sie zeigen aber weder Belag noch Ausschwitzungen. Anders ist es bei der sogenannten Angina lacunaris, bei der sich auf der entzündeten Mandel Mandelpröpfe, entzündliche Ausschwitzungen, zeigen, die sich zu einem weißen Belag ausdehnen und oft die ganze Mandel überziehen. Wenn der Belag grau ist, handelt es sich um Diphtherie. Auf alle Fälle einen Arzt zu Rate ziehen.

Die Behandlung beginnt mit einer Beseitigung des Fieberzustandes durch Überwärmungsbäder, Packungen und Umschaltung auf naturgemäße Kost. Man beginnt dabei mit Fasten und geht dann zu Obsttagen und zu Rohkost über.

Erstes Bad sollte ein Vollbad mit Heublumensud sein, auch ein Heublumenhemd genügt notfalls. Waschungen mit Essigwasser können als Teil- oder Ganzwaschung durchgeführt werden. Gurgeln sollte man mit Zitronensaft oder mit Kamille. Die Mandeln werden danach mit Heilerde bestäubt. Später legt man einen Halswickel auf (Lehm oder Essig). Nach Erwärmung erneuern!

Rezept bei Mandelentzündung:

Vor jeder Mahlzeit Thymian- oder Huflattichtee mit 5 bis 7 Tropfen Arnikatinktur trinken.

Die oben erwähnten Mundspülungen schaffen dem Kranken Linderung, sind aber keine Heilmittel.

● Masern

Diese Infektionskrankheit befällt in erster Linie Kinder. Kennzeichnend ist ein Ausschlag von unregelmäßigen roten Flecken. Im Gefolge treten Schnupfen, Husten und auch Augenbindehautentzündungen auf. Der Kranke fühlt sich matt, hat keinen Appetit und wird von hohem Fieber erfaßt.

Unbedingt den Arzt rufen, da Masernkranke sehr anfällig für andere Krankheiten sind.

Die allgemeine Behandlung beginnt mit Fasten, anschließenden Obsttagen und geht dann zur vegetarischen Kost über. Kurzwickel (Salzwasser) oder Salzwasserhemden. Sehr gut sind mehrmals täglich vorzunehmende Ganzwaschungen.

Kneipp empfahl auch kurze, kühle Halbbäder, alle zwei Tage.

Für gute Lüftung des Krankenzimmers ist Sorge zu tragen. Es ist ein alter Aberglaube, daß frische Luft schade. Die Zimmertemperatur sollte etwa 18 Grad Celsius betragen. Der Kranke ist gut zuzudecken, aber nicht einzumummen.

Rezepte:

Tee von Veilchenblättern, Spitzwegerich oder auch von Fenchel.

Kamille gegen Mundschleimhautentzündungen.

Kamillenaufschläge bei Augenbindehautentzündung.

Behandlung wie sonst bei Fieber. Siehe dort.

Migräne

Ursache ist eine Gehirngefäßverkrampfung, die einen meist halbseitigen Kopfschmerz mit sich bringt. Müdigkeit, Schlafsucht, allgemeines Unbehagen, auch Frösteln und Reizempfindlichkeit sind Anzeichen des anfallweise bohrenden Schmerzes. Man gehe zu salzarmer und reizloser Kost über, meide jedes tierische Fett und alles Blähende. Fleisch und Eier sind nur in geringen Mengen erlaubt. Gut sind frische Obstsäfte und Rohkost.

Wasseranwendungen müssen ableitend sein,

also Wadenwickel, Güsse auf Arme und Schenkel, erfrischende Ganzwaschungen. Atemübungen, viel frische Luft. Keine Tabletten!

Rezepte:

Teemischung aus je 10 g Melisse, Baldrian und Rosmarin, dazu 20 g Pfefferminze. Aufguß. 1 bis 2 Teelöffel auf 1 Tasse siedendes Wasser. 2 oder 3mal täglich trinken.

Oder: Je 5 g Schöllkraut und Fenchel, dazu je 10 g Baldrian, Majoran und Kamillen. Zubereitung und Gebrauch wie oben.

Mitesser

Man drückt sie behutsam aus, wenn sie groß geworden sind. Danach nimmt man entweder ein Gesichtsdampfbad oder eine Lehmmaske. Auch Abwaschungen mit Zinnkrautsud oder alkalifreier Seife empfehlen sich.

Mumps

Die auch Ziegenpeter genannte Erkrankung ist eine epidemische Infektionskrankheit, die besonders Kinder befällt. Kennzeichnend sind Befall der Ohrenspeicheldrüse, der Bauchspeicheldrüse und oft auch der Hoden. Fieber und Kopfschmerzen stellen sich ein.

Bettruhe ist nötig. Bockshornkleeaufschläge, auch Heublumenaufschläge auf Ohrspeicheldrüse und eventuell auch Hoden, die hochzulagern sind. Mehrmals täglich Ganzwaschungen, Kurz- und Lendenwickel.

Nach anfänglichem Fasten und einigen Obstsaft- und Obsttagen ist zu einer gesunden Vollernährung überzugehen. Der Stuhlgang darf nicht vernachlässigt werden.

Mundgeruch

Die Ursachen vom Arzt feststellen lassen. Allgemeine Behandlung: Gurgelungen mit Kamille, Pfefferminze, Salbei- oder Schotendottertee.

Auch Zitronenwasser und Zinnkraut eignen sich zur Spülung.

Fasten mit Einläufen anfangs angebracht. Später

Obstsäfte, Obstgerichte und vitaminreiche Speisen. Ansteigende Teilbäder empfehlenswert.

Nasenbluten

Kalte Nackenaufschläge oder Nackenguß. Eventuell einen Wattepropfen in die Nase geben, der zuvor in heißes Wasser getaucht wurde. Ableitend wirken Wechselfußbäder, auch Wassertreten, Barfußlaufen und Tautreten.
Rezepte:
Eichenrindenpulver schlucken.
Hirtentäscheltee (stündlich einen Schluck) und kalten Umschlag vom gleichen Absud.
Wallwurzpulver ist auch zum Schnupfen geeignet.
Auflagen von Wiesenknöterichabsud.

Nervenentzündung

Diese schmerzhafte Krankheit hat mancherlei Ursachen und kann auch durch übermäßigen Alkoholgenuß hervorgerufen werden. Das Grundgesetz der Behandlung heißt: Ruhe! Waschungen (Essigwasser) sollten mehrmals täglich vorgenommen werden. Warme Teilbäder und Dampfkompressen sind zu empfehlen. Auf die schmerzenden Stellen lege man warme Heublumensäckchen. Der Übergang zu kalten Wickeln erfolgt erst nach Besserung des schmerzhaften Zustandes. Erst dann zu Salzwickeln, Essigwasserauflagen, Lenden- und Kurzwickeln greifen. Auch der Spanische Mantel und Güsse können in Anwendung kommen. Am Ende der Kur sollte man vielleicht auch kalte Kurzbäder nehmen.
Rohkost oder vegetarische Kost ist zu empfehlen. Alkohol und Nikotin sind verboten.
Rezepte:
Nervenberuhigend sind Melissentee, Benediktenkraut-Tee. Ebenso ein Gemisch zu gleichen Teilen aus Benediktenwurzel, Fichtennadeln, Föhrennadeln, Majoran und Thymian. 2 Eßlöffel auf 1/2 Liter Wasser kalt ansetzen, später 3 Minu-

ten aufkochen und 10 Minuten ziehen lassen. Täglich 3 Tassen trinken. Ebenso ein Gemisch, das zu 3 Teilen aus Johanniskraut, je 2 Teilen aus Melisse, Schafgarbe und Sellerie wie 1 Teil Knabenkraut besteht. Zubereitung und Gebrauch wie oben.

Nervenschwäche

Den Begriff „Neurasthenie" gibt es in der modernen Medizin nicht mehr, aber der Laie versteht darunter noch immer den Zustand nervöser Erschöpfung und Reizbarkeit. Wenn die Ursachen, vor allem die seelischen Belastungen, beseitigt sind, verschwindet dieses Leiden sofort. Man behandelt es im allgemeinen durch Ruhe und warme Fichtennadelbäder. Leichte Güsse, Barfußlaufen und Wassertreten tragen ebenso wie leichte Gymnastik, Massagen und Luftbäder zur Gesundung bei. Genußgifte sind zu meiden. Die Kost ist mild, salzarm und eiweißarm zu halten. Rohkost ist sehr zu empfehlen. Obst, Beeren und Fruchtsäfte haben heilende Wirkung.

Rezepte:

Baldrianwurzeltee, Anistee, Tee vom Pulver des Gelben Enzian.

Mischungen aus 5 g Baldrian, 15 g Melisse, 30 g Schwarze Johannisbeerblätter. Aufguß. 1 Teelöffel auf 1 Tasse siedendes Wasser. 3mal täglich trinken.

Oder: 5 g Hopfenzapfen, je 20 g Weißdorn, Melisse und Brombeerblätter, 25 g Pfefferminze und 10 g Lavendelblüten. Zubereitung und Gebrauch wie oben.

Nesselsucht

Der Nesselausschlag bringt stark juckende Bläschen auf der Haut hervor und ist bisweilen von Fieber (Nesselfieber) begleitet. Die schnell vorübergehende Erkrankung kann verschiedene Ursachen haben, zum Beispiel Insektenstiche, Berühren von Brennesseln, Unverträglichkeit bestimmter Speisen oder Folgeerscheinung

verschiedener Krankheiten. Die Nesselsucht gehört zu den allergischen Krankheiten.
Man achte darauf, daß Speisen nicht zur Ursache einer Verstärkung der Erkrankung werden. Für empfindliche Menschen sind dies häufig: Fische, Krebse, verschiedene Beeren, besonders Erdbeeren, auch Arzneien. Für die Dauer des Ausschlages sollte man kein Salz, kein Fleisch, keine Eier und keine Milch genießen.
Warme Zinnkrautbäder mit abschließendem kalten Abguß sind ebenso angebracht wie der Spanische Mantel, Salz- und Lehmwasserhemden und Kurzwickel.
Rezepte:
Teegemisch aus je 3 Teilen Brennessel und Schafgarbe, 2 Teilen Nußschalen und je 1 Teil Lindenblüten und Wacholdernadeln. 2 Eßlöffel auf 1/2 Liter kalt ansetzen, 3 Minuten aufkochen, 10 Minuten ziehen lassen. Abseihen. Täglich 3 Tassen.
Oder: Gemisch zu gleichen Teilen aus Brennnessel, Gartenraute, Käsepappel, Salbei und Weidenrinde. Zubereitung wie oben. Tagsüber in Schlucken einnehmen.

Netzhautentzündung

Sie kann verschiedene Ursachen haben und zeigt sich durch Flimmern, Schwinden des Sehvermögens und Lichtscheuheit an. Man sollte den Arzt aufsuchen.
Die allgemeine Behandlung beginnt mit Aufschlägen von Augentrosttee. Täglich sollte ein Gesichtsguß durchgeführt werden. Alle Genußgifte sind grundsätzlich verboten. Zur Ableitung wählt man nasse Socken, auch Fußwickel, Kurz- und Wadenwickel und Salzwasserhemden. Neben Rohkost oder vegetarischer Kost sollte man blutreinigenden Tee zu sich nehmen.

Neuralgie

So nennt man den Schmerz im Gebiete nicht nachweisbar erkrankter bestimmter Empfindungsnerven oder gemischter Nerven. Auslösend wirken oft Bewegungen, zu denen selbst Lachen und Kauen gehören können. Die wahre Ursache dürfte eine krankhafte Veränderung im Gehirn oder Rückenmark sein. Infektionskrankheiten, Eiterungen, Stoffwechselkrankheiten und Alkohol können ebenfalls eine Neuralgie auslösen. Behandlung siehe unter „Nervenentzündung".

Neurasthenie

Siehe unter Nervenschwäche

Nierenkolik ●

Auf jeden Fall Arzt rufen!
Kennzeichnend sind große Schmerzen, kalter Schweiß, Übelkeit, oft Erbrechen und Ohnmacht. Dazu gesellt sich ein schmerzhafter Harndrang mit geringfügiger Entleerung. Man wendet dagegen warme Vollbäder an und macht heiße Auflagen in der Nierengegend.
Siehe auch unter „Kolik".
Rezept bei Nierensteinkolik (nur unterstützende Therapie):
Mischung aus 10 g Schöllkraut, 15 g Eibischwurzel und 25 g Krappwurzel. 2 Teelöffel auf 2 Tassen kaltes Wasser über Nacht ansetzen, ziehen lassen und am Tage schluckweise trinken.
Oder: Je 10 g Hartheu, Thymian und Schöllkraut mit 20 g Malvenblätter. Aufguß 2mal täglich 1 Teelöffel auf 1 Tasse siedendes Wasser.

Nierensteine ●

Arzt aufsuchen und durchleuchten lassen!
Erleichterung schaffen warme Zinnkraut- oder Haferstrohbäder. Jedoch darf man nicht mehr als drei Bäder in der Woche nehmen. Wechselfußbäder, Kurzwickel, kalte Güsse und viel Bewegung. Wenn der Arzt Glyzerin- oder Ölkuren verschreibt, kann man sie mit einer Teebehandlung unterstützen.
Rezepte:
Bibernelletee mit Honig gesüßt. Steintreibend.

In Alkohol angesetzter Erdbeersaft.
Oder Tee von Gundelreben, ausgekernten Hagebutten, Wacholderbeeren (getrocknet oder gekocht).
Bei Grießleiden: Waldmeister- oder Wegtritt-Tee.

Ohnmacht	Siehe unter Kreislaufstörungen.
Ohrenschmerzen	Die Ursachen sind vielfältig und können nur vom Arzt festgestellt werden. Zur Ableitung wendet man Halbbäder, Schenkelgüsse, Barfußlaufen und Wassertreten an. Auch Ganzwaschungen leiten ab.
● Pilzvergiftung	Sofort Arzt rufen! Ihre Schwere hängt von der Menge der genossenen Pilze ab. Arzt zur Magenausspülung aufsuchen! Brechmittel einnehmen. Rizinusöl. Kaffeekohle und Heilerde einnehmen, damit sie die Gifte aufsaugen. Kennzeichnend für Pilzvergiftungen leichter Art sind Durchfall und Brechdurchfall. Letzterer kann bis zur Bewußtlosigkeit führen. Bei schweren Fällen gerät man in einen aufgeregten Zustand mit Krämpfen, die Pupillen verengen sich, Brechreiz, Speichelfluß und Durchfall treten auf. Die Trübung des Bewußtseins kann bis zur Bewußtlosigkeit führen. Kollapsbehandlung erforderlich.
Quaddel	Siehe unter Nesselsucht.
Rachenkatarrh	Diese Entzündung der Rachenschleimhaut setzt mit rascher Rötung, Schwellung und Verengung des Racheneinganges ein. Sie kann Erkältungen als Ursache haben, aber auch durch Rauchen oder Einatmen von Giften hervorgerufen werden. Sie wird leicht chronisch und ist dann äußerst hartnäckig. Nikotin und Alkohol sind verboten, da man sonst die Trockenheit im Hals, den quälenden ver-

schleimten Husten, das Wundgefühl im Rachen und die Kopfschmerzen nicht mehr los bekommt.
Leichte, reizlose Diät, Rohkost und vegetarische Speisen.
Gurgeln mit Malve, Salbei oder Zinnkraut. Lehmwickel um den Hals. Ableitend wirken kalte Ganzwaschungen, Oberkörperwaschungen sowie Knie-, Schenkel- und Obergüsse, Wassertreten und Barfußlaufen.

Rheumatismus ●

Diese entzündliche Erkrankung der Muskeln, Gelenke, Nerven und Sehnen und des Bindegewebes ist äußerst schmerzhaft. Eine richtige Heilbehandlung kann erst einsetzen, wenn der Arzt die Ursachen und den Entzündungsherd entdeckt hat.
Die allgemeine Behandlung setzt salz- und fleischlose Kost voraus. Einige Fastentage mit anschließendem Saftfasten empfehlen sich zu Anfang jeder Behandlung.
Im akuten Zustand rät der Arzt gewöhnlich zu Ganzwaschungen und Güssen. Ist das Leiden bereits chronisch, dann kommen warme Voll- und Halbbäder mit Heublumensud dazu.
Auch Haferstrohbäder und Heublumenhemden, Essig- und Lehmwickel im Wechsel und Wechselgüsse lindern. Bestrahlungen sind nur bei völlig gesundem Herzen angebracht. Erkrankte sind vor Erkältungen zu schützen. Bettruhe.
Rezepte für Muskel- und Gelenkrheumatismus:
Mischung im Aufguß von je 20 g Goldrute und Stiefmütterchen, dazu 10 g Weidenrinde. 1 Teelöffel auf 1 Tasse siedendes Wasser.
Oder: Mischung aus gleichen Teilen Arnikablüten, Attichwurzelpulver, Guajakholzpulver, Sumpfporst, Weidenrindenpulver und Wiesengeißbart. 2 Eßlöffel auf 1/4 Liter Wasser kalt ansetzen, später aufkochen und ziehen lassen. Tagsüber in kleinen Schlucken trinken.
Bei chronischem Rheuma: Mischung zu gleichen

Teilen aus Arnikablüten, Birkenblättern, Gartenraute, Goldrute, Guajakholzpulver, Schafgarbe, Sumpfporst, Wacholderbeeren, Weidenrindenpulver und Wiesengeißbart. Zubereitung und Gebrauch wie oben.

Oder: Mischung aus 5 g Petersilienfrüchte, 10 g Birkenblätter, 15 g Schachtelhalm und 20 g Queckenwurzel. Im Aufguß 2mal täglich 1 Teelöffel auf 1 Tasse siedendes Wasser.

Empfohlen werden außerdem Waschungen mit Angelika-Absud, dem man ein wenig Essig hinzufügt.

Einreibungen mit Kampferöl oder Kampferspriritus haben sich ebenfalls gut bewährt.

Das Peitschen mit Brennesseln – so hart sich dies auch anhören mag – hat sich bei chronischen Leiden als wirksame Methode erwiesen.

Scheidenkatarrh

Er kann durch kalte Füße, Erkältungen, falsche Spülungen oder empfängnisverhütende Mittel u. a. m. hervorgerufen werden. Abzuraten ist von Spülungen jeglicher Art. Am besten bewährten sich warme Sitzbäder (Zinnkrautsud) und Lendenwickel.

● Schilddrüsenerkrankungen

Man kennt zwei Arten der Erkrankung dieser lebenswichtigen Drüse innerer Sekretion im Hals vor dem Kehlkopf.

1. Überfunktion
2. Unterfunktion

Bei beiden Formen ist ärztliche Behandlung notwendig.

Die erstere erfordert reichlichen Schlaf und viel frische Luft. Atemübungen sind angebracht. Für seelische und geistige Entspannung ist Sorge zu tragen. Schwere körperliche Arbeiten sind zu meiden. Keine Sonnenbäder, keine heißen Bäder, keine jodhaltigen Arzneien. Auf die Funktion des Herzens achten.

Fleisch- und salzarm essen. Wenig Eier, wenig

Gewürze. Genußgifte sind auch in geringen Mengen schädlich. Gut sind Obst und Rohkost, alle vitamin- und nährsalzreichen Nahrungsmittel. Schokolade und zuckerhaltige Speisen sind erlaubt.
Bei der Unterfunktion kann man bei gesundem Herzen Vollbäder mit Kräutersud (Schafgarbe, Heublumen, Latschenextrakt oder Steinsalz) in ansteigender Form nehmen, allerdings nur zweimal in der Woche und nicht länger als 15-20 Minuten.
Rezepte:
Bei Überfunktion bereitet man Tees von Angelika, Blasentang, Melisse, Pfefferminze oder Schafgarbe sowie Spitzwegerich, Wermut oder Wacholderbeeren.
Man kann auch ein Gemisch wählen, das zu gleichen Teilen besteht aus Ehrenpreis, Eichenrindepulver, Hopfenblüten, Isländisch Moos, Johanniskraut, Lärchenschwammpulver, Melisse, Ringelblumen, Rosmarin und Schlehdornblüten. 2 Eßlöffel auf 1/2 Liter Wasser kalt ansetzen, später aufkochen und längere Zeit ziehen lassen. Abseihen und tagsüber in kleinen Schlucken einnehmen.
Bei Unterfunktion empfiehlt sich ein Gemisch zu gleichen Teilen aus Blasentang, Braunwurz, Brunnenkresse, Erdrauch, Rosmarin, Schlehdornblüten und Storchschnabel. Zubereitung und Gebrauch wie oben.

Schlaflosigkeit

Meist ist sie Teilerscheinung einer nervösen Reizung, die durch körperliche oder geistige Überanstrengung hervorgerufen wurde. Schweres Essen am Abend kann ebenso schuld daran sein, wie der Genuß von Bohnenkaffee, Tee oder Alkohol. Auch Kreislaufstörungen sind häufig die Ursache.
Man sollte vor dem Schlafengehen einen kurzen Spaziergang machen, stets das Schlafzimmer

gut durchlüften und bei offenem Fenster schlafen. Keine narkotischen Schlafmittel nehmen. Vor Mitternacht schlafen gehen, zuvor kurze kalte Abreibung machen oder feuchte Socken anziehen und damit ins Bett gehen.
Diät wie unter „Nervenschwäche".
Rezepte:
Einzeltees sind zu empfehlen. Von Baldrian, Hopfen, Melisse, Schafgarbe, Lavendelblüten, Johanniskraut und Waldmeister. Man kann natürlich auch verschiedene Kräuter mischen.
Oder: Mischung von je 20 g Melisse und Baldrian, dazu 10 g Orangenblätter. Als Aufguß 1 Teelöffel auf 1 Tasse siedendes Wasser. Kurz vor dem Zubettgehen trinken.
Oder: Mischung zu je 5 g Fenchel und Kümmel, 20 g Pfefferminze und Baldrian. Wie oben.

Schnupfen

Niesanfälle mit Absonderung von flüssig-schleimigen Nasensekreten. Rötung und Schwellung der Nasenschleimhaut. Oft mit Fieber und Kopfschmerzen verbunden.
Zu empfehlen sind heiße Halsberieselungen auf den Nacken, heiße Bäder und Schwitzpackungen. Wer es sich leisten kann, sollte sich zwei Tage ins Bett legen, alle zwei Stunden eine kalte Abwaschung und abends einen Fußwickel machen.
Salzarme Trockenkost ist zu empfehlen.
Bei Anhalten des Schnupfens ist der Arzt aufzusuchen, da sonst die Gefahr größerer Komplikationen besteht.
Rezepte:
Kopfdämpfe mit Kamille oder Heublumen sind bewährt. Wenig trinken! Wenn, dann nur Holundertee, Lindenblütentee oder Odermennigtee.
Niemals Nasenpinselungen durchführen. Äußere Einreibungen und Massage tun gut.

Schuppenflechte ●

Eine Hauterkrankung, die verschiedene Ursachen haben und sogar erblich sein kann. Auf jeden Fall Arzt fragen!
Die Behandlung beginnt mit einer sofortigen Umstellung auf reizlose Rohkost. Jedes tierische Fett ist schädlich. Sonnen- und Höhensonnenbestrahlung sowie Meerbäder und Luftbäder haben eine heilende Wirkung. Lehmwasserhemden ergänzen die Behandlung.
Rezepte:
Mischung aus 3 Teilen Weidenrinde mit je 2 Teilen Erdrauch und Walnußschale und je 1 Teil Eichenrinde, Wiesengeißbart und (dreifarbigem) Veilchen. 5 Eßlöffel dieses Gemisches werden auf 1 Liter Wasser kalt angesetzt, später 5 Minuten aufgekocht und 10 Minuten ziehen lassen. Nach dem Abseihen 1/2 Liter über den Tag verteilen.
Oder: Je 3 Teile Erdrauch und Bingelkraut, je 2 Teile Fenchel und Bittersüßstengel. 2 Eßlöffel kalt auf 6 Tassen Wasser ansetzen, später kurz aufkochen. Man läßt das Gemisch 12 bis 15 Minuten ziehen, dann abseihen. Täglich 3 Tassen trinken.

Schweiß

Übermäßige Schweißbildung ist zwar in der Regel nicht gefährlich, aber in jedem Falle lästig. Man kann ihr mit kalten Waschungen, Abhärtungsmaßnahmen und salzarmer Kost begegnen. Schweißhemmend wirkt auch der Genuß von rohem Knoblauch oder Knoblauchsaft; Tee aus der Abkochung von grünen Walnußschalen und Salbei hat die gleiche Wirkung.

Schwindel

Die Störung des Gleichgewichtsempfindens ist viel weiter verbreitet als man allgemeinhin glaubt. Die meist nur kurzdauernde Krankheitserscheinung ist mit leichten Beeinträchtigungen des Bewußtseins verbunden. Übernervöse Menschen, übermüdete und überanstrengte leiden häufig unter Schwindelanfällen.

Rezepte:
Baldrian- oder Lavendeltee. Tagsüber kleine Schlucke, auch längere Zeit nach dem Anfall.
Oder: Mischung zu gleichen Teilen aus Arnika, Johanniskraut, Mistel, Rosmarin und Weißdornblüten. 2 Eßlöffel auf 1/2 Liter Wasser ansetzen, später aufkochen. Nach dem Ziehen abseihen und tagsüber in kleinen Schlucken trinken.
In Alkohol angesetzte Rautentinktur wird ebenfalls als gutes Mittel genannt.

Sehnenzerrung

Meist die Folge einer Verstauchung. Man muß das betroffene Glied zur Ruhestellung zwingen. Wickel von Lehm oder Heilerde und heiße Heublumensäcke sind angebracht. Massage und Gymnastik tragen später zur Ausheilung bei.

● Sehnervenentzündung

Hier ist der Facharzt nötig, der die Ursache feststellen muß. Danach hat sich dann die Behandlung zu richten. Allgemein ist vitaminreiche Kost zu empfehlen. Dazu kommen Kopfdampfbäder und zur Ableitung Maßnahmen, die unter „Netzhautentzündung" genannt werden.

Sodbrennen

Die Kost muß salzarm und reizlos sein. Das Rauchen sofort einstellen. Speisen und Getränke dürfen weder zu kalt, noch zu heiß sein. Gutes Kauen und Einspeicheln ist nötig. Man meide süße Nachspeisen jeder Art.
Rezepte:
Teemischung zu gleichen Teilen je 10 g Fenchel, Eibischblätter, Melisse, Kamille und Süßholz. 1 Teelöffel (gehäuft) auf 1 Tasse siedendes Wasser. 3mal täglich ungesüßt trinken.
Oder: 5 g Schöllkraut, 20 g Eibischwurzel und 25 g Kamille im Aufguß. 1 Teelöffel auf 1 Tasse siedendes Wasser. 1/2 Stunde nach den Mahlzeiten 1/2 bis ganze Tasse trinken.
Oder: Je 5 g Erdrauch und Baldrianblätter und je 10 g Süßholz und Huflattichblätter, dazu 20 g

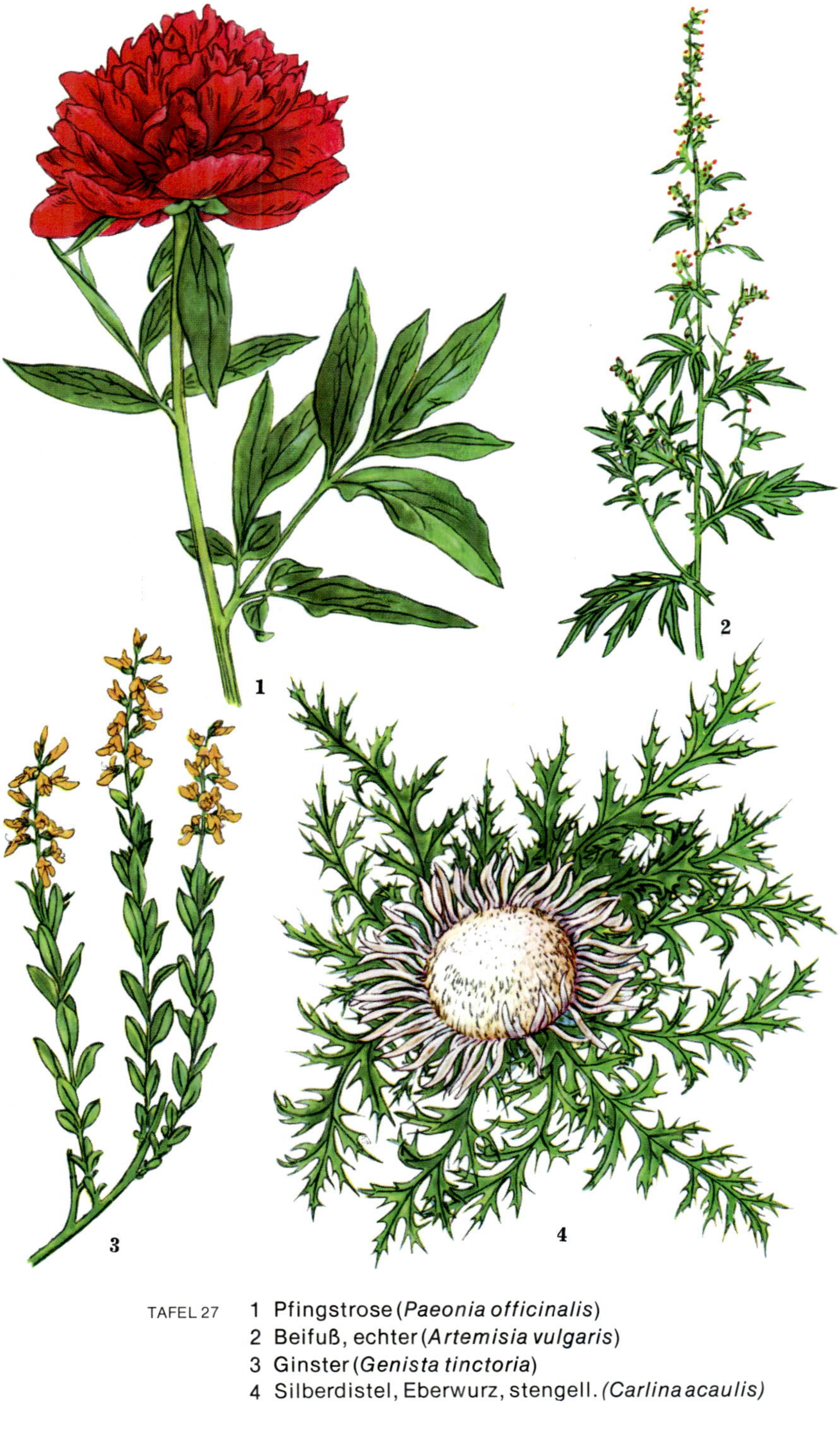

TAFEL 27 1 Pfingstrose (*Paeonia officinalis*)
2 Beifuß, echter (*Artemisia vulgaris*)
3 Ginster (*Genista tinctoria*)
4 Silberdistel, Eberwurz, stengell. *(Carlina acaulis)*

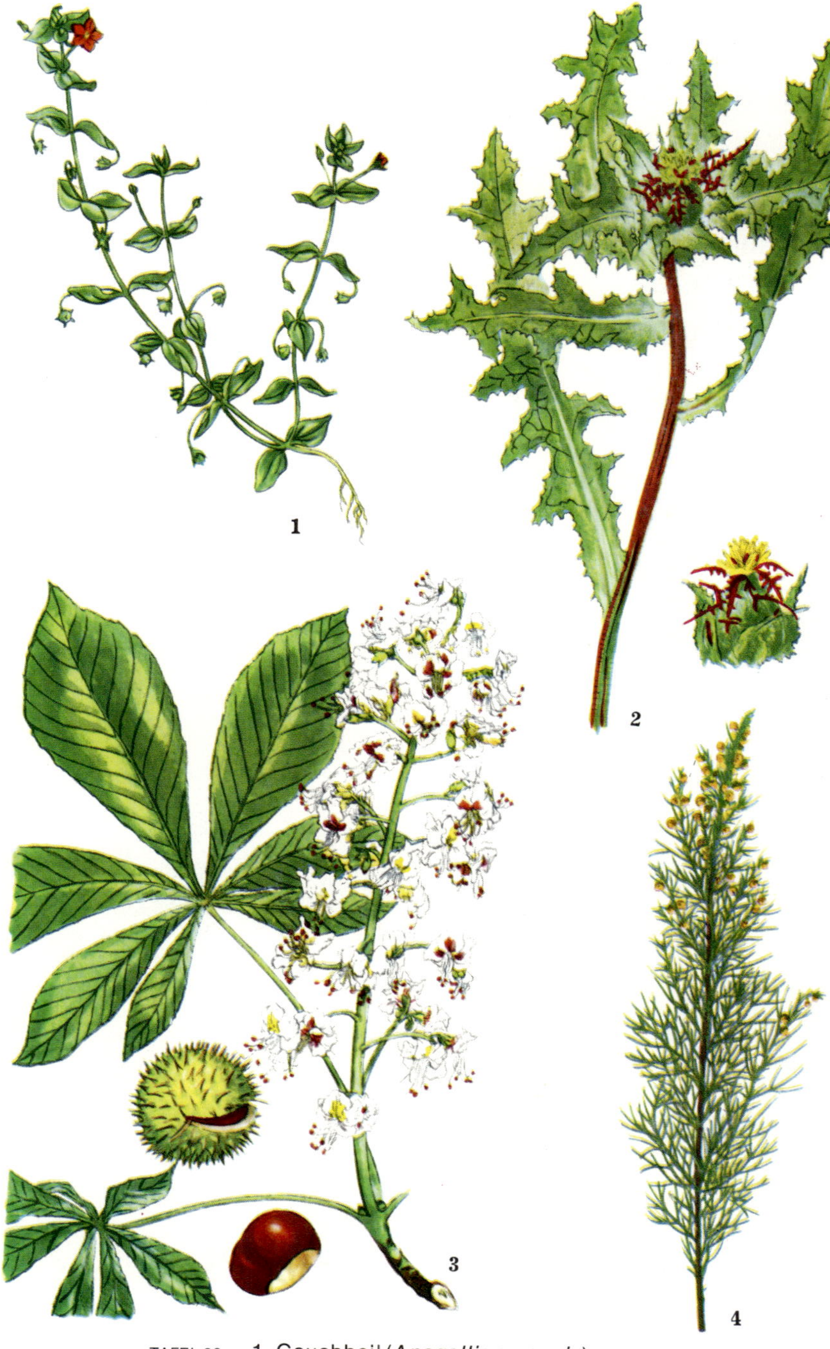

TAFEL 28 1 Gauchheil (*Anagallis arvensis*)
2 Benediktenkraut (*Cnicus benedictus*)
3 Roßkastanie (*Aesculus hippocastanum*)
4 Eberreis (*Artemisia abrotanum*)

Kamille. 1 Teelöffel (gehäuft) auf 1 Tasse siedendes Wasser. Wie oben.

Stuhlverstopfung

Verdauungsstörungen erklären sich die meisten Menschen mit ihrer sitzenden Arbeitsweise. Das stimmt nur zum Teil. Hauptschuld ist die falsche Ernährung und der Fehler, Verstopfungen mit chemischen Mitteln zu regulieren.

Rezepte:

Mischung aus 10 g Eibischwurzel, 10 g Süßholz, je 15 g Faulbaumrinde und Rhabarber. 1 Tasse Wasser und 1 Teelöffel des Gemischs über Nacht kalt ansetzen, kurz aufkochen, gut 1 Stunde ziehen lassen und morgens lauwarm trinken.

Oder: 10 g Fenchel und je 20 g Sennesblätter und Faulbaumrinde, abends 1 Teelöffel (gehäuft) auf 1 Tasse Wasser kalt ansetzen, über Nacht ziehen lassen. Morgens trinken.

Oder: 5 g Pomeranzenschalen, 10 g Kümmel und 35 g Faulbaumrinde im Aufguß 1 Teelöffel auf 1 Tasse Wasser. Morgens und abends je 1 Tasse trinken.

Tränendrüsenentzündung

Möglichst häufige Waschungen mit Augentrosttee in Richtung Nase. Nachts feuchte Augentrostteeumschläge auf die Augen. Nasendusche mit Zinnkrauttee schafft Erleichterung. Wenn Eiterungen auftreten, Auflagen von Bockshornklee.

Übersäuerung des Magens

Behandlung wie unter „Sodbrennen". Alkohol und Nikotin sind äußerst schädlich, auch Bohnenkaffee muß gemieden werden. Morgens empfiehlt sich eine Ganzwaschung, mittags vor dem Essen (etwa 30 Minuten) eine Leibauflage und nach dem Essen eine heiße Leibkompresse. Abends sollte man ein Halbsitzbad und zusätzlich ein Wechselfußbad nehmen. Trockene Wacholderbeeren (12-15 Stück) essen. Pfefferminztee trinken.

Untersäuerung des Magens

Sie ist meist mit einem Mangel an Verdauungssaft verbunden. Viel Bewegung, Ganzwaschungen und Oberkörperwaschungen, Güsse (Arm-, Knie-, Schenkel- und Oberguß), Halbbäder und abendliches Wassertreten oder wenigstens ein Wechselfußbad sind anzuraten. Nach den Mahlzeiten eine Leibauflage.

Verdauungsbeschwerden

Fehler in der Ernährung führen zu Verdauungsstörungen, aber auch Alkoholmißbrauch, zu stark gewürzte Kost und seeelische Verstimmungen können die Ursache sein.
Behandlung wie unter „Magenkatarrh".

● Wassersucht

Der Arzt muß die Ursache feststellen.
Die krampfhafte Ansammlung von Flüssigkeit in den Gewebsspalten (z. B. denen der Haut) oder in den Höhlen des Körpers sind häufig die Folgen einer Erhöhung des Blutdruckes. Wassersüchtige Schwellungen (Ödeme) machen sich zuerst an den Füßen bemerkbar, steigen dann aber aufwärts.
Kennzeichnend ist die prallgespannte Haut, in die sich Dellen eindrücken lassen. Viel Flüssigkeit kann sich in der Brust- und Bauchhöhle wie im Herzbeutel sammeln.
Bei schweren Herz- und Nierenerkrankungen, aber auch bei Entzündungen, Blut- und Lymphstauungen in schwächerer Form macht sich Wassersucht bemerkbar.
Rezepte:
Viele Kräuter sind gegen Wassersucht gewachsen. Es lassen sich helfende und heilende Tees bereiten aus Attichwurzel, Birkenblättern, Brennnesselwurzeln, Eberwurz, Ginster, Hauhechel, Liebstöckl, Wacholder und Zinnkraut.
Absud von Kalmus mit Zinnkraut hat sich ebenso bewährt wie Rosmarinwein.
Fastentage ohne jede Nahrung und jedes Getränk sind durch Obst- und Reistage abzulösen.

Hefe und Keimdiät empfehlen sich wegen des Vitamins B. Grundleiden – Rezepte beachten!

Zahnschmerzen ●

Wenn keine direkte Zahnerkrankung vorliegt, sind die Ursachen meist rheumatischer Natur oder erklären sich aus Blutandrang zum Kopf. Ableitende Maßnahmen wie nasse Socken, kaltes Halbbad und Wechselfußbad haben sich bewährt. Liegt eine Entzündung vor, so wende man Bockskleeauflagen an. Unbedingt den Zahnarzt aufsuchen.

Rezepte:

Bei blutendem Zahnfleisch hilft Mundspülung mit Teegemisch zu gleichen Teilen aus Eichenrinde, Frauenmantel, Odermennig und Salbeiblättern. 2 Teelöffel des Gemisches auf 1/2 Liter Wasser kalt ansetzen, später 5 Minuten aufkochen, 10 Minuten ziehen lassen, abseihen. Mund etwa 30 Minuten spülen.

Bei Zahnfleischgeschwüren ein Gemisch zu gleichen Teilen aus Bockshornklee, Eibisch, Hauswurzel, Kamille und Salbei. Zubereitung und Gebrauch wie oben.

Bei lockeren Zähnen hilft ein Teegemisch zu gleichen Teilen aus Blutwurz, Frauenmantel, Kamille und Salbei. Wie oben.

Bäder und Packungen mit Kräutern

Im Kapitel „Kräuter gegen Krankheiten" tauchen im Zusammenhang mit den Rezepten und Ratschlägen immer wieder die Kneippschen Wasser-Heilmethoden auf. Von ihnen kann hier nur kurz berichtet werden und sie interessieren an dieser Stelle in erster Linie als Bäder, bei denen Kräuter gegen Krankheiten eingesetzt werden. Es soll aber dennoch kurz auf das System der Kneippschen Wasserkur eingegangen werden.

Pfarrer Sebastian Kneipp, einer der größten Vertreter der Naturheilkunde, versuchte nach dem Grundsatz: „Was das Leben gesund erhält, kann auch die Krankheit heilen, denn jede Heilung stellt in ihrem Wesen eine Gesundung dar", durch seine Methoden der Wasseranwendung und zusätzlicher Maßnahmen den Körper abzuhärten, Krankheiten zu verhüten und bereits bestehende zu bekämpfen und auszuheilen.

Das Wasser dient dabei als Temperaturträger. Zur Wirkung kommen die Unterschiede zwischen Körper- und Wassertemperatur. Durch die Wärme- oder Kältereize des Wassers wird in erster Linie das Gefäßsystem der Haut angesprochen. Durch sorgfältig dosierten Wärmeentzug wird eine Steigerung der Verbrennungsvorgänge im Gesamtorganismus erreicht. Die Stoffwechselschlacken werden verstärkt abgebaut und ausgeschieden.

Die Wasserbehandlung *(Hydrotherapie)* arbeitet mit kalten, warmen bis heißen Bädern. Warme Bäder werden zumeist mit Zusätzen durchzuführen sein. Davon haben wir hier zu sprechen.

Jede Warmanwendung muß mit einer Kaltanwendung, die das Wohlempfinden hebt, abgeschlossen werden.

Man unterscheidet der Form nach Wannenbäder, und Teilbäder, Waschungen, Packungen, Güsse, Blitze und Dämpfe. Auch bei ihnen gibt es Ganz-

und Teilanwendungen. Dazu kommen als Ergänzung die anderen Heilkräfte der Natur: Licht, Luft und Sonne. Sie werden ergänzt durch Gymnastik und vernünftige Ernährung.
Von den sogenannten „Kräuterbädern" soll hier berichtet werden. Sie sind warme Bäder mit Zusätzen von Absuden oder Abkochungen von Pflanzen oder Pflanzenteilen. Pfarrer Kneipp hat zu seiner Zeit grundsätzlich Bäder mit Pflanzenzusätzen verordnet. Welche Pflanze oder Pflanzenteile zu verwenden sind, richtet sich jeweils nach den Heilmaßnahmen, die der Arzt auf Grund vorliegender Krankheitserscheinungen für vorteilhaft ansieht.

Heublumen

Kneipp schätzte Heublumenbäder besonders. Man wendet sie bei Grieß- und Steinleiden, bei rheumatischen Erscheinungen, Gelenkversteifungen und Sehnenscheidenentzündungen an. Kneipp selbst empfahl sie auch bei Gicht, Nieren-, Blasen- und Unterleibsleiden sowie nervösen Störungen.
Für ein Vollbad werden hierbei 3/4 bis 1 kg Heuabfall in Leinensäckchen gefüllt, in kaltem Wasser angesetzt und dann 1/2 Stunde lang gekocht. Der Absud wird dem Badewasser zugesetzt, oder aber Heublumenextrakt.
Kneipp nannte das Heublumen-Fußbad besonders heilkräftig und riet, es so durchzuführen:
„Man übergießt („schwellt an") eine kleine Schürze (3-5 Handvoll) Heublumen mit sprudeldem Wasser, deckt das Gefäß zu und läßt die ganze Mischung bis zu der angenehmen Fußbadwärme von 25-26 Grad Reaumier erkalten.
Es ist ganz gleichgültig, ob die Heublumen selbst im Fußbad verbleiben, oder ob nach der Entfernung derselben der Absud allein zur Verwendung komme".
So schrieb der robuste Wasserdoktor, der „den gewöhnlichen Leuten aufs Maul sah."

Haferstroh

Diese Bäder sind durch den Kieselsäuregehalt des Haferstrohs besonders wertvoll und wurden von Kneipp gegen Grieß- und Steinleiden geschätzt. Sie empfehlen sich aber auch – wie Heublumenbäder – bei Nieren-, Blasen-, Gicht- und Rheumaleiden, bei Fußschweiß und Hautausschlägen. Wörtlich erklärte Kneipp in seinem weltbekannten Handbuch „Meine Wasserkur" (mehr als 35 Jahre erprobt)" zum Haferstroh-Fußbad: „Nach meinen Erfahrungen sind diese Fußbäder unübertroffen, wenn es sich um Auflösungen aller möglichen Verhärtungen an den Füßen handelt. Sie dienen somit bei Verknorpelungen, Knoten usw., den Folgen von Gicht, Gliedersucht, Bodagra, bei Hühneraugen, bei eingewachsenen faulenden Nägeln, die durch Gehen entstandenen Hitzblattern. Selbst offene, eiternde Füße und durch zu scharfen Fußschweiß verwundete Zehen werden in diesem Fußbad behandelt." Kneipp verwandte den Haferstrohabsud ebenfalls für seine Wickel oder als Kompresse bei Unterleibsbeschwerden und Koliken.

Fichtennadelextrakt

Man erhält ihn käuflich fertig in der Apotheken und kann ihn nach den beigegebenen Vorschriften verwenden. In ländlichen Gebieten aber führt man noch immer eigene Abkochungen von Knospen und Nadeln der Fichten und Kiefern durch. Dieser Badezusatz empfiehlt sich besonders wegen seiner beruhigenden Wirkung auf das Nervensystem. Er belebt den Stoffwechsel, hat eine günstige Wirkung auf den Kreislauf, wirkt schleimlösend auf die Atmungsorgane und lindernd bei Entzündungen, Rheumatismus und Gicht. Auch diese Bäder eignen sich gut gegen Hautausschläge, Rachitis und Skrofulose.
Fichtennadelbäder sind nach Kneipps Ansicht „so recht das Bad der älteren Leute." Er rät ihnen aber, es nicht zu oft zu nehmen, hält jedoch zweimal monatlich für angebracht.

Gerstenabkochung	Neben ihrer Wirksamkeit als Fiebergetränk ist die Gerstenabkochung ein guter Badezusatz für Vollbäder, Halbbäder, Wickel, Kompressen und Dämpfe. Man wendet den Absud bei Nervenschwäche, Hautkrankheiten und auch Rachitis an.
Schachtelhalm	Für ein Vollbad benötigt man 3/4 kg Zinnkraut (Schachtelhalm), die kalt angesetzt und später 1/2 Stunde gekocht werden, um dem warmen Wasser zugesetzt werden zu können. Man wendet es an bei Nieren- und Blasenleiden, zur besseren Wundheilung und bei Beingeschwüren.
Kleie	Man braucht – was auch für andere Badezusätze gilt – für ein Bad etwa 1 bis 1 1/2 Pfund Pflanzen. Das Bad ist von lindernder und heilender Wirkung bei Rheumatismus, Gicht und Hautleiden.
Eichenrinde	Eichenrinde enthält bekanntlich Gerbstoffe und wirkt dadurch zusammenziehend. Ein Vollbad (35 bis 37 Grad Celsius) richtet man am besten mit einem Sud von 1 bis 2 kg gemahlener Eichenrinde, die mit 2 Liter Wasser gekocht werden. Ein solches Bad ist vorzüglich geeignet gegen Hauterkrankungen, Rachitis und Skrofulose. Umschläge vom Sud verwendet man bei nässenden Ekzemen, gegen Frostbeulen und Mastdarmfisteln. Bäder sowie Umschläge wirken sich auch vorteilhaft bei Krampfadern aus.
Kalmuswurzel	Bäder mit dem Absud der Kalmuswurzel wirken sich positiv auf das Knochensystem – vor allem bei Kindern – aus und sind gegen Rachitis und Skrofulose einsetzbar. Außerdem stärken sie die Nerven.
Walnußblätter	Schon Kneipp empfahl ein Bad mit Walnußblätterabsud für skrofulöse Kinder und verwandte Blätterabkochungen für Waschungen, Umschläge

und Fußbäder. Heute wenden Heilpraktiker sie bei Hauterscheinungen, bei hartnäckigen Wunden und langwierigen Knocheneiterungen an.

Kamillen

Sie empfehlen sich besonders bei Zirkulationsstörungen, Katarrhen, Fisteln und tiefen Wunden. Bei Eiterungen, schlecht heilenden Geschwüren und auch bei rheumatischen Beschwerden haben sie zumindest lindernde Wirkung gezeigt. Sie sind auch zu Umschlägen, Waschungen und Spülungen (bei Frauenleiden) angebracht.

Arnika

Besonders bei Verletzungen und Quetschungen ist das Arnikabad anzuwenden. Man sollte es allerdings – vor allem bei entzündlichen Zuständen – nur auf ärztliche Anweisung durchführen. Im allgemeinen setzt man 2 bis 4 Eßlöffel der Arnikaessenz hinzu.

Pfefferminz

Mit einem Pfefferminzbad erfrischt man den Körper und regt ihn an. Manchmal genügen Sitz- und Halbbäder oder auch Waschungen und Umschläge.

Thymian

Die leicht reizende und desinfizierende Wirkung des Thymian ist vorteilhaft gegen rheumatische Leiden und bei akuten fieberhaften Erkrankungen. Oft genügen Umschläge.

Senf

Bei fieberhaften Krankheitszuständen ist das Senfbad ein seit alten Zeiten bewährtes Hautreizmittel. Es leitet Entzündungen ab und treibt Ausschläge heraus. Es regt Blutkreislauf, Atmung und Nervensystem an.
Senfbäder sollte man nur nach genauer ärztlicher Anweisung durchführen. Nach einem Senfbad muß sich der Badende in wollene Decken oder Tücher einwickeln. Später empfiehlt sich ein Reinigungsbad oder eine Ganzwaschung. Danach ist Bettruhe notwendig.

Die Temperatur des Bades sollte möglichst 37 Grad Celsius betragen. Das Bad selbst darf nicht länger als 10 Minuten dauern.
Herzkranke sollten dieses Bad auf keinen Fall ohne Einverständnis des Arztes durchführen. Das Quantum für ein solches Bad beträgt etwa 200 g Senfmehl (gemahlen), das vorher zu einem dicken Brei mit lauwarmem Wasser verrührt wird. Dann füllt man es in einen Leinwandsack. Im Badewasser wird der Sack so lange ausgewrungen, bis das Wasser gelbgrün und trüb ist. Man kann es sich leichter machen, indem man 2 g Senföl (*Oleum sinapis*) mit 25 g Weingeist (*Spiritus vini*) mischt und dieses Gemisch dem Badewasser zusetzt.

Lärchen

In der Schweiz kocht man frische Lärchenzweige zum Bäderabsud. Sie sollen sich besonders bei Hautkrankheiten, Geschwüren und ähnlichem bewährt haben.

Wacholder

Ein Bad mit dem Absud von Wacholderreisern gilt als kräftigend und soll sich bei Rheumatismus, Gicht und Ischias gut bewähren.

Birkenlaub

Es ist bei uns weniger bekannt, hat jedoch in Norwegen, vor allem bei den Lappen, viele Anhänger. Es ist kein Bad in unserem Sinne, denn es wird kein Wasser dazu verwendet.
Man benutzt das junge, eben ausgeschlagene Birkenlaub dazu, das auf der Blattoberseite noch einen weißen Belag aufweist. Das ist nur bei Birkenlaub der Fall, das noch nicht ganz entfaltet ist und sich klebrig anfühlt.
Man schüttet das Laub dick auf ein Lager, der Kranke legt sich hinauf und wird dann mit Laub völlig zugedeckt. Nur der Kopf bleibt frei. Er ver-

spürt nach geraumer Zeit einen Juckreiz, der manchmal unerträglich scheint, aber nur kurze Dauer hat.
Ihm folgt ein Schweißausbruch, der erleichtert.

„Fast sämmtliche meiner Thee und Extrakte, Oele und Pulver rühren von früher geachteten, jetzt vielfach verachteten, spottbilligen Heilkräutern her, welche der liebe Herrgott im eigenen Garten, auf freiem Felde, manche um's Haus herum an abgelegenen und unbesuchten Stellen wachsen läßt."
Sebastian Kneipp in „Meine Wasserkur" 38. Auflage 1892).

Naturgemäße Ernährung und Heilkost

Naturgemäße Enährung und Heilkost

Selbstmord mit Messer und Gabel

Es läßt sich nicht leugnen, wir leben – soviel wir auch manchmal an unserer Zeit auszusetzen haben – gegenüber unseren Eltern und Großeltern in einem Wohlfahrtsstaat und sind uns dessen im Tempo der von uns viel fordernden Zeit durchaus nicht immer bewußt.

Es geht uns, leugnen wir es nicht, gut und manchen vielleicht sogar zu gut. Manche sind sich leider nicht bewußt, daß sie durch ihre augenblickliche Lebensweise Selbstmord mit Messer und Gabel begehen.

Sie ernähren sich falsch oder essen zuviel und wundern sich dann, wenn sie Übergewicht haben und sich nicht wohl fühlen.

Laut Statistik wird die Lebenserwartung pro Kilo Übergewicht um ein Jahr verkürzt. Das sollte zu denken geben.

Zehn Kilo Übergewicht strapazieren nicht nur das Herz im Übermaß, sondern belasten alle Lebensvorgänge, durch die zusätzlich notwendige Gefäßversorgung des Fettgewebes.

Erst vor kurzem ging durch die Presse eine Meldung, nach der in den USA die Lebensversicherungsunternehmen dazu übergegangen sind, von Schwergewichtlern höhere Beiträge zu fordern. Noch ist es bei uns nicht so weit. Aber es ist zu erwarten, daß auch die deutschen Versicherungen ihre Kalkulationen überprüfen werden.

Ernährung und Gewicht sind lebenswichtig, und deshalb sollten wir unsere Ernährungsweise auf gesunde und ausgeglichene Kost einstellen, was keineswegs den Verzicht auf alle Genüsse bedeutet.

Eine gesunde Dauernahrung erhöht bei gesunden Menschen Gesundheit und Leistungsfähigkeit.

Besser als Pillen

Gesunde Dauernahrung aber sind letzten Endes doch in erster Linie Obst und Gemüse im weitesten Sinne des Wortes. Eine ausgewogene, nach Vitaminen und Kalorien bewertete Kost ist jedenfalls besser als tausend Pillen.

Nachfolgend seien einige Lebensmittel genannt, die sich für eine naturgemäße Ernährung eignen und deutlich machen, wie vielfältig und abwechslungsreich unsere Speisekarte sein kann, wenn die entsprechenden Nahrungsmittel verwendet werden.

Zum *Frühstück:* Rohes Obst, auch Nüsse, Vollkornbrot mit ungesalzener Butter oder Margarine, Honig, Marmelade, Malzkaffee, Hagenbuttentee oder Tee von Apfelschalen bzw. Pfefferminze und ähnlichem. Gut sind auch rohe Milch, Sauermilch oder Buttermilch.

Zu *Mittag:* An erster Stelle stehen rohes Obst und Nüsse, es folgen rohe und gedämpfte Gemüse, Salate, Tomaten, Gurken und Kartoffeln in der Schale (Pellkartoffeln). Fleisch möglichst nur in kleinen Mengen, denn dann ist es nicht schädlich. Körperlich arbeitende Menschen haben eher das Bedürfnis nach Fleisch als andere. Naturheilkundige Fachleute bestätigen, daß Fleisch für unsere Ernährung im allgemeinen nicht wichtig sei und reine Pflanzenesser sich meist guter Gesundheit und Leistungsfähigkeit erfreuen.

Suppenfreunde sollten Gemüse-, Tomaten- oder Kartoffelsuppe zwischen Rohkost und Hauptmahlzeit einfügen.

Zum Nachtisch kann man eine Süßspeise, Beeren, mit Sahne oder Obstkuchen essen, man tut aber gut daran, dann auf die Suppen zu verzichten.

Zum *Abendbrot:* Man kann wählen, ob es dem Frühstück oder der Mittagsmahlzeit gleichen soll. Auf Fleisch – also auch Wurst – verzichtet man am besten. Ein paar Wurstscheiben kann man essen, wenn man mittags kein Fleisch genossen hat.

Roh gesünder

Bei einer gesunden Dauernahrung stehen also rohe Früchte vor jeder Mahlzeit an erster Stelle. Rohe Gemüse und Salate sind zum Mittag und Abend zu empfehlen. Gemüse sollten nie gekocht, sondern stets nur dedämpft werden, wobei das Brühwasser nicht abgeschüttet werden darf, da es wertvolle Nahrungsstoffe für die Verdauung enthält.
Brötchen und Weißbrot schmecken zwar gut, sind aber für die Ernährung von geringerer Bedeutung als Vollkornbrot.
Kochsalz – möglichst Meersalz – sollte nur in geringer Menge Verwendung finden. Das Höchstmaß dürften 3 Gramm pro Tag und Person sein.
Rohe Milch ist gesünder als gekochte. Quark läßt sich wunderbar mit Kräutern oder verschiedenen Früchten anrichten. Eier können das Fleisch ersetzen, jedoch sollte man nicht zu viele essen. Auch den Genuß von Zucker und Süßigkeiten sollte man auf ein Mindestmaß beschränken. Der Gesamtverbrauch darf etwa 80-100 Gramm pro Tag betragen.
Gesundheitlich sind Pflanzenfette (Öle) und Milchfette (Rahm, Butter) am wertvollsten und werden vom Körper am besten vertragen. Vor tierischen Schlachtfetten (Schmalz, Talg) sollte man sich hüten. Sie sind schwer verdaulich und können zu Verdauungsstörungen und Gallenbeschwerden führen.
Gewürze sind pflanzliche Stoffe, die wir benutzen, um Speisen schmackhaft und bekömmlich zu machen. Gewürzpflanzen sind in der Rohkost- und Salatküche nahezu unentbehrlich. Sie unterstützen die Verdauungsarbeit und gleichen Verdauungsstörungen aus.

Genußgifte

Genußgifte wie Alkohol, Nikotin, Kaffee und Tee sind niemals gut, in größeren Mengen sogar meistens schädlich.

Nikotin ist dem menschlichen Körper in jeder Form schädlich. Wer den Genuß von Zigaretten, Zigarren oder Pfeifenrauchen völlig einstellen kann, wird sehr bald deutlich spüren, daß es ihm gesundheitlich besser geht. Langjährige Tabakfreunde haben zu Beginn einer Kneippkur das Rauchen eingestellt und die meisten kehrten später auch nicht wieder zum Glimmstengel zurück. Sie belächeln heute die, denen das Rauchen halber Lebensinhalt ist und die behaupten, ohne Nikotin nicht auskommen zu können. Es ist gewiß nicht leicht, das Rauchen völlig aufzugeben und die ersten Tage fallen jedem schwer. Hat man aber erst einmal den Körper entwöhnt, so wird man feststellen, das man das Nikotin leicht missen kann. Wer rückfällig wird, hat natürlich stets passende Ausreden zur Hand. In Wirklichkeit ist er nur willensschwach und betrügt sich selbst, wenn er glaubt, durch das Rauchen neue Spannkraft zu erhalten. Das ist eine bewußte Sinnestäuschung und das Gegenteil ist der Fall.

Alkohol

Zum Thema Alkohol ist nur wenig zu sagen. Mäßiger Genuß kann nichts schaden. Es versteht sich aber von selbst, daß man während einer Kneippkur keinen Alkohol zu sich nimmt. Es hat sich herausgestellt, daß selbst Sekt oder leichter Weißwein sich äußerst negativ auswirken und zu Herzklopfen und Schlafstörungen führen. Bier und Rotwein sind etwas verträglicher. Wer tagsüber 1/2 Liter Bier oder ein Viertel Wein zu sich nimmt, regt den Kreislauf an, was neben dem Genuß durchaus vorteilhaft sein kann. Wer kurt, sollte aber dennoch vorsichtshalber den betreuenden Arzt fragen.

Hat man die Kur hinter sich, so sollte man daheim die obengenannte Menge nicht überschreiten. Ausnahmen, wie kleine Festlichkeiten, bestätigen

die Regel. Vor allem aber sollte man sich vor Schnäpsen und Likören hüten. Leberkranke dürfen keinerlei Alkohol zu sich nehmen.
Bohnenkaffee ist wegen seines Koffeingehalts ein Gefäßgift und bleibt auf die Dauer nicht ohne Folgen für die Herz- und Kreislauftätigkeit. Man kann aber sagen, daß er in vernünftigen Mengen durchaus positiven Wert haben kann. Für Menschen mit chronischem Unterdruck ist der Genuß einer Tasse Kaffee eine Wohltat. Auch schadet sie dem gesunden Menschen nicht, sondern hilft ihm über Wetterfühligkeit und Kopfschmerzen hinweg. Nervöse und Herzkranke sollten allerdings den Bohnenkaffee besser meiden und, wenn sie den Geschmack lieben, zu koffeinfreiem Kaffee übergehen. Noch besser ist der Kneippsche Malzkaffee, den die Firma Kathreiner noch heute herstellt und der einen laufend steigenden Absatz hat.

Wetterfühligkeit

Es läßt sich nicht bestreiten, daß Bohnenkaffee die Gehirntätigkeit anregt, die Auffassungsgabe steigert, Atmung, Herz und Nierenfunktion reizt und dem Gefäßsystem auf die Dauer schadet. Magenkranke sollten Bohnenkaffee auf alle Fälle meiden.
Unter Tee versteht man bei uns meistens den chinesischen Tee (grün oder schwarz). Er ist ein anregendes Genußmittel, das wegen seines Koffein- und Theobromingehaltes harntreibende Wirkung besitzt. Auch Tee kann zu nervösen Reizzuständen führen und Herzklopfen verursachen. Vor allem führt er zu Schlaflosigkeit. Kindern sollte man grundsätzlich keinen schwarzen Tee reichen.
Aus den Heilkräutern unserer Heimat läßt sich mancher genußreiche und wohlschmeckende Tee bereiten, der nicht nur unschädlich, sondern sogar noch gesund ist.

Vitamine

Seit einigen Jahren hat sich die Volksernährung begrüßenswert umgestellt. Zwei Hauptpunkte kennzeichnen dies: Die unbestreitbare Abnahme des Fleischgenusses und die ebenso feststellbare Zunahme vegetabilischer Kost, die gesteigerte Verwendung von rohen und gekochten Pflanzen.

Forschererkenntnis

Heute hat auch die offizielle Medizin einer erneuerten Ernährungsweise ihre Aufmerksamkeit und Unterstützung geschenkt. Dieser Verdienst gebührt Forschern wie *Ragnar Berg, Lahmann, Hindhede* und ganz besonders dem Schweizer Diätetiker *Bircher-Brenner.* Diese Männer schufen in oft mühseliger Kleinarbeit die Voraussetzung für die Erkenntnis einer naturgemäßen Ernährung, die zugleich Schutz- und Heilkost für den menschlichen Organismus sein soll. Ihnen verdanken wir das Wissen um die Bedeutung der Vitamine, der Säuren, Basen und Mineralstoffe. Sie lehrten uns, die einseitige Kalorienlehre mit richtigen Augen zu sehen und entsprechend zu werten.

Anfangs setzten sich die Vorschläge einer naturgemäßen Ernährung erst als Krankenkost durch, weil erkannt worden war, daß viele Krankheitszustände auf falsche Ernährung zurückzuführen waren.

Umwertung

Bald aber haben diese Reformen des Essens und Trinkens die breite Öffentlichkeit erobert und sind jetzt bereits auf dem besten Wege, eine völlige Umwertung der Ernährungsweise zu erreichen. Die dominierende Stellung der Eiweißnahrung, die unsinnige Überschätzung des Fleischgenusses scheint mehr und mehr der Vergangenheit anzugehören.

Niemand will und wird Eiweiß, Fett und Kohlenhydrate in ihrem wirklichen Wert herabsetzen und ihre Bedeutung als Energiespender leugnen. Sie sind notwendige Mineralstoffe, die jedoch unbedingt durch Ergänzungsstoffe pflanzlicher Herkunft nicht nur unterstützt sondern z. T. auch ersetzt werden müssen.

Diese Ergänzungsstoffe, Vitamine genannt, benötigt der Körper zur Erhaltung und Vermehrung der Zellsubstanz und der Aufrechterhaltung seiner normalen Funktion.

Kein Geheimnis

Wohl die meisten Hausfrauen wissen heute um den Wert der Vitamine und es ist ihnen kein Geheimnis, daß beim Kochen und Lagern pflanzlicher Nahrung unter Zutritt von Luft – Sauerstoff viele Vitamine zerstört oder zumindest in ihrem Wert gemindert werden.

Einseitige Vitaminkost ist allerdings nicht zu empfehlen, denn sie hat keinen Wert für die Schaffung oder Stärkung menschlicher Energien. Daß Vitamine ungeheuer bedeutungsvoll für den einwandfreien Verlauf des Stoffwechsels sind, weiß heute jedes Kind.

Buchstaben

Man unterscheidet die Vitamine durch lateinische Buchstaben, z.B. A, B, C, bei wirkungsmäßig verwandten Stoffen unter Zufügen von Zahlen, z. B. Vitamin B_1, B_2 usw.

Die folgende kurze Zusammenfassung mag zeigen, in welchen Pflanzen die verschiedenen Vitamine enthalten sind. Es gibt Vitamine, die nur in ihren Vorstufen in den Pflanzen entwickelt werden und erst im tierischen Stoffwechsel ihre wirkliche Form erhalten.

Eine weitere Übersicht zeigt auf, wieviel Kalorien in jeweils 100 g von Gemüsen und Früchten vorhanden sind. Dies ist zwar auch jeweils bei der Behandlung der Pflanze im Text angegeben, soll aber hier zusammengefaßt noch einmal aufgezeigt werden.

Vitamine in der Ernährung sind wichtig. Es ist aber ein Irrtum, zu glauben, daß die übermäßige Verwendung (vor allem in reiner Form) dem Körper zusätzliche Kräfte gebe. Das Gegenteil ist der Fall, es können nämlich bei übertriebenem

Verzehr erhebliche Störungen und Schäden eintreten. Vor jeder Fehlverwendung muß daher gewarnt werden.

Die in Klammern ( ) stehenden Angaben bezeichnen den Tagesbedarf des Menschen an dem entsprechenden Vitamin. Es handelt sich dabei natürlich nur um Durchschnittswerte.

Vitamin A

(2-5 mg) kommt vor in grünen Gemüsen, Möhren, Tomaten und Früchten, ferner in Leber, Lebertran, Milch und Muttermilch, Rahm, Butter und Gelbei. Das Vitamin besteht aus der biologischen Vorstufe (Provitamin) Karotin. Vorstufe und Vitamin A sind licht- und hitzeempfindlich.

Vitamin A schützt Haut und Schleimhäute. Sein Fehlen kann zu Hornhauterweichungen, Nachtblindheit und Eiterungen führen.

Vitamin B_1

(1,2-2,5 mg) gilt als Energievitamin und kommt besonders in Hefe, Getreidekeimen und Eiern vor. Man findet es aber auch in ungeschältem Reis, Spinat, Kohl, in Karotten, Erbsen, Bohnen, Tomaten und Kartoffeln. Vitamin B_1 ist für die Funktion des Nervensystems unentbehrlich und verhütet Nervenschäden. Schwere Herzstörungen und Nervenentzündung können die Folge seines Fehlens sein. Das Vitamin B_1 ist nötig für Fett-, Eiweiß- und Kohlehydrateabbau.

Vitamin B_2

(1,6-2,6 mg) befindet sich in grünen Pflanzen, Keimen, Hefe, Gelbei, Leber, Niere und Molke. Der Körper braucht es für Wachstum und Gewebeatmung. Wenn es fehlt, kann es zur teilweisen Schädigung der Gewebeatmung und als deren Folge zu Wachstumsstillstand, Störungen der Haut, zu Magen- und Darmkrankheiten und anderen unangenehmen Erkrankungen kommen.

Pellagraverhütendes Vitamin

(10-20 mg) ist in Hefe, Körnerfrüchten, Gemüse, Leber, Niere, Muskeln und Milch enthalten. Es ist wichtig für den Abbaustoffwechsel. Sein Fehlen führt zu Kopfschmerzen, Schwindel, Lähmungen, Krämpfen, Delirien, Magen- und Darmstörungen sowie anderen Erkrankungen.

Vitamin B

(2-4 mg) treffen wir überall an, wo auch der PP-Faktor (Pellagraverhütendes Vitamin) vorkommt. Sein Fehlen kann zu Blutarmut, Wachstumstillstand und Mißwuchs von Muskeln führen.

Vitamin B_{11}

(Folinsäure) befindet sich hauptsächlich in grünen Blättern und anderen pflanzlichen Lebensmitteln. Der Körper braucht es zur Blutbildung. Wo Folinsäure fehlt, tritt Blutarmut ein.

Vitamin B_{12}

(10-30 mg) kommt in Muskeln, Gelbei und Käse vor. Es bildet sich in der Darmflora und ist unentbehrlich für die Blutbildung. Sein Fehlen führt zu einer lebensgefährdenden Blutarmut.

Cholin

Ist ein Bestandteil des Nervenaufbaumittels Lecithin, das insbesondere gegen Leberverfettung wirksam ist. Es kommt in Gemüsen, Milch und Hefe vor. Der Körper braucht es für den Vitaminstoffwechsel.

Vitamin C

(100-120 mg) ist in Früchten, besonders in Zitronen, in Kartoffeln und grünen Pflanzen zu finden, aber auch in der Milch und der Leber. Es kräftigt die Blutgefäße und baut einen Abwehrwall gegen Krankheitskeime, ferner hilft es beim Aufbau der Knochen und Zähne. Durch Sauerstoff ist es, vor allem bei Wärme, leicht zerstörbar. Sein Fehlen bewirkt Skorbut und Blutungen. Ein Mangel an Vitamin C führt zur Frühjahrsmüdigkeit, zu Appetitlosigkeit und Herzbeschwerden. Als äußerst bedeutungsvoll wird es für den Abbaustoffwechsel bezeichnet.

Reichliches Vorkommen: Paprika, Kohl, frischer Spinat, Petersilie, Blumenkohl (Karfiol), Tomaten, Schwarze Johannisbeeren und Hagebutten. Im Winter: Sauerkraut, Kohl, Äpfel, Kartoffeln.

Vitamin D

Ist im grünen Gemüse, im Lebertran, Fischöl, in Kakaobohnen und in der Hefe enthalten. Sein Fehlen führt zu verschiedenen rachitischen und rachitisähnlichen Knochenveränderungen. Ergänzend sei mitgeteilt, daß Höhensonnenbestrahlung aus den Provitaminen der Haut das antirachitische Vitamin D bildet.

Vitamin E (2-5 mg) ist enthalten im frischen Weizenkeimöl, frischen Maiskeimöl und im frischen Baumwollsamenöl, wie auch in Salat, Erbsen, in der Brunnenkresse und in Erdnüssen. Es wirkt auf die Blutbildung ein. Sein Mangel bringt Herzmuskelstörungen und kann bei Frauen zu Fehl- und Frühgeburten führen. Ebenso trägt ein Fehlen dieses Vitamins zu frühzeitigem Altern bei.

Vitamin F ist die irrtümliche Bezeichnung für die ungesättigten Fettsäuren. Ihr Fehlen verursacht Störungen im Haushalt der Fette und des Wassers. Es treten Hautschäden auf. Zu empfehlen sind naturgepreßte Pflanzenöle.

Vitamin H (0,01 mg) ist vor allem in Keimen, Maische, Hefe und Melasse anzutreffen, aber auch in Molke, Hirn, Leber, Niere und Gelbei. Die menschliche Haut braucht dieses Vitamin, dessen Fehlen Haut- und Schleimhautentzündungen, Ekzeme und Blutveränderungen nach sich ziehen kann.

Vitamin K (10-40 mg) ist besonders in Spinat, Kohl, Tomaten, Brennesseln, Luzerne und Hagebutten enthalten. Man findet es auch in der Leber. Wenn es fehlt, so bedeutet das Verarmung des Blutplasmas an Gerinnungsstoffen und führt dadurch zu Blutungsneigungen. Man gibt häufig vor Operationen Vitamin K.

Vitamin P (30-250 mg) kommt zusammen mit Vitamin C in Hefe, Getreidekeimen, Samen, Knollen, Wurzeln, Milch, Gelbei und Leber vor. Sein Fehlen verursacht Abmagerung, Skorbut und Blutungen. Auch frühzeitiges Grauwerden der Haare und Haarausfall können damit zusammenhängen.

Abschließend sei gesagt: Naturnahe Ernährung führt in jedem Falle zu einer vollkommenen Dekkung des Gesamt-Vitaminbedarfs. Isolierte Präparate haben nur in Sonderfällen eine Bedeutung.

Über Vitamine

Sie sind wuchtige Waffen, die eine gewisse Vorsicht erfordern. Die Natur selbst zeigt, wie sie es mit den Vitaminen hält: nur wenig, sehr wenig, aber immer und überall, wie es das normale Leben will.

Dr. Hugo Glaser in
„Von Essen und Trinken"

Obstkuren

Am Anfang steht die Frage: Für wen sind Obst- und Traubenkuren geeignet? Die Antwort lautet: Jeder Gesunde sollte ein- oder zweimal im Jahr eine maßvolle Obstkur durchführen, wenn ihm Zeit und Gelegenheit dazu gegeben sind. Er braucht immerhin zwei bis drei Wochen dazu. Allerdings sollte er sich dabei nicht nur auf Obst beschränken, sondern auch Nüsse, rohes Gemüse (Tomaten, gelbe Rüben, Kohlrabi, Salate) und Grahambrot genießen.

Fort mit Krankheitsstoffen

Durch eine Kur wird der Körper von Krankheitsstoffen gereinigt und die abgelagerte Harnsäure neutralisiert. Das Kuren mit Obst führt dem Körper wichtige Nährsalze zu, deren Duft- und Reizstoffe anregend auf die Drüsenfunktion und das Nervensystem einwirken.

Bei manchen Früchten – wie Trauben, Pflaumen, Feigen, Datteln – kommt die abführende Wirkung hinzu. Wieder andere – wie Äpfel, Birnen, schwarze Johannisbeeren, Erdbeeren, Weintrauben – wirken besonders auf die Nierentätigkeit. Dies gilt für gesunde Menschen. Kranke brauchen für eine Obstkur vier bis sechs Wochen, wobei sie genau die vom Arzt gegebenen Richtlinien befolgen müssen.

Weniger Steinobst

Voraussetzung für eine Obst- oder Traubenkur ist der gute Zustand der Verdauungsorgane. Man sollte grundsätzlich nur reife Früchte verwenden und bedenken, daß die Verdaulichkeit des Obstes unterschiedlich ist. Steinobst ist wegen des großen Säuregehaltes weniger zu empfehlen als Kernobst. Am besten werden Äpfel und weiche Birnen vertragen.

Alle reifen Früchte, je nach Erntezeit, eignen sich für Obstkuren, deren Sinn und Aufgabe es ist, eine gründliche Stoffwechseländerung und eine Blutauffrischung zu erreichen.

Obstkuren für wen?

Für wen eignen sich Obstkuren besonders? Ihre

Vielseitigkeit ist beachtlich. Man kann sie anwenden bei Stoffwechselkrankheiten, Gicht, Rheumatismus, Hautleiden, Blutarmut, Schlaflosigkeit, Verstopfung, Blähsucht, ständigen Kopfschmerzen und Blutandrang zum Kopf wie auch bei Hämorroidalbeschwerden.
Sehr gute Erfolge erzielten Obstkuren bei Fettsucht, Nierenkrankheiten und Wassersucht.

Nicht zu hart

Obstkuren dürfen nicht übertrieben werden. Man muß sie, um Verdauungsstörungen zu vermeiden, behutsam beginnen und je nach Krankheit und Konstitution der einzelnen Person – möglichst nach ärztlicher Beratung – durchführen. Nicht jeder möchte sich lange Zeit ausschließlich von Obst ernähren. Er darf Vollkornbrot, Salate, Gemüse und Milch zusätzlich zu sich nehmen. Fleisch ist jedoch von der Speisekarte völlig zu streichen.
Bei einer streng durchgeführten Obstkur steigert sich die Menge von anfangs 1/2 Kilo in drei bis vier Tagen auf die dreifache Menge. Wer weniger „hart“ gegen sich selbst sein will, nimmt nur zum Frühstück und Abendbrot Obst zu sich und läßt sich mittags eine fleischlose Kost schmecken.
Es kommt übrigens nicht nur auf die Menge der verzehrten Früchte an. Man muß sie auch besonders gut kauen, wenn man keine Magenbeschwerden provozieren will. Das Sprichwort „Gut gekaut ist halb verdaut“ bewahrheitet sich beim Obstgenuß stets erneut, zumal die Schalen meistens mitgegessen werden sollen.
Welches Obst man zu seiner Kur am besten wählt, kann durch eine ausführliche Aussprache mit dem Arzt festgestellt werden.
Eine langfristige Zitronenkur ist besonders bei Gicht und Rheumatismus angebracht. Man nimmt hierbei dreimal täglich nach den Mahlzeiten ein bis zwei Zitronen in Zuckerwasser zu sich. Milch und fette Speisen sind zu meiden. Früher wurden Zitronenkuren mit 20 Stück und

mehr am Tag durchgeführt und riefen häufig bei empfindlichen Personen schwere Magenstörungen hervor.

Erdbeerkuren sind heilend bei Gicht. Es wurde erwähnt, daß der große Botaniker Linné durch eine Erdbeerkur von schwerer Gicht geheilt wurde.

Kürbiskuren sind bei chronischen Nierenleiden, besonders bei wassersüchtigen Schwellungen angebracht. Kürbis hat sich als harntreibendes Mittel bewährt, wenn man zwei bis fünf Pfund am Tage zu sich nimmt. Dies geschieht am zweckmäßigsten als Breispeise mit Haferflocken, Reis oder Grieß.

Der *Traubenkur* schreibt man schon seit vielen Jahren wirkliche Wunder zu. Sie ist die älteste und berühmteste Obstkur. Auch hier wurden früher Fehler begangen und man glaubte, durch viel Traubengenuß (bis zu 5 kg am Tag) seinem Leiden radikal ein Ende bereiten zu können. Aber es erwies sich: „Allzuviel ist ungesund." Verdauungsbeschwerden und andere Gesundheitsstörungen waren die Folge.

Bei einer Traubenkur versteht es sich von selbst, daß die Trauben vor dem Genuß gewaschen werden müssen. Völlig falsch ist es nach neuesten Forschungen, Schalen und Kerne mitzuessen. Man muß sie ausspucken, wenn man nicht über kurz oder lang an Verstopfung leiden will. Ebenso wichtig ist, sich nach dem Verzehr den Mund zu spülen. Die Säure der Trauben ist schädlich für die Zähne.

Langsam steigern

Auch eine Traubenkur schließt die gewöhnlichen Mahlzeiten nicht aus. Man teilt seine Traubenportionen so ein, daß man jeweils etwa eine Stunde vor dem Frühstück, dem Mittag- und Abendbrot die sich von Tag zu Tag steigernde Menge verzehrt.

Am ersten Tage beginnt man mit ein bis eineinhalb Kilo und steigert sich langsam auf vier Kilo.

Wer Trauben auf nüchternen Magen nicht verträgt, muß sie nach den Mahlzeiten einnehmen. Falscher Gesundheitsheroismus kann hier erhebliche Schäden anrichten.
Bei den Mahlzeiten sind alle Speisen und Getränke zu meiden, die reizen. Das sind u. a. Kraut, Kohl, Hülsenfrüchte, fette Speisen und Alkohol.
Für wen empfiehlt sich eine Traubenkur? Man kann sie jedem anraten. Trauben haben viele Wirk- und Wertstoffe, die die Alkaleszens des Blutes erhöhen und die Harnsäure erheblich vermindern. Als Blutreinigungsmittel sind Trauben kaum an Wert zu übertreffen.
Wie alle Obstkuren ist auch die Traubenkur für die Regeneration des Körpers von höchster Bedeutung.

Gemüse ist auch Heilkost

In den 20er Jahren machte ein Verjüngungsarzt von sich reden, der die Menschen mit Hilfe von Affendrüsen um Jahrzehnte verjüngen wollte. Diesem inzwischen längst vergessenen Modearzt setzte der Volksmund einen Spruch entgegen, der von instinktiver Sicherheit zeugt:

Eßt mehr Obst und Gemüse,
dann braucht ihr keine Affendrüse!

Das ist kurz und prägnant auf einen Nenner gebracht, was Professoren und Ärzte immer wieder predigen. Man muß keineswegs ein reiner Vegetarier sein, um gesund zu bleiben, sollte aber wissen, wie wichtig ein natürliches Leben auch auf dem Gebiet der Ernährung ist.

Gemüse ist, und die wenigsten denken daran, nicht nur einfach ein Nahrungsmittel, sondern in der Tat eine wirkliche Heilkost, ein Mittel, um die Gesundheit zu erhalten und zu fördern.

Man könnte Obst und Gemüse als „heimliche Heilkräuter" bezeichnen, als Lebenselexier, oft verkannt und unbeachtet.

Dies ist der Grund, warum wir ihm in diesem Buch den gebührenden Platz einräumen.

Will man es kurz gefaßt zum Ausdruck bringen, dann ist Gemüse die Sammelbezeichnung für Pflanzen und Pflanzenteile, die im rohen Zustand oder durch Kochen bzw. Dünsten geänderten Zustand unserer Ernährung dienen. Das gleiche gilt für unser Obst.

Ob kultiviert im Garten, auf Feldern oder wildwachsend, es ist eine Gabe der Natur, die wir gar nicht hoch genug schätzen können.

Die Abtrennung bzw. Unterscheidung der einzelnen Gemüsearten ist nicht immer scharf durchzuführen. Wir haben versucht, eine möglichst übersichtliche Gliederung vorzunehmen und unterteilt in:

Gemüsearten

Kohlgemüse,
Salatgemüse,
Spinat und ähnliche Gemüse,
Wurzelgemüse,
Fruchtgemüse,
Stengel- und Sprossengemüse,
Blattstielgemüse,
Zwiebelgemüse,
Hülsenfrüchte,
Wildgemüse.

Obst

Die großen Fortschritte in der Ernährungslehre haben die Bedeutung des Obstgenusses über das Behagen hinaus in die breite Öffentlichkeit getragen. Die Freude am Geschmack, der Genuß sind für die Förderung der Eßlust und Verdauung wichtig. Obst kann man als Übergang von den Genußmitteln zu den Nahrungsmitteln ansehen, zumal das Wort Obst ein nicht scharf definierbarer Sammelbegriff aller eßbaren fleischigen Früchte ist und man manchmal auch schon Tomaten zum Obst rechnet. Wir haben sie ebenso wie Gurken, Auberginen u. ä. zum Gemüse gezählt. Aber es beweist im Grunde genommen nur ihren Wert für unsere Ernährung und die Tatsache der gemeinsamen Bedeutung.
Wenn Pfarrer Kneipp einst das Wort des Pytagoras aus Samos durch seine Behandlungsmethoden zu einer glückhaften Auferstehung brachte, so wollen auch wir uns zu ihm bekennen: „Tiefe Wahrheiten und letzte Erkenntnisse sind nur jenen Menschen zugängig, die ihren Körperhaushalt auf Ökonomie, Reinheit und Frische umstellen, am besten durch eine schlichte Ernährung aus lebensfrischen Speisen."

Doch sprechen wir zuerst einmal vom Gemüse:

Kohlgemüse

In alter, längst vergessener Zeit kamen in erster Linie nur Blätterkohlarten zum Anbau. Ihr Stammvater ist der Wildkohl. Aus ihm entwickelten bäuerische Menschen in jahrhundertelanger Züchtung die Blätter (Kopfkohl, Blätterkohl), die Wurzeln (z. B. Kohlrabi) oder die Blüten (Blumenkohl) zu Gemüsepflanzen.

Kurze Kennzeichnung für alle Kohlgemüse: Die äußeren, dunkleren Blätter sind reichhaltiger an Wirkstoffen als die inneren. Beim Kohl sind von besonderem Wert Kalium, Kalzium, Magnesium, Eisen, Phosphor sowie die unterschiedlichen wasserlöslichen und fettlöslichen Vitamine. Der Eiweißgehalt des Kohls ist hoch.

Grünkohl, Federkohl

Auch als *Blatt-, Braun-* oder *Pflückkohl* bekannt, ist er neben der Paprikaschote die Gemüsepflanze mit dem höchsten Vitamin-C-Gehalt. Grünkohlblätter erhalten durch den Frost eine besondere Feinheit. Die Bekömmlichkeit wird vergrößert und der Geschmack sowie die Verdaulichkeit durch die Zuckerbildung gefördert. Die winterharten Sorten des Grünkohls sind auch als „Winterkohl" bekannt. Wie alle Kohlarten ist Grünkohl für geistig arbeitende, die biologisch hochwertig und sparsam essen sollen, nicht so bekömmlich, wie sie oft glauben. Er stellt zu hohe Anforderungen an Kreislauf und Stoffwechsel. Nährwert: 100 g = 32 Kalorien, rund 130 Joule.

Wirsing

Mancherorts auch als *Welschkohl* bekannt oder auch *Kapuste* genannt, ist er durch seinen Kalkgehalt wertvoll. Er hat von allen Gemüsearten den höchsten. Auch für ihn gilt, was in Bezug auf geistige Arbeit beim Grünkohl gesagt wurde. Man kann seine Bekömmlichkeit aber durch Zugabe von Gewürzen (Kümmel, Wacholder) steigern. Nährwert: 100 g = 25 Kalorien, rund 100 Joule.

Kohl

Auf Feldern angebaut oder im Garten gezogen,

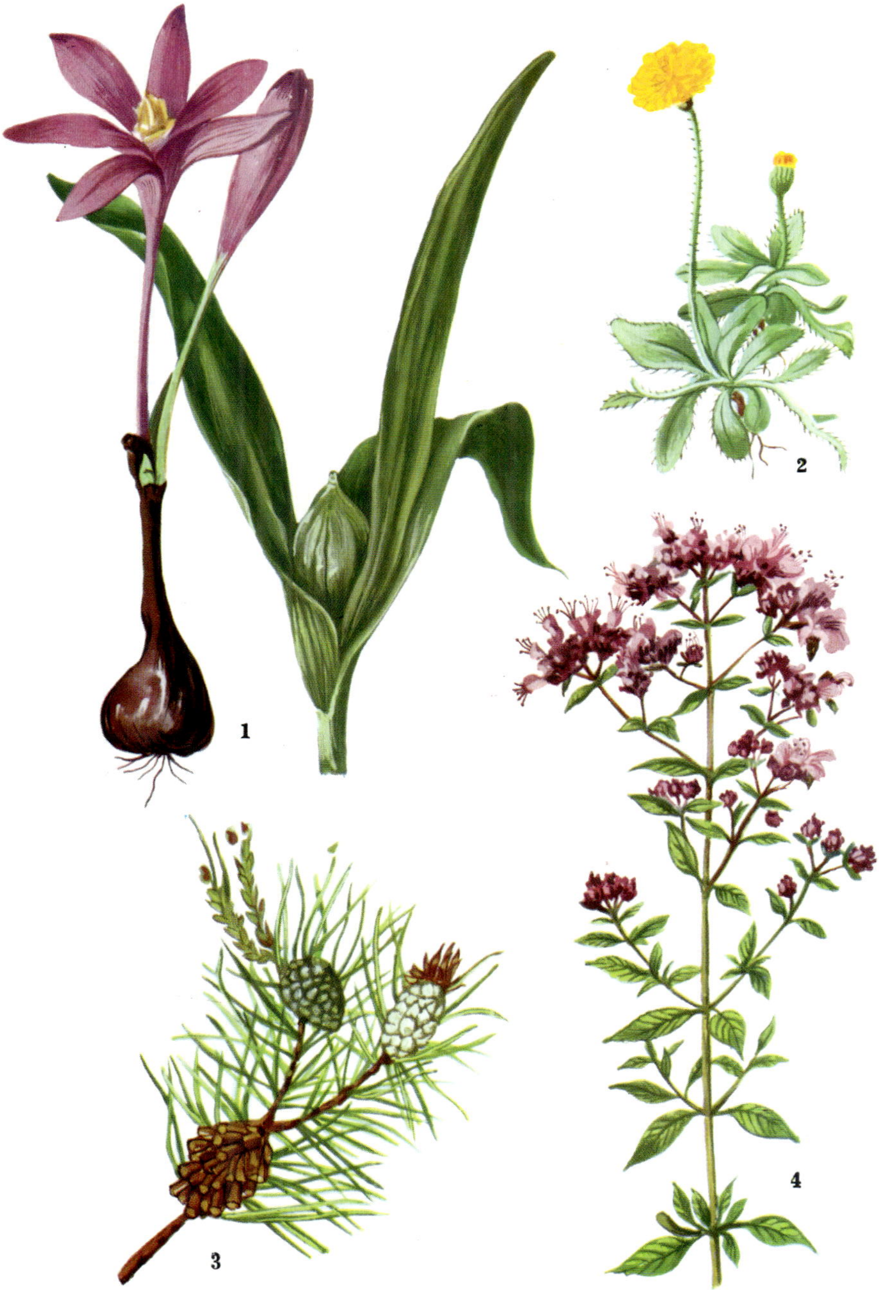

TAFEL 29

1 Herbstzeitlose (*Colchicum autumnale*)
2 Habichtskraut (*Hieracium pilosella*)
3 Waldkiefer (*Pinus silvestris*)
4 Dost, echter (*Origanum vulgare*)

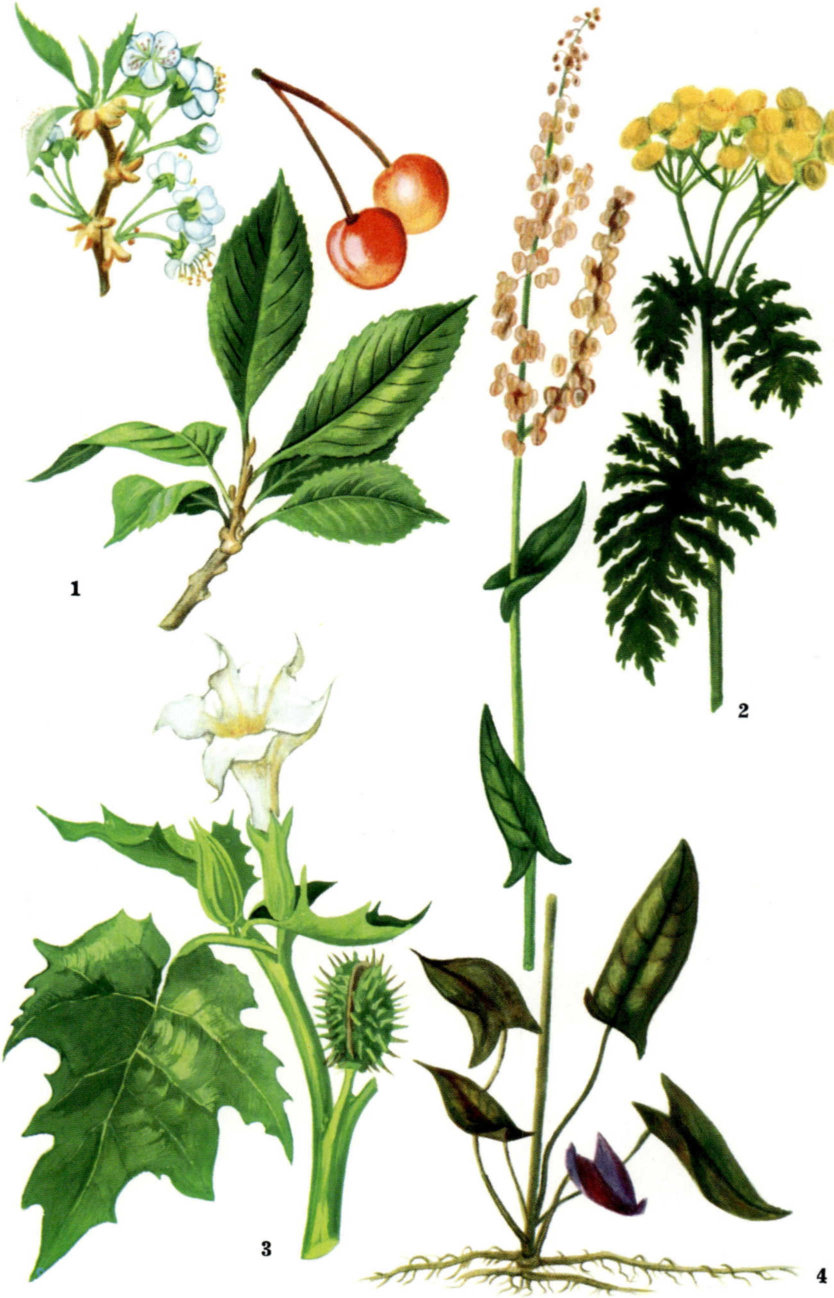

TAFEL 30 1 Kirsche (*Prunus avium*)
2 Rainfarn (*Tanacetum vulgare*)
3 Stechapfel (*Datura stramonium*)
4 Sauerampfer (*Rumex acetosa*)

ist der Kohl zu einem unentbehrlichen Volksnahrungsmittel geworden. Man kennt ihn meist als *Weißkraut* oder *Weißkohl.* Eine Abart ist der nach der Form bezeichnete *Spitzkohl.* Die Blattfärbung bringt auch die Unterteilung in die Arten Weiß- und Blaukraut (auch Weiß- und Rotkohl).
Für alle Arten gilt das zum Wirsing Gesagte.
Für den bäuerischen Hausgebrauch überlieferte Nutzung des Kohls bei Erkrankungen sind nicht als erfolgreich bekannt. Man hat früher frische Kohlblätter auf hitzige Geschwüre, entzündete Wunden usw. gelegt. Sie werden zweifellos gekühlt, aber kaum heilend gewirkt haben. Nährwert: 100 g = 25 Kalorien, rund 100 Joule.

Sauerkraut

Vom Sauerkraut ist allgemein bekannt, daß es von großem biologischen Wert ist. Sauerkraut ist ein durch Milchsäuregärung gesäuertes Weißkraut. Das Rezept stammt höchstwahrscheinlich aus dem klösterlichen Leben und ist die erste Form einer Konservierung von frischem Gemüse. Die beliebte Gemüsekonserve entgiftet den Körper, ist blutreinigend und drängt die Arterienverkalkung erheblich zurück.
Rohes Sauerkraut hilft gegen Verdauungsstörungen, Darmträgheit, Darmlähmung und drohende Magengeschwüre.
Sauerkraut besitzt u. a. bedeutende Mengen des Vitamin C und auch B-Vitamine. Seine gesundheitsfördernde Wirkung erreicht man am besten durch den Genuß des rohen Krautes oder Saftes. Es sei darauf hingewiesen, daß Sauerkrautsaft der Preßsaft aus dem Kraut ist und nicht etwa die in den Töpfen und Gefäßen sich absetzende Flüssigkeit.
Diesem Sauerkraut-Preßsaft kann man nicht genug Lob spenden. Mit ihm lassen sich Regenerationskuren erfolgreich durchführen. Hausfrauen wissen oft nicht, daß bei gekochtem Sauerkraut alle Werte verloren gehen. Dies gilt auch für aufgewärmte Speisen.

Will man die biologischen Werte auch bei warmen Speisen nutzen, so empfiehlt es sich, kurz vor dem Servieren rohes Kraut mitanzuwärmen, in dem man es unter das warme Kraut mischt und über dem Feuer mitwärmt.

Eine Tasse Saft auf nüchternen Magen vor dem Frühstück ist nicht nur erfrischend sondern auch von höchstem gesundheitlichen Wert. Das hat schon Pfarrer Kneipp zu schätzen und nutzen verstanden. Nährwert: 100 g = 26 Kalorien, rund 105 Joule.

Rosenkohl

Er ist auch als *Sprossenkohl* bekannt und man nennt ihn oft „Gemüse unter dem Schnee“, weil man ihn möglichst lange im Freien lassen und nicht befürchten muß, daß er erfriert. Das kann nur in besonders kalten Wintern geschehen. Sonst wächst er weiter und bildet immer neue Sprossen. Durch die Frosteinwirkung erhält er – genau wie der Grünkohl – einen besseren Geschmack und verwandelt seine Kohlenhydrate in Zucker.

Für Magen- und Darmkranke ist er wegen seiner schweren Verdaulichkeit nicht zu empfehlen. Dies gilt auch für eine Zubereitung mit Milch. Nährwert: 100 g = 50 Kalorien, rund 205 Joule.

Kohlrabi

Ein frühes Stengelgemüse, das aus dem Wildkohl entstand und zwischen Wurzelhals und Blattwerk eine meist plattgedrückte, fleischig-saftige Verdickung trägt, die sich ausgezeichnet als Rohkost verwenden läßt. Der weiße Kohlrabi ist in jungem Zustand zarter als der blaue, der widerstandsfähiger ist und weniger schnell verholzt.

Wenn man Kohlrabi, auch *Oberkohlrabi* und *Oberrübe* genannt, als Gemüse zubereitet, sollte man einen Teil der grünen Blätter mitverwenden, weil in ihnen wertvolle Wirkstoffe enthalten sind. Nährwert: 100 g = 35 Kalorien, rund 145 Joule.

Blumenkohl

Eines der feinsten, bekömmlichsten und wohlschmeckendsten Gemüsearten ist auch als *Karfiol* bekannt. Seine Wirkstoff- und Kalorienwerte ähneln denen anderer Kohlarten. Er enthält neben dem Vitamin C auch B-Vitamine, Kalium und Karotin. Dieses zarte Blattgemüse (Blütengemüse) ist die leichtverdaulichste Kohlart und eignet sich auch als Krankenkost. Nährwert: 100 g = 28 Kalorien, rund 115 Joule.

Broccoli

Auch als *Bröckelkohl* und *Spargelkohl* bekannt. Mit seinen kleinen grünen Blumenköpfchen ähnelt er dem Blumenkohl und ist wie dieser zart und bekömmlich. Man dämpft oder dünstet ihn am besten. Seine Wirkstoffe liegen im Wert höher als beim Blumenkohl. Nährwert: 100 g = ca. 30 Kalorien, rund 125 Joule.

Wer sich in der Ernährung rein hält,
der ist wahrhaft rein.
Indischer Spruch

Salatgemüse

Man kann auch Salatpflanzen als Gemüse zubereiten, also die Blätter nicht roh zu Salaten verarbeiten, sondern dünsten oder kochen. Gut zu verwenden sind hierfür *Kopfsalat, Endivie, Lattich, Kresse* und *Chicorée.*

Die bestmögliche Verwendung der Wirkstoffe ist natürlich gegeben, wenn man die Salatblätter in rohem Zustand verzehrt. Blutbildend sind Eisen, und Mangan, letzeres, weil es die Verwertung des Eisens begünstigt.

Beim Salat gilt dasselbe wie beim Kohlgemüse: die äußeren, dunkelgrünen Blätter enthalten in frischem Zustand mehr Wirkstoffe als die inneren, lichtgelben. Blätter, die welken, verlieren in kürzester Zeit ihren Vitamin-C-Gehalt. Wer Salate aufheben muß, sollte sie in den Eisschrank oder einen kühlen Keller stellen. Aber auch dies nur für nicht zu lange Zeit.

Kopfsalat

Er gilt als König der Salate und ist ein vorzüglicher Vitamin- und Mineralstoffspender. Frisch serviert ist er von wohlbekömmlicher Zartheit und leichter Verdaulichkeit. Sein Gesundheitswert wird gesteigert, wenn man ihn mit Zitronensaft anmacht. Auch mit Sauermilch oder sauerer Sahne ist er schmackhaft und gesünder als mit Essig. Nährwert: 100 g = 15 Kalorien, rund 62 Joule.

Endivien
Eisberg

Wie der Endiviensalat in der Küche gebraucht wird, ist allgemein bekannt. Er ist der einzige Salat, der im Wasser liegen bleiben darf. Bevor man ihn anrichtet, wird er etwa 20-30 Minuten in lauwarmes Wasser (nicht wärmer!) gelegt, damit seine Bitterstoffe ausgelaugt werden.
Als reine Rohkost ist Endiviensalat schwer verdaulich und muß mit Essig oder Zitrone, Öl usw. angemacht werden. Am nahrhaftesten ist er gedünstet oder gekocht als Gemüse.

Lattich

Jungen Lattichsalat, auch *Bindesalat* genannt, haben schon die alten Griechen und Römer angebaut. Daher rührt seine Bezeichnung *Römischer Salat.* Bei ihm gilt alles, was an anderer Stelle generell zum Salatgemüse gesagt wurde. Verwendbar sind am besten die jungen, festgewordenen Köpfe. Nährwert: 100 g = 25 Kalorien, rund 102 Joule.

Feldsalat
Nüsslisalat

Chicorée
Cicorino

Es handelt sich um die Blattstaude einer veredelten Zichorienart. Man kennt den beliebten Wintersalat auch unter den Namen *Brüsseler Ch.* und *italienischer Ch.*
Chicorée ist sehr gesund und leicht verdaulich, eine ausgezeichnete Krankenkost und reich an Vitaminen und Mineralstoffen. Man kann dieses Gemüse für eine Schlankheitsdiät empfehlen. Längere Einwirkung von Tageslicht bzw. Sonne färbt die Spitzen des Gemüses grün. Sie nehmen

dann leicht einen bitteren Geschmack an. Man tut gut daran, dieses Gemüse bis zur Zubereitung eingewickelt zu lassen.
Die Stangen werden schnell abgewaschen, niemals eingeweicht. Dann schneidet man mit einem scharfen Messer an jeder Stange eine dünne Scheibe ab und höhlt den Kern ein wenig aus. Dies geschieht, um das Bittere zu entfernen.
Erfahrene Hausfrauen wissen, daß man beim Kochen keinen Eisentopf verwenden sollte.
Nährwert: 100 g = 16 Kalorien, rund 65 Joule.

Blattgemüse

Man faßt in dieser Gruppe alle Nutzpflanzen zuzusammen, deren Blätter man als Nahrung so zubereitet wie den Gartenspinat. Sie sind roh nicht genießbar, sondern müssen gedünstet oder gekocht werden. Durch ihren Gehalt an Chlorophyll (Blattgrün), Vitamin A (Vorstufe Karotin), die Vitamine E, K sowie Mineralstoffe schenken sie dem Menschen Nahrung und Gesundheit. Es ist dabei nicht wichtig zu wissen, wieviel an minimalen Milligrammengen bei den einzelnen Gemüsearten vorhanden sind. Es mag genügen zu wissen, daß vor allem Eisen, Spurenelemente von Kupfer, Mangan und Kobalt für den Gesamtstoffwechsel von hoher Bedeutung sind. Die höchsten Werte unter den Mineralstoffen hat das Kalium, das die Ausschwemmung der Körperschlacken begünstigt.

Gartenspinat

Abb. auf Farbtafel 32

Seine Urheimat ist Persien, er hat sich wegen seines Wohlgeschmacks und auch wegen seiner leichten Verdaulichkeit in Europa zu einem echten Volksnahrungsmittel eingebürgert. Seine blutbildende Bedeutung kennt heute jeder Mensch. Sie ist unmittelbar nach der Ernte am

stärksten und verliert nach vier Tagen 75%.Auch beim Stehenlassen in warmen Räumen geht das Vitamin C durch Welken rasch verloren. Man kann jedoch gepflückten Spinat bei minus 0,5 bis 1 Grad Celsius über acht Wochen aufbewahren.
Um seine Werte nicht zu zerstören, sollte man ihn nicht lange wässern, nur kurz erhitzen (dünsten) und nach Zubereitung möglichst gleich verbrauchen. Spinat darf niemals aufgewärmt werden! Er ist dann gesundheitsschädlich.
Saft aus Spinatblättern ist von hohem gesundheitlichem Wert. Die Bitterstoffe regen die Gallenproduktion an.
Es soll nicht verschwiegen werden, daß Spinat für manche Menschen durch seine Oxalsäure nicht bekömmlich ist. Die Zugabe von Milch kann hier mildernd wirken. Nährwert: 100 g = 23 Kalorien, rund 95 Joule.

Sauerampfer

Diese einstige Wildpflanze wird heute mancherorts angebaut und besitzt die gleichen Wirkstoffwerte wie alle Blattgemüse. Die angebaute Form liefert größere Blätter und enthält weniger Oxalsäure als ihre wildwachsende Schwester. (Siehe „Kräuter").

Gartenmelde

Man nennt sie oft Spinatersatz und kocht sie mancherorts zusammen mit dem Sauerampfer als Spinatgemüse. Obwohl sie vitaminreich ist, besitzt sie weder die Werte noch den Geschmack des Spinats.

Stielmangold
Mangold

Ein wenig bekanntes Gemüse, das man kultiviert hat und das sich durch seine Billigkeit und gute Verwendung (Blätter als Spinat, Stangen als Spargel) als schmackhafte Kost bewährt hat. Es macht im Garten – wie der Rhababer – keine Arbeit. Es ist ein Dauergemüse, dessen Blätter man nach Bedarf pflückt. Der *Reißkohl* (Schnittmangold) wächst immer nach. Er hat noch einen weiteren Vorteil für den Anbauer: Raupen und Erdflöhe meiden ihn.

Portulak

Abb. auf Farbtafel 33

Diese aus dem südlichen Europa stammende Pflanze wird neuerdings auch bei uns angebaut. Man erntet ihre jungen Blätter, die glatt und fleischig sind und sich gut als Salat oder Gemüse zu Rohkost und Suppen verwenden läßt. Die Holländer bereiten sich aus den Spitzen der Zweige (vor der Blüte) ein Gemüse.
Die Zubereitung in den Haushalten ist unterschiedlich. Wenn man Portulak spinat- oder kohlartig bereiten will, können auch die älteren Blätter Verwendung finden. Als Vitaminzugabe eignen sie sich bei Schleimsuppen.

Neuseeländer Spinat

Es gibt Feinschmecker, die dieses spinatartige Gemüse wegen seines kräftigen Geschmacks dem Gartenspinat vorziehen. Er ist besonders als Sommerspeise geeignet und besitzt die gleichen Nahrungs- und Aufbauwerte. Die Zubereitung ist die gleiche wie beim Gartenspinat.

Rübstiel

Hierbei handelt es sich nicht um eine eigene Pflanze, sondern um ein Gemüse, das aus den Blattstielen und Blättern der Mairübe gewonnen wird. Die Zubereitung ist in den einzelnen Rheingegenden unterschiedlich. Man spricht vom Stielmus oder Rübmus. Wichtig für die Bekömmlichkeit ist das Kleinschneiden.

Petersilie

Diese bekannte eßbare Gemüsepflanze ist nicht nur ein bewährter und wichtiger Vitamin-C-Spender, sondern auch als Heilpflanze ein nie versagendes Hilfsmittel. Petersilienwasser ist ein volkstümliches Mittel gegen Sommersprossen.
Petersilie wertet als Beigabe jede Speise auf. Neben dem Vitamin C enthält die Pflanze mehr biologische Werte als alle anderen Blattgemüse.

Gehacktes Petersilienkraut sollte nur im rohen Zustand fertigen Speisen beigefügt werden. Zum Zerkleinern ist ein Messer aus rostfreiem Stahl zu verwenden.
Das Mitkochen von Petersilie soll grundsätzlich vermieden werden. Suppen und Brühen sollte man erst auf dem Teller Petersilie zugeben. Setzt man sie schon im Kochtopf zu, so läßt sich der Rest nicht aufheben.
Petersilienbutter ist ein Brotaufstrich von hohem Wert.
Tee aus Petersilienblättern (5-12 g auf mehrere Tassen) kennt die Volksmedizin als Mittel gegen Magenleiden. (Siehe „Kräuter").
Nährwert: 100 g = 61 Kalorien, rund 250 Joule.

Brennessel

Man mag diese unangenehme Pflanze von Kindheit auf nicht leiden. Jeder hat irgendwann einmal eine schmerzhafte Berührung mit ihr gehabt. In unseren Tagen weiß aber auch jeder, daß die jungen Blätter der Brennessel keine Brennhaare besitzen und sogar ein hochwertiges Gemüse mit viel Gehalt an Vitamin C, Chlorophyll und Eisen sind.
Die Zubereitung junger Pflanzen zu Frühlingssalat oder zur Kräutelsuppe (gemischt mit anderem zeitgemäßen Grünzeug) ist auf dem Lande mehr verbreitet als man glaubt. Daß man aus den jungen Blättern einen bekömmlichen Spinat herrichten kann, weiß jede ältere Hausfrau. Siehe auch unter „Kräuter".

Wurzelgemüse

Der hohe Gehalt an biologisch ausgeglichenen Mineralbestandteilen ist kennzeichnend für alle Wurzelgemüse, die es das ganze Jahr über gibt. Man rechnet neben der *Mohrrübe (Möhre)* noch hinzu die *Knollensellerie,* die *Wurzelpetersilie,* die *rote Rübe (Rote Beete),* die *Steckkohlrübe (Wrucke),* die *Speiserübe,* die *Schwarzwurzel* und den *Meerrettich (Kren).* Auch zählen Rettich und Radieschen dazu, wenngleich sie niemand als gekochtes Gemüse verwendet.

Mohrrübe, Karotte

Das allgemein nur *Möhren, gelbe Rüben* oder sogar nur *Wurzel* bezeichnete Gemüse war schon zur Zeit der Pfahlbauten bekannt. Griechen und Römer hatten es in Öl gesotten und mit Kümmel gewürzt. Die Möhrensuppe mit Essig, Öl und Salz gewürzt, dürfte eine der ersten menschlichen Gemüsespeisen gewesen sein.

Der hohe Nährwert der Möhre – eine besondere Art heißt *Karotte* – liegt in ihrem Zuckergehalt. Karotin – die Vorstufe zum Vitamin A – ist in dieser Gemüseart naturgemäß am meisten vorhanden. Dazu kommt das Vitamin E.

Möhren sind vielseitig verwendbar. Sie empfehlen sich als Kinder-, Kranken- und Schonkost durch ihre leichte Verdaulichkeit. Auch als Rohkost eignen sie sich hervorragend.

Das unter fließendem Wasser gewaschene Gemüse wird geschält oder geschabt, darf aber nie im Wasser liegen bleiben. Die Garzeit für junge Möhren beträgt etwa 15, bei älteren 20 bis 40 Minuten.

Karottensaft ist für Menschen aller Altersstufen eine erfrischende Kostaufwertung.

Von der wilden Möhre werden nur die jungen Blätter zum Spinatgericht verwendet. Man kann das Kraut der Karotte natürlich ebenso nutzen, doch geschieht es selten.

Karottensaft zeichnet sich durch seinen milden Geschmack aus und ist ein heilsames Getränk für Magen-, Darm- und Gallenkranke. Bei Entfettungskuren und Nierenschäden ist Karottendiät von großer Bedeutung. Karottensaft saugt u. a. die überflüssige Magensäure auf. Man sollte ihn unmittelbar nach der Zubereitung trinken. Einige Tropfen Öl bringen das Karotin im Körper zur vollen Wirkung. Man kann dem Saft auch Yoghurt beigeben.
Möhren Nährwert: 100 g = 35 Kalorien, rund 155 Joule. Karotten Nährwert: 100 g = 15 Kalorien, rund 62 Joule.

Knollensellerie

Die ätherischen Öle der Knollensellerie erweitern die Nierengefäße und erhöhen dadurch die Wasserabgabe. Die Verwendung des Gemüses ist vielseitig: Rohkost, Salat, Gemüse.
So wertvoll Sellerie für den gesunden Menschen ist, so sehr muß Nierenkranken von ihrem Gebrauch abgeraten werden. Man sollte Sellerie nur in kleinen Rationen dem Essen zuteilen.
Sellerie übt eine stimulierende Wirkung auf das Nerven- und Drüsensystem aus. Es ist ein Gegenstoff zu drohenden Infektionen, verbessert den Eiweißhaushalt und beeinflußt den Fettstoffwechsel in starkem Maße.
Um keine Werte zu verlieren, empfiehlt es sich. die unter fließendem Wasser gebürstete und geschälte Knolle in ein wenig Flüssigkeit garen zu lassen. Bei Verwendung für Salate kocht man sie am besten in der Schale, weil ihr Fleisch dann fest bleibt. Dampftopf!
Sellerieblätter, fein gewiegt, verleihen als Zusatz Suppen, Gemüsen und Soßen einen herzhaften Geschmack. Selleriesaft aus feingeriebenen jungen Stengeln ist sehr bekömmlich.
Die Lagerung von Sellerieknollen erfolgt bei 0 Grad Celsius.
Nährwert: 100 g = 45 Kalorien, rund 185 Joule.

Rote Rübe
Rande

Viele Ärzte schätzen die Rote Rübe – auch *Rote Beete* – als Heilmittel gegen Röntgen- und radioaktive Strahlungsschäden. Ihr Saft enthält einen turmorfeindlichen Heilstoff und ihr hoher Eisengehalt löst eine Erneuerung und Aktivierung der roten Blutkörperchen aus. Er ist ein ausgezeichnetes Vorbeugungsmittel bei drohenden Infektionskrankheiten, wenn man ihn tagsüber in kleinen Schlucken zu sich nimmt. Er hat sich bei akuten Fiebererkrankungen und zu niedrigem Blutdruck bewährt und als günstig bei Nervenschwäche erwiesen.
Roter Rüben-Salat hat nur wenig Kalorien und ist durch seinen reichen Vitamin-C-Gehalt und Wirkstoffe wie Eisen, Kalium, Natrium und Magnesium von blutreinigender und harnlösender Wirkung, regt Magen-, Darm- und Lebertätigkeit an. Neuere Forschungen, wie die des Nobelpreisträgers Dr. Gyorgyi, brachten die Erkenntnis, daß bestimmte Wirkstoffe der Roten Rübe den gestörten Zellstoffwechsel normalisieren und dadurch den Allgemeinzustand verbessern.
Die Rote Rübe spielt als Wintergemüse eine nicht zu unterschätzende Rolle und wird aus diesem Grunde vor allem in Osteuropa ähnlich wie Kraut eingesäuert. Schon die alten Ägypter wußten sie zu schätzen und Pfarrer Kneipp sah in ihr eine erfolgreiche Waffe gegen die Influenza.
Nährwert: 100 g = 37 Kalorien, rund 150 Joule.

Pastinak

Einst galt diese Wurzelpflanze als Unkraut, wurde dann aber kultiviert. Sie ähnelt der gelben Rübe. Ihre meist größere Wurzel riecht gewürzig und schmeckt süßlich. Sie hat einen hohen Gehalt an Vitamin C und enthält das wertvolle Karotin, allerdings nur in geringen Mengen. Pastinake werden zumeist als Gewürz verwendet. Man kann sie aber auch gemeinsam mit Karotten als Gemüse anrichten.
Ein Tee aus Blüten, Blättern und Stengeln soll

nach Ansicht vieler Heilkundiger gut gegen Appetitlosigkeit und Schlaflosigkeit sein.

Steckrüben
Kohlrüben

Es gibt viele Bezeichnungen für sie: *Wrucke, Kohlrübe, Erdkohlrabi, Dotschen* oder *Dorschen*. Man kann sie nur gekocht genießen. In rohem Zustand wird sie kaum verwendet.
Steckrüben können sehr schmackhaft zubereitet werden und haben durchaus biologischen Wert. Die gegen sie bestehende Aversion beruht darauf, daß man sie in Notzeiten oft als einziges Gemüse erhielt. Nährwert: 100 g = 27 Kalorien, rund 110 Joule.

Speiserüben
Mairüben

Hiervon gibt es vielerlei Arten: *Kerbelrüben, Teltower Rübchen, Mairüben, Herbstrüben* und *Münchner Treib* (Bayrische R.)
Speiserüben in der Art der Teltower Rübchen sind zart und wohlschmeckend. Für sie gilt, was zu Anfang über das Wurzelgemüse im allgemeinen gesagt wurde.
Rübensaft ist ein ausgezeichnetes Mittel bei langwierigen Katarrhen. Dies gilt auch für Gelb- und Weißrüben, alle anderen sogenannten Hausarzneien aus Rübensaft gegen erfrorene Glieder usw. sind durch nichts bewiesen.

Schwarzwurzeln

Man bezeichnet das winterliche Gemüse, dessen Herkunftsland Spanien ist, oft als „Spargel des Winters“. Man muß die Wurzeln in gesalzenem Essigwasser erst aufkochen, um sie schälen zu können. Sie ergeben aber ein schmackhaftes und nahrhaftes Essen. Die Schwarzwurzel enthält die Vitamine E und C und viele wichtige Wirkstoffe. Sie fördern die Blut- und Knochenbildung. Ebenfalls sind sie wertvoll für die Herz- und Nierentätigkeit. Nervenschwachen werden sie zur Stärkung empfohlen, Gallen- und Leberempfindlichen muß von ihrem Genuß abgeraten werden. Nährwert: 100 g = 74 Kalorien, rund 305 Joule.

In Österreich nennt man ihn *Kren.* Die derbblättrige Krautpflanze kommt aus der Gegend des Kaspischen Meeres. Interessant dürfte die Tatsache sein, daß die Verbreitung des Meerrettichs den Gebrauch von Knoblauch reduziert hat, obwohl letzterer wesentlich höheren gesundheitlichen Wert hat. Meerrettich hat vor allem als Gewürz Bedeutung. Er ist reich an Vitaminen, vor allem am Vitamin C. Experten behaupten sogar, er enthalte die doppelte Menge wie die gleiche Grammzahl der Zitrone.

Meerrettich

Die langen, stangenähnlichen Wurzeln hat man früher als Allheilmittel gegen alle möglichen Krankheiten angesehen. Dazu mag sein nachweisbarer Erfolg gegen Skorbut beigetragen haben.

Nährwert: 100 g = 76 Kalorien, rund 310 Joule.

Er kommt aus Ostasien, hat aber vor allem in Bayern eine feste Heimat gefunden und seine Bezeichnungen *Münchner Bier, runder Schwarzer, Ostergruß, Mairettich* beweisen seine Beliebtheit. Man weiß nicht recht, ob er unter das Wurzelgemüse gehört, denn wenn man aus seiner Wurzel auch einen herrlich mundenden Salat fertigen kann, so hat er andererseits nichts mit Gemüse zu tun. Dafür aber verdient er es, wegen seiner gesundheitsfördernden Kräfte ausdrücklich erwähnt und gelobt zu werden.

Rettich

Rettich sollte möglichst gerieben werden (Reibglas!) und auch ohne Salz auf den Tisch kommen. Beim sogenannten „Tränen“ verliert er an Werten. Nährwert: 100 g = 43 Kalorien, rund 175 Joule.

Das *Radieschen* – die kleine Abart des Rettich – hat noch weniger Kalorien. Es besitzt aber sonst die gleichen Werte und ist vor allem ein gutes Mittel gegen die Frühjahrsmüdigkeit.

Topinambur

Man kennt diese aus Frankreich stammende Pflanze, deren Urheimat Nordamerika sein soll, auch als *Erdartischocke, Erdschocke, Erdbirne, Erdapfel, Weißwurzel* und unter anderen Namen. Sie war vor der Einführung der Kartoffel in Europa bekannter als heute, wo sie sich erst wieder durch ihren Wert an Wirkstoffen das Feld zurückerobert.

Im Geschmack ähnelt sie der Artischocke. Der Geschmack der rohen Fruchtknolle liegt zwischen Haselnuß und Salatherz. Man empfiehlt Topinambur als Spezialkost für Diabetiker, da sie leicht verdaulich ist und hohe Süßkraft besitzt. Ihre Wirkstoffe – u. a. Kalzium und Kieselsäure – dienen der Knochen- und Zahnbildung. Ihr Eisengehalt kommt der Blutbildung zugute. Man kann Topinambur wie Kartoffeln zubereiten, sollte sie aber besser nur dünsten, um die Wertstoffe und auch den Geschmack zu erhalten.

Für Feinschmecker: Topinambur im eigenen Saft gedünstet munden wie Artischockenböden.

Man kann die Knollen (gedünstet) bei allen ähnlichen Gerichten, bei Suppen und Soßen zusetzen, da sie geschmacksneutral sind und sich anpassen. Roh sollte man sie wegen ihrer guten Verdauungshilfe säuerlichem Obst beifügen.

Stachys

Dieses Knollengemüse ist bei uns verhältnismäßig unbekannt. Es wird in England, Frankreich, China und Japan kultiviert. Bei uns kennt man es meist unter dem Namen *Ziest.* Die Knollen sind kleiner als die der Topinambur, aber ebenfalls leicht verdaulich und besonders als Krankenkost geeignet.

Aus den Blättern, die aromatisch sind und Gerbstoff enthalten, kann man Tee und Tinktur gewinnen, die sich bei Asthma und Verschleimungen bewährt haben. Ihre frühere Verwendung bei Fallsucht war recht fragwürdig und ist durch moderne Medikamente längst überholt.

Fruchtgemüse

Bei dieser Gruppe, zu denen *Tomaten, Gurken* und *Kürbis* sowie alle Nebenformen gehören, weichen die Eigenschaften stark voneinander ab. Paprikafrüchte zeichnen sich z. B. besonders durch ihren Reichtum an Vitamin C aus, das bei Gurken und Kürbissen nur in geringem Maße vorhanden ist. Sie besitzen dafür höhere Werte an Karotin.

Gurken

Abb. auf Farbtafel 37

Man weiß aus überlieferten Schriften, daß schon zur Zeit des Tiberius Gurken in Kästen angebaut worden sind. Die Griechen erkannten den Wert der saftigen Frucht frühzeitig, bauten sie an und entwickelten sie zu einer guten Handelsware.
Seit der Zeit Karl des Großen ist dieses in allen Haushalten hochgeschätzte Fruchtgemüse aus unseren Küchen nicht mehr wegzudenken.
Vor allem im Winter bietet die Gurke einen Ausgleich für mangelndes Gemüse. Ihr Wert als Vitaminträger ist zwar noch immer umstritten, ihre Kalorienarmut aber empfiehlt sie für korpulente Menschen, die abnehmen möchten. Man sagt, Gurken wären schwer verdaulich. Das trifft nur auf nicht reife Gurken zu. Vor allem dann, wenn man die Gurkenkerne nicht entfernt.
Im Gurkensaft befindet sich der höchste Anteil der Heil- und Wirkstoffe, man sollte ihn deshalb nie wegschütten. Mit ein paar Tropfen Zitrone ergänzt, hat man ein erfrischendes und vollwertiges Gesundheitsgetränk.
Der ungesalzene Saft hat einen äußerst positiven Einfluß auf Darm, Nieren, Lunge und Haut, weil er harnlösend und wasserausleitend ist.
Eingelegte Gurken haben keinerlei Werte.
Nährwert: 100 g = 9 Kalorien, rund 45 Joule.

Kürbis

Kürbisarten gibt es viele. Das Kürbisfleisch eignet sich gut zur Herstellung eines schmackhaften Gemüsegerichtes, wobei man Paprika und Tomaten mitverwendet. Die gelben Speisekürbisse werden für die Herstellung von Kompotten und anderen Fruchtzubereitungen genutzt.
Aus den reifen Kürbissen verwertet man die Samen – Kerne zu Speiseöl. Für Heilzwecke ist der Kürbis kaum zu verwenden, wenn man vom alten Hausmittel gegen den Bandwurm absieht. Doch dürfte diese altbackene Methode inzwischen durch wirksamere Mittel überholt sein.

Eine beliebte Speise in südlichen Ländern sind die kleinen, jungen Flaschenkürbisse, die man auch als *Zucchetti, Zucchini* und *Courgettes* kennt. Sie werden wie Auberginen zubereitet. Roh schmecken sie kaum. Die Zucchettis werden meist weder geschält noch ausgehöhlt, sondern nur am Stiel und an der Spitze gekappt. Bei größeren Exemplaren läßt sich dies jedoch nicht umgehen.
Nährwert: 100 g = 12-30 Kalorien, rund 50-125 Joule.

Auberginen

Diese gurkenähnlichen Früchte mit violetten Schalen haben einen kürbisähnlichen Geschmack. Man nennt sie auch *Eierfrüchte* oder *Melanzani* und bereitet sie geschält oder auch ungeschält zu. Auberginen sind Nachtschattengewächse und dürfen niemals roh gegessen werden. Sie enthalten einen Giftstoff, der sich aber beim Kochen und Braten verliert. Der geringe Kalorienwert empfiehlt sie für Schlankheitsdiät.
Von heilender Wirkung sind sie bei Stoffwechselstörungen, Zuckerkrankheit, Gicht, Rheuma, Herz-, Nieren-, Gefäß- und Leberleiden.
Nährwert: 100 g = 25 Kalorien, rund 105 Joule.

Man kennt diese Früchte des spanischen Pfeffers meist unter dem Namen *Peperoni.* In südlichen Ländern liebt man sie ganz besonders, ißt sie sogar roh. Irgendeinen biologischen Wert besitzen die kaum.

Pfefferschoten
Peperoni

Mais, auch *Kukuruz* und *Polenta* genannt, bildet in den wärmeren Gegenden Europas einen Großteil der Nahrung und dient der Herstellung vieler breiartiger Speisen wie Polenta oder Türkensterz (Türkentommerl). Er enthält weniger Eiweiß, aber mehr Fett als Weizen oder Roggen. Dieses Eiweiß ist nicht so wertvoll als das anderer Getreidefrüchte. Auch der Gehalt an manchen Vitaminen der B-Gruppe ist im Mais unterwertig. Dafür enthält Mais mehr Karotin (Vorstufe des Vitamin A).

Mais

Der Zuckermais ist eine frühreifende Abart, dessen Körner besonders süß und dessen unreife Samen als feines Gemüse verwendet werden können.

Maismehl ist eine preiswerte Quelle für Kalorien und Karotin. Seine Eiweißaufwertung erfolgt am billigsten und zweckmäßigsten durch Milch.

Maiskeimöl gilt als hochwertiges Diätöl.

Die Zusammenstellung von Mais mit Fett, grünem Salat und Ei ist biologisch zweckmäßig.

Junge, entblätterte Maiskolben lassen sich gut zum Maissalat herrichten, wenn man sie in Salzwasser weich kocht.

Maigriffel (Narben der weiblichen Blüte) werden vor der Befruchtung gesammelt. Ein Aufguß von ihnen soll bei allen Blasenleiden lindern und heilen.

Seefahrer brachten dieses Nachtschattengewächs von Peru nach Portugal und Spanien, von wo es sich über Europa verbreitete. Als beliebter Volksgenuß – auch *Paradeis-*, *Gold-* und *Liebesapfel* genannt – bringt die Tomate in frischer

Tomate

Form oder konserviert, in Gemüsen, Salaten und Säften vielseitige Abwechslung in unsere Küchen. Sie ist reich an Vitaminen und Mineralsalzen, gehört zu den gesündesten Lebensmitteln überhaupt und kann gar nicht genug empfohlen werden. Der Reichtum an harmonisch aufeinander abgestimmten Vitaminen, Mineralstoffen und Fruchtsäuren ist für den Gesamtstoffwechsel von unschätzbarer Bedeutung.

Die Tomate ist eine der besten Vitamin-C-Spender und enthält viel Karotin. Die menschliche Leber zerlegt das Karotin zu Vitamin A.

Tomaten können in großen Mengen verzehrt werden, ohne das Körpergewicht zu gefährden. Sie eignen sich auch für Magenleidende als Krankenkost. Man muß die Früchte kurz überbrühen und dann die etwas schwer verdauliche Haut abziehen.

Tomatensaft behält auch in konserviertem Zustand einen Großteil seines Vitamingehaltes.

Die Behauptung, Tomatengenuß in größeren Mengen gefährde die Augen, ist durch nichts bewiesen. Wenn man dieser vielseitigen Frucht auch keinen Heilcharakter geben kann, so ist sie durch ihre biologischen Werte ein wesentlicher Helfer zur Erhaltung der Gesundheit.

Nährwert: 100 g = 19 Kalorien, rund 78 Joule.

Paprika

Sie kam im 16. JH. mit den Spaniern nach Europa. Als *Spanischer Pfeffer* fand sie zuerst in Österreich und England Anklang. In Ungarn entstanden Mitte des 18. Jh. die ersten Freikulturen. Dort erhielt die Frucht ihren Namen Paprika. Ungarn wurde zum Hauptanbaugebiet. Spanien, Frankreich, Marokko, Jugoslawien bauten später diese vitaminreichste Gemüsefrucht der Welt ebenfalls an.

Die Frucht hat in rohem Zustand den höchsten Gehalt an Vitamin C von allen Gemüsearten. Er ist 4 bis 6 mal so stark wie bei der Zitrone. Hinzu

kommen die Vitamine E und P und Wirkstoffe. Es gibt grüne, gelbe und rote Paprikaschoten. Mit 40 g frischen und rohen Früchten führt man dem Körper die normale Tagesmenge an Vitamin C zu. Es muß darauf aufmerksam gemacht werden, daß ein übermäßiger Genuß von Paprika gesundheitsschädigend ist und zu Nieren- und Leberschädigungen führen kann. Dies gilt aber nur bei übertriebener Menge, ansonsten ist die Frucht appetitanregend, kalorienschwach und sogar ein Gegenmittel für Rheuma.
Beim Kochen („Gefüllte Paprika") geht fast der gesamte Vitamingehalt verloren.
Paprikagewürz ist ohne jeden Vitaminwert.
Nährwert: 100 g = 28 Kalorien, rund 75 Joule.

Avocados

Die Avocado-Frucht steht zwischen Gemüse und Obst. Wir führen sie erst seit einigen Jahren aus den warmen Ländern ein, wo sie auf lorbeerähnlichen Bäumen wachsen. Die birnenähnliche Frucht führt auch die Bezeichnungen *Abacate, Aguakate, Palte* und *Alligator pear.* Ihr Nährwert ist hoch. Verzehrt wird das kremige, grünliche Fruchtfleisch mit nußartigen Geschmack.
Die schwere, derbschalige Frucht (bis 400 g) mit Steinkern enthält die Vitamine C und E sowie wichtige Wirkstoffe. Wegen ihres köstlichen Geschmacks, ihrer leichten Verdaulichkeit und des ungewöhnlich hohen Nährwertes nennt man dieses zur Rohkost ebenso wie zum Brotaufstrich geeignete Fruchtgemüse in Mexiko „Butter des Waldes". Es eignet sich auch als Gemüsebeilage, für Suppen, Salate und Desserts.
Die Reife der Frucht erkennt man, wenn sie auf leichten Fingerdruck nachgibt.
Da die Frucht 20% pflanzliches Fett und 2% pflanzliches Eiweiß enthält und außerdem leicht verdaulich ist, eignet sie sich gut als Kost für Kranke und Rekonvaleszenten. 100 g = 240 Kalorien, rund 985 Joule.

Stengel- und Sprossengemüse

Zu dieser Gemüseart zählt man im allgemeinen den *Spargel,* den *Hopfen,* die *Artischocke,* den *Cardy,* den *Fenchel* und manchmal auch den *Kohlrabi.* der in diesem Buch jedoch als Kohlgemüse behandelt wird. Die einzelnen Arten dieses Gemüses sind von unterschiedlichem Wert, was die Vitamingehalte und sonstigen Wert- und Wirkstoffe angeht. Eine generelle Beurteilung kann daher nicht abgegeben werden.

Spargel

Im klassischen Lehrbuch „Über den Ackerbau" nannte der Römer Cato das Edelgemüse Spargel „eine Schmeichelei für den Gaumen". Das war bereits 200 Jahre vor unserer Zeitrechnung und seither hat man oft das Lob des Spargels vernommen, der inzwischen längst über die Delikatesse hinaus zur Volksnahrung geworden ist.
Die große diätische Heilwirkung dieses Gemüses wird aber auch heute noch im allgemeinen unterschätzt. Er ist wegen seiner leichten Verdaulichkeit eine ausgezeichnete Krankenkost.
In harmonischer Verteilung enthält er Vitamine der B-Gruppe, vor allem das für die Zellatmung wichtige Vitamin B_2, ferner Karotin und sehr viel Vitamin C. Hinzu kommen die Mineralstoffe. Der Kaloriengehalt macht ihn für Schlankheitsdiät geradezu wichtig.
Die geringe Menge an Kohlenhydraten empfiehlt ihn für Zuckerkranke. Seine heilende Wirkung ist aber auch bei Hautkrankheit von Wert. Vorsichtig dosiert eignet sich Spargel auch bei Nieren- und Blasenleiden wie auch bei Herzbeschwerden. Die in ihm enthaltenen Mineralsalze begünstigen eine Ausschwemmung von Stoffwechselschlacken, entlasten den Körper.
Es sei noch einmal betont, daß nicht die Menge des genossenen Gemüses hierbei ausschlaggebend ist.

Von den verschiedenen Spargelarten, weiß, blauviolett und grün, ist die letztere herzhafter. Im Wert sind sie etwa gleich.
Spargelwasser sollte man für Suppen verwenden, ebenso die Schalen. Das gesalzene Wasser muß beim Kochen die Spargel bedecken, da sie sonst bitter werden.
Nährwert: 100 g = 20 Kalorien, rund 85 Joule.

Hopfenspargel

Die jungen Triebe des Hopfens eignen sich vorzüglich zum Gemüse oder Spinat. Man erntet die weißen Triebe im April. Verwendbar sind nur die geschlossenen Köpfchen.
Medizinisch gesehen ist der Hopfen ein mildes Beruhigungs- und Einschlafmittel. Durch seinen Bitterstoff regt er den Appetit an.
Ein altes Hausmittel gegen Schlaflosigkeit war, und ist es auch heute manchmal noch, ein mit frischem Hopfen gefülltes Kopfkissen. Seine Wirkung soll mild einschläfernd sein. Dies dürfte auf die Ausstrahlung der im Hopfen enthaltenen ätherischen Öle zurückzuführen sein.
Hopfen ist auch geeignet, sexuelle Erregungszustände zu dämpfen. Bei der Ernte klagen die Arbeiterinnen häufig über Schweißausbrüche, Herzbeschwerden, Atemnot, Schlafsucht und andere lästige Krankheitserscheinungen.

Artischocke

„Königin der Gemüse" nennt man diese schon in vorchristlicher Zeit wildwachsende Pflanze, die heute auch im südlichen Europa geerntet wird. In Italien, Südfrankreich und Spanien schätzt man sie, wie anderswo die Kartoffel, als Volksnahrungsmittel. Bei uns wird sie als Delikatesse und Vorspeise warm oder kalt serviert. Verwendet wird nur der fleischige Boden und der untere Teil der Fruchtblätter.
Die Artischocke ist der zapfenähnliche Blütenkopf einer großen, disteländlichen Pflanze, die neben ihren Vitaminen galletreibende Stoffe

enthält, stark flüssigkeitausscheidend wirkt und daher für Leberleidende von großem gesundheitsfördernden Wert ist.
Über die verschiedenartigen Zubereitungen dieser köstlichen, zusätzlichen Speise gibt jedes gute Kochbuch Auskunft.
Neuerliche Untersuchungen haben ergeben, daß die Artischocke neben ihrer gallefreundlichen Wirkung sich auch als Vorbeugungsmittel gegen die Arteriosklerose eignet. Durch welche Stoffe in ihr diese Heilwirkung möglich ist, konnte noch nicht erforscht werden. Hier bleibt die ärztliche Erkenntnis abzuwarten. In südlichen Ländern schreibt man der Artischocke sexuelle Anregung zu. Dies ist jedoch durch nichts erwiesen.

Cardy

Man sagt, sie wäre die Urmutter der Artischocke. Vielleicht nennt man sie deshalb auch *Wilde Artischocke,* ein anderer Name ist *Cardoon.* Im Wohlgeschmack übertrifft sie nach Kennermeinung die Artischocke, sie ist auch größer. Wenn sie von einem französischem Gourmand „das Non plus ultra unter den Gemüsen" bezeichnet wird, dann muß das schon seinen Grund haben.
Man verwendet nur die Herz- und Innenblätter. Ihre Wirkstoffe und biologischen Werte sind nicht besonders erwähnenswert. Daß sie ein gesundes und unschädliches Gemüse sind, ist immerhin auch erwähnenswert.

Fenchel

Dieses Stengelgemüse italienischer Herkunft, auch *Finocchi* oder *Süßfenchel* genannt, darf nicht mit dem deutschen Samenfenchel verwechselt werden. Sein verdickter knolliger Wurzelstock, der eigentlich aus Wurzelsprossen und Stengelansätzen besteht, erreicht leicht die Größe einer Faust.
In Italien ißt man ihn mit Vorliebe roh als Nachtisch, mit Pfeffer und Salz bestreut. Seine Zartheit verführen dazu. Gekocht verliert er seinen

eigenartigen Geschmack und damit auch seinen Reiz.
Fenchel ist verdauungsfördernd und enthält neben vielen wichtigen Mineral- und Aufbaustoffen die Vitamine C, E und K und Karotin. Auch geringe Mengen des Vitamin B und Eisen sind vorhanden. Der Nährwert ist auch für Diätiker von Interesse. Wichtig ist vor allem, daß Fenchel ein sehr bekömmliches Wintergemüse ist.
Fenchel wirkt krampflösend, milchfördernd, auswurffördernd und ist ein gutes Mittel gegen Blähungen. Er regt den Appetit an. Man kann ihn als Aufguß, Fenchelhonig oder Fenchelwasser zu sich nehmen oder aber – wie im Süden – roh wie Äpfel essen. Fenchelaufguß wird mit zerstoßenem Fenchelsamen hergestellt. Der Samen wird nur mit siedendem Wasser aufgegossen, nie gekocht. Man süßt mit Honig. Siehe auch „Kräuter“
Nährwert: 100 g = 50 Kalorien, rund 205 Joule.

Blattstielgemüse

Diese Art von Gemüse ist wenig umfangreich. Wir nennen hier nur eine Pflanze.

Bleichsellerie
Stangensellerie

Ein Gemüse, dessen Herzblätter am meisten geschätzt werden, und das frisch und roh am besten schmeckt. Man kann es auch gekocht servieren. In England dünstet man Bleichsellerie in kochendem Salzwasser und dämpft ihn in Fleischbrühe gar.
Die Selleriestengel werden von den zähen Fasern befreit, dann eignet sich das zarte Gemüse hervorragend für einen Salat. Durch seinen wasserausscheidenden Bitterstoff und die Hormone Glukonin und Secretin werden die Kräfte des Magens gestärkt. Außer der stimulierenden Wirkung auf das Nerven- und Drüsensystem

zeichnet sich Sellerie durch einen hohen Basenüberschuß aus. Die Darmbakterien werden günstig beeinflußt, ebenso der Eiweißhaushalt und Fettstoffwechsel.
Menschen mit schwachen Nieren sollten Sellerie meiden. Siehe auch „Kräuter“.
Nährwert: 100 g = 38 Kalorien, rund 155 Joule.

Zwiebelgemüse

Die Auswahl ist nicht besonders groß, aber es steht außer Zweifel, daß man sich eine gute Küche ohne Zwiebelgemüse gar nicht vorstellen kann. Sie sind durch ihre hocharomatische Würze allein schon wertvoll.

Speisezwiebel

Dieses aus dem Orient stammende Gewächs ist unter vielen Namen bekannt: *Küchenzwiebel, Oje, Oellig, Bülla, Bolle, Zippel* u. a. m. Die Heilkraft der Zwiebel und ihr Wert bei der Krankheitsvorbeugung und -verhütung ist von altersher bekannt. Sehen wir von der Verwertung im Haushalt ab, dann ist die harntreibende Wirkung des Liliengewächses bekannt. Frischer Preßsaft wirkt blutzuckersenkend und kann bei leichten Fällen von Zuckerkrankheit erfolgreich angewendet werden. Zwiebelsaft regt die Darmtätigkeit an und ist bei Erkältungen, Husten und Heiserkeit von unbestrittenem Wert.
Als eine der fermentreichsten Gemüse kann man die Zwiebel das ganze Jahr über nutzen. Durch ihre Vitamine B und C gleicht sie gerade im Winter den Vitaminmangel aus. Es muß hierbei betont werden, daß ihr Vitamin C nur im frischen Zustand vorhanden ist. Es geht beim Kochen und Braten verloren. Gebratene Zwiebeln sind außerdem auch schwer verdaulich. Siehe auch „Kräuter“.
Nährwert: 100 g = 45 Kalorien, rund 185 Joule.

Lauch

Abb. auf Farbtafel 14

Zu allen Zeiten des Jahres als frisches Gemüse zu verwenden. Als *Porree, Burri* und *Breitlauch* schätzen ihn die Hausfrauen und bereiten aus ihm Rohkost, Diätkost, Gemüse, Salat oder nutzen ihn als Würze. Sein ätherisches Öl ist schwefelhaltig und wirkt in milder Form auf die Verdauung. Da ein Teil des verdauten Lauchs über die Lunge ausgeschieden wird, wirkt er auf die Atemwege.
Magen-, Leber- und Gallenempfindliche sollten Lauch meiden.
Auch für Gesunde ist ein Zuviel gefährlich.
Lauch hat einen hohen Gehalt an Eiweiß und Vitamin C. Als harntreibendes, blutbildendes Gemüse ist er für die menschliche Ernährung wichtig.
Nährwert: 100 g = 38 Kalorien, rund 155 Joule.

Schnittlauch

Diese ausdauernde Schnittpflanze aus der Familie der Lauch- und Zwiebelgewächse nimmt durch ihren hohen Eiweißgehalt und ihre mannigfaltigen Mineralstoffe eine nicht überschätzte Stellung ein. Ihr starker Gehalt an Vitamin C und Anteil an B-Vitaminen und Karotin, sowie der Eisen- und Arsengehalt machen diese Lauchpflanze über die Bedeutung als Küchenpflanze hinaus zu einem biologischen Hilfs- und Heilmittel gegen Blutarmut. Schnittlauch ist magenstärkend, blutdrucksenkend, appetitanregend und verdauungsfördernd.
Schnittlauch verliert in heißen Suppen seinen Wirkungswert. Man soll ihn nur in warme Suppen streuen. Als Brotbelag vermittelt er auch im Winter pflanzliche Frische.
Nährwert: 100 g = 55 Kalorien, rund 225 Joule.

Knoblauch

Knoblauch ist besonders im Südosten Europas ein beliebtes und bewährtes Nahrungsmittel. Auch bei uns hat er viele Freunde gefunden, wird aber besonders als Würz- und Heilpflanze geachtet. Er nährt, regt den Appetit an, stärkt den Magen, schützt vor Blähungen und Krämpfen. Er ist ein Heilmittel gegen zu hohen Blutdruck, Arteriosklerose, Leber- und Galleleiden, Magen- und Darmkatarrhe, Bronchitis und Asthma. Auch Hautkrankheiten können mit seiner Hilfe ausheilen.

Ob man ihn als rohe Fruchtzwiebel, als Saft oder in Pillen verarbeitet zu sich nimmt – man darf das Maß nicht überschreiten, will man nicht einen unangenehmen Atem und ebensolche Körperausdünstungen bekommen.

Bei Erschöpfungs- und Alterskrankheiten läßt sich dies nicht immer vermeiden. In solchen Fällen aber ist eine gesundheitsaufbauende Knoblauchkur wichtiger als ihre lästige Nebenerscheinung. Man kann sie notfalls abgesondert von anderen durchführen. Bevor man sie jedoch beginnt, sollte man ärztlichen Rat einholen. Knoblauch hat großen Nährwert, ist aber nicht für jeden bekömmlich.

Nährwert: 100 g = 140 Kalorien, rund 575 Joule.

Hülsenfrüchte

Schmackhaft sind die unreifen, sogenannten „grünen" Erbsen und Bohnen, über deren vielseitige Verwendungsmöglichkeit jede Hausfrau Bescheid weiß. Das Eiweiß der Hülsenfruchtsamen (trockene Bohnen, Erbsen, Linsen) ist nicht vollwertig. Es bedarf einer Ergänzung durch ein anderes höheres Eiweiß, wie es z. B. Eier, Milch, grünes Blattgemüse und Katoffeln haben.

Gartenbohne

Man nennt sie auch *Fisole* oder *St. Veitsbohne.* Sie kam aus Südamerika über Spanien im 16. Jh. zu uns und verdrängte mit der Zeit die früher angebaute Puff- bzw. Saubohne (dicke Bohne). Heute kennt man verschiedene Bohnenarten: Stangen-, Stock-, Busch- und Zwergbohnen, gelb- und grünblütige sowie fadenlose.
Wichtig ist zu wissen, daß grüne Bohnen sich nicht zur Rohkost eignen. Die meisten Sorten sind in diesem Zustand giftig, da im Bestandteil Phasin Blausäure enthalten ist, die aber beim Kochen völlig verloren geht. Bohnen besitzen – im Gegensatz zur Volksmeinung – nur wenig Nährwert, sind aber reich an Vitamin C und Mineralstoffen.
Nährwert: 100 g = 40 Kalorien, rund 165 Joule.

Puffbohne
Ackerbohne

Man kennt sie auch als *Acker-, Pferde-* und *Saubohne.* Sie wurde schon von den Ägyptern, Griechen, Römern und Germanen angebaut und dürfte die älteste Hülsenfrucht der Welt sein. Geerntet wird sie, wenn ihre Haut noch zart und jung ist. Die Körner im Inneren dürfen noch nicht angesetzt haben. Dann läßt sich aus Puffbohnen ein feines Gemüse – wie Grüne Bohnen – zubereiten. Auch mit ausgebildeten Kernen kann man sie zu Gemüse und Salaten verarbeiten. Trockene Bohnen lassen sich zum Püree verwenden. Der Nährwert der frischen Bohnen ist gering, bei trockenen Bohnen liegt er etwa 8mal höher. Alle alten Hausmittel die getrocknete Bohnenhülsen verwendeten, beruhen nur auf Aberglauben. Einen Beweis für irgendwelche Heilerfolge gibt es nicht.
Nährwert: 100 g = 40-60 Kalorien, rund 165-245 Joule.

Erbsen

Bei den Griechen und Römern galt die Erbse als „Königin der Hülsenfrüchte" und wurde mehr als Bohnen und Linsen geschätzt. Junge grüne Erbsen (Zuckererbsen) galten an Höfen bei den hohen Damen als Leckerbissen und wurden als „Betthupferl" genossen. Ihre Süße und leichte Verdaulichkeit mag der Grund dafür gewesen sein. Sie schmecken roh delikat und sind – wie jedes junge Gemüse – prädestiniert als Schon- und Krankenkost. In Übereinstimmung mit dem Zuckergehalt enthalten junge Erbsen die Vitamine B und C sowie Karotin.

Ausgereifte, getrocknete Erbsen sind zwar schwer verdaulich, aber dennoch ein sättigendes Nahrungsmittel von Wert. Magenkranke sollten getrocknete Erbsen – auch als Erbsenpüree – meiden. Gesunde aber können sie ohne Bedenken genießen. Ihr Reichtum an Kohlehydraten, Eiweiß, Kalzium und Eisen kann dem menschlichen Körper wichtige Aufbaustoffe zuführen.

Pfarrer Kneipp empfahl Erbsen als bekömmliche und nahrhafte Speise, wenn sie sorgfältig zubereitet würden.

Nährwert: je 100 g frische Erbsen = 93 Kalorien, rund 385 Joule.

Trockenerbsen = 340 Kalorien, rund 1400 Joule.

Linsen

Der Kalorienwert beweist, daß Linsen zusammen mit Kartoffeln eine nahrhafte Speise sind, bei der sich zwei Eiweißarten gegenseitig ergänzen. Kohlehydrate, Phosphor, Vitamin B, Niacin, Eisen und Kalium sind in Linsen vorhanden, die man als Suppe möglichst mit frischen oder getrockneten Würzkräutern noch delikater machen sollte. Die Anwendung von Linsen oder Linsenpulver als Medikament oder zu irgendwelchen Heilzwecken muß als Quacksalberei abgelehnt werden. Nährwert: 100 g = 340 Kalorien, rund 1400 Joule.

Sojabohne

Diese alte Kulturpflanze wurde schon vor fünf Jahrtausenden in China angebaut. Wissenschaftler sehen heute in ihr die Ernährung der Zukunft, weil sie alle Stoffe enthält, die lebens-

wichtig sind, wie vom Körper nicht selbst herstellbare Eiweißstoffe, leberfreundliches, ungesättigtes Fett und eine Fülle von Vitaminen und Mineralstoffen. So hochkonzentriert und hochwertig ist keine andere Pflanze.
Sie empfiehlt sich nicht nur für Diabetiker, Kranke und alte Menschen. Ihre Keime sind ein hochwertiges Gemüse, das bei uns jedoch nur in Dosen erhältlich ist.
Die Sojabohne, ob getrocknet, als Mehl, Flocken, Teigware oder Öl verarbeitet, sollte wegen ihres starken Fettgehaltes nur als delikater Zusatz zu Speisen Verwendung finden, wenn es sich um Back- bzw. Teigwaren handelt. Als Suppe, Gemüse und bei Hackfleisch (oder ähnlichem) kann man sie voll verwerten. Es gibt übrigens auch fettarme Sojaprodukte.
Roh ist die Sojabohne wie ihre Schwester in Europa giftig. Als Heilmittel ist sie noch unerforscht. Nährwert: 100 g = 445 Kalorien, rund 2025 Joule.

Wildgemüse und Wildsalate

Es ist verwunderlich, wie wenig selbst die Menschen auf dem Lande das herrliche Geschenk der Natur, die Wildkräuter, zu nutzen verstehen. Es trifft durchaus nicht zu, wenn man vermutet, die Menschen hätten keine Zeit mehr zum Kräutersammeln und zögen es vor, ihre Nahrung möglichst fertig aus den Geschäften mitzunehmen.
Wahrscheinlicher ist, daß sie gar nicht mehr wissen oder zumindest nicht daran denken, wie viel gesünder und reiner die wildwachsende Kost ist.
Sie kennt keine Treibhausluft und keinen Kunstdünger. Ihr Reichtum an Vitaminen und Mineralsalzen ist erstaunlich groß, ihre gesundheitsfördernde Kraft verblüffend.

Dieses Buch der Kräuter und Gewürze wäre unvollständig, wenn in ihm nicht die wildwachsenden Pflanzen in ihrem Wert als durch nichts zu übertreffende Nahrung aufgezeigt würden.
Manche der hier genannten Pflanzen wurde bereits im Hauptteil ausführlich geschildert. Hier soll jedoch über ihren heilenden Wert hinaus ihre praktische Verwendung als Gemüse, Salat, Rohkost oder Gewürz gesprochen werden.
Auch bitter oder scharf schmeckende Pflanzen haben unbestreitbaren Wert, da die in ihnen enthaltenen Bitterstoffe den Stoffwechsel und die Drüsentätigkeit anregen. Den strengen Geschmack kann man ihnen leicht durch rechte Zubereitung und bewußte Mischung mit anderen Wildgemüsearten nehmen.
Wann, wo und wie man Wildgemüse und Wildsalate sammeln kann, wird hier noch einmal kurz – der besseren Übersicht wegen – aufgezeigt. Es versteht sich eigentlich von selbst, daß man die Pflanzen möglichst abseits von Straßen, Wegrändern, Ortschaften und auch von gedüngten Äckern sammelt.

Die besten Wirkstoffe enthalten alle Pflanzen in der Zeit vor der Blüte, sie haben dann einen milderen Geschmack und sind auch reicher an Vitaminen, Mineralien und allem, was für unsere Ernährung von Bedeutung ist.
Der Rat erfahrener Sammler: Stets am späten Nachmittag sammeln! Die Pflanzen enthalten um diese Zeit die meiste Stärke.
Ein paar praktische Ratschläge noch dazu:
1. Blätter oder anderes Sammelgut müssen sorgfältig verlesen werden.
2. Dann wäscht man es in Salzwasser, um so eventuelles Ungeziefer zu beseitigen.
3. Wildsalate müssen ganz fein geschnitten werden. Man richtet sie immer erst kurz vor dem Essen an. Zutaten: Öl, Zitrone, eine Prise Salz

und Zucker. Manche Hausfrauen fügen ein paar gekochte Kartoffeln (zerdrückt) bei.
4. Wildgemüse wird wie Spinat zubereitet. Man legt es in kochendes Salzwasser und dreht es dann durch die Fleischmaschine.
5. Frischsaft, durch die Saftpresse erzeugt, verträgt kein Erhitzen, er verliert dabei alle Wirk- und Wertstoffe. Man rührt ihn darum grundsätzlich nur in warme Suppen ein.
Zu einer mehrwöchigen Saftkur (4 bis 6 Wochen) nimmt man täglich 1 bis höchstens 3 Eßlöffel im Verhältnis 1:10 verdünnt ein. Zur Verdünnung eignen sich Wasser, Milch und Haferschleim.

Abschließend sei noch gesagt, daß nicht die Menge der genossenen Wirkstoffe (Vitamine usw.) den Erfolg ausmacht, sondern deren regelmäßige Einnahme.

Wildfrüchte

Sie sind als Nahrungsmittel ebenso hochwertig wie die für Gemüse und Salat geeigneten Pflanzen. Sie sind darum in der folgenden Übersicht mitgenannt.
Ihr Leistungswert und Wohlgeschmack kann ohne jede Einschränkung mit dem des Kulturobstes konkurieren.
Daß Früchte im rohen Zustand für die Gesundheit am wertvollsten sind, sei nur in Erinnerung gebracht. Sie lassen sich am besten genießen, wenn man sie ein wenig einzuckert und etwa 2 Stunden stehenläßt. Besonders delikat schmecken sie, wenn man ihnen vor dem Verzehr frische, kalte Milch hinzufügt.
Auch Wildfrüchte eignen sich zum Saftpressen, Einmachen, zu Gelee oder Marmelade.
In den seltensten Fällen werden heute noch be-

stimmte Beerenarten – ohne vorheriges Waschen – getrocknet aufbewahrt.

*

Die Reihenfolge der Wildgemüse, -salate und -früchte erfolgt nach dem Alphabet. Angegeben werden hier noch einmal Sammelgut, Sammelzeit, Verwendungszweck und ausführliche Beschreibung der Zubereitung. Alle anderen Angaben sind in der großen Kräuterübersicht nachzulesen.

Ackersenf
Sinapis arvensis

Zu finden auf Äckern, an Wegrändern und auf Schuttplätzen. Man sammelt die jungen Blätter von April bis Juni. Sie geben mit Einbrenne und feingehackter Zwiebel und Brühe ein gutes Gemüse.

Ährenteufelskralle
Phyteuma spicatum

Häufig auf Wiesen, auch als *Rapunzel* bekannt. Man sammelt junge Blätter und Wurzeln. Die Blätter von April bis Mai, die Wurzeln von Oktober bis November oder Februar bis April.
Die Wurzeln werden geschabt und in Salzwasser gekocht. Mit Essig und Öl angerichtet, entsteht ein wohlschmeckender Salat.
Aus den Trieben und jungen Blättern bereitet man Spinat.

Adlerfarn
Pteridium aquilinum

Er wächst in Wäldern und an Waldrändern. Er hat bischofsstabähnliche Wedel. Die jungen Wedel werden, wenn sie noch eingrollt sind, von April bis Juni gesammelt. Man schabt sie ab und kocht sie als Spargelgemüse.

Ampfer
Rumex acetosa

Ein Knöterichgewächs auf Wiesen und Weiden, meist Sauerampfer genannt. Die jungen Blätter, im Frühjahr und Herbst zu sammeln, sollte man nicht in großen Mengen verwenden. Man tut gut daran, ihren säuerlichen Geschmack durch

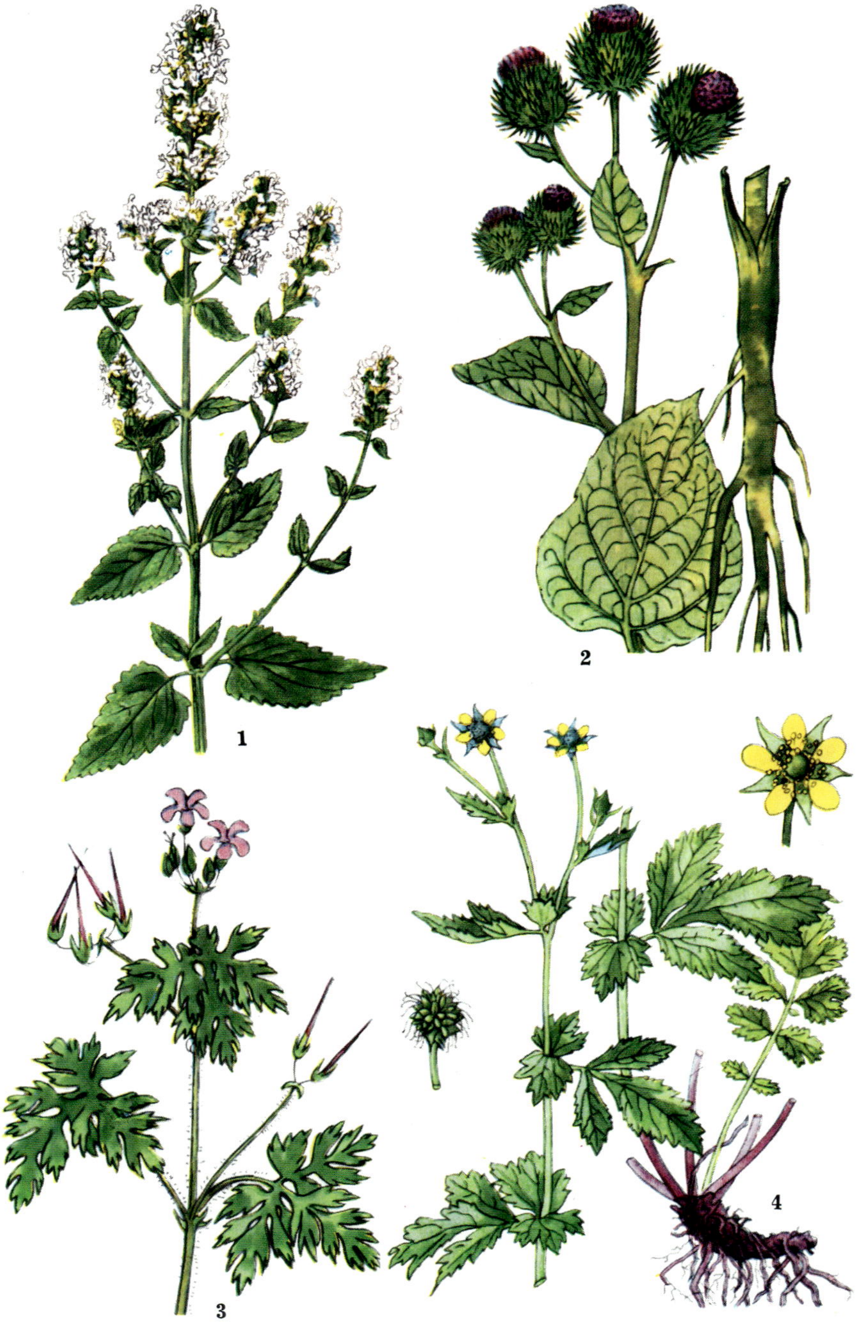

TAFEL 31 1 Katzenminze, gemeine (*Nepeta cataria*)
2 Klette, große (*Arctium lappa*)
3 Storchschnabel, Rupprechtskraut (*Geranium robertianum*)
4 Nelkenwurz, echter (*Geum urbanum*)

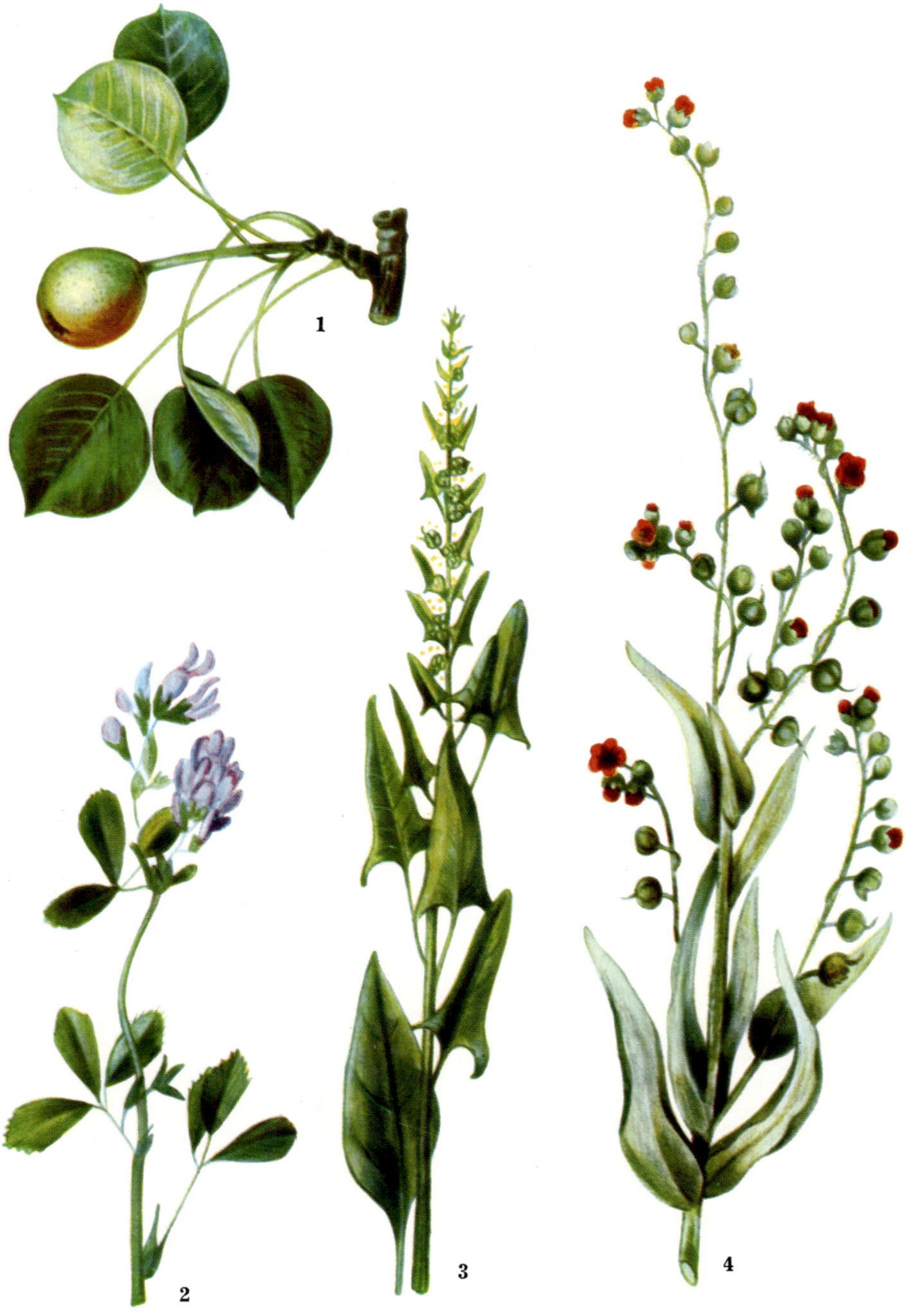

TAFEL 32 1 Birne (*Pirus communis*)
2 Luzerne (*Medicago sativa*)
3 Spinat *(Spinacia oleracea)*
4 Hundszunge, gemeine (*Cynoglossum officinale*)

Mischen mit anderen Wildkräutern auszugleichen. Gut für Saucen, auch als Gemüse wohlschmekkend, wenn mit Schlüsselblume gemischt. Für Braten und Salate geeignet. Siehe „Heilkräuter“.

Bach-Ehrenpreis
Veronica beccabunga

Ein Braunwurzelgewächs an Ufern von Gewässern, auch *Bachbunge* genannt. Frische Blätter und junge Triebe eignen sich besonders zu Salaten und Rohkost. Gekocht wird es als Gemüse. Sammelzeit von März bis September. Blätter nur von der blühenden Pflanze, Triebe von der jungen, nicht blühenden Pflanze sammeln.

Bären-Lauch
Allium ursinum

Man sammelt Blätter und nach Knoblauch riechende Zwiebeln. Standort meist in schattigen Wäldern. Wie Lauch oder Spinat behandeln. Sammelzeit von April bis August.

Barbenkraut, Echtes
Barbaraea vulgaris

Diese Wildpflanze mit der Grundrosette wächst an Wegrändern, an Ufern und feuchten Stellen und in Gräben. Gesammelt werden von September den Winter hindurch die jungen Blätter der Grundrosette. Behandlung wie Brunnenkresse oder Spinat.

Beinwell
Symphytum officinale

Die auch *Schwarzwurz* oder *Wallwurz* genannte Boretschpflanze ist auf feuchten Wiesen und Ufern zu finden. Man sammelt ihre jungen Blätter und Triebe. Letztere werden wie Spargel zubereitet. Die Blätter geben ein gutes Gemüse, einen ebensolchen Salat und werden mancherorts auch gebacken.
Als Tee sind die frischen oder getrockneten Blüten ein ausgezeichnetes Hustenmittel. Siehe „Heilkräuter“.

Besenginster
Sarothamnus scoparius

Diese auch *Besenstrauch* genannte Wildpflanze finden wir in Heiden und auf Sandboden. Man erntet von Juni bis August die jungen Hülsen und bereitet ein Gemüse davon. Siehe „Kräuter“.

Bitterkresse *Cardamine amara*	Diese Kresse – auch als *bitteres Schaumkraut* bekannt – schmeckt nicht so scharf wie die Brunnenkresse. Sie wächst an Ufern und Quellen, in Gräben und auf nassen Wiesen. Ihre Blätter und Triebe lassen sich von Oktober bis April sammeln.
Braunelle, Gemeine *Brunella vulgaris*	Die Pflanze wächst an Wegen und auf Wiesen. Ihre jungen Blätter und Triebe, von April bis Mai zu sammeln, haben einen strengen Geschmack und sollten am besten stets in Verbindung mit anderen Pflanzen zu Salaten, Rohkost, Suppen und Gemüsen Verwendung finden.
Brennessel	Siehe „Blattgemüse“ und „Kräuter“.
Gänseblümchen *Bellis perennis*	Die auch *Maßliebchen* genannte Pflanze mit dichter Blattrosette wächst überall auf Wiesen. Man sammelt ihre Blätter und Blütenknospen. Die Blätter eignen sich zur Rohkost und zum Gemüse, die Knospen sind Kapernersatz, wenn sie noch hart in Estragonessig gelegt werden. Siehe „Kräuter“.
Geißfuß, Gewöhnlicher *Aegopodium podagraria*	Ein Doldengewächs bei Gebüschen und an Waldrändern. Die von März bis Juni gesammelten Blätter geben ein wohlschmeckendes Gemüse ab. Ein Teeaufguß wirkt gegen Gicht und jede Art von Harnsäureleiden, wenn er möglichst oft angewendet wird.
Brunnenkresse *Nasturtium officinale*	An Ufern und in Quellennähe blüht von Juni bis September die Brunnenkresse, auch *Bauch-* oder *Wasserkresse* genannt. Man sammelt sie von April bis September, weil sich aus ihrem frischen Kraut (junge Triebe) ausgezeichneter Preßsaft, Salat und Aufguß machen lassen. Neben vielen Wirkstoffen ist sie reich an Vitamin C und Karotin. Sie eignet sich hervorragend für Frühjahrskuren, am besten vermischt mit Brennesseln, Kopfsalat und Löwenzahn. Sie hat sich bewährt als Vorbeugungsmittel gegen Infektionen. Außerdem ist sie

Denksport

Der große Rätselknacker. (4022) Über 100 000 Rätselfragen, zusammengestellt von H. J. Winkler, 544 Seiten, Lexikonformat, kartoniert, **DM 19,80**
Großes Rätsel-ABC. (0246) Von H. Schiefelbein, 416 Seiten, gebunden, **DM 16,80**
Rätsel lösen – ein Vergnügen. (0182) Von E. Maier, 240 Seiten, kartoniert, **DM 9,80**
Quiz. (0129) Von R. Sautter und W. Pröve, 92 Seiten, 9 Zeichnungen, kartoniert, **DM 5,80**
Denksport und Schnickschnack für Tüftler und fixe Köpfe. (0362) Von Jürgen Barto, 100 Seiten, 45 Abbildungen, kartoniert, **DM 6,80**
Knobeleien und Denksport. (2019) Von Klas Rechberger, 142 Seiten mit vielen Zeichnungen, kartoniert, **DM 7,80**
Rate mal. Scherzfragen, Ratespiele und -geschichten. (2023) Von Felicitas Buttig, 112 Seiten, 19 Zeichnungen, kartoniert, **DM 9,80**
Scherzfragen, Drudeln und Blödeleien gesammelt von Kindern. (0506) Herausgegeben von Waltraud Pröve, 112 Seiten, 57 Zeichnungen, kartoniert, ca. **DM 5,80***

* Neuerscheinung. Preise waren bei Druckbeginn noch nicht endgültig festgelegt.

Humor

Die besten Witze und Cartoons des Jahres. (0454) Herausgegeben von Karl Hartmann, 288 Seiten, 125 Zeichnungen, gebunden, mit Schutzumschlag, **DM 12,80**
Die besten Witze und Cartoons des Jahres. 2 (0488) Von Karl Hartmann, 288 S., mit zahlr. Zeichnungen, gbd. mit vierfarb. Schutzumschl., **DM 9,80**
Die besten Ärztewitze. (0399) zusammengestellt von Britta Zorn, 272 Seiten mit 42 Karikaturen von Ulrich Fleischhauer, mit vierfarbigem Schutzumschlag, gebunden, **DM 14,80**
Das große Buch der Witze. (0384) 320 Seiten, 36 Zeichnungen von E. Holz, vierfarbiger Schutzumschlag, gebunden, **DM 12,80**
Olympische Witze. Sportlerwitze in Wort und Bild. (0505) Von Wolfgang Willnat, 112 Seiten, 126 Zeichnungen, kartoniert, **DM 5,80***
Die besten Ostfriesenwitze. (0495) Herausgegeben von Onno Freese, 112 Seiten, 17 Zeichnungen, kartoniert, **DM 5,80**
Ostfriesen Allerlei. (0381) Von Timm Bruhns, 104 Seiten, Taschenbuchformat, kartoniert, **DM 4,80**
Fred Metzlers Witze mit Pfiff. (0368) 120 Seiten, Taschenbuchformat, kartoniert, **DM 5,80**
O frivol ist mir am Abend. Pikante Witze von Fred Metzler (0388) Von Fred Metzler, 128 Seiten mit Karikaturen (Taschenbuchformat) kartoniert, **DM 5,80**
Lachen, Witz und gute Laune. (0149) Von E. Müller, 104 Seiten, 44 Abbildungen, kartoniert, **DM 6,80**
Vergnügliches Vortragsbuch. (0091) Von J. Plaut, dem Altmeister des Humors, 192 Seiten, kartoniert, **DM 7,80**
Humor und Stimmung. Ein heiteres Vortragsbuch. (0460) Von Günter Wagner, 112 Seiten, kartoniert, **DM 6,80**
Witze am laufenden Band. (0461) Von Fips Asmussen, 117 Seiten, kartoniert, **DM 5,80**
Lach mit! Witze für Kinder, gesammelt von Kindern. (0468) Herausgegeben von Waltraud Pröve, 128 Seiten, mit Abbildungen, kartoniert, **DM 5,80**
Die besten Tierwitze. (0496) Herausgegeben von Peter Hartlaub und Silvia Pappe, 112 Seiten, 25 Zeichnungen, kartoniert, **DM 5,80**
Witzig, witzig. (0507) Von Erich Müller, 112 Seiten, Zeichnungen, kartoniert, **DM 5,80***
Kritik des Herzens – Gedichte. (3032) Von Wilhelm Busch, 100 Seiten, gebunden, **DM 9,80**
Wilhelm-Busch-Album. Jubiläumsausgabe mit 1700 farbigen Bildern. (3028) 408 Seiten, 1700 durchgehend farbige Bilder, Großformat, in Leinen gebunden, **DM 36,–**
Humoristischer Hausschatz. (3062) Von Wilhelm Busch, 368 Seiten, 1600 Abbildungen, Großformat, gebunden, **DM 19,80**
Robert Lembkes Witzauslese. (0325) Erzählt von Robert Lembke, 160 Seiten, mit 10 Zeichnungen von E. Köhler, gebunden, mit vierfarbigem Schutzumschlag, **DM 14,80**
Lustige Vorträge für fröhliche Feiern, Sketsche, Vorträge und Conferencen für Karneval und fröhliche Feste. (0284) Von K. Lehnhoff, 96 Seiten, kartoniert, **DM 6,80**
Tolle Sachen zum Schmunzeln und Lachen. (0163) Von E. Müller, 92 Seiten, kartoniert, **DM 6,80**
Humor für jedes Ohr. (0157) Von H. Ehnle, 96 Seiten, kartoniert, **DM 6,80**
Fidelitas und Trallala. (0120) Von Dr. Allos, 104 Seiten, viele Abbildungen, kartoniert, **DM 6,80**
Non Stop Nonsens. Sketsche und Witze mit Spielanleitungen. (0511) Von Dieter Hallervorden, 160 Seiten, gebunden, mit Schutzumschlag, **DM 14,80**

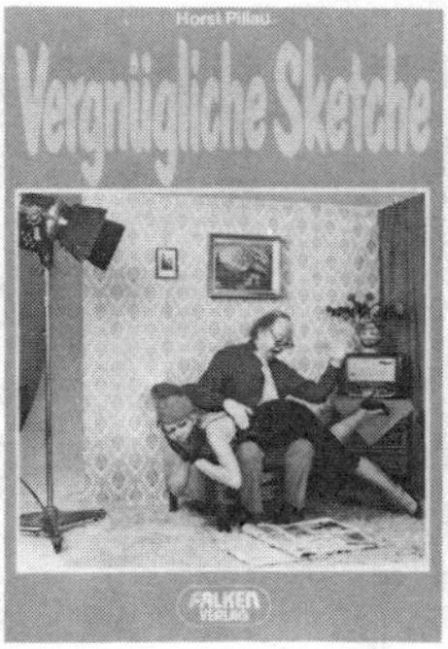

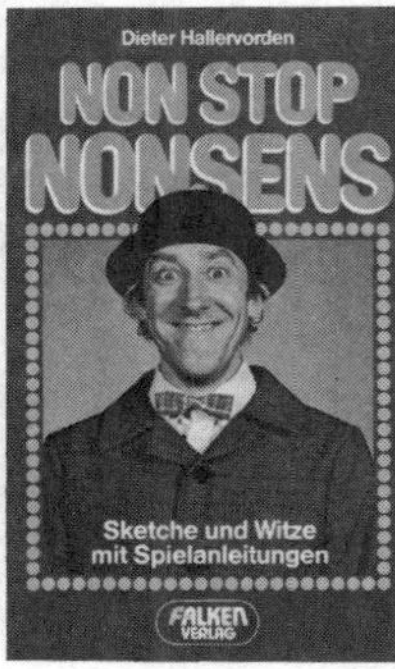

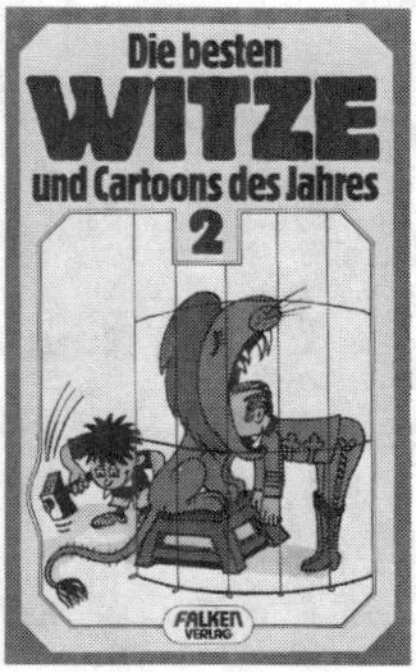

Sketsche. (0247) Von Margarete Gering, 132 Seiten, 16 Abbildungen, kartoniert, **DM 6,80**
Vergnügliche Sketche (0476) Von Horst Pillau, 96 S., mit lustigen Zeichnungen, kartoniert, **DM 6,80**
Sketche und spielbare Witze für bunte Abende und andere Feste. (0445) Von Hartmut Friedrich, 120 Seiten, 7 Zeichnungen, kartoniert, **DM 6,80**
Narren in der Bütt. (0216) Zusammengestellt von Th. Lücker, 112 Seiten, kartoniert, **DM 5,80**
Helau + Alaaf. Närrisches aus der Bütt. (0304) Von Erich Müller, 112 Seiten, kartoniert, **DM 6,80**
Helau + Alaaf 2. Neue Büttenreden (0477) Von Edmund Luft, 104 S., kartoniert, **DM 7,80**
Rings um den Karneval. Karnevalsscherze und Büttenreden. (0130) von Dr. Allos, 136 Seiten, kartoniert, **DM 6,80**
Die große Lachparade. (0188) Von E. Müller, 108 Seiten, kartoniert, **DM 6,80**
Damen in der Bütt. Scherze, Büttenreden, Sketsche (0354) Von Traudi Müller, 136 Seiten, kartoniert, **DM 6,80**

* Neuerscheinung. Preise waren bei Druckbeginn noch nicht endgültig festgelegt.

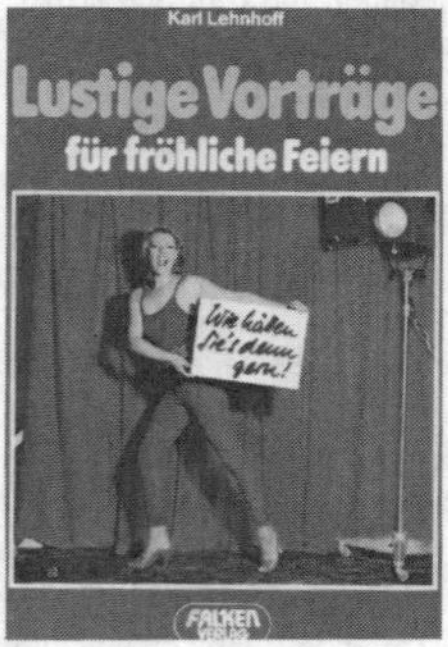

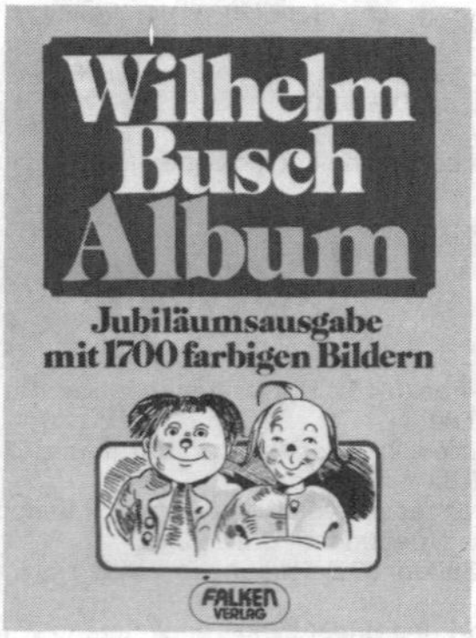

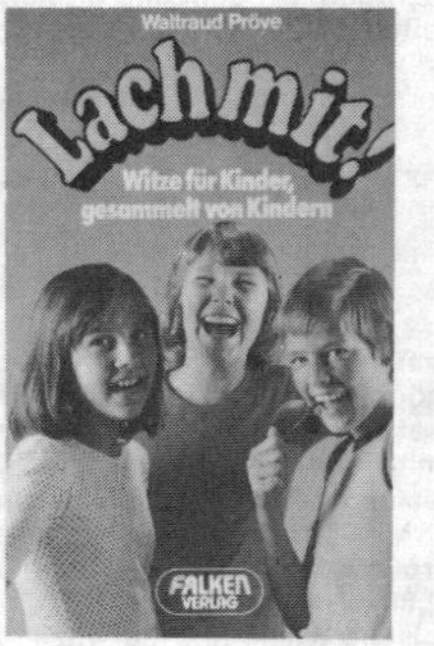

Spielen

Kartenspiele. (2001) Von Claus D. Grupp, 144 Seiten, kartoniert, **DM 7,80**
Neues Buch der Kartenspiele. (0095) Von K. Lichtwitz, 96 Seiten, kartoniert, **DM 5,80**
Spielen mit Rudi Carrell. 113 Spiele für Party und Familie (2014) Von Rudi Carrell, 160 Seiten mit 50 Abbildungen, gebunden, **DM 14,80**
Spieltechnik im Bridge. (2004) Von Victor Mollo/Nico Gardener, deutsche Adaption von Dirk Schröder, 216 Seiten, kartoniert, **DM 16,80**
Spielend Bridge lernen. (2012) Von Josef Weiss, 108 Seiten, kartoniert, **DM 7,80**
Besser Bridge spielen. Reiztechnik, Spielverlauf und Gegenspiel. (2026) Von Josef Weiss, 143 Seiten, mit vielen Diagrammen, kartoniert, **DM 14,80**
Das Skatspiel. (0206) Von K. Lehnhoff, bearbeitet von Alt-Skatmeister P. A. Höfges, 96 Seiten, kartoniert, **DM 5,80**
Alles über Skat (2005) Von Günter Kirschbach, 144 Seiten, kartoniert, **DM 7,80**
Rommé und Canasta in allen Variationen. (2025) Von Claus D. Grupp, 124 Seiten, 24 Zeichnungen, kartoniert, **DM 7,80**
Patiencen in Wort und Bild. (2003) Von Irmgard Wolter, 136 Seiten, kartoniert, **DM 7,80**
Schafkopf, Doppelkopf, Binokel, Cego, Gaigel, Jaß, Tarock und andere. (2015) Von Claus D. Grupp, 152 Seiten, kartoniert, **DM 8,80**
Backgammon für Anfänger und Könner. (2008) Von G. W. Fink und G. Fuchs, 116 Seiten, 41 Zeichnungen, kartoniert, **DM 9,80**
Dame. Das Brettspiel in allen Variationen (2028) Von Claus D. Grupp, 104 S., mit Diagrammen, kartoniert, **DM 9,80**
Gesellschaftsspiele für drinnen und draußen. (2006) Von Heinz Görz, 128 Seiten, kartoniert, **DM 6,80**
Würfelspiele. (2007) Von Friedrich Pruss, 112 Seiten, kartoniert, **DM 7,80**
Mini-Spiele für unterwegs und überall. (2016) Von Irmgard Wolter, 152 Seiten, kartoniert, **DM 9,80**
Spiele für Theke und Stammtisch. (2021) Von Claus D. Grupp, 104 Seiten, 27 Zeichnungen, kartoniert, **DM 6,80**
Kartentricks. (2010) Von T. A. Rosee, 80 Seiten, 13 Zeichnungen, kartoniert, **DM 5,80**

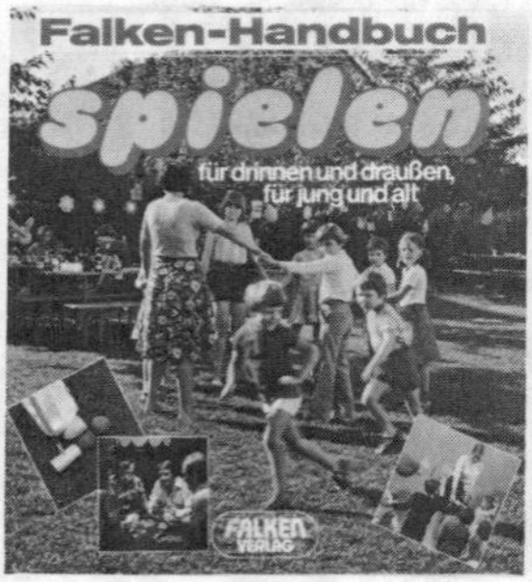

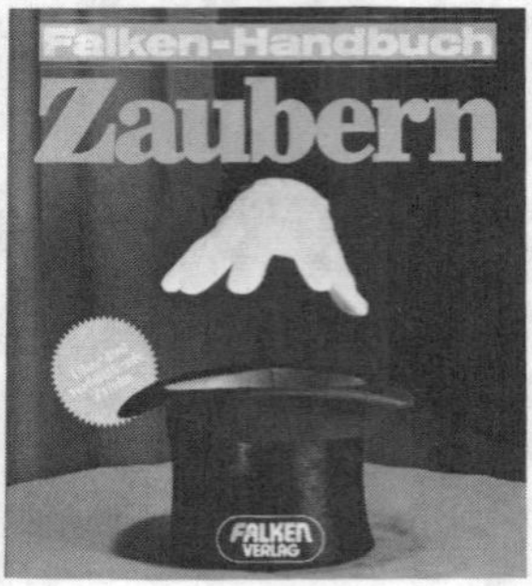

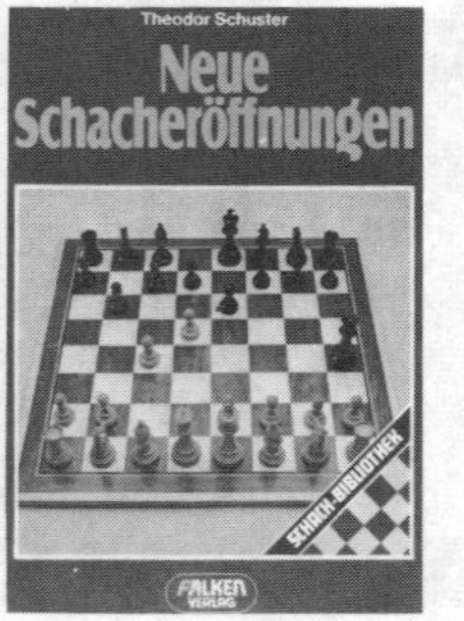

für die Sekretion der Verdauungsdrüsen von Bedeutung und daher ganz besonders auch für Leberkranke geeignet.
Vor übermäßigem Genuß muß allerdings gewarnt werden, da dann die Gefahr einer Nierenreizung besteht.
Vom frischen Preßsaft nimmt man am besten täglich dreimal einen Teelöffel. Siehe „Kräuter".
Nährwert: 100 g = 21 Kalorien, rund 90 Joule.

Günsel, Kriechender
Ajuga reptans

Diese an Wiesenrainen, in Auen und Wälder viel anzutreffende Pflanze mit den kriechenden Ausläufern wird vor ihrer Blütezeit – März bis Mai – gesammelt und als Gemüse wie Spinat zubereitet.

Gundelrebe,
Gundermann
Glechoma, hederacea

Sie hat noch viele Namen: *Gutermann, Erdefeu, Hederich, Rüderke, Zickelskränzchen* usw. Sie gedeiht überall an Mauern, Hecken, Wegen, Ufern, im Ödland und an Waldrändern. Man sammelt von April bis Mai ihre jungen Blätter und Triebe. Vielseitige Verwendung: Rohkost, Suppe, Salat, Gemüse und Tee. Auch als würzig-delikate Zugabe zu anderen Speisen. Siehe „Kräuter".

Hauhechel, Dornige
Ononis spinosa

Die niederliegende Pflanze ist auf trockenen Wiesen, Heiden und an Waldrändern häufig zu finden. Man sammelt von April bis Mai die jungen Triebe und die Wurzeln im Herbst. Als Gemüse und als Spinat eignen sich die Triebe. Siehe „Kräuter."

Himmelsschlüssel
Primula veris

Die echte Schlüsselblume mit den samtartigen Unterseiten ihrer Blätter wächst auf trockenen Wiesen und an Waldrändern, wo man die jungen Blätter von März bis April sammelt. Mehrfach verwendbar: Kohlgemüse oder Spinat, Kräutersuppe zusammen mit anderen Wildkräutern. Tee aus Blüten ist schweißtreibend, Tee aus Blättern und Blüten hilft bei Nervenschwäche, bei Nieren- und Blasenleiden.

Löwenzahn
Taraxacum officinale

Diese im April und Mai fast überall blühende Blume mit den vielen Namen (*Butterblume, Kuhblume, Kettenblume, Laternenblume, Kuhlattich, Maienzahn, Zichorie, Pfaffenröhrlein* usw.) ist unverständlicherweise aus vielen Arzneibüchern verschwunden.
Die zarten inneren Blätter des jungen Löwenzahn fordern nahezu zu einer Frühjahrskur heraus. Als Suppen, Salate und Soßenkraut ist diese Pflanze eines der wirkungsvollsten Wildgemüse unserer Flora. Mit den Vitaminen C und B, mit dem Karotin und vielen Wertstoffen eignet sie sich als Mittel gegen Appetitlosigkeit, Stoffwechselstörungen, Wassersucht und Leberleiden.
Man sammelt im April und Mai vor der Blütezeit das Kraut mit der Wurzel, von April bis August die Blätter und im September/Oktober die Wurzeln.
Das zu Unrecht mit „Unkraut" bezeichnete hervorragende Mittel der Volksheilkunde ist nachweisbar belebend und kräftigend auch für Gesunde.
Der frische Preßsaft gilt als am wirkungsvollsten. Siehe „Kräuter". Nährwert: 100 g = 47 Kalorien, rund 195 Joule.

Nachtkerze, Gemeine
Oenothera biennis

Die in Waldlichtungen, Kiesgruben und an Flußufern anzutreffende Pflanze mit ihren dicken, rübenförmigen Wurzeln, die im Herbst des ersten oder im Frühjahr des zweiten Jahres gesammelt werden, läßt sich zu schmackhaften Salaten, aber auch zu Gemüse und Suppen verwenden. Kenner meinen, die Salate schmecken besser als Selleriesalate.

Nisselsalat
Valerianella locusta

Diese Pflanze, auch *Gemeiner Feldsalat* genannt, findet man besonders häufig auf lehmigen Böden, auf Äckern oder in Gärten angebaut. Man sammelt von September bis April die jungen Blätter. Verwendbar wie die meisten Wildgemüse.

Pastinake, Gewöhnliche
Pastinaca sativa

Die würzig riechende Pflanze wächst auf Wiesen, in Gräben und wird manchmal auch angebaut. Man sammelt die jungen Blätter (April bis Juni) und Triebe (April bis Juni) sowie die Wurzeln (Oktober bis November – Februar bis April). Die beiden ersten eignen sich zu Gemüsemischungen, die Wurzeln geben einen guten Salat ab, können aber ebenfalls zu Suppen und Gemüsen Verwendung finden. Die Wurzeln der wildwachsenden Pastinake enthalten mehr Schärfe als die der angebauten. Sie müssen in Salzwasser abgebrüht werden.

Portulak
Portulaca oleracea

Man findet die Pflanze auf sonnigen Äckern, Weinbergen, Schutthalden und Sandböden. Sehr häufig wird sie auch angebaut. Gesammelt werden von April bis Juni die jungen Blätter. Sie geben eine gute Rohkost ab und eignen sich für eine kohlartige Zubereitung ebenso wie für Spinat. Bei letzterem können auch ältere Blätter verwendet werden. Als Zutat für Schleimsuppen sind die Blätter ebenfalls brauchbar. Siehe „Gemüse".

Schafgarbe, Gemeine
Achillea millefolium

Von der würzig riechenden Pflanze, die auf Wiesen, an Feldrändern, Wegrainen und am Waldrand beheimatet ist, werden von April bis Juni die jungen Blätter vor der Blüte gesammelt. Siehe „Kräuter".

Scharbockskraut
Ranunculus ficaria

Abb. auf Farbtafel 11

Das bekannte Hahnenfußgewächs mit den weizenkorngroßen Brutknospen ist meist an feuchten Stellen, auf Weiden und im Ödland anzutreffen. Man sammelt die jungen Blätter (März bis Mai), die Brutknospen und Wurzelknöllchen (August bis Oktober). Die Blätter eignen sich zum Salat, die Brutknospen und Wurzelknöllchen geben eine pikante Fleischbeilage ab.
Zu beachten: Blätter, die scharf schmecken, dürfen nicht mehr verwendet werden, weil sie gesundheitsschädigend sind.

Wegmalve
Malva neglecta

Man sammelt von April bis Juni die jungen Blätter des Malvengewächses, das im Ödland, an Wegen, auf Geröllhaufen und Mauern zu finden ist. Sie ergeben ein schmackhaftes Gemüse. Die auch als *Käsepappel* bekannte Pflanze hat auch in der Heilkunde großen Wert. Siehe „Kräuter".

Wegwarte, Gemeine
Cichorium intybus

Man kennt sie auch als *Wilde Zichorie* und findet sie auf trockenen Wiesen und an Wegrändern. Gesammelt werden die jungen Blätter (April bis Mai) und Wurzeln (September bis November). Aus den Blättern, die auch eine gute Rohkost abgeben, fertigt die Hausfrau Gemüse und Salate, aus den Wurzeln Salate und Kräutersuppen. Sie lassen sich aber auch als Gemüse bereiten. Der Tee aus der Pflanze ist ein altes Mittel gegen Gallen- und Magenbeschwerden. Siehe „Kräuter".

Wiesenschaumkraut
Cardamine pratensis

Dieses überall bekannte Kraut auf feuchten Wiesen und an fließenden Gewässern wird von März bis April gesammelt. Seine jungen Blätter geben einen schmackhaften Salat ab.

Obst ist wichtig

Was zu Anfang über das Gemüse gesagt wurde, gilt ohne Einschränkung auch für das Obst in seinen verschiedenen Arten. Es enthält alle jene Stoffe, die zum Aufbau unserer Körpersubstanz ebenso wichtig sind, wie für ihre Erhaltung und Erneuerung.

Obst und Gemüse dienen mit ihren Säften der Reinigung des Körpers von Krankheitsstoffen. Sie neutralisieren und lösen Harnsäure.

Obst enthält neben seinen 80 bis 90 Prozent Wasser verschiedene Säuren, aromatische Bestandteile und Gärstoffe (Fermente), die für unsere Verdauung von größter Bedeutung sind.

Hinzu kommen erhebliche Mengen Zucker und

Salze (Kohlenhydrate), die der menschliche Körper zum Aufbau und zur Blutbildung braucht. Nichts am Obst scheint überflüssig, da selbst seine Zellulose (unverdauliche, faserige Bestandteile) zur Anregung der Darmtätigkeit nützlich sind.
Bei der Beimischung von Obst zu anderen Speisen verbinden sich seine organischen Säuren mit dem Eisen der Zutaten zu apfelsauren, zitronensauren und anderen Salzen, die für das Blut aufnehmbar sind.
Im folgenden sprechen wir von den einzelnen Obstarten und ihren verschieden heilenden Wert sowie die gesundheitliche Bedeutung.
Eine Beschreibung der äußerlichen Erscheinung von Blüten und Früchten sparen wir uns, da wir uns auf heimische oder heimischgewordene Obstarten beschränken.

Apfelbaum
Pirus malus

Der Apfel gehört zu den ältesten Früchten unseres Lebensraumes. Seine Heimat ist Armenien. Bei den Griechen galt er als ein Geschenk des Dionys, dem Sohn des Zeus und Gott der Fruchtbarkeit. Der Römer Plinius erwähnte in seiner Naturgeschichte bereits nahezu 200 Arten und heute kennen wir etwa 1500.
Der Wert des Apfels wurde auch von unseren Vorfahren sehr geschätzt. Das beweist die Tatsache, daß er als „Reichsapfel" zum Symbol der Herrschaft wurde.
Der Apfel enthält verhältnismäßig viel Eisen und empfiehlt sich daher bei Blutarmut als kräftige Unterstützung zur Blutneubildung. Seine Nähr- und Wirkstoffe sind harmonisch aufeinander abgestimmt. Der Gehalt an Vitamin C (ca. 10 mg in 100 g) läßt sich bei Mitverwendung der Schalen um ein Viertel erhöhen. Im übrigen schwanken die Vitaminwerte oft sogar bei Früchten eines Baumes, da es auf die Grade der Lichteinwirkung ankommt. Bekannt ist z. B., daß die Äpfel der süd-

lichen Steiermark (Österreich) einen höheren Vitamingehalt haben als anderswo.
Die milden, angenehmen Säuren des Apfels wirken erfrischend und stärkend. Sie regen Darm- und Nerventätigkeit an. Der hohe Gehalt an Phosphorsäure wirkt beruhigend und nervenstärkend.
Da die Apfelwerte je nach Sorte und Anbau unterschiedlich sind, handelt es sich bei unseren Angaben um einen Durchschnitt.
Neben dem Vitamin C enthält der Apfel Eiweiß, Fett, Apfelsäure, Kohlenhydrate, Kalium, Phosphor, Calcium, Magnesium und minimale Mengen an Nicotinamid (B-Gruppe) sowie Eisen (Spurenelemente).
Gebratene Äpfel sind eine empfehlenswerte Kost für schwache Mägen. Man sollte sie möglichst vor dem Schlafengehen verzehren. Siehe auch „Kräuter". Nährwert: 100 g = ca. 50 Kalorien. rund 205 Joule.

Apfelsinen, Orangen
Citrus aurantium

Als „Goldener Apfel" kam die Orange aus China zu uns. Die süße Pomeranze – Vorgängerin der heutigen Apfelsine – wurde durch die Portugiesen (16. Jh.) an die Küsten des Mittelmeeres gebracht. Durch ihren Gehalt an Zucker (10-13%), Säuren (1-2% Zitronensäure) und etwa 50 mg % Vitamin C sind alle Citrusarten (Orangen, Pampelmusen, Mandarinen) als Obst und Nahrungsmittel von großer und wachsender gesundheitsfördernder Bedeutung. Weitere Vitamine sind A, B_1 und B_2 sowie das begleitende Vitamin P. Dazu kommen die Mineralstoffe, die hier nicht im einzelnen aufgeführt werden sollen.
Die Apfelsine wirkt blutreinigend und nervenberuhigend. Sie fördert die Verdauung und ist, vor dem Zubettgehen genossen, schlaffördernd. Es sei nicht verschwiegen, daß manche Ärzte den Apfelsinengenuß für Kleinkinder nicht empfehlen, da ihre Säure das Wundliegen hervorrufen soll. Aus Orangenschalen wurden früher, als die

Früchte noch nicht gespritzt wurden, magenstärkende Tinkturen hergestellt.
Mit Orangen kann man den Vitaminbedarf des Winters voll decken. Winterorangen sind besonders aromatisch. Eine der frühen Sorten sind die Blonden (Navel), die meist dickschalig, saftig und kernlos sind. Rot oder rotgesprenkelt ist das Fruchtfleisch der Halbblutorangen. Bei den Vollblutorangen ist auch die Schale dunkel und das Fleisch tiefrot. Diese Färbung kommt von dem für unsere Ernährung wichtigem Karotin (Provitamin A). Nährwert: 100 g = 54 Kalorien, rund 225 Joule.

Aprikosen
Prunus armeniaca

Wie der lateinische Name verrät, kommt die Frucht aus Armenien. Sie wurde dort bereits im ersten Jahrhundert unserer Zeitrechnung angebaut, kam jedoch erst im 16. Jh. nach Mitteleuropa. Im Haushalt wird die Aprikose häufig zum Kochen, Backen und Einmachen verwendet oder als Dörrobst gekauft. Sie ist sehr kalorienreich, enthält Vitamin C, Karotin, Eisen und viele andere Wertstoffe.
Es gibt über 25 verschiedene Arten.
Nährwert: 100 g = 260 Kalorien, rund 1065 Joule.

Bananen
Musa

Diese tropische Frucht soll bereits von den Inkas und Azteken als Nahrung verwendet worden sein. Ihre Herkunft ist dennoch unbekannt, lag aber wahrscheinlich in der Tropenlandschaft der Alten Welt. Bananen sind nicht so kalorienreich wie man allgemein glaubt. Ihr Nährwert aber ist wegen der enthaltenen Wertstoffe groß. Neben dem Vitamin C, Eiweiß, Fett und Kohlehydrate enthält die Banane Kalium, Phosphor, Calzium, Zink, Kupfer und Zitronensäure.
Ihre leichte Verdaulichkeit empfiehlt sie als Kost für Kleinkinder und Säuglinge. Im vollreifen Zustand ist sie sehr zuckerreich. Nährwert: 100 g = 90 Kalorien, rund 370 Joule.

Birnen
Pirus

Abb. auf Farbtafel 32

Das Heimatland der Birne soll das westliche Asien sein. Von dort kam sie nach Griechenland. Schon in der Odyssee kann man von der Birne lesen, die als Bruder des Apfel gilt. Es gibt viele Arten dieser Frucht, die, im Unterschied zum Apfel, meist weich und daher nicht lagerfähig ist. Ihr Kalorienwert liegt nur wenig über dem des Apfels. Die vitamin- und nährwertreiche Frucht wird im Haushalt nicht nur roh oder als Kompott verwertet, sondern läßt sich gut zu Marmelade, Dörrobst, Konserven und Most verwenden.
Birnenkompott ist gut als Krankenkost geeignet, Birnensaft enthält viel nährende, blut- und nervenstärkende Stoffe. Saftreiche, frische Birnen sind bekömmlicher als die mehligen. Wilde- sogenannte Holzbirnen sind ein geschätztes Hausmittel gegen Diarrhöen. Sie müssen gekocht werden. Nährwert: 100 g = 60 Kalorien, rund 245 Joule.

Brombeeren
Rubus

Den Brombeerstrauch finden wir häufig in Gebüschen, Hecken und Waldungen. Reife Brombeeren enthalten viele Vitamine und Basenstoffe. Aus reifen Beeren gepreßter Saft läßt Kranke verhältnismäßig schnell wieder zu Kräften kommen. In den Blättern befindet sich reichlich Gerbstoff und Vitamin C, in den Früchten unter anderem Schleim, Petkin und Fruchtzucker.
Als Heilpflanze hat sich die Brombeere seit Jahrhunderten gut bewährt. Erste Berichte, daß das Kauen von Blättern zur Kräftigung bei Zahnfleischbluten verwendet wurde, liegen aus der Zeit um Christi Geburt vor. Magen- und Darmkatarrhe sowie Diarrhoen werden durch den Gerbstoff ausheilend beeinflußt, der Schleimgehalt lindert Sodbrennen.
Brombeerblättertee sollte nie im Übermaß getrunken werden. Pro Tag eine Tasse, höchstens zwei. Nährwert: 100 g = 50 Kalorien, rund 205 Joule.

Datteln
Phönix

Diese Palmenfrucht hat einen sehr hohen Zuckergehalt und ist daher eine kalorienreiche Nahrung von Wohlgeschmack. Wer jedoch Wert auf seine schlanke Linie legt, wird Datteln meiden.
Die Türken bereiten aus frischen Datteln ein Getränk, das gut gegen Koliken und Magenkrämpfe sein soll.
Die jungen Blätter geben ein gutes Gemüse ab, das „Palmkohl" genannt wird. Palmwein ist Saft aus Einschnitten im Stamm, er hält sich nur 24 Stunden und ist in unseren Breiten selten. Nährwert: 100 g = 315 Kalorien, rund 1295 Joule.

Erdbeeren
Fragaria vesca

Die Erdbeere ist eine sogenannte Scheinfrucht. Die eigentlichen Früchte sind die in auf der Beere befindlichen kleinen Kernchen (gelb). Andere Namen: *Erbel, Erbern, Rotbeere.*
Eine Erdbeerkur hat den großen Botaniker Linné von schwerer Gicht befreit. Untersuchungen ergaben, daß die Wirkung von Mineralwasser bei Gicht erheblich größer ist, wenn neben dem Quellwasser Erdbeeren gegessen werden. Auch Tee aus Erdbeerenblättern wirkt heilend und ist schmackhaft.
Die Gartenerdbeere wurde bei uns erst im 18. Jh. kultiviert. Man kannte bis dahin nur die Walderdbeeren. Heute gibt es über tausend Sorten.
Erdbeeren enthalten die Vitamine A, B_1, B_2, C und K. Daneben Eiweiß, Zucker, Fruchtsäuren, Eisen, Phosphor, Natrium, Kalzium und Kalium.
Empfindliche Menschen bekommen nach ihrem Genuß häufig einen Nesselausschlag. Man kann ihn zumeist durch Zusatz von Sahne (Rahm) vermeiden.
Bei Blutarmut ist die Frucht wegen ihres Mineralgehaltes angebracht. Sie beseitigt Bleichsucht und eignet sich ebenfalls zur Beseitigung von Darmstörungen.
Als harntreibendes Mittel setzt man Erdbeeren gegen Gicht und Steinleiden ein.

Eine Erdbeerkur hat regenerierende Eigenschaften. Man führt sie am besten neben leichter Kost (Reis oder Gemüse) durch und verzehrt pro Tag etwa 1200 bis 1250 g, das sind knapp 500 Kalorien. Erdbeerblättertee kann wie schwarzer Tee genossen werden und wirkt bei Diarrhoe.
Frischer Fruchtsaft ist vitaminreich. Bei Fieber lindert er. Nährwert: 100 g = 40 Kalorien, rund 165 Joule.

Walderdbeere

Abb. auf Farbtafel 16

Für sie gilt alles über die Gartenerdbeere Gesagte. Daß ihre Früchte aromatischer und intensiver im Geschmack sind, weiß jede Hausfrau. Die Heilwirkung der Walderdbeere und ihrer jungen Blätter dürfte durch ihr freies Wachsen in den sonnigen Waldungen ebenfalls noch intensiver sein. Das besonders Gute an dieser kleinen, schmackhaften Frucht ist, daß sie mit keiner anderen Pflanze verwechselt werden kann und ihr Sammeln daher für Kinder ungefährlich ist.

Feige
Ficus

Feigen wachsen bei uns nur in Gewächshäusern. Das Klima Mitteleuropas ist ihnen im Winter zu hart. Wir kennen sie zumeist nur im getrocknetem Zustand, Sie sind sehr nahrhaft und von gutem Geschmack. An Wirkstoffen sind sie reich wie andere Früchte auch, es fehlt ihnen jedoch an Vitamin C.
Sie eignen sich sehr gut zur Regelung des Stuhlgangs, frisch noch besser als gedörrt.
Eingeweichte Früchte (3 bis 4) werden bereits abends in Wasser gelegt und morgens auf nüchternen Magen verzehrt.
Die Behauptung, Feigen wären ein heilsames Mittel gegen Krebs, ist durch nichts bewiesen und daher unhaltbar und gefährlich. Nährwert: 100 g = 270 Kalorien, rund 1105 Joule.

Grapefruit, Pampelmuse
Citrus

Sie stammt von den Sundainseln und kann die Größe eines Kinderkopfes erreichen. Diese Citrus-

frucht hat hohen Vitamin C-Gehalt und besitzt alle Werte der Zitrone. Ihr Saft ist erfrischend und ungesüßt genießbar. Die halbierte Frucht eignet sich gut als zusätzliche Erfrischungsspeise. Ein Glas Pampelmusensaft am Morgen, möglichst auf nüchternen Magen, versorgt den Körper mit der benötigten Vitaminmenge und beugt zur gleichen Zeit Erkältungen vor.
Zu beachten ist, daß stets das Fruchtfleisch mitverwendet werden sollte, es ist reich an Wirkstoffen, die der Saft nicht enthält. Das Aroma der Pampelmuse verbessert sich durch Lagern, im Gegensatz zu anderen Citrusfrüchten. Man lasse sich durch eventuelle Unsauberkeit der Schale nicht irritieren, sie kann durch Luftfeuchtigkeit oder Lagerung entstanden sein und mindert den Wert der Frucht nicht im geringsten. Nährwert: 100 g = 32 Kalorien, rund 135 Joule.

Heidelbeere
Vaccinium myrtillus

Sie ist eine der wertvollsten Wildbeeren und wird auch *Bickbeere, Blaubeere* und *Waldbeere* genannt. In der Reife sind die etwa erbsengroßen Früchte schwarz mit blauem Reif. Sie duften herb und schmecken säuerlich-süß.
Heidelbeeren enthalten reichlich Vitamin C, Gerbstoffe, Zucker und Fruchtsäure.
Getrocknete Beeren sind ein bewährtes Mittel gegen Darmkatarrhe und Durchfälle. Man muß die getrockneten Beeren zerkauen darf aber jeweils nur ein paar nehmen.
Der Frischsaft ist appetitanregend und sollte nur in kleinen Schlucken vereinnahmt werden. Er ist ein ausgezeichnetes Magenmittel, kann aber auch zur Leistungssteigerung jederzeit von gesunden Menschen getrunken werden, da er Herz und Kreislauf stärkt. Als zusätzliches Heilmittel ergänzt er die Schonkost von Leber- und Gallekranken. Nährwert: 100 g = 40 Kalorien, rund 165 Joule.

Himbeere
Rubus ideaens

Ein Waldstrauch, der wild in Wald und Gehölz wächst, aber auch angepflanzt wird und dessen Blätter (Mai/Juni) und Früchte (August/September) gesammelt werden. Himbeeren, auch *Hohlbeeren* genannt, haben einen eigenen, angenehmen Geruch und schmecken lieblich weinartig. Sie sind saftig und als Kühlgetränk ein sehr wirksames Mittel bei Fieberkranken.
Aus den Blättern läßt sich ein guter Tee bereiten, der nicht nur wohlschmeckend ist, sondern auch in stärkerer Dosierung Erfolge bei Gichterkrankungen haben soll.
Die Volksmedizin verwendet den Tee auch zur Schmerzlinderung bei Geburtswehen. Man sollte aber in diesem Fall den Rat des Arztes einholen. Himbeersirup mit Wein versetzt gilt als Kraftspender für alte oder kränkliche Personen. Nährwert: Frische Beeren 100 g = 40 Kalorien, rund 165 Joule. Saft = 200 Kalorien, rund 820 Joule.

Roter und Schwarzer
Holunder

Blüten und Fruchtdolden werden seit altersher in bäuerischen Haushalten zu sogenannten Holderkuchen verwendet.
Wichtig aber sind in der Heilkunde vor allem die ausgereiften Beeren, die, leicht gekocht, nahezu wunderkräftig sind. Vor allem haben sie sich als Vorbeugungsmittel und zur Heilung von Erkältungskrankheiten bestens bewährt.
Man kann die Beeren als Mus, Brei oder Brotaufstrich genießen. Sie enthalten Apfel-, Baldrian- und Gerbsäure, Bitterstoffe, ätherisches Öl, Zucker, Wachs, Gummi, Harz, Vitamin A und starke Mengen der Vitamin B-Gruppe und das Vitamin C. Keine andere Pflanze besitzt diesen Reichtum an Vitamin B.
Die rohen Beeren sind nicht genießbar, dies gilt auch für den ausgepreßten Saft. Er muß abgekocht werden. Im Winter kann man aus ihm, mit heißem Wasser verdünnt, ein „alkoholfreien Rotweinpunsch“ bereiten.

Gekochte Beeren und gekochter Saft sind ein hervorragendes Mittel bei Altersbeschwerden. Holundermus, Kompott oder dickflüssiger Saft haben heilenden Einfluß auf Neuralgien, Ischias und Hexenschuß.
Früher gewann man aus aufgebrühter, frischer Rinde ein mildes Abführmittel.
Pfarrer Kneipp empfahl den Blättertee bei Blasenleiden, Gicht und Rheuma. Auch bei Arterienverkalkung soll er sich als sehr nützlich erwiesen haben. Darüber hinaus wirkt er harn- und schweißtreibend und soll auch bei Entzündungen in der Mundhöhle von Wert sein. Bekannter ist jedoch das alte Hausrezept, nach welchem man einen Sud aus trockenen Beeren zum Gurgeln verwendet. Auch bewährt bei Zahnfleischbluten.
Nährwert: 100 g = ca. 60 Kalorien, 245 Joule.

Schwarze Johannisbeere
Ribes nigrum

Uns sind zwei Sorten dieses Beerenstrauches bekannt, die roten und die schwarzen Johannisbeeren. Die roten Beeren enthalten das Vitamin A, das wachstumsfördernd ist. Schwarze Johannisbeeren sind durch ihren starken Vitamin C-Gehalt von unschätzbarem Wert. Ihr Saft eignet sich, vorsichtig gebraucht, gut als Getränk für Kranke. Man darf ihnen am Tag mehrfach einen Eßlöffel davon reichen.
Andere Bezeichnungen für die Schwarze Johannisbeere: *Ahlbeere, Bocksbeere, Gichtstrauch, Schwarze Ribisel, Stinkbauch* u. a. Der Name Stinkbauch ist darauf zurückzuführen, daß der in Gebüschen und Laubwäldern häufig anzutreffende Strauch unangenehm riecht.
Die schwarzen sind süßer als die roten Beeren. Wenig bekannt ist, daß sie etwa viermal soviel Vitamin C enthalten wie Zitronen. Dazu kommen noch die Vitamine J und P (antibakteriell). Ihr Saft ist wohlschmeckend und die Selbstherstellung zu empfehlen. Johannisbeeren, so genannt, weil zu „Johannis" ihre Reifezeit beginnt, sind nerven-

stärkend und begünstigen den Gesamtstoffwechsel. Mineralstoffe und Spurenelemente unterstützen sie dabei. Insbesondere sorgt Kalium für die Ausschwemmung der Schlackenstoffe aus dem Körper.
Johannisbeeren, vor allem die schwarzen, tragen zur besseren Verwertung der Gesamtnahrung und Stärkung des Kreislaufes bei.

Kirsche
Prunus

Abb. auf Farbtafel 30

Sie ist unter den heimischen Steinobstarten zusammen mit den Zwetschgen am weitesten verbreitet. Die Süßkirsche (*Prunus avium*), auch *Vogelkirsche* genannt, war schon seit vorgeschichtlicher Zeit in fast ganz Europa bekannt und wurde kultiviert. Die Sauerkirsche (*Prunus cerasus*) kommt aus dem Südosten Europas.
Die Kultursorten der Süßkirsche sind: schwarze, bunte und gelbe Herzkirschen mit weichem Fleisch; schwarze, bunte und gelbe Knorpelkirschen mit festem Fleisch.
Die Kultursorten der Sauerkirsche sind: Süßweichsel, sauere Frucht – dunkle Haut – färbender Saft; Glaskirschen (Ammer), hell - nichtfärbend; Weichseln, sauer – dunkelhäutig – färbend; Amarellen, sauer – hellhäutig – nicht färbend; dazu kommen dann noch sogenannte Bastarde.
Süßkirschen sind für schwache Mägen besser geeignet, zumal sie weniger blähen. Im allgemeinen gilt noch immer die alte Hausregel: Nach dem Genuß von Kirschen sollte man weder Wasser noch Milch trinken.
Der hohe gesundheitliche Wert der Kirsche liegt in ihrem hohen Gehalt an Karotin und den Vitaminen der B-Gruppe. Kirschen liegen darin über Äpfeln und Birnen.
So schmackhaft und erfrischend die köstliche Süßkirsche ist, so unbekömmlich ist sie im frühreifen Zustand. Menschen mit schwachen Magen sollten selbst die weichfleischigen Kirschen stets zusammen mit Brot essen. Sie sind dann besser verdaulich.

Die Verwendung im Haushalt ist vielseitig. Ihr Saft bildet ein hochwertiges Erfrischungsgetränk, dessen biologische Werte nicht hoch genug geschätzt werden können.
Um so seltsamer ist es daher, daß die meisten Bücher der Pflanzenheilkunde sich über die gesundheitlichen und heilenden Kräfte der Kirschen ausschweigen. Ihr Saft dient nicht nur als kühles und erfrischendes Getränk für Kranke. Kirschen fördern die Verdauung und gelten als harntreibend. Aus den Stielen der sauren Kirsche läßt sich ein angenehm schmeckender Tee bereiten, der bei Katarrhen ausgezeichnete Dienste leistet.
Die Volksheilkunde lobt die Kirsche als bluterfrischend und schuf sich als wohltuendes Ausgleichsmittel für verstimmte Mägen das geschätzte Kirschwasser, das in mäßigen Gaben beruhigend, krampf- und schmerzstillend wirkt.
Süße wie sauere Kirschen als Kompott, Kuchen oder Torten, als Gelee oder zum Kirschwein verwendet, erfüllen unauffällig ihre gesundheitsfördernde Aufgabe. In ihrer siebenwöchigen Saison sind sie gewöhnlich reichlich vorhanden. Da sie sich sehr gut einmachen lassen, sollte die Hausfrau rechtzeitig zugreifen.
Nährwert: 100 g = 60-70 Kalorien, rund 245-290 Joule.

Orangen,
siehe Apfelsinen

Pflaume
Prunus domestica

Abb. auf Farbtafel 20

Von diesem altbekannten Steinobstbaum gibt es mehr als 100 Sorten. Die bekannteste ist die Zwetschge. Pflaumen werden roh, gekocht, gedörrt und eingemacht im Haushalt als gesunde Speise verwendet. Menschen mit schwachem Magen können sie in rohem Zustand schwer verdauen und sollten sie als Kompott genießen.
Gedörrte Pflaumen wirken als gutes Abführmittel, wenn man einige von ihnen über Nacht in Wasser aufweichen läßt und sie am nächsten Morgen auf nüchternen Magen ißt und das Wasser trinkt.
Pflaumensteine enthalten Blausäure. Kinder versuchen oft, die Steine zu knacken und den man-

delartigen Kern zu essen. Man sollte sie auf die Gefahr einer Vergiftung aufmerksam machen.
Nährwert: frisch 100 g = 35 Kalorien, rund 145 Joule.
gedörrt 100 g = 295 Kalorien, rund 1210 Joule.

Pfirsich
Persica

Abb. auf Farbtafel 36

Das vorzügliche, saftige Fleisch dieses Steinobstes wird von allen Hausfrauen geschätzt und gern zu verschiedenen Speisen verarbeitet. Man soll nicht zu viele Früchte essen, da sie sehr kühlen und Unterleibsschmerzen verursachen können. Vor der Verwendung der Kerne muß gewarnt werden, sie sind giftig (Blausäure!).
Tee aus frischen Blättern, morgens und abends getrunken, ist ein altes Hausmittel gegen Steinbeschwerden. Er muß aber lange Zeit getrunken werden, ehe er wirksam wird.
Pfirsiche enthalten starke Mengen des Vitamin A und Karotin. Schon bei den Römern wurde der „Persische Apfel" sehr geschätzt. Seine Heimat ist jedoch nicht Persien, sondern China. Früher bereitete man aus den Blüten destilliertes Wasser, das gegen Unreinheiten und Flecken der Haut helfen sollte. Das ist wohl nur ein Aberglauben gewesen.
Nährwert: 100 g = 46 Kalorien, rund 190 Joule.

Preiselbeeren
Vaccinium vitis idaca

Wir finden diese, auch *Wilder Buchs, Kronsbeere, Rauschbeere* und *Steinbeere* genannte Pflanze in Nadelholzwaldungen mit trockenem Boden. Sie besitzt nur unwesentliche gesundheitsfördernde Wirkstoffe. Sie enthält Vitamin A und C, die vor allem als gepreßter Saft dem menschlichen Körper zugeführt werden sollten.
Die Blätter enthalten das Glykosid Arbutin, das sich im Körper spaltet und einen desinfizierenden Stoff ergibt. Ebenso enthalten die Blätter Gerbstoff. Ein Preiselbeerblättertee ist bei Blasenleiden angebracht.
Als vorzüglich kühlendes Getränk für Fieber-

kranke empfiehlt sich Preiselbeerwasser, zu dem man die Beeren zerquetscht und mit Wasser abgießt.

Quitte
Cydonia

Die angenehm riechenden Früchte schmecken zusammenziehend und herb. Sie werden als Sirup, Gelee oder Quittenbrot zubereitet.
Gurgelwasser gegen Halsentzündung gewinnt man, indem man gedörrte Früchte in frisches Wasser legt. Wenn sie es schleimig gemacht haben, gurgelt man damit und behält die Flüssigkeit einige Zeit im Mund.

Abb. auf Farbtafel 13

Sanddorn
Hyppophae rhamnoides

Der Sanddorn ist ein baumästiger Strauch, dessen Früchte hohen Vitamin-C-Gehalt besitzen. Als Marmelade oder Saft hat sich der Sanddorn in den letzten Jahren die Haushalte erobert. Der Saft ist von größerem gesundheitlichen Wert, da er das wichtige Vitamin C am reinsten und stärksten besitzt. Bei der Zubereitung von Marmelade geht viel davon verloren.
Die reifen, gelbroten Beeren kann man im August/September an Küstendünen und Ufern von Alpenflüssen sammeln.
Sanddornsaft ist ein gutes Vorbeugemittel gegen Erkältungen. Siehe auch „Kräuter".
Die Früchte selbst sind auch eßbar, schmecken aber säuerlich. Aus den jungen Ästen, Blättern und Blüten (März bis Mai) braut die Volksarznei eine Abkochung gegen rheumatische und gichtische Beschwerden.
10 g frische Beeren decken den Tagesvitaminbedarf eines Menschen. Die Früchte enthalten neben den Vitaminen A und C auch Flavonkörper, die das Vitamin C aktivieren und auf die Gefäße wirken.
Der von der Industrie in Frischform angebotene Saft ist so konserviert, daß die Vitamine erhalten bleiben.
Für Sammler wichtig: Die Beeren sollten mög-

lichst vor dem ersten Frost gepflückt werden. Der Fruchtsäuregehalt steigt sonst zu stark an und verdirbt den Geschmack.

Stachelbeere
Ribes uva-crispa

An Waldrändern, im Gebüsch oder im Garten kultiviert, finden wir von Juni bis August die kleinen süß-säuerlichen Beeren, die erfrischend sind und roh am besten munden. Man verwendet sie zwar auch zu Gelee, Marmelade und Kompott, dabei geht aber ein Großteil des Vitamin-C-Gehaltes verloren. Weitere Wirkstoffe sind das Vitamin B_1 und der hohe Kalium-Gehalt.
Für Magenempfindliche und Menschen mit zuviel Magensäure ist der Genuß nicht zu empfehlen. Wer aber dennoch die leckeren Früchte nicht missen möchte, mag sie ohne Haut (Hülse) genießen.
Stachelbeerwein wird zumeist aus Früchten der wildwachsenden Stachelbeere hergestellt. Ihr Geschmack ist würziger.

Zitrone
Citrus medica

Abb. auf Farbtafel 37

Die Urheimat der Zitrone ist das indisch-malaiische Inselgebiet. Sie kam aber schon unter den ersten römischen Kaisern nach Italien und Griechenland. Wie alle Citrusarten ist sie reich an Vitamin C. Im Haushalt dient sie als Speisegewürz. In der Medizin wird sie nur noch selten als Kur zur Abmagerung verordnet. Man muß dabei im Rahmen einer vom Arzt festgelegten Diät den Saft von 5 bis 6 Zitronen innerhalb 24 Stunden trinken.
Wegen seines Gehaltes an freier Zitronensäure kann der Saft an Stelle von Salzsäure bei Magensäuremangel gegeben werden Zitronen sind reich an Pflanzensäuren und Mineralen, sie sollten bei Gesunden und Kranken den weniger bekömmlichen Essig ersetzen (Salate).
Gurgeln mit Zitronensaft, auch schluckweises Trinken, wirkt heilend bei Halsleiden (Mandelentzündung), es lindert die Schmerzen, wirkt

kühlend und erfrischend, regelt die Verdauung und ist als Heißgetränk sehr schweißtreibend. Ein bekanntes Hausmittel gegen Kopfschmerzen und Wetterfühligkeit ist eine Tasse Bohnenkaffee mit dem Saft einer ganzen Zitrone. Äußerlich wendet man Zitronensaft gegen blutendes Zahnfleisch an. Nährwert: 100 g = 28 Kalorien, rund 140 Joule.

Gewürze
Küchenkräuter

Gewürze sind Stoffe, die Lebensmitteln zur Beeinflussung des Geschmackes in kleinen Mengen zugesetzt werden. Sie können frisch oder getrocknet sein, zeichnen sich aber immer durch einen Gehalt an aromatischen oder scharf schmeckenden Inhaltsstoffen aus.
Viele Gewürze wirken appetitanregend und beeinflussen durch den Reiz auf die Mundschleimhaut die Salzsäuresekretion im Magen.
Sind Gewürze Kräuter? Sind Kräuter Gewürze? Man könnte darüber eine heftige Diskussion führen und würde doch zu keinem endgültigen Resultat kommen.
Mit Ausnahme des Kochsalzes sind alle Gewürze pflanzliche Stoffe, mit denen wir unsere Speisen schmackhaft und bekömmlich machen. Bei Rohkost und Salaten sind sie einfach unentbehrlich, und daß sie auch bei Fleisch- und Fischspeisen den Geschmack verfeinern und den Appetit anregen, ist ein offenes Geheimnis. Gewürze müssen sparsam verwendet werden. Sie dürfen nie den Eigengeschmack der Speisen stören oder verdecken. Gesundheitlich sind sie allein schon darum von Wert, weil sie die Verdauungsarbeit unterstützen.
Ohne den Wert ausländischer Gewürze schmälern zu wollen, muß sachlich festgestellt werden, daß die heimischen Gewürzkräuter für uns bekömmlicher sind, weil sie weniger Reizwirkung haben und über ihre Geschmacksverfeinerung hinaus oft auch von wirklich gesundheitlichem Wert sind.
Es mag noch gesagt werden, daß das Sammeln von Gewürzkräutern mehr oder weniger sinnlos ist, da Gewürze durch lange Lagerung an Aroma verlieren. Wer sich selbst einen kleinen Gewürzgarten anlegen kann, hat stets frisches Kraut zur Hand und ist anderen gegenüber im Vorteil. Wir geben darum am Schluß dieses Kapitels ein paar Hinweise, wie man ohne viel Mühen und Kosten zum „Selbsterzeuger" werden kann.

Natürlich erhält man frische und getrocknete Gewürze auch im Handel.

Lagerung

Man behandelt in vielen Haushalten die Gewürze oft unwissentlich falsch. Jedes Gewürz muß für sich luftdicht abgeschlossen sein. Nie sollte man verschiedene Gewürze in Papiertütchen in einer Büchse aufbewahren. Zu leicht kann dabei ein Gewürz den Duft des anderen annehmen.

Nicht unbeachtet sollte man die Tatsache lassen, daß getrocknetes Gewürz sein Aroma am längsten behält, wenn man es in möglichst grober Form aufbewahrt. Eine Muskatnuß z. B. reibt man erst dann, wenn man sie braucht. Ebenso empfiehlt es sich, Pfeffer erst zu mahlen, wenn man ihn direkt ins Essen geben kann. Es versteht sich, daß die Hausfrau Gewürze gern griffbereit hat. Das aber sollte sie nicht verführen, sie in der unmittelbaren Nähe der Kochstelle oder im Sonnenlicht aufzubewahren. Dampf und Licht mindern Wert und Geschmack.

Was und wann

Würzen ist im wahren Sinne des Wortes eine Geschmackssache. Es ist daher sinnlos, eine Art Gebrauchsanweisung zu geben, wie etwa Speisen zu würzen seien. Hier gilt das Gesetz des Abschmeckens. Nie darf das Gewürz den Eigengeschmack der Speisen zerstören. Man muß darum recht vorsichtig dosieren, nachwürzen kann man jederzeit.

In diesem Kapitel über Gewürze und Küchenkräuter sind die einheimischen und ausländischen Gewürzkräuter der besseren Übersicht wegen zusammengefaßt. Zur Ergänzung werden

Gewürzmischungen

dann am Schluß noch Gewürzmischungen und Soßengewürze gesondert aufgeführt. Man kann der Meinung sein, sie gehörten nicht in dieses Buch. Wir glauben aber insbesondere den Hausfrauen und auch den kochfreudigen Männern mit diesen kurzen Hinweisen dienen zu können.

Wer sich mit Kräutern für Arznei und Küche befaßt, der möchte auch gern wissen, welcher

Art und Herkunft Gewürzmischungen und Soßengewürze bzw. Gewürzsoßen sind.
Ein Meisterkoch hat einmal das Wort geprägt: „Die Soße ist für die Küche, was die Tonleiter für die Musik ist."
Man sagt, das Zeitalter der Soßen habe erst begonnen. Diese Feststellung trifft nur insofern zu, als sich bislang nur unter Feinschmeckern bekannte Mischungen in breitester Front durchzusetzen beginnen.
Es soll nicht verschwiegen werden, daß das Würzen mit frischen Kräutern natürlich gesünder ist.

„Wir wissen von den biologischen Wirkungskräften der Gewürze nichts Rechtes, weil wir nicht verstehen, das richtige Gewürz zur richtigen Zeit zu benutzen und wir verstehen nicht, die Gewürze richtig zu benutzen, weil wir von ihren Wirkungskräften nichts Rechtes Wissen."

Professor Dr. Hans Glatzel
Max-Planck-Institut

Alant
Inula helenium

Über die Heilkraft der Alantwurzel ist, wie von allen Gewürzen, die in der Volksmedizin von Bedeutung sind, bereits an anderer Stelle gesprochen worden. Die aus Zentralasien stammende Pflanze hat sich bereits im Mittelalter bei uns als Weingewürz durchgesetzt. Sie hat damals etwa die Rolle des Wermuts gespielt und wird noch heute in Thüringen und Franken angebaut. Bei der Bitterlikörherstellung ist sie unerläßlich.

Angelika
Angelica officinalis

Das Öl der Pflanze wird in der Kosmetik (bei Zahnpasten) und Parfümerie verwendet. Die Früchte (Samen) werden von der Likörindustrie z. B. bei Chartreuse, Bénédictine und anderen Bitterlikören als Zusatz verarbeitet.
In machen Haushalten würzt man Suppen, Salate und Soßen damit.

Anis
Pimpinella anisum

Die eirunden kleinen Früchte sind süß-würzig. Sie haben einen eigenen Geschmack, der sich mit anderen Gewürzen nicht verträgt. Anis ist sehr appetitanregend. Man verwendet Anis in erster Linie als Backgewürz. Mancherorts würzt man auch Soßen, Salate und Gemüse mit ihm. Besonders schmackhaft wirkt er bei Rotkraut, Karotten und Kürbis. Auch bei Süßspeisen, Kompotten, erfüllt Anis seine verfeinerte Aufgabe.
Die Likörhersteller wissen seinen Wert zu schätzen. Anisduftende Branntweine gibt es überall. Wer kennt nicht den Anisettelikör der Franzosen, den Raki der Türken, den Ouzo der Griechen und den Mastika.

Basilikum
Ocimum basilicum

Neben ihrer volksgesundheitlichen Bedeutung erfreut sich die herb-würzig duftende Pflanze aus der Familie der Lippenblütler (Heimat: Vorderindien) bei uns als pikant schmeckendes Gewürz großer Beliebtheit. Sie wird vorwiegend in der Gegend von Aschersleben angebaut. Die Samen werden jedoch meist aus anderen Anbau-

gebieten importiert (Italien, Frankreich und Spanien), weil die Pflanze bei uns in schlechten Jahren keine Samenerträge bringt.
Die einjährige Pflanze ist frostempfindlich und kann bei uns ab März in Schalen am Fenster oder in Frühbeeten gezogen werden. Mitte Mai versetzt man sie, im Abstand von ca. 25 cm, ins Freiland.
Basilikum kann frisch, getrocknet oder pulveriert verwendet werden. Frische Blätter sind besonders gut geeignet für Salate und Kräutersoßen (z. B. Sauce Vinaigrette), aber auch zu Rohgemüsen (Weißkraut, Erbsen, Linsen, weiße Bohnen, Gurken, Tomaten, Zucchetti u. a.) sind sie bestens zu empfehlen. Natürlich läßt sich auch die Trockenform für Suppen, Salate sowie zu Fleisch- und Fischspeisen anwenden. Sehr schmackhaft und beliebt sind Kräuterbutter, Kräuteressig, Mayonaise und Kräutersoßen. Oder man verwendet sie bei Langustencocktails, Kräuterquark und Tomatensaft.
Zu beachten: Getrocknetes Basilikumkraut muß luftdicht und auch lichtundurchlässig aufbewahrt werden.
Man kann diese vielseitige Gewürzpflanze auch im Blumenkasten, zwischen den Fenstern oder im Freigelände für den Hausgebrauch ziehen. Eine besonders hierfür geeignete Sorte ist „Feinblättrige Krauses".
Im Volksglauben sollen auf dem Herzen getragene Blätter Zuneigung erwecken.

Beifuß
Artemisia vulgaris

Dieser Verwandte des Wermuts und der Eberraute wurde im 18. Jahrhundert in der Küche ebensoviel gebraucht wie heute die Petersilie. Die Rispen mit den noch geschlossenen Knospen eignen sich am besten zum Würzen. Man zupft die Blätter erst kurz vor der Verwendung ab. Das hat den Vorteil, daß der Beifußgeschmack nur leicht bitter schmeckt. Wird die Würze vom Bitterstoff übertroffen, so wurde zu spät ge-

erntet. Bei fortgeschrittener Blüte ist es sinnlos zu ernten.
Wer frisches Gewürz haben will kann die oft 2 m hohe Staude im eigenen Garten ziehen. Es genügt eine Staude für den gelegentlichen Bedarf. Man kann übrigens auch die Wurzel verwenden.
Geschnitten und pulverisiert im Handel erhältlich.
Von besonderem Vorteil ist seine neutralisierende Wirkung in fetten Speisen. Man kann dieses altbewährte Gewürz daher vor allem bei Enten-, Gans- und Schweinebraten aber auch bei Aal, zu pikanten Soßen und Salaten verwenden. Viele ländliche Hausfrauen benutzen den Beifuß gern bei Kartoffel-, Zwiebel- und Fleischsuppen oder zum Eintopf.
Für Diätspeisen ist das Kraut gut geeignet. Über Beifußtee siehe „Kräuter".
Getrockneter Beifuß behält – gut aufbewahrt – ein Jahr seine Würzkraft.

Bibernelle
Pimpinella saxifraga
Pimpinella magna

Die Blätter beider Arten schmecken würzig-brennend und leicht nach Gurke. Man verwendet sie zu frischen Salaten, leichten Gemüsesuppen, Kräutersoßen oder Fischmarinaden und Aal. Bibernelle läßt sich im Garten, Fensterkasten oder Topf ziehen. Man sät sie im April aus.
Gemischt mit anderen Küchenkräutern eignet sich Bibernelle gut zum Kräuteressig.
Zum Trocknen eignet sie sich nicht.
Heilwirkung siehe „Kräuter".

Bittermandel
Prunus amygdalus
Vergiftungsgefahr!

In alten Kräuterbüchern ist bereits von den Heilwirkungen der Bittermandeln die Rede. Es steht zu lesen: „Man saget, daß die bittern Mandeln die Trunckenkeit verhüten sollen. Von bittern Mandeln sollen die Hanen, Katzen und Füchs sterben."

Abb. auf Farbtafel 3

Man kennt bei uns die Bittermandeln als Zusatz zum Weihnachtsgebäck, wo sie zerhackt oder gemahlen Verwendung finden. Sie sind dann ungefährlich, weil die Blausäure wirkungslos wurde. Vor dem Genuß roher Bittermandeln ist zu warnen! Das Naschen der Kinder beim Richten des Weihnachtsgebäckes kann schwere gesundheitliche Schäden nach sich ziehen.

Bockshornklee
Trigonella foenumgraecum

Bei uns selten als Gewürz verwendet, aber in vielen aus Indien und Amerika kommenden (Curry und Chutney) enthalten. Heilwirkung siehe „Kräuter".

Bohnenkraut
Satureja hortensis

Blätter und Stengel dieser auch *Pfefferkraut* genannten Pflanze werden frisch oder getrocknet verwendet. Sie riechen aromatisch-würzig und schmecken scharf. Man kann es anbauen.
Will man Bohnenkraut roh in der Küche verwenden, beispielsweise zu Gurkensalat oder Rohgemüse, so darf man nur die zartesten Spitzen hierfür auswählen. Grundsätzlich ist das Kraut jedoch mitzukochen. Will man einen zu starken Würzgeschmack vermeiden, so bündelt man das Kraut und läßt es nur einige Minuten mitziehen.
Klassische Gerichte für Bohnenkraut sind Gemüse-Eintopf, Pilze, Gurken, Bohnen, Hülsenfrüchte, Wirsing, Weiß- und Rotkraut. Für Kartoffel-, Erbsen- und Bohnensuppen ist es ebenso wertvoll wie für Salate aller Art. Bei gekochten Fischen, Hammelfleisch, Huhn und Ragout eignet es sich bestens.
Bei Salatsoßen verträgt es sich gut mit Estragon, Petersilie, Schnittlauch und Zitronenmelisse.

Borretsch
Borrago officinalis

Als Gewürz dienen die frischen, zarten Blätter und manchmal auch die blauen Blüten der einjährigen Pflanze. Borretsch riecht und schmeckt ein wenig nach Gurke und Zwiebel. Man muß die Blättchen wegen der kratzigen Härchen möglichst fein wiegen bzw. schneiden.
Frisch ist Borretsch am besten zu gebrauchen, obwohl man das Kraut auch trocknen kann.

Dabei geht allerdings viel vom Aroma verloren. Seine Verwendung empfiehlt sich bei Krautgemüse, weißen Bohnen, Gurken, Rohkostspeisen und Schwarzwurzeln. Bei Kartoffelsuppe und Salaten läßt es sich gut benutzen, eignet sich zum Hammelfleisch und zu Nieren zum Kräuteromelett und Soßen. Er verträgt sich mit Dill, Schnittlauch, Petersilie und Zitronenmelisse.
Zu beachten: Das Gewürz darf nicht mitgekocht werden. Man gibt es stets erst kurz vor dem Anrichten zu.
Auch daheim im Blumentopf zu ziehen.

Brunnenkresse
Nasturtium officinale

Neben seinen in der Volksmedizin bewährten Heilwirkungen, seiner Verwendung als Salatbeilage zu Fleischspeisen, als Brotbelag und Rohkost, verwendet man die vor der Blüte gesammelten Blättchen wegen des rettichartigen Geschmacks. Man kann sie selber ziehen.
Brunnenkresse enthält Senfölglykosid, ätherische Öle, Bitterstoffe und Vitamin E.
Getrocknete und zerriebene Brunnenkresse diente früher als Niespulver.

Cayennepfeffer
Capsicum frutescens

Außer diesem gebräuchlichen Namen bezeichnet man ihn auch als *Guinea-*, *Teufels-* und *Schotenpfeffer.* Auch als spanischer oder roter Pfeffer ist er bekannt. In Schoten getrocknet kennen wir ihn als *Peperoni.* In Mexiko ist er als *Chilli* bekannt. Man gewinnt das feurig-heiße Gewürz aus den Beerenfrüchten einer tropischen Capsiumart (Südamerika, Mexiko, Westafrika), die dem Paprika ähnelt. Schon in alten Gewürzbüchern wird gewarnt: „Man soll aber dessen nicht über zwölff Körnlin auf einmahl einnehmen, sonst bringt es schaden und macht den Menschen ganz toll. Jedoch so man Honigwasser darauf trinckt, so wird ihm wieder geholfen."
Ob diese teuflisch-scharfe Pfefferart auch auf der französischen Verbannungsinsel Cayenne

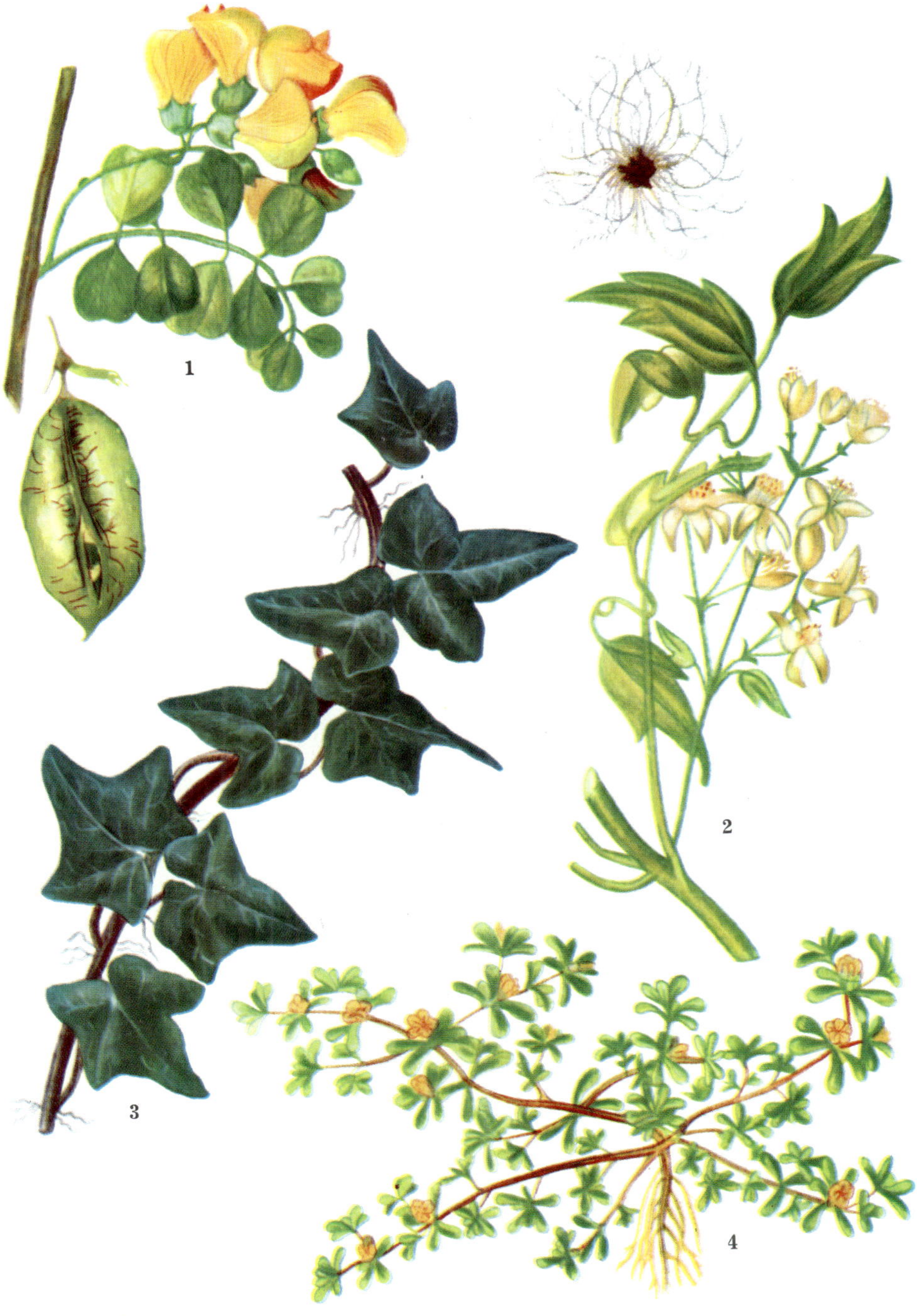

TAFEL 33 1 Blasenstrauch, gelber (*Colutea aborescens*)
2 Waldrebe (*Clematis vitalba*)
3 Efeu (*Hedera helix*)
4 Portulak (*Portulaca oleracea*)

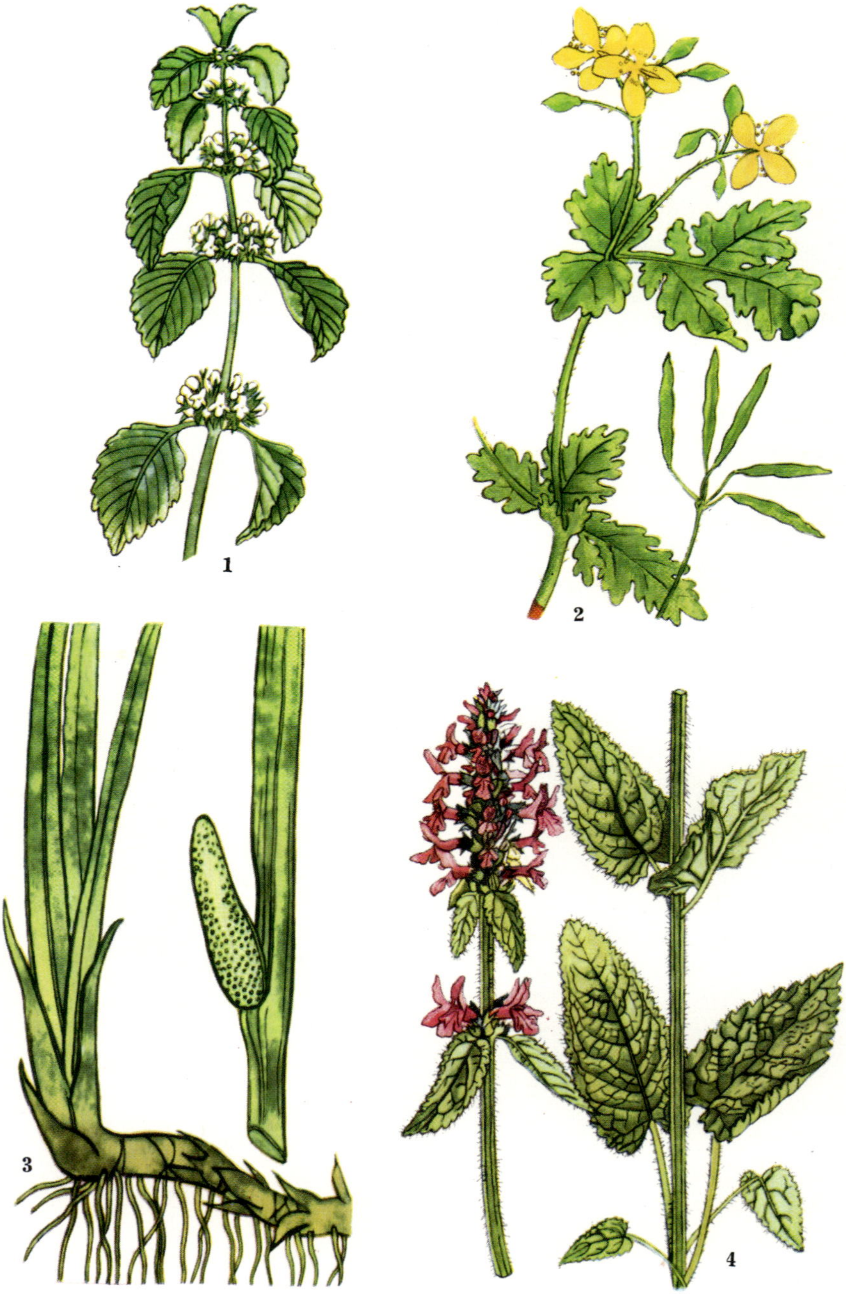

TAFEL 34 1 Andorn (*Marrubium vulgare*)
2 Schöllkraut (*Chelidonium majus*)
3 Kalmus (*Acorus calamus*)
4 Betonie (*Betonica officinalis*)

angebaut wird, ist nicht bekannt. Exportiert wird er von dort jedenfalls nicht.
Wer einmal nur eine kleine Prise gekostet hat, dem ist ein für allemal klar, daß die Schoten, ob getrocknet oder zermahlen, nur in äußerst sparsamer Dosierung verwendet werden kann. Man nimmt es zu Linsen-, Bohnen- und Blumenkohlgemüse, zu Fisch- und Cremesuppen, zu „Frutti di mare“, Salaten, zu gebratenem Fisch und Schweinefleisch oder Ragout. Es läßt sich auch bei Mixed Pickles, Gurken und Heringen, bei gebackenen Bananen und Reisgerichten in Prisen anwenden.
Die wahre Herkunft des Cayennepfeffers ist in den alten Kräuterbüchern oft unterschiedlich angegeben. Wenn die einen ihn Preslienpfeffer (Brasilien) und die anderen indianischen Pfeffer nennen, so ist dies damit zu erklären, daß ihn die Portugiesen in ihren Kolonien anbauten.

Daoen Djeroek Poeroet

Die runden Blätter eines indischen Zitronenbaumes haben einen frischen, aromatischen Geschmack und duften ebenso. Sie behalten auch nach dem Trocknen ihre grüne Farbe. Man verwendet sie als Würze beim Braten von Fleisch zu der bewährten Reistafel, auch zu gekochtem Fisch sind sie zu empfehlen.
Als Gewürz sind sie bei uns nur Kennern und Feinschmeckern bekannt. Man erhält Daoen Djeroek Poeroet im Fachhandel.

Daoen Salam

Dies ist ebenfalls ein fernöstliches Gewürz, dessen Namen übersetzt „Friedensblatt“ heißt. Es duftet und schmeckt wie unser Lorbeerblatt, ist jedoch milder. Man verkauft es getrocknet in Büscheln. In der Anwendung entspricht es dem Lorbeerblatt, das sich für Suppen, Salate, Fleisch, Fisch sowie zur Bratensoße, Fleischbrühe, zu Fischmarinaden und Wild gut verwenden läßt. Vor allem aber kann man den Gemüsespeisen einen deli-

katen Beigeschmack verleihen, wenn man das Grundgesetz des Würzens beachtet: Nie zuviel! Daoen Salam ist bei uns nur im Fachhandel zu erhalten.
Man wird es nur verwenden, wenn man Original-Indisches servieren möchte. Sonst erfüllt der Lorbeer die gleiche Aufgabe.

Dill
Anethum graveolens

Man brauchte das bei uns als *Dillkraut, Gurkenkräutel, Kappernkraut, Dille* und *Till* bekannte Gewürzkraut schon bei den alten Ägyptern und schon frühzeitig gab es in deutschen Landen die Redensart, man müsse das Essen „dillen“, damit es gesund gerate. Der Aberglauben veranlaßte die Braut, Dill in ihre Schuhe zu legen, wenn sie zum Altar schritt. Sie mußte leisevor sich hinsprechen: „Ich habe Senf und Dill. Mein Mann muß tun, was ich will.“
Geeignet für Suppen verschiedenster Art, z. B. Kartoffel-, Bohnen-, Tomaten-, Blumenkohl- und Fischsuppen.
Oder für Gemüse: Bohnen, Erbsen, Kohlrabi, Gurken, Zucchetti und Tomaten.
Das gleiche gilt für Salate dieser Art.
Bei Fleisch eignet sich Dill besonders bei gekochtem Rind und Huhn.
Gekochte Schleie, Karpfen, Forelle und Aale gewinnen durch Dill.
Soßen, Mayonnaise, Kartoffeln, Quark und Gurken werden delikater.
Die Würzkraft von Dill ist vor der Blüte am stärksten. Die Früchte (Dillsaat) erntet man kurz vor der Vollreife, wenn sie sich gerade zu bräunen beginnen. Dill sollte man weder trocknen noch kochen, weil es dadurch sein Aroma verliert. Man kann dieses vorzügliche Gewürzkraut auch im eigenen Garten anbauen. Was dabei beachtet werden muß, sagen wir an anderer Stelle.
Über die Heilkraft siehe „Kräuter“.

Dost
Origanum vulgare

Die Blätter der Dost- oder Oregonpflanze riechen angenehm würzig, sie schmecken scharf, denn sie enthalten Gerb- und Bitterstoffe.
Die Würzwirkung ähnelt der des Majoran und Thymian. Man verwendet das Kraut auch ähnlich. Dost ist ein beliebtes Pizzagewürz. Bei uns ist es noch wenig bekannt, kann aber mühelos im Gemüsegarten gezogen werden.
Es eignet sich für Braten, Salate, Hülsenfruchtsuppen, deren Geschmack es verfeinert.
Man kann Dost in gerebelter oder pulverisierter Form im Handel erhalten, wo es meist unter dem Namen *Oregano* angeboten wird.
Heilwirkung siehe „Kräuter".

Eberraute
Artemisia abrotanum

Man kennt es auch als *Eberreis* und verwendet es gelegentlich in der Volksheilkunde (Siehe „Kräuter"), aber nicht in der Likörfabrikation, obwohl dieses Küchenkraut mit dem Wermut verwandt ist. Die würzig-duftenden Blättchen erinnern ein wenig an Zitrone, schmecken bitter, etwas feiner als Beifuß. Sie werden auch so verwendet.
Die Pflanze läßt sich im Garten ziehen. Ihre Vermehrung ist durch Teilung älterer Pflanzen möglich, wenn man in Fachgärtnereien keinen Samen erhalten kann.

Estragon
Artemisia dracunculus

Die jungen Triebe der bis zu 1,50 m hohen Pflanze mit den ungeteilten, lanzettlichen Blättern riechen stark aromatisch und schmecken bitterbeißend. Man erntet die zum Trocknen bestimmten Blättchen vor Beginn der Blüte und kann sie auch frisch verwenden.
Die Franzosen lieben dieses Gewürz besonders. Es hat sich aber auch bei uns im Estragonessig und -senf die Küche erobert. Man kann es auch gerebelt oder gemahlen kaufen.

Verwenden läßt es sich bei Gemüsen wie Blumenkohl, Tomaten, Gurken, Karotten und Linsen. Kartoffeln- und Fischsuppen werden verfeinert. Dies gilt auch für Salate aus Fleisch, Spargel, Gurken, Kartoffeln, Tomaten, Chicoree und Kopfsalat. Gekochter Fisch und marinierter Hering gewinnen ebenso an Geschmack wie Wild, Huhn, Roastbeef und Sauerbraten. Gut verwendbar ist er auch für Soßen und darf bei Diätkost benutzt werden. Die Dosierung ist vorsichtig vorzunehmen, damit sich der aromatische Geschmack nicht zu sehr vordrängt.
Über Estragon-Essig lesen Sie bei „Weinessig“. Früher wurde Estragon in der Volksheikunde als harntreibendes Mittel angewendet. Kleine Mengen seines Öls werden von der Parfümindustrie verwertet.

Fenchel
Foeniculum vulgare

Über den Wert als Heil- und Gemüsepflanze schreiben wir an anderer Stelle. Die reife und getrocknete Frucht eines kümmelähnlichen Doldenblüters hat, wenn man sie zerbeißt, einen anisähnlichen, süßlichen Geschmack.
Bei Kuchen und Brot geht ganzer oder noch besser zermahlener Fenchel mit dem Mehl eine gute Verbindung ein.
Als Gewürz bei Sauerkraut, Gurken, im Kopf- und Gurkensalat wie in Fischsoßen und Brühen bewährt sich Fenchel ebenso wie bei der Herstellung von Likördestillaten. Ein Silvesterkarpfen ist ohne Fenchel nicht denkbar.

Galgant
Alpinia officinarum

Zum Würzen wird der zerschnittene und getrocknete Wurzelstock der ingwerähnlichen Pflanze verwendet. Die an Schilf erinnernde Pflanze, oft mit 1,50 m hohen Stengeln und linealen Blättern sowie traubenförmigem Blütenstand, heißt auch *Galbanwurzel, Fieberwurzel* und *Siam-Ingwer.* Der letzte Name weist darauf hin, daß die Galgantpflanze im südlichen China und in Siam (Thai-

land) geheimatet ist. Man versendet die im Frühherbst ausgegrabenen und getrockneten Wurzeln, in 5-6 cm lange Stücke geschnitten, in die ganze Welt.
Im Küchengewürz taucht sie nur in Verbindung mit anderen Grundstoffen auf (Curry). Sie wird außerdem für Magenbitter und ähnliche Alkoholika verwendet.

Gartenkresse
Lepidium sativum

Dieses auch als Heilpflanze und Gemüse (Siehe dort) bekannte Kraut läßt sich im Garten und im Zimmer ziehen. Die erste Kresse sät man im März und dann alle 14 Tage. In warmem Wasser eingeweichte Saat geht schneller auf.
Als Beigabe zu Salaten ist die Gartenkresse beliebt. Ein Butterbrot mit Kresse ist – wie der Reim sagt – eine Delikatesse. Noch delikater ist die wildwachsende Brunnenkresse.

Ingwer
Zingiber officinale

Die getrocknete Wurzel aus der Familie der Gewürzlilien riecht aromatisch und schmeckt scharf. Das kommt von ihrem Oleoresingehalt.
In einem Geschichtsbuch über Gewürze müßten dem aus Asien und Afrika stammenden Ingwer viele Seiten gewidmet werden.
Ingwer wird kandiert, getrocknet und gemahlen verwendet in Kartoffel-, Zwiebel- und Bohnensuppen. Er würzt aber auch Süßspeisen und Gebäck und gibt Huhn- und Schweinefleisch einen pikanten Geschmack.

Kalmus
Acorus calamus

Man nennt ihn auch den deutschen Ingwer. Als Würze wird die getrocknete Wurzel verwendet. Sie riecht kräftig und schmeckt würzig-bitter. Kalmuspulver oder in Honig (oder Zuckerwasser) eingelegter Kalmus kommen in der Würzwirkung dem Ingwer gleich.
Man verwendet ihn darum bei Obstsuppen und Obstsalaten.
Seine Heilwirkung (Siehe „Kräuter“) ist bekannt.

Kaper
Capparis spinosa

Wer Kapern für Früchte hält, irrt. Kapern sind die noch nicht geöffneten Blütenknospen des im Mittelmeergebiet wachsenden Kapernstrauches. Sie schmecken etwas bitter, würzig und ein wenig scharf. Ihr gesundheitlicher Wert ist umstritten. Die Qualität der Kapern richtet sich nach der Größe. Die Nonpareilles sind die kleinsten und feinsten. Ihr Name verrät schon, daß sie aus Frankreich kommen.
In Notzeiten wurden auch Blütenknospen der Kapuzinerkresse, des Besenginster und anderer Pflanzen als „Deutsche Kapern" verkauft. Nach deutschem Gesetz dürfen sie unter dieser Bezeichnung nicht in den Handel gebracht werden.
Mit Kapern verfeinert man pikante Soßen, Fleisch- und Fischgerichte, Salate, Lachs- und Eierspeisen.

Kardamom
Elettaria cardamomum

Die schon von Römern und Griechen geschätzte Pflanze stammt aus Indien. Als Gewürz dient die getrocknete Kapselfrucht mit den kleinen Samenkörnern. Sie duften aromatisch und schmecken pikant.
Man verwendet Kardamom ganz oder gemahlen zum Würzen von Backwaren wie Gewürzplätzchen, Lebkuchen. Auch bei feinen Wurstwaren wird Kardamom benutzt. Es ist übrigens auch in Curry enthalten und findet bei der Likörzubereitung Verwendung. z. B. beim Curacoa und Angostura.
Die Araber halten Kardamom für verdauungsfördernd und setzen es dem Kaffee zu.

Kentjoer

Die in Ostindien angebaute Pflanze hat keine europäische Bezeichnung. Ihre getrocknete Wurzel ergibt ein kräftig-würziges Pulver, das dem weißen Pfeffer ähnelt und in geringer Dosis der indischen Reistafel oder Geflügel- und Fleischgerichten beigegeben wird.

Kerbel
Anthriscus cerefolium

Er führt auch den kennzeichnenden Namen *Küchengewürz,* heißt aber auch *Gartenkerbel, Körfel-* und *Kuchelkraut.* Oft wird Kerbel mit der Petersilie verwechselt. Die einjährige Pflanze mit den zwei- bis vierfach fiederschnittigen zarten Laubblättern und weißen Blüten wird bis 60 cm hoch. Sie duftet stark aromatisch und süßlich. Der würzige Geschmack erinnert an Anis. Sie enthält ätherisches Öl, Glykosid und Apiin.

Kerbel kann man selbst ziehen, muß jedoch stets für Nachschub an jungen Pflanzen sorgen, da die ältere Pflanze an Würzkraft verliert.

Am besten sät man nach dem Abklingen der Winterfröste im Abstand von 14-21 Tagen aus. Beschnittene Bestände werden umgegraben.

Der Kerbel hat seine Bedeutung als Heilpflanze völlig verloren, ist aber als Gemüsesuppe noch mancherorts üblich (Kerbelsuppe). Von echtem Wert aber sind seine frischen Blättchen zum Würzen von Soßen, Suppen, Kräuterbutter, Quark, Rohgemüse und Salaten.

Neuerdings werden Fertigfabrikate (gemahlener Kerbel) zu gebratenem und gegrilltem Fisch angeboten.

Knoblauch
Allium sativum

„Eßt keine Zwiebel, keinen Knoblauch, denn wir wollen süßen Odem von uns geben.“ So warnt Shakespeare im „Sommernachtstraum“. Inzwischen sind geruchlose Knoblauchpräparate auf den Markt gekommen, weil Knoblauch in der Volksheilkunde (Siehe „Kräuter“) ungeheueren Wert besitzt.

Die Scheu vor dem Knoblauchgeruch ist zu verstehen. Er ist aber bei vorsichtiger Verwendung des Gewürzes zu vermeiden oder zumindest stark zu mildern. Hammelfleisch oder fettes anderes Fleisch ist ohne Knoblauch nicht denkbar. Viele Wurstarten erfordern ihn und ein feiner Hauch Knoblauch gehört nicht nur zur Verfeinerung der Salate, sondern auch zu vielen anderen Speisen.

Es genügt, das Fleisch vor dem Braten mit einer Knoblauchzehe abzureiben oder eine Salatschüssel vor dem Anrichten des Salates mit ihr auszureiben. Abgesehen von der Beigabe zu Gemüsen wie Rosenkohl, Karotten und Spinat, zu Kartoffelsuppen oder Fleischgerichten, gibt er auch Fonduegerichten, Soßen und Quark einen pikanten Geschmack.

Koriander
Coriandrum sativum

Wie Anis, Fenchel und Kümmel gehört der Koriander zu den Brotgewürzen. Schon im Altertum war er neben seiner Heilwirkung (Siehe „Kräuter") ein wertvoller Küchenhelfer. Bei Gewürzbäckerei und Lebkuchen ist er ebenso beliebt wie als gut dosierte Beigabe zu Kaloriengerichten, Soßen und zur Wurstzubereitung. Auch in manchen Currymischungen ist Koriander enthalten. Seine Verwendung zur Aromatisierung von Branntweinen wie Kümmel, Gin und Kräuterlikören beweist seine Vielseitigkeit.
Bei Kraut- und Rote Rüben-Salaten, bei Aal und Rind- sowie Schweinefleisch, bei Wild und auch bei Pasteten und Soßen kann Koriander gemahlen oder als Samen beigegeben werden.
Das wichtigste Anbaugebiet in Deutschland ist Thüringen. Eingeführt wird er aus Rumänien, Ungarn und Marokko.

Kreuzkümmel
Cuminum cyminum

Man nennt ihn auch *Cumin*. Er ist die Spaltfrucht eines Doldengewächses, das in Ostasien und im Mittelmeergebiet angebaut wird. Seine Früchte, grünlichgrau, ähneln dem gewöhnlichen Kümmel. Im Geschmack aber sind sie herber als dieser. Sie unterscheiden sich auch im Gehalt des ätherischen Öls. Der Kreuzkümmel wird schon in der Bibel erwähnt und war auch im alten Ägypten bereits bekannt.
Der Kreuzkümmel kommt ungemahlen auf den Markt. Gemahlen wird er im Curry verwendet, in Chillipulver und Chutneys.

Bei und ist er noch verhältnismäßig wenig im Gebrauch. Feinschmecker fügen ihn scharf-pikanten Gerichten bei oder gehacktem Fleisch. Auch für Suppen und Bratkartoffel läßt er sich gut gebrauchen. Gemahlen kann man ihn dem Reis hinzufügen. Die Holländer würzen Käse damit.

Kümmel
Carum carvi

Man darf annehmen, daß der Kümmel das älteste in Europa beheimatete Gewürz ist. Er riecht angenehm aromatisch und schmeckt herb. Er verträgt sich mit keinem anderen Gewürz, Pfeffer ausgenommen. Seine heilsame Wirkung (Siehe „Kräuter") hat ihm einen hervorragenden Platz in der Volksheilkunde gesichert.
In der Küche läßt er sich vielseitig einsetzen. Er eignet sich zu Kohlgemüsen, Spinat, Pilzen, Sauerkraut, Käse, Suppen, Salaten auf Krautbasis, Gänsefleisch, Schweinefleisch und Sauerbraten. Thunfisch und Krebse gewinnen mit ihm an Geschmack. Als Brotgewürz ist er beliebt und in der Likörherstellung hat er seinen festen Platz. Denken wir nur an Allasch, Aquavit, Eiskümmel und andere. Die meisten Kräuter- und Bitterliköre enthalten Kümmel. „Einen kümmeln" sagt man in Berlin, wenn man sich etwas Gutes „hinter die Binde gießen" möchte.

Kurkuma
Curcuma longa

Im Altertum schrieb Dioskurides bereits: „Es gibt eine Art Cypergras, das in Indien wächst, dem Ingwer ähnlich ist, aber beim Kauen safrangelb wird und bitter schmeckt." Durch die Araber kam er auch nach Europa. In Indien darf das Knollenwurzelgewürz in keinem Haushalt fehlen.
Angebaut wird die Pflanze ähnlich wie der Ingwer. Für den Export werden die geernteten Wurzeln gereinigt, gekocht und dann etwa acht Tage getrocknet.
Aufgrund seiner gelben Farbe wird Kurkuma oft *indischer Safran* genannt. Man verwendet ihn zur Farbgebung von Senf und Senfsoßen. Auch die

Worcester-Soße enthält ihn. In den Vereinigten Staaten färbt man die Speisen mit ihm (Hühner- und Eiergerichte, Fischsoßen u. a.). Im Curry ist er ebenfalls enthalten.
Bei uns ist er weniger im Gebrauch. Das mag nicht zuletzt daran liegen, daß er lichtempfindlich ist und verschlossen aufbewahrt werden muß.
Kurkuma ist appetitanregend. Der Zitwer, eine Curryzutat, ist mit ihm verwandt.

Laos

Ein Gewürz, das aus dem Wurzelstock der im malaiischen Gebiet beheimateten Pflanze hergestellt wird und einen scharfen, prickelnden Geschmack hat. Man fügt es dort frisch oder getrocknet heimischen Gerichten bei. Bei uns werden Gulasch, Hammel-, Rindsbraten, Kartoffelsuppe und Salate damit gewürzt.
Ein besonderer Vorteil der pikant-säuerlich duftende Würze liegt darin, daß sie unangenehme Speisegerüche mildert.

Löffelkraut
Cochlearia officinalis

Man findet dieses kleine Pflänzchen mit seinen langgestielten rundlichen Blättern meist nur an der Meeresküste oder auch an anderen salzigen Plätzen. Seinen Namen hat es von der Löffelform seiner Blätter. Seine Blüten sind weiß. Das Kraut läßt sich gut zu Frischsalaten verwenden, ist als Beilage wie Brunnenkresse verwendbar.
Es enthält Senfölglykosid, Bitter- und Gerbstoff, starke Vitamin-C-Mengen und Minerale.
In der Heilkunde diente es früher zur Anregung der Gallen- und Nierentätigkeit.

Lombok

Das Pfeffergewürz aus einer kleinen asiatischen Pfefferschote ist besonders vitaminreich. Man vergleicht Lombok in seiner Schärfe mit dem Cayenne-Pfeffer und wendet ihn ebenso an.

Lorbeer
Laurus nobilis

Lorbeerblätter, auch *Suppenblätter* genannt, sind die getrockneten Blätter des in Mittelmeerländern

beheimateten Lorbeerbaumes. Er wächst dort wild, wird aber auch angebaut. Die länglichen oder lanzettlichen Blätter enthalten ätherisches Öl und Gerbstoffe. Ihr Duft ist stark würzig, ihr Geschmack gewürzhaft-bitter.
Verwenden sollte man möglichst nur Blätter, die grün, trocken und stielfrei sind. Zerbrochene Blätter verlieren leicht an Würze. Dies gilt nur auf längere Sicht. Im Haushalt geteilte Blätter behalten bis zur Neuverwendung ihren Wert. Für Lorbeerverwendung gilt ebenfalls der wiederholte Hinweis: Überwürzen verdirbt die Speisen! Oft genügt ein halbes Blatt für eine Mahlzeit.
Lorbeerblätter eignen sich für Fisch- und Fleischmarinaden, für Kartoffel-, Gemüse- und Tomatensuppen, für Fleischsülze, Rindfleischgerichte, Gulasch, Ragout, Wildbeize und Bratensoße.
Gemahlene Lorbeeren (kuglige Früchte) ergeben ein Lorbeeröl, das mancherorts als Einreibemittel verwendet wird.

Lavendel
Lavandula augustifolia

Die linealischen Blätter der in Südeuropa heimischen Pflanze werden vor der Blüte geerntet, wobei man darauf achtet, möglichst zarte Blätter auszusuchen. Feingehackt eignen sie sich vorzüglich als Würze für Hammelfleisch, Fisch, Fischsuppen, Eintopf und Kräutersoße.
Als Heilkraut (Siehe dort) erfüllt der Lavendel mannigfaltige Aufgaben. Man kann ihn selbst anbauen.

Liebstöckel
Levisticum officinale

Der eigentümliche Geruch und Geschmack nach Suppenwürze trug ihm den Namen *Maggikraut* ein. Die Blätter des Liebstöckel riechen seltsam würzig und haben einen etwas süßlichen Geschmack, der später scharf und ein wenig bitter wird. Man kann von der Pflanze Stengel, Blätter und Wurzel verwenden. Sie läßt sich leicht selbst ziehen. Man braucht auch bei einer großen Familie höchstens zwei Stauden.

Die Vermehrung erfolgt durch Teilung der Stauden. Man kann Liebstöckel aber auch säen. Er braucht gelockerten und fruchtbaren Boden und genügend Platz (etwa 50 mal 50 cm) zum Entwickeln.

Zum grünen Salat, zu Rohkost, Spinat und Kohlrabi ist es gut zu verwenden, ebenso zu Kartoffel-, Blumenkohl-, Sellerie und Frühlingssuppen. Bei Rind- und Hammelfleisch und Geflügel steigert es den Geschmack. Auch für gebackenen Fisch ist es geeignet. In Kräuterbutter und als Zugabe zu Fleisch- und Hühnerbrühe kann es auch in der Diätkost verwendet werden.

Da es magenstärkend ist, findet es auch als Heilkraut (Siehe dort) volle Anerkennung. Man kann Liebstöckel frisch oder getrocknet, geschnitten oder gemahlen benutzen.

Es sei hier auch betont, daß die würzkräftigen Blätter möglichst sparsam verwendet werden sollten, wenn man den Eigengeschmack der Speisen nicht übertönen will.

Löwenzahn
Taraxacum officinale

Die bekannte Gemüse- und Heilpflanze (Siehe dort) hat gezackte oder gezähnte Laubblätter. Die zarten, inneren Blätter riechen leicht süßlich und sind hervorragend geeignet, fein zerhackt in Salaten, Frühlingssuppen, Kräutersoßen oder auch zu gegrilltem Fleisch verwendet zu werden. Löwenzahn darf auch von Zuckerkranken gegessen werden.

Majoran
Majorana hortensis

Schon im Altertum diente das würzkräftige Kraut als Fleisch- und Ragoutgewürz. Dann entdeckten die Heilkundigen seinen zusätzlichen Wert (Siehe „Kräuter") und erwähnten in ihren Niederschriften nur: „In die Speise gethan, macht es sie wol schmecken."

Die Blätter riechen und schmecken aromatisch. Ihr Gewürzgeschmack verträgt sich schlecht mit anderen Kräutern.

Besonders viel Majoran wird bei der Wurstfabrikation verbraucht. Denken wir nur an die beliebten Blut- und Leberwürste.
Im Haushalt findet Majoran Verwendung bei Ragouts Gänse-, Enten- und Hackbraten. Soßen und Suppen (Erbsen, Kartoffeln) gewinnen durch ihn an Geschmack.
Man kann getrockneten Majoran im Handel gerebelt und gemahlen kaufen. Man kann ihn auch im Blumentopf oder Fensterkasten ziehen. Zum Trocknen bestimmte Blätter müssen während der vollen Blütezeit geerntet werden.

Meerrettich
Cochlearia armoracia

Als Beilage zu Kurzgebratenem und Zutat zu pikanten Soßen ist die Meerrettichwurzel bestens bekannt. Sahnemeerrettich, Meerrettichmayonaise, Apfelmeerrettich und ähnliche schmackhafte Zurichtungen sind die beste Nutzung dieser Gewürzpflanze. Man kann Meerrettich auch in Gläsern und Tuben kaufen. Er wird außerdem in Pulverform angeboten. Dieses Pulver wird mit der doppelten Menge Wasser verrührt und quillt in einer halben Stunde so auf, daß er sich wie frischer Meerrettich verwenden läßt.
Über seinen heilkundlichen Wert berichtet der Kräuterteil.

Melisse

Siehe Zitronenmelisse, Seite 481.

Minze
Mentha piperita

Die Pfefferminze als Heilpflanze (Siehe „Kräuter") ist anerkannt und geschätzt. Als Gewürz aber hat sie bei uns, von wenigen Ausnahmen abgesehen, keine Bedeutung.
Dabei lassen sich nicht nur Fruchtsalate, Gemüse wie Karotten, Artischocken und Erbsen, Fleisch wie Hammel und Pasteten, Kräuterbutter und eine englische Soße zu Fisch- und Fleischgerichten, mit frischer oder getrockneter Minze – es gibt grüne und krause – sehr gut würzen. Ein Blättchen genügt. Daß dies nicht unserem Geschmack entsprechen soll, leuchtet nicht ganz ein, da wir

den Minzgeschmack bei Likören, Süßwaren, Mundwässern und Zahnpasten durchaus lieben.

Mohn
Papaver somniferum

Mohnsamen, ungemahlen, werden von der Hausfrau zum Bestreuen und Garnieren von kleinem Gebäck verwendet. Gemahlen benutzt sie ihn als Grundstoff süßer Füllungen für Torten, Strudel, Stollen und Kleingebäck. Auch für Süßspeisen (Schlesische Küche) findet Mohn Verwendung. Schon in alten Kräuterbüchern wird er als Brotgewürz gelobt, das dem Brot „einen süßen, lieblichen Geschmack" verleihe.

Moly
Allium magicum

Dieses Gewürz, auch *Molyzwiebel* oder *Zauberkraut* genannt, macht seinem Namen alle Ehre. Es taucht nämlich in alten Kräuterbüchern als Zwiebelgewächs auf. Theophrastus und Linné erwähnen es, aber gesehen hat es noch niemand, obwohl von ihm die wundersamsten Berichte vorliegen. Einer der ersten stammt von Odysseus und besagt: „Ihre Wurzel war schwarz und milchweiß blüht die Blume. Moly wird sie genannt." Moly dürfte es nie gegeben haben, das Kraut mag ins Reich der Dichtung gehören.

Muskatblüte
Myristica fragrans

Diese Bezeichnung ist eigentlich unrichtig, denn Muskatblüte ist der getrocknete Samenmantel des Muskatnußbaumes. Die Nuß ist von einer fleischigen Fruchthülle umgeben. Unter ihr liegt der Samenmantel, der *Macisblüte* genannt wird. Diese Muskatblüte wird zu gekochtem Fisch, zu Fleisch und Kartoffelsuppen, Gemüse und Kartoffelbrei, in Torten, Lebkuchen und Weihnachtsgebäck gegeben.
Die getrocknete Hülle ist rot und im Geschmack muskatähnlich. Man kann sie gemahlen kaufen. Sie muß gut verschlossen aufbewahrt werden.

Muskatnuß
Myristica fragans

Muskatnüsse sind die Samenkerne des Muskatnußbaumes, der 100 Jahre alt und fast 17 m hoch

werden kann. Seine Urheimat sind die Molukken oder Gewürzinseln. Händler brachten die Nüsse, bei denen es sich im Grunde genommen um Kerne einsamiger Beeren handelt, nach Europa. Ihre deutsche Bezeichnung kommt vom lateinischen „nuces moschatae' (Moschusnüsse) her. Muskatnuß wird stets frisch auf einem kleinen Reibeisen in kleiner Menge gerieben. Man verwendet sie u. a. bei etlichen Kohlarten, weißen Bohnen, Fleischspeisen und -brühen, bei Gebäcken und Getränken.
Die Nüsse müssen stets trocken und von anderen Gewürzen getrennt aufbewahrt werden. Es gibt auch fertig gemahlenen Muskat.

Nelke
Caryophyllus aromaticus

Es gibt noch manche andere Bezeichnung wie *Gewürznelke, Nägelein, Nägelchen* und *Nelkenkopf*. Die Heimat der kleinen Nägeln gleichenden Blütenknospen des immergrünen Nelkenbaumes sind Madagaskar und die Molukken. Die Nelken verfärben sich nach dem Trocknen. Sie duften wie Nelken, riechen gewürzhaft und schmecken auch so.
In Asien war der Gewürznelkenbaum schon viele Jahrhunderte vor unserer Zeitrechnung bekannt. Zur römischen Kaiserzeit kam das Gewürz ins Mittelmeergebiet. Die Geschichte der Gewürznelke ist voller Abenteuer, Kämpfe, Intrigen, Schmuggeleien und Naturkatastrophen.
Bis 20 m kann der Baum hoch werden. Im feuchtheißen Meeresklima gedeiht er am besten. Der deutsche Gewürznelkenimport wird zumeist durch Sansibar gedeckt. Es gibt drei Qualitätsgruppen der Sansibarnelke, in Madagaskar kennt man vier. Nelkengewürz dient in erster Linie zur Aromatisierung von Lebkuchen, Getränken, Obstspeisen und Eingemachtem. Bei Fleischspeisen wie Wild, Huhn, Schmorbraten, Ragouts und Zunge sowie bestimmten Wurstarten beweisen sich Nelken als pikante Zugabe. Man verwendet hierfür gewöhn-

lich gemahlene Nelken. Ganze Nelken passen gut zu Rot- und Sauerkraut. Im Glühwein verstärken sie die Freude am Genuß.
In der Heilkunde wird die Gewürznelke empfohlen, weil sie Magen und Nerven stärken soll. Nelkenöl wird in der Medizin, insbesondere in der Zahnheilkunde, als Antiseptikum und Stimulans verwertet.
In der Likörherstellung werden die Gewürz- und Bitterstoffe benötigt.
Am Rande sei noch erwähnt, daß die Einnahmen aus dem Nelkenexport lange Jahre die Staatsfinanzen Sansibars sicherte.

Orange
Citrus sinensis

Diese Obstpflanze, uns als *Apfelsine, Sina-* und *Chinaäpfel* ebenfalls bekannt, läßt sich mit ihren frischen oder getrockneten Schalen gut als Gewürz verwenden. Voraussetzung ist, daß die Früchte nicht mit Diphenyllösung behandelt wurden. Schalen von Orangen, die in dieser Lösung gebadet wurden oder in Diphenylpapier verpackt wurden, dürfen auch dann nicht verwendet werden, wenn man sie abwäscht.
Die getrocknete Orangenschale muß von frischen Früchten stammen. Man entfernt von den Schalen die weiße Innenschicht, dann läßt man sie austrocknen. Darauf werden sie gemahlen. Es entsteht eine grießähnliche Masse, die gesiebt wird, damit die zu feinen Teilchen ausgesondert werden. Von den Wirkstoffen geht bei diesem Prozeß ein Teil verloren. Man verstärkt daher die Mehlmasse mit Orangenöl. Sie wird dadurch ähnlich wirkungsstark wie frisch abgeriebene Schale.
Das Orangengewürz ist gut verwendbar bei Gebäck, Pudding und Auflauf. Es verfeinert den Geschmack von Karottengemüse und gibt bei Gans und Ente, bei Geflügel und Schweinefleisch eine zarte Note. Vorraussetzung: Vorsicht bei der Dosierung!
Zermahlene Orangenschale – Orange Peel – wird

in den USA auch für Fischgerichte benutzt.
Daß sich die Likörfabrikation dieses Gewürzes bedient, versteht sich von selbst.
Wichtige Lieferländer sind die Mittelmeerstaaten, Nord- und Südafrika, Australien und Amerika. Deutschland bezieht seine meisten Früchte aus Spanien. Die Schalen der spanischen Orangen sind dicker als die der Italiener. Israelische Apfelsinen haben die dicksten Schalen. Siehe auch „Obst".

Oregano

Siehe Dost

Paprika
Capsicum annuum

Über seinen Wert als Heilkraut und Gemüse sprachen wir bereits (Siehe dort) und haben uns hier mit der getrockneten und gemahlenen Pflanze zu beschäftigen. Für die Gewürzfabrikanten ist der sogenannte Gemüsepaprika nicht zu verwenden.
Deutschland bezieht seinen sich ständig steigernden Paprikabedarf zumeist aus Ungarn. Darum ist es angebracht, einmal die fünf Qualitätsstufen der vom ungarischen Staat überwachten Produktion näher zu erläutern.
Erstklassig ist *Delikateßpaprika.* Er ist hellrot, schmeckt mild und sehr aromatisch. Das erreicht man, indem aus erstklassigen, vollreifen Früchten ohne Makel die Paprikaadern genannten Scheidewände herausgeschnitten werden. Man wäscht die Samen und befreit sie dadurch vom größten Teil des scharfen Capsaicins, das vor dem Mahlen dann wieder zugesetzt wird.
Der *Edelsüßpaprika* wird ebenso behandelt und schmeckt schärfer, weil der Anteil an Paprikasamen höher ist. Er ist durch diesen Mehrgehalt auch in der Tönung dunkler.
Der *Halbsüßpaprika,* in Ungarn als Gulaschpaprika beliebt, ist wesentlich schärfer, wird dafür aber auch in geringeren Mengen angewendet. Hierzu ist ergänzend zu sagen, daß eine geringere Papri-

kaverwendung sich auf die Farbe auswirkt. Will man also außer der Würzwirkung auch eine besonders kräftige Färbung der Speisen erreichen, so empfiehlt es sich, stärkere Mengen einer milderen Sorte zu verwenden.

Bei dem in Deutschland vielfach verwendeten Gewürz handelt es sich um *Rosenpaprika,* der der schärfste unter allen Sorten ist. Er ist in der Qualität mit den ersten drei Arten nicht zu vergleichen, was die aromatische Würze angeht, hat jedoch kräftige Farbwirkung und wird wahrscheinlich deshalb bevorzugt.

Beim Rosenpaprika werden die Scheidewände nicht entfernt und die Samen nicht gewaschen.

Scharfpaprika, die fünfte Qualitätssorte, wird mit den Resten der besseren Sorten (Scheidewände mit Samen) vermahlen. Dieses oft als Pfefferersatzgrundstoff dienende Fabrikat wird bei uns weder gehandelt noch benutzt.

Zu warnen ist vor der Behauptung, Paprika sei für Magenkranke gesund und bekömmlich. Das gilt nur für den schärfefreien Delikateßpaprika, der aus milden, spanischen Paprikasorten hergestellt wird und capsaicinarm oder -frei ist.

Die vielseitige Verwendung des Paprika in der Küche ist für die Hausfrau kein Geheimnis mehr. Fleisch-, Geflügel- und Fischgerichte gewinnen bei geschickter Dosierung. Es muß vor allem bedacht werden, daß Paprika nie in siedendes Fett kommt. Er verliert an echter Farbe und wird schwarz, weil der im Paprika enthaltene Zucker karamelisiert. Man füge also Paprika beim Anbraten nur zu, wenn das Fett nicht zu heiß ist und lösche möglichst umgehend ab.

Gemahlener Paprika, das sei besonders betont, darf nicht zu lange gelagert werden, da er leicht an Würzkraft verliert.

Daß Paprika als Salat oder Gemüse durch seinen hohen Vitamin-C-Gehalt von ganz hervorragendem Wert ist, kann nicht oft genug gesagt werden.

Paradieskörner
Afromomum melegueta

Ostindien und das tropische Westafrika sind die heimischen Gebiete dieser Gewürzpflanze mit den langen, zugespitzten Blättern am hohen, rohähnlichen Stengel. Die Blüten sind ährenförmig. Die daraus sich bildenden Samenkapseln sind eckig und lederartig. Sie riechen nicht sehr stark und können ihres scharfen Geschmackes wegen wie Pfeffer gebraucht werden, weshalb man sie auch als *Guinea*- oder *Maleguettapfeffer* bezeichnet. Sie haben mit Pfeffer nur den Geschmack gemeinsam, gehören aber nicht zur Pfefferfamilie, sondern müssen zu Cardamomen (*Elettaria cardamomum*) gezählt werden.
Ihre starke Verbreitung an der westafrikanischen Küste von Liberia gab diesem Landstrich den Namen Pfefferküste.
Bei uns ist das Gewürz so gut wie unbekannt. Man würzt gelegentlich Essig und Senf damit. Auch wird es in der Likörfabrikation verwendet. Medizinisch findet es keine Verwendung.

Petersilie
Petroselinum cispum

Wir kennen zwei Arten dieses heute meist angebauten Gewächses (Siehe „Kräuter"), die als Würze unterschiedlich verwendet werden. Bei der Blattpetersilie nutzt man die gekrausten oder auch glatten, fiederförmig geteilten Blätter. Von der Wurzelpetersilie verwendet man die fleischig verdickten Wurzeln. Beide, Kraut und Wurzel, besitzen an Wirkstoffen ein ätherisches Öl mit Apiol und dem Glykosid Apiin.
Man kann Petersilie selber ziehen. Sie muß im März ausgesät werden. Viele setzen sie als Beeteinfassungen. Wichtig ist die Beachtung einer notwendigen Bewegungsfreiheit. Man muß also Abstand einhalten. Er beträgt bei der Wurzelpetersilie 5 cm. Wurzelpetersilie gehört zu jedem Suppengrün. Sie wird grundsätzlich mitgekocht. Mit frischer oder auch getrockneter Blattpetersilie würzt man kurz vor dem Anrichten.
So begrüßenswert es ist, daß man in den Haus-

haltungen viel Petersilie als Frischkraut verwendet, so schade ist es andererseits, wenn dies oft wahllos geschieht und man die Würze einer Pflanze nicht geschmacklich ausnutzt. Es gibt eine Unzahl anderer Kräuter, die man gleichermaßen verwenden kann.

Nichts gegen die Petersilie, besser sie als gar kein Kraut. Aber schade, wenn man eine Würzpflanze nicht richtig einsetzt.

Bei Gemüse wie Karotten, Tomaten, Bohnen, Gurken und Rohkost, bei Suppen und Salaten ist sie angebracht. Das schließt jedoch den Gebrauch anderer Kräuter zu anderer Zeit und des anderen Geschmackes wegen nicht aus. Das gilt auch für Fleischgerichte verschiedener Art, für Karpfen und für Brühen. Kartoffeln in jeder Form gewinnen durch frisches (auch getrocknetes) Kraut an Aroma. Nie aber darf Kraut mitgekocht werden.

Feingehackte Petersilie läßt sich mit Salz vermischt und luftdicht verschlossen gut als stets frisches Suppen- und Salatgewürz für den Winter aufheben.

Es sei daran erinnert, daß ein Zuviel an Petersilie zu Leber- und Nierenschäden führen kann.

Petersilie läßt sich für den kleinen Hausgebrauch ohne Schwierigkeiten im Blumentopf und Fensterkasten ziehen. Man hat sie dann garantiert frisch vom Stengel.

Pfeffer
Piper nigrum

Der 3-4 m hohe Pfefferstrauch ist in Wuchs und Bildung dem Weinstock ähnlich. Er treibt wie dieser Knoten und Augen, seine schlanken Zweige kriechen auf der Erde fort, wenn sie keinen anderen Halt finden. Die Blätter sind efeuartig und riechen stark. An den Rankenenden erscheinen zweimal im Jahr weiße Blütensträuße, die 20-40 erbsengroße Beeren hinterlassen. Sie sind zuerst grün, dann scharlachrot und sind die eigentlichen Pfefferkörner.

Interessant ist, daß der gleiche Strauch den schwarzen und den weißen Pfeffer liefert. Sie unterscheiden sich nicht allein durch die Farbe, sondern auch dadurch, daß der schwarze immer runzelig und von scharfem Geschmack ist, während der weiße glatt und von geringer Schärfe ist. Der schwarze Pfeffer wird aus den grün geernteten Beeren gewonnen, die an der Sonne getrocknet und dadurch schwarz und runzelig werden.
Der weiße Pfeffer wird aus den fast reifen Beeren gewonnen, die man wässert und solange reibt, bis sie ihre äußere Haut verlieren und weiß werden.
Der Geruch des Gewürzes ist auf sein ätherisches Öl zurückzuführen, das aus Phellandren, Caryophyllen und Sesquiterpenen besteht. Dazu kommen noch Wertstoffe wie Harz, Stärke und fettes Öl.
Die wichtigsten schwarzen Pfeffersorten kommen aus Indien, das wenig weißen Pfeffer produziert. Weißer Pfeffer stammt gewöhnlich von der bei Sumatra gelegenen Insel Bangka oder aus der britischen Kolonie Sarawak auf Borneo.
Bei der Verwendung im Haushalt empfiehlt es sich, bei hellen Speisen weißen Pfeffer zu wählen. Wie und wann man Pfeffer verwendet, ob ganz oder gemahlen, ob weiß oder schwarz, sei der persönlichen Entscheidung überlassen. Daß er am aromatischsten ist, wenn er jeweils in entsprechender Menge in der Pfeffermühle gemahlen wird, ist für die Hausfrau und Köche ein offenes Geheimnis.

Pfefferminze
Mentha piperita

Siehe bei Minze.

Piment
Pimenta officinalis

Der immergrüne Pimentbaum aus der Familie der Myrtengewächse ist in Westindien, Jamaika und Mittelamerika beheimatet. Er kann bis 10 m hoch

werden. Seine Beerenfrüchte werden unreif geerntet. Sie sind zweisamig. Der Geruch des auch Nelkenpfeffer genannten Pimentbaumes ähnelt dem der Gewürznelke, auch im Geschmack. Im ätherischen Öl mit 70-80% Eugenolgehalt befinden sich außerdem Cineol, Phellandren und Caryophyllen sowie fettes Öl und Gerbstoffe.
In der Küche ist Nelkenpfeffer ein beliebtes Gewürz, das als ganze Körner in Soßen, Beizen und Marinaden Verwendung findet. Gemahlen würzt man Gemüse wie Kohlrabi, weiße Bohnen, Rosenkohl, Auberginen, Spinat, Tomaten sowie Obst-, Spargel-, Wurst- und Rotkrautsalate mit ihm. Für Fleischspeisen ist er weniger geeignet. Man kann ihn bei Gehacktem und Hammel anwenden. Zu gekochtem Fisch und Austern sowie Süßspeisen eigener Art ist er verwendbar.
Als Pfefferersatz dient er bei Diätspeisen. In der Likörfabrikation konkuriert der Nelkenpfeffer stark mit der Gewürznelke.

Pimpinelle
Pimpinella saxifraga

Siehe Bibernelle.

Pomeranze
Citrus aurantium

Die Schalen der Pomeranzen dienen zur Herstellung des süßlichbitter schmeckenden Orangeats. Sie enthalten ein ätherisches Öl aus Limonen, Estern, Phenolen und Aldehyden. Dazu gesellen sich einige Glykoside, Aurantiamarinsäure und Gerbstoff.
Pomeranzenbäume wachsen im Mittelmeerraum, in Ostafrika und Westindien. Sie kamen allerdings erst im 16. Jahrhundert in den europäischen Raum.
Der Saft der grünlichgelben Früchte ist bitterlichsauer. Daher der Name *Bitterorange.*
Die Früchte werden vor dem Export halbiert und gesalzen. Nach dem Import werden sie entsalzen und überbrüht. Darauf entfernt man Fruchtfleisch und Kerne und kandiert die Schalen mit Zucker-

lösungen. Meist wird das fertige Orangeat auch glasiert.
Im Haushalt verwendet man es zu Gebäck und Süßspeisen, zu Früchtekuchen und Weihnachtsstollen.

Porree
Allium porrum

Das ausdauernde Zwiebelgewächs ist als Gemüse (Siehe dort) bestens bekannt. Man kann es im März ins Frühbeet säen. Wenn es nach etwa 12 Tagen aufgegangen ist, kann man beseitigen, was zuviel ist.
Im Mai wird dann umgepflanzt. Man wählt dazu einen etwa 15 cm tiefen Graben, der, im Laufe der Zeit immer wieder mit Erdschichten gefüllt wird, damit die Porreestangen bis zum Blattansatz zugedeckt sind und bleichen.
Mit rohem Porree würzt man Eintöpfe und Rohkost sowie Wurst-, Fleisch-, Kartoffel- und Erbsensalate. Gut verwendbar ist er bei Rindfleisch und Brühen.

Portulak
Portulaca oleracea
Portulaca sativa

Die aus den südlichen Ländern stammende Gemüsepflanze (Siehe dort) läßt sich fein zerhackt gut zum Würzen von grünen Salaten, Gemüsesuppen sowie Kräuter- und Tomatensoßen verwenden. Man kann sie selber ziehen. Sie braucht einen sonnigen Platz auf lockerem, sandigen Boden.
Ausgesät wird Anfang Mai. Reihen im Abstand von 20 cm. Am würzigsten sind die Blätter kurz vor der Blüte.

Quendel
Thymus serpyllum

Man nennt ihn auch *Feldthymian* (Siehe „Kräuter"). Die Blätter des immergrünen Strauches duften ein wenig nach Zitrone und schmecken leicht bitter. Man kann sie wie Thymian verwenden. Sie würzen allerdings weniger intensiv. Das ätherische Öl enthält in erster Linie p-Cymol. Man kann Quendel wie Thymian im Garten anbauen.

Zu Schweine-, Rind- und Hammelfleisch eignet sich dieses Gewürz ebenso wie zu Geflügel. Gut verwendbar zu jeder Rohkost, zu Eintopf- und Tomatengemüse, zu Selleriesalat und Salaten aus Tomaten oder Kartoffeln.
Bei seiner Verwendung sollte man nicht nur an seine Würzkraft denken, sondern auch an seine magenstärkende Fähigkeit. Nicht umsonst ist der Quendel als Destillat oder Mazerat Bestandteil mancher Kräuter- und Bitterliköre.

Rosmarin
Rosmarinus officinalis

Die während und nach der Blüte gesammelten und getrockneten Laubblätter dieses immergrünen Halbstrauches duften würzig und haben ein mildes Aroma. Sie enthalten ein ätherisches Öl mit hohen Terpentinanteilen sowie Gerb- und Bitterstoff.
Bei uns wird Rosmarin gartenmäßig nicht angebaut, kann aber von Heilkräuter- und Gewürzfreunden im Blumentopf gezogen und später aufs Freiland versetzt werden. Im Freien überwintern kann Rosmarin bei uns nicht. Wir führen das Gewürz (und die Droge) aus Dalmatien (Jugoslawien), Südfrankreich und Spanien ein.
In Frankreich und Italien kann man sich eine Küche ohne Rosmarin gar nicht vorstellen. Es dient als Gewürz bei Schweine- und Hammelfleisch, bei Wild und auch bei Soßen und Suppen. In der Wurstfabrikation wird es ebenfalls gebraucht. Man kann es ganz oder gemahlen im Handel erhalten. Abgesehen von seiner allgemeinen Verwendung bei Fleischspeisen empfiehlt es sich besonders für Leber, Nieren, gekochtem Fisch und Pilzen.
Zu Gemüsegerichten sollte man es bei Weißkraut, Zucchetti, Auberinen und Tomaten benutzen. Das gilt auch für Suppen dieser Herkunft. Ein Gewürzzusatz bei Salz- und Bratkartoffeln, bei Fleischbrühen und Eierspeisen macht diese delikater und bekömmlicher.

Safran
Crocus sativus

Das würzig-bitter schmeckende und kräftig riechende Gewürz wird aus den Blütennarben einer asiatischen Krokuspflanze gewonnen.
Der gelbe Safran hat eine starke Farbkraft. Er enthält ätherisches Öl, Traubenzucker und ein wachsartiges Fett.
Die Verwendung von Safran in der Küche hat bei uns stark nachgelassen. Bei der Zubereitung südländischer Gerichte kann man jedoch auf ihn nicht verzichten. Auch bei Bouillabaisse und Blumenkohlsuppen sowie Spargelsalaten wird man ihn nehmen, weil er den Speisen eine besonders appetitliche Note verleiht.

Salbei
Salvia officinalis

Als Arzneipflanze (Siehe „Kräuter") ist dieses *Muskatellerkraut* von altersher bekannt. Seine trockenen Blätter sind aromatischer als frische. Ihr Duft ist angenehm würzig, ihr Geschmack würzig-bitter. Im ätherischen Öl sind Kampfer, Thujon, Sesquiterpene, Cineol und Borneol enthalten.
Am besten eignet sich Salbei für Fischspeisen und Lebergerichte. Aal ohne Salbei ist gar nicht denkbar. Aber auch Hackfleisch, Kalbsschnitzel, Gänsebraten (Füllung), Steaks, Hackfleisch oder delikate Kräuteromeletts können Salbei kaum entbehren. Salbei und Rosmarin vertragen sich.

Sauerampfer
Rumex acetosa

Besser noch als zum Gemüse (Siehe dort) eignet sich das Kraut feingeschnitten als Gewürz zu Salaten, Kräutersoßen und Kräutersuppen, zu Quark und Joghurt oder als Zugabe bei Rohkost.

Schnittlauch
Allium schoenoprasum

Der zwiebelig-scharfe Schnittlauch ist nach der Petersilie das beliebteste Küchenkraut. Fein zerhackt oder zerschnitten wird er stets roh verwendet für Gemüsesalate, Tomaten- und Gurkenspeisen, bei Suppen, Soßen zu Fisch und Fleischspeisen, bei Quark und Eierspeisen. Siehe auch „Kräuter".

Sellerie
Apium graveolens

Beide Teile des Sellerie werden als Suppengewürze verwendet. Wildwachsender Sellerie ist ungenießbar.
Kartoffelsuppen und Eintopf ohne Sellerie sind kaum denkbar. Zur Rohkost eignet er sich ebenso wie zu vielen Salaten, Brühen, Eierspeisen und Soßen, zu gekochtem Fisch und anderen Meeresfrüchten. Bei Fleischspeisen bevorzugt man ihn bei Ragout, Gulasch, Rind und Huhn.
Sellerie gehört zum Suppengrün. Seine Blätter lassen sich wie Petersilie verwenden. Getrocknet spielen sie bei kochfertigen Suppen und Suppengewürzen eine Rolle.

Senf
Sinapis alba

Die Früchte der Senfpflanze (Siehe „Kräuter") werden gemahlen als Würze genommen oder auch zu Speisesenf verarbeitet. Ganze Senfkörner – auch Senfsamen und Senfsaat genannt – benutzt man zum Beizen und Pökeln, für Mixed Pickles und zum Einlegen von Gurken, Sauerkraut und Bohnen.
Im allgemeinen wird Senfpulver oder Speisesenf verwendet. Es eignet sich fast für alle Salate, gehört in Bohnen- und Zwiebelsuppen, zu weißen Bohnen und Rosenkohl, zu Aal, Rind, Schwein und Wild.
Speisesenf ist ein Gemisch verschiedener Gewürze. Er enthält neben dem bestimmenden Senfpulver u. a. Pfeffer, Zucker, Muskat, Meerrettich und Essig (oder Traubenmost).
Senfsorten gibt es viele. Einer der schärfsten ist der Düsseldorfer Senf. Bayern liebt die mildsüße Art (für Weißwürste), der Enziananteile begegeben werden.
Es gibt auch einen Diätsenf, der keinen Zucker, sondern Süßstoff, enthält.
Zum Senfwürzen verwendet man u. a. Meerrettich, Wein, Ingwer, Muskat, Knoblauch, Zwiebeln, Sardellen und Nelken.
Siehe auch unter „Kräuter".

Sereh

Dieses Gewürz aus der ostasiatischen Küche ist bei uns durch die indonesischen Speisezubereitungen bekannt geworden. Es ist gemahlenes Zitronengras, eine indische Grasart, die nach Zitrone bzw. Melisse schmeckt.
Man darf es nur in geringem Maße verwenden, weil sonst der durchdringende Duft zu stark zur Geltung kommt.

Sesam
Sesamum indicum

Diese im tropischen Afrika beheimatete Pflanze ähnelt etwas dem Fingerhut. Ihre Fruchtkapseln enthalten eiförmige Samen, die ölhaltig sind.
Sesam dürfte das älteste Gewürz der Welt sein. Sesamsamen kommen auch aus Mexiko und China. Geröstet ersetzt es Mandeln und Nüsse. Man verwendet es in Kuchen, Pasteten oder zu Füllungen. In den USA gibt man es auch Speisen bei wie z. B. Schweine- und Rindfleisch, Geflügel, Spargel und Spinat.

Sternanis
Illicium verum

Man nennt ihn auch *China-Anis.* Dieser immergrüne Magnolienbaum kann bis 6 m hoch werden und lieferte schon vor 3500 Jahren mit seinen hellbraunen Samen den Chinesen ein Gewürz.
Seine Sammelfrüchte bestehen aus rosettenartig ausgebreiteten Einzelfrüchten, die sternförmig angeordnet sind. Die getrockneten Sammelfrüchte riechen und schmecken ähnlich wie der bekannte Anis. Ein wenig erinnern sie an Fenchel.
Die Chinesen bereiten sich Tee davon, sie würzen zahlreiche Speisen und ihre beliebte Sojasoße damit.
Bei uns ist Sternanis ein Bestandteil von Backgewürzen und wird auch oft bei der Zubereitung von Pflaumenmus oder Grog und Punsch verwendet.
Die Lebensmittelindustrie wertet das Gewürz bei der Bonbon- und Likörherstellung aus. Im französischen Anisette ist er besonders stark vertreten.

Thymian
Thymus vulgaris

Als Arzneipflanze (Siehe „Kräuter") ist der bei uns in Franken, Thüringen und bei Aschersleben angebaute Strauch bestens bekannt. Als Gewürz wird er exportiert aus den Balkan- und Mittelmeerstaaten wie auch aus Nordamerika und Nordafrika.
Die französischen Köche nennen ihn das Herz der raffinierten Küche. Man kann Thymian (Blätter und Blüten) getrocknet, gerebelt und gemahlen kaufen. Er riecht angenehm und schmeckt aromatisch. Man sollte ihn sparsam verwenden. Ob frisch oder getrocknet, er eignet sich zu Hackbraten, zu Leberknödeln, zu Schweine-, Rinder- und Wildbraten, ebenso wie zu Geflügel und gebratenem Fisch. Man kann ihn für Pilze, Auberginen und Tomaten verwenden, ob sie als Suppe oder Salate zubereitet werden. Für Kräutersuppen und -soßen ist er gut geeignet, da er sich mit Lorbeer, Muskat, Salbei und Rosmarin verträgt. Majoran und Thymian passen nicht zusammen.
Als Wurstgewürz (Leberwurst) und zu Marinaden, zu Kräuteressig und für eingelegte Gurken kann Thymian empfohlen werden.

Tripmadam
Sedum reflexum
Sedum rupestre

Wir kennen das Kraut auch als *Mauerpfeffer* (Siehe dort) und können es im Kräuterbeet ziehen, um die zarten Triebspitzen und fleischigen Blätter zum Würzen zu ernten. Es braucht einen sonnigen Platz und kann gut als Beeteinfassung dienen. Die frischen Blätter werden fein zerhackt als Suppengewürz oder bei Rohkostgerichten verwendet. Bei Soßen und Salaten zerdrückt oder zerreibt man ein paar junge Triebe oder Blätter mit dem Messer und gibt sie dann zu.
Zum Fleisch ist Tripmadam nicht geeignet, wohl aber zum Fisch (Blaufelchen). Sie darf auch bei der Zubereitung von Kräuteressig nicht fehlen. Man kann das Kraut nur frisch verwerten, wenn es trocknet, geht das Aroma völlig verloren.

Die fast ausgewachsenen, jedoch noch nicht vollreifen Kapselfrüchte (Schoten, Stangen) der in Mexiko und Südamerika beheimateten Kletterorchidee riechen angenehm und schmecken süßlich-würzig. Sie enthalten Vanillin, Glucovanillin und Glucovanillinalkohol. Nicht das Vanillin allein bestimmt die Qualität des Gewürzes, sondern die Gesamtheit der vorhandenen Aromastoffe. Heute wird Vanille vor allem auch auf Tahiti, Java, den Antillen, den Seychellen und Madagaskar angebaut.

Die in langwierigem Prozeß gewonnen und sorgfältig behandelten Vanillestangen (Schoten) kommen in Glasröhrchen in den Handel.

Die Lebensmittelindustrie kauft sie zur Herstellung von Speiseeis, Schokoladen, Pudding und Dauerbackwaren. Auch die Likör- und Parfümproduktion verwendet sie.

Im Haushalt wird das teure Gewürz bei Süßspeisen und Gebäck verwendet.

Man verwendet neuerdings viel das künstlich hergestellte Vanillin, das wesentlich billiger ist.

Vanille
Vanilla planifolia

Die Wirkstoffe der würzig-balsamisch duftenden Wacholderbeeren (Siehe „Kräuter") lassen sich über ihre heilsamen Kräfte hinaus auch für den Küchenhaushalt verwenden. Man fügt ganze Beeren dem Sauerkraut, dem Rot- und auch dem Weißkohl bei. Man kann sie zum Fischsud, zu Fischmarinaden und zur Wildbeize verwenden.

Gemahlene Wacholderbeeren eignen sich für Fleischgerichte wie Wild, Ente, Ragout, Gulasch und Rind. Auch zum Rohkostsalat und Rote-Rüben-Salat ist die Verwendung gemahlener Beeren anzuraten. Die Verwendung des Wacholder für klare Schnäpse, Liköre und Bittere ist weltbekannt. Auch Gin und Genever sind Kinder des Wacholder.

Wacholder
Juniperus communis

Waldmeister
Asperula odorata

Die Verwendung des angenehm-würzig duftenden Krautes zur Maibowle gehört zur gepflegten Tradition vieler Haushalte. Schon vor über 1000 Jahren hat ein Benediktinermönch den Maiwein lobend erwähnt.

Man pflückt den Waldmeister kurz vor der Blüte, läßt ihn etwas anwelken und hängt ihn gebündelt in den Wein, wobei darauf geachtet werden muß, daß die Schnittstellen nicht vom Wein berührt werden. So soll der Wirkstoff Cumarin am besten herauszuziehen sein.

Bevor der Wein serviert wird, entfernt man das Kraut.

Man kann mit gehackten Waldmeisterblättern auch Obstsalate, Obstsuppen, Auflauf und Pudding aromatisieren.

Erwähnenswert mag noch sein, daß man in der polnischen Wodkafabrikation Waldmeister verwendet.

Weinraute
Ruta graveolens

Dieser Halbstrauch kann in Gärten gezogen werden. Er wird etwa 90 cm hoch. Seine feingeteilten, fleischigen Blätter sind bläulich grün und duften etwas eigenartig. Sie enthalten ätherisches Öl.

Als Gewürz sollte man die fein zerhackten Blätter nur in kleiner Dosis verwenden, da der Weinrautengeschmack sehr kräftig ist. Er eignet sich gut für grünen Salat, gekochten Fisch, für Gemüse wie Wirsing und Spinat, für Tomaten und Pilze sowie zur Verfeinerung von Soßen und Mayonnaise.

Zum Anbau des Halbstrauches sollte man sich Pflanzen vom Gärtner besorgen, die Aufzucht aus Samen gelingt dem Nichtfachmann in den seltensten Fällen. Die Weinraute liebt sonnige, nicht zu feuchte Stellen.

Wermut
Artemisia absinthium

Die als Heilkraut bewährte Pflanze (Siehe dort) ist als Speisegewürz hier und da üblich, jedoch nicht unbedingt zu empfehlen.
Man kann ein oder zwei Blatt (frisch oder getrocknet) bei Gerichten wie Schweinebauch, Eisbein und Rübeneintopf mitkochen.

Ysop
Hyssopus officinalis

Die kräftig würzenden Blätter des Ysop eignen sich frisch und getrocknet als fein gehacktes Gewürz für Salate, Soßen und dicke Suppen (Bohnen, Kartoffeln).
Die Pflanze läßt sich im Kräutergarten aufziehen und durch Selbstaussaat vermehren. Sie braucht kalkhaltigen Boden und Sonne.

Zedratzitrone
Citrus medica

Die saftarme Zedratzitrone aus der Familie der Citrusfrüchte liefert die dicken Schalen, aus denen das Zitronat hergestellt wird. Diese runzeligen Früchte sind oval und können bis 3 kg schwer werden. Sie werden unreif geerntet und ähneln der Zitrone. Beheimatet sind sie im Mittelmeerraum und verwandt mit der in Florida (USA) angebauten *Pampelmuse,* die wir als *Grapefruit* (Citrus decumana) kennen.
Aus Griechenland, Italien und Korsika wird das aus dieser Frucht hergestellte Zitronat geliefert. Es kommt z. T. noch als Rohware und wird erst bei uns dazu verarbeitet.
Die Zedratzitronen werden am Ursprungsort konserviert und gehärtet. Bei uns entwäsert man sie, entsalzt sie und blanchiert die Früchte. Darauf werden sie vom Fruchtfleisch befreit. Danach werden die gesäuberten Schalen in konzentrierter Zuckerlösung kandiert. Ganz, in Scheiben oder gewürfelt kommen sie als Backgewürz in den Handel. Sie dienen auch zur Garnierung von Gebäck und Süßspeisen.

Zimt
Cinnamomum zeylanicum

Die feinste Zimtsorte ist der Ceylonzimt (Kaneel). Man schabt von den 1-2 Jahre alten, 1,5-2 m langen, rutenartigen Wurzelschößlingen des Baumes die Borke ab und schält die Rinde. Die dünnen röhrenförmigen Rindenstücke werden zu mehreren ineinandergesteckt und getrocknet. Ceylonzimt ist hellbraun, innen etwas dunkler. Er schmeckt süßlich und feurig gewürzhaft. Sein angenehmer Geruch kommt vom Zimtöl.
Kassia – auch als Chinazimt bezeichnet – ist eine weniger feine Sorte. Im Geschmack dem Ceylonzimt ähnlich, aber etwas zusammenziehend.
Der Ceylonkaneel wird meist in geschnittenen Stangen angeboten. Gemahlener Zimt besteht meist aus Kassia mit einem Zusatz Kaneel.
Mit Zucker gemischt würzt Zimt alle Süßspeisen und ist für Backwaren (Lebkuchen) geeignet.
Die Likörindustrie verwendet Zimt zusammen mit Nelken für die Herstellung von Gewürz- und Kräuterlikören.
Das in der Medizin verwendete Zimtöl wird aus Rindenabfällen hergestellt. Es regt die Verdauung an und stärkt den Magen.
Zimt gehört zu den ältesten Gewürzen der Welt. In einem Kräuterbuch des chinesischen Kaisers Schen-Nung wird es bereits 2800 Jahre vor unserer Zeitrechnung erwähnt.

Zitrone
Citrus medica suspec. limonum

Die frisch abgeriebene oder dünn abgeschälte Schale der Zitrone (Siehe „Kräuter“) ist ein seit Urzeiten bewährtes Küchengewürz. Ihr Gebrauch ist aber abgesunken, seitdem die Schalen mit Diphenyl gespritzt werden, um sie haltbarer zu machen. Die Schale wird dadurch ungenießbar. Als Würze zu verwenden ist jedoch der Saft zu Suppen, Obstsalaten, Quark, Milchdrinks, Gebäck und Reis. Sehr gut auch in Tee und Punch.
Die Likörindustrie verwendet aus Zitronenschalen hergestelltes Öl zur Herstellung von

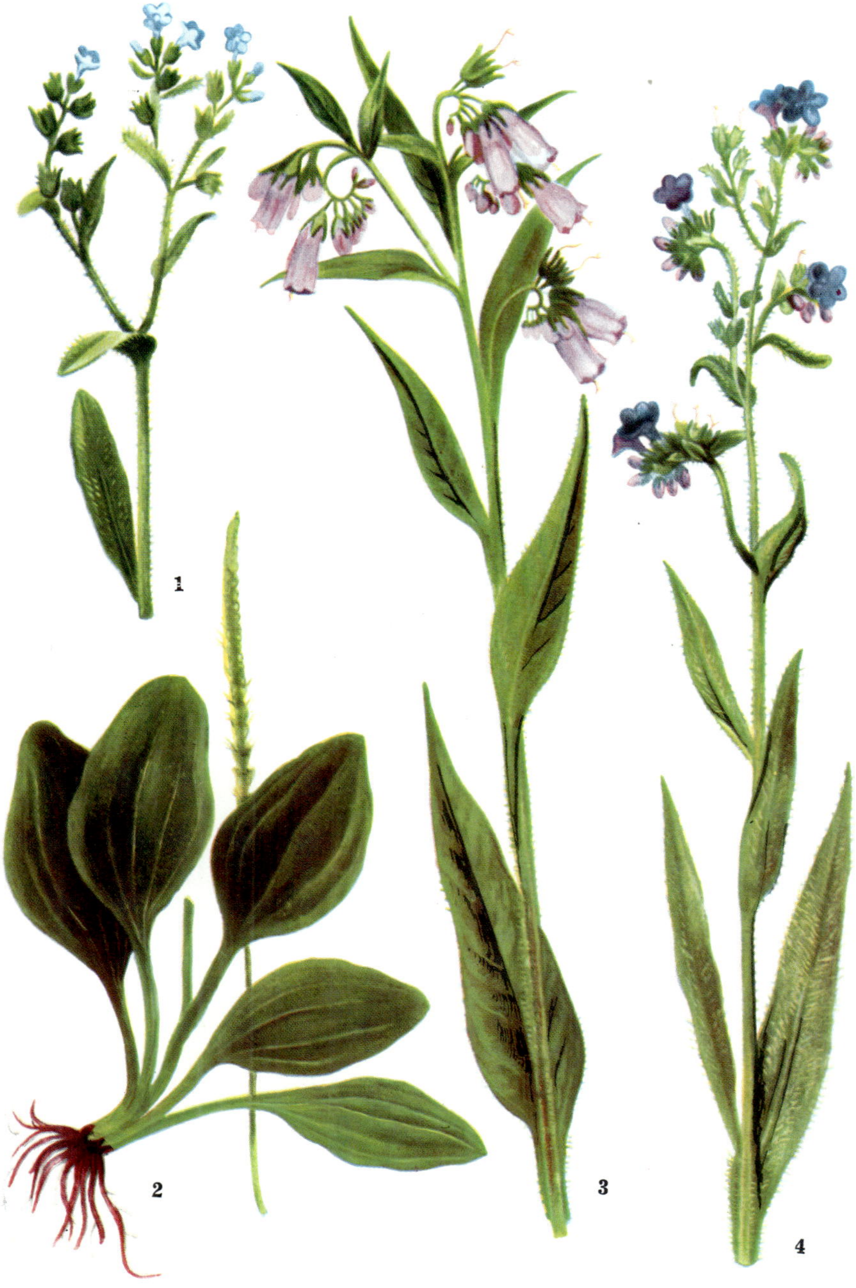

TAFEL 35
1 Krummhals (*Lycopsis arvensis*)
2 Wegerich, breitbl. (*Plantago major*)
3 Wallwurz, Beinwell (*Symphytum officinale*)
4 Ochsenzunge, gemeine (*Anchusa officinalis*)

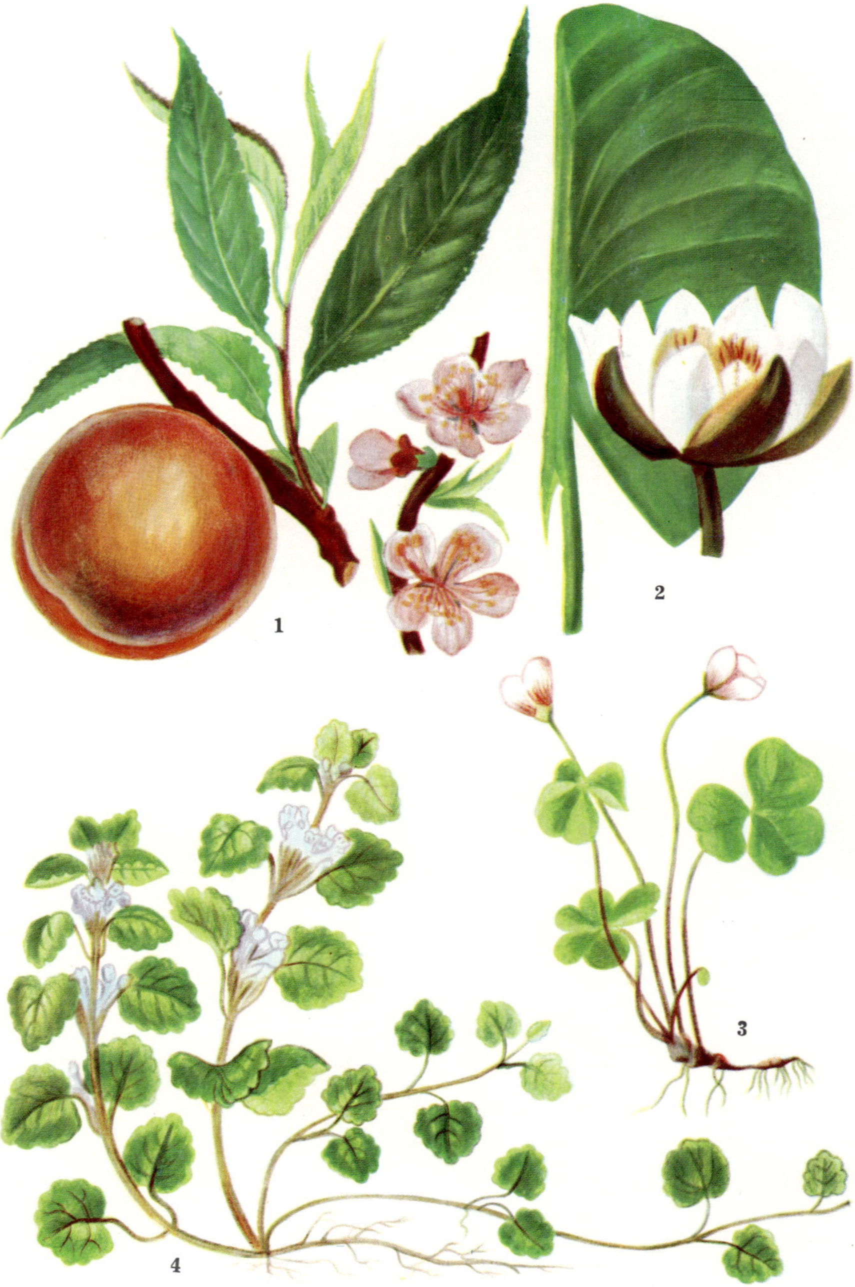

TAFEL 36 1 Pfirsich *(Prunus persica)*
2 Seerose, weiße (*Nymphaea alba*)
3 Sauerklee (*Oxalis acetosella*)
4 Gundermann (*Glechoma hederacea*)

Zitruslikören, zu Kräuter- und Bitterlikören, die als appetitanregend gelten.

Zitronenmelisse
Melissa officinalis

Man kann diese aus dem Orient stammende, ausdauernde Pflanze im Kräuterbeet ziehen. Das Aussäen bzw. die Aufzucht aus Samen ist für den Laien zu schwierig. Es empfiehlt sich daher, Teilungspflanzen aus der Gärtnerei zu beschaffen.
Das zitronenartige bittere Aroma des Krautes läßt sich gut zu grünen Salaten, Frischkost, Soßen, Pilzspeisen und Wildgerichten verwenden. Man kann Melisse im Notfall überall da nehmen, wo man sonst Zitronensaft oder Zitronenschale angewendet hätte, allerdings niemals bei Backwaren. Siehe auch unter „Kräuter".

Zitwer
Curcuma zedoaria

Dieses Ingwergewächs mit länglich-kegelförmiger Wurzel stammt aus Vorderindien. Es ist heute in der Küche kaum noch bekannt und wird gemahlen Currymischungen beigegeben oder bei aromatischen Magenmitteln und in der Likörindustrie verwendet. Es schmeckt scharf bitterlich, riecht kampferähnlich und erinnert an Ingwer. Siehe auch „Kurkuma".

Zwiebel
Allium cepa

Es gibt verschiedene Zwiebelarten. Ihr Vitaminwert ist beinahe einmalig. Ihre Verwendung im Haushalt als Zutat zu Salaten, Suppen, Gemüsen und Fleischgerichten ist nahezu unbegrenzt.
Wir kennen Sommerzwiebeln, Winterzwiebeln, Porree, Schalotten, Perlzwiebeln, Schnittlauch und Knoblauch. Die Sommerzwiebel ist wohl die wichtigste Küchenzwiebel. Die Winterzwiebel gleicht ihr, ist aber Import aus Sibirien.
Für Marinaden, Mixed Pickles und Konserven eignen sich die Silber- und Perlzwiebeln besonders. Man verwendet sie auch als Speisezutaten.

Die Schalotte wächst in Büscheln, die einzelnen Zwiebeln sind schief-eiförmig und bestehen aus kleineren Zwiebelchen. Sie schmecken mild und fein. Zwiebelpräparate sind: Zwiebelpulver (Gemahlene, getrocknete Z.), Zwiebelsalz (Mischung aus Salz und Pulver), Zwiebelflocken, geschnittene und gehackte Zwiebeln, geröstete Zwiebeln und Grüne Zwiebeln (Green Onions), artverwandt mit Schnittlauch.

Der kleine Kräutergarten

Der Gartenbesitzer verschließt sich im allgemeinen nicht den Wünschen der Hausfrau, die sich einen eigenen kleinen Kräutergarten wünscht. Es wäre ja auch töricht, wollte er sie daran hindern, Heil- und Gewürzpflanzen zu ziehen, die nun einmal nicht nur lebenswichtig, sondern auch gesundheitsfördernd sind.

Gewiß, nicht jeder hat einen Garten und nicht jeder kann sich bewußt der Pflanzenzucht widmen. Jede Hausfrau aber wird gern die kleine Mühe übernehmen, ein paar Kräuter – und seien es vorerst nur Küchenkräuter – in Blumentöpfen am Küchenfenster oder Blumenkästen auf dem Balkon zumindest als ständige Frischkost zu ziehen. Sie sollte es vor allen Dingen für die kräuterarmen Wintermonate tun und sich dabei nicht nur auf Petersilie und Schnittlauch beschränken.

Zucht am Fenster

Wer einen Garten besitzt, hat natürlich bessere und größere Möglichkeiten. Seine Arbeit aber ist nicht anders als die der Hausfrau ohne Garten, höchstens ein wenig umfangreicher. Aber das dürfte weder ausschlaggebend sein, noch ihn etwa überfordern.

Die meisten von uns machen sich falsche Vorstellungen über die eventuell anfallende Arbeit der Aufzucht von Heil- und Gewürzkräutern. Insbesondere Hausfrauen glauben manchmal, man müsse ganz spezielle gärtnerische Voraussetzungen besitzen, um dem Geheimnis der Kräuter- und Würzdrogen gerecht werden zu können. Das ist ein Irrtum. Wer in seinem Garten Heil- und Gewürzpflanzen anbauen möchte und noch keine Erfahrung besitzt, mag zur Kenntnis nehmen, daß es leichter ist, Kräuter zu züchten als Zierblumen zu hegen und zum prachtvollen Blühen zu bringen, denn die meisten Kräuter wachsen ohne ständige Pflege und stellen auch

Leichte Zucht

keine besonderen Ansprüche an die Erde und Bewässerung. Sie verlangen häufig nicht einmal ein besonderes Beet und lassen sich oft als duftende und blühende Einfassung von Beeten verwenden. Das soll nicht besagen, daß man der Zucht nicht viel Aufmerksamkeit schenken soll und die Kräuter einfach auf gut Glück ihrem Wachstum überlassen darf. Ein wenig mehr als wirtschaftliches Nutzungsinteresse, ein bißchen Liebe zur schenkenden Natur gehört schon dazu. Die aber kommt beinahe von allein, wenn man die ersten Schritte hinter sich hat.

Nicht mehr als Eigenbedarf

Es wäre ein Fehler, wollten Sie von vornherein die Aufzucht von Heil- und Gewürzkräutern auf breiter Basis anlegen und daraus ein Geschäft, einen Nebenerwerb, zu machen versuchen.

Jeder Anfänger tut gut daran, sich anfangs auf den Anbau der gebräuchlichsten Pflanzen für den Eigenbedarf zu beschränken. Dafür benötigt er nur einen kleinen Gartenteil. Samen und Stecklinge erhält man beim Gärtner und Samenhändler. Wenn auch die Kräuter meist anspruchlos sind und wenig Dünger verlangen, so empfiehlt es sich, sich vorher darüber zu informieren, welchen Boden sie brauchen, welche Mineralstoffe für sie wichtig sind, ob sie Trockenheit oder Feuchtigkeit verlangen und wann sie gesät oder angepflanzt werden müssen.

Wer nicht direkt aussäen will, kann in einem Frühbeetkasten vorkultivieren und bei der Umsetzung ins Freiland bereits die erste Auslese treffen, d. h. die schwachen Sämlinge rechtzeitig ausmerzen. Die im Frühbeetkasten vorkultivierten Pflanzen sind in den meisten Fällen kräftiger. Man bringt sie nach dem Erscheinen der ersten jungen Blätter ins Freiland.

Wer jedoch direkt aussät, sollte dies in Rillen tun, die ihm ermöglichen, das Unkraut besser zu entfernen.

Saatboden vorbereiten

Es versteht sich, daß der Saatboden gut vorbereitet sein muß. Man hat im Herbst bereits gut verrotteten Dünger eingegraben. Im Frühjahr wird der Boden gut geharkt, darf aber eine gewisse Festigkeit nicht verlieren. Während des Wachstums muß der Boden gelockert werden, wir können so dem Unkraut den Garaus machen und die Bodengare erhalten. An heißen Tagen empfiehlt sich eine Bewässerung, am besten zur Abendzeit.
Noch etwas zum Samenkauf. Es hat sich gezeigt, daß die meisten Küchenkräuterpflanzer ihren Eigenbedarf an Gewürz überschätzen und viel zu große Kräutermengen aussäen.
Erfahrene Züchter raten, nicht mehr als zwei bis drei Quadratmeter Garten zur Kräuterfläche zu bestimmen. Sie können die küchennotwendige Menge von 10 bis 15 Kräutern leicht liefern, zumal man bei ausdauernden Würzpflanzen mit drei Pflänzchen auskommt.
Wenn nicht bestimmte Pflanzen als Beetumrandung bei Gemüsebeeten angelegt werden und so im Kräuterbeet keinen Platz benötigen, plant man am besten noch vor der Aussaat oder Umpflanzung aus dem Frühbeetkasten die genaue Einteilung der für die Kräuterzucht bestimmten Fläche. Es ist nämlich zu bedenken, daß a) die Pflanzen verschieden hoch werden, b) manche Gewächse jahrelang an ihrem Platz bleiben und c) andere jährlich neu ausgesät bzw. gesetzt werden müssen.

Welche Pflanzen?

Ausdauernden Pflanzen wird man einen Standort geben, der ihnen ungestörtes, jahrelanges Wachstum garantiert. Zu dieser Pflanzenart gehören: Beifuß, Bibernelle, Eberraute, Estragon, Liebstöckel, Pfefferminze, Salbai, Tripmadam, Weinraute, Ysop und Zitronenmelisse. Auch eine ausdauernde Sorte des Thymian gibt es. Sie ist kräftiger als die einjährige.
Einjährige Kräuter sind: Basilikum, Bohnenkraut, Boretsch, Dill, Kerbel, Majoran, Petersilie und

Portulak. Auch Mohn, Anis und Koriander sind einjährig.

Fenchel und Kümmel sind zweijährige Gewächse. Es ist einer Überlegung wert, ob man diese letztgenannten fünf Pflanzen überhaupt im kleinen Kräutergarten aufnehmen soll, da man von diesen Pflanzen nur die getrockneten Früchte verwendet. Man sollte vielleicht Frischpflanzen den Vorrang geben.

Der Platz für die einjährigen Pflanzen ist am besten nach der Sonnenlage zu wählen, auf jeden Fall vor den ausdauernden Gewächsen, wenn nicht auf einem eigenen Beet.

Pflanzenhöhe

Und nicht vergessen: Pflanzenhöhe.

Bei den mehrjährigen Gewächsen haben die höchste Höhe: Beifuß, Estragon, Liebstöckel, Weinraute und Wermut.

Bei den einjährigen Pflanzen: Dill.

Mittlere Höhe erreichen: Basilikum, Bohnenkraut, Boretsch, Pfefferminze und Salbei.

Niedrig sind: Kerbel, Majoran, Petersilie, Schnittlauch und Thymian.

Wer seinen Kräutergarten übersichtlich und nach obigen Grundsätzen aufbaut, bei dem wird zum Beispiel Estragon in der hinteren Reihe, Boretsch in der mittleren und Schnittlauch in der vordersten Reihe stehen.

Unnatürlich ist das in Reihen Ansetzen. Pflanzen sollten in kleinen Gruppen wachsen und nicht wie Zinnsoldaten aufgereiht stehen.

Zur besseren Bearbeitung des Beetes wird man es so anlegen, daß es von jeder Seite erreichbar ist. Läßt sich dies aus räumlichen Gründen nicht ermöglichen, so kann man zwischen die einzelnen Kräutergruppen Steinplatten als Trittflächen legen.

Kräuter als Beeteinfassung

Anfangs erwähnten wir die Möglichkeit, Kräuter als Zierblumen oder Beeteinfassungen anzupflanzen. Dazu ein paar Hinweise.

Als Zierpflanze sind geeignet: Salbei, Thymian, Ysop und Weinraute. Man kann von ihnen eigene Schmuckbeete anlegen.
Zur Einfassung anderer Beete eignen sich: Portulak, Thymian und Tripmadam.
Im Steingarten lassen sich gut unterbringen: Lavendel, Tripmadam und Ysop.
Waldmeister kann nur an schattigen Standorten gedeihen.

Erntezeit

Wann erntet man? Wir haben im Heilkräuter-Kapitel bei jeder Pflanze die Sammelzeit genannt. Bei der Ernte kommt es wesentlich auf den richtigen Zeitpunkt an. So werden Blütendrogen am besten vormittags abgeerntet, wenn sie abgetrocknet sind. Nasse Pflanzen dürfen nicht geerntet werden. Kraut- und Blattdrogen werden nachmittags geerntet, wenn sie trocken sind. Ihr Gehalt an Wirkstoffen ist dann am höchsten.
Grundsätzlich ist das Aufstapeln grüner Pflanzen zu vermeiden. Schlechte Blätter sind sofort auszusortieren. Körnerdrogen müssen äußerst vorsichtig geerntet werden, weil sie manchmal leicht ausfallen. Wurzeln sind gleich zu waschen und auf schlechte Stellen zu untersuchen, die dann sofort entfernt werden.

Saatgutgewinnung

Es ist bei Heilkräutern insbesondere darauf zu achten, daß manche von ihnen ganz, d. h. Blüte, Kraut und Wurzel, verwendet werden können. Ein kluger Kräutergärtner wird sich die besten Pflanzen zur Saatgutgewinnung aussuchen.

Nach der Ernte

Die Pflanzenernte darf nicht einfach in warmen Stuben aufgestapelt werden. Das Trocknen und Aufbewahren der Heil- und Gewürzpflanzen verlangt gute Einrichtungen, wenn man verhindern will, daß wertvolle Bestandteile der Ernte verloren gehen. Die sogenannten Trockenhorden, luftige Trockengestelle für Blüten- und Blattdrogen erhalten die Naturfarben. Man kann hierfür Speicher- und Dachböden verwenden, die ruhig starke Zugluft haben können. Wichtig ist, daß sie nicht über einen Wärmegrad von 30-35 Grad Celsius hinauskommen. Wurzeldrogen darf man in der Sonne trocknen, muß jedoch darauf achten, daß 40 Grad Celsius nicht überschritten werden. Dies gilt auch für künstliche Trocknung oder Nachtrocknung.

Körnerdrogen werden auf Tüchern zum Trocknen ausgebreitet.

Bei der Aufbewahrung, das sagten wir schon, gilt es, darauf zu achten, daß die Drogen in trockenen Räumen und in fest verschließbaren Gefäßen aufbewahrt werden. Ihre Gerüche dürfen sich nicht gegenseitig stören. Licht und Luft dürfen keinen Zutritt zu den Gefäßen haben.

Soweit wir es nicht schon bei der Behandlung der einzelnen Kräuter taten, sei hier noch kurz notiert, was der Gartenbesitzer beim Anbau wissen sollte.

Wichtige Notizen

Anis – braucht guten und leichten Boden.

Basilikum – verlangt guten Gartenboden und wird am besten im Mistbeet ausgesät.

Beifuß – wächst auf jedem kalkhaltigen Boden.

Bibernelle – ebenso.

Bohnenkraut – ist gleichfalls anspruchslos, gedeiht aber auf sonnigem Boden besser.

Boretsch – ist anspruchslos.

Brunnenkresse – im Juni ausgesät, braucht fliessendes Quellwasser, das nicht zufriert.

Dill – ist völlig anspruchslos.

Estragon – verlangt einen guten, feuchten Boden und muß bei Kälte geschützt werden.

Fenchel – gedeiht nur in warmer und milder Umgebung.

Kalmus – braucht feuchte Stellen wie Teiche.

Koriander – liebt guten, feuchten Boden.

Kümmel – läßt sich überall auf humusreichem Boden anbauen.

Lavendel – kommt mit magerem Boden aus, reift meist nicht aus, wird daher früher geerntet und bedarf im Winter wärmenden Schutzes.

Liebstöckel – gedeiht am besten auf bewährtem Gartenboden, der gut gedüngt wurde.
Löffelkraut – ist anspruchslos.
Majoran – gedeiht am besten auf lockerem und humusreichem Boden.
Melisse – liebt geschützten, nicht zu trockenen Gartenboden.
Meerrettich – liebt warmen und gedüngten Boden.
Petersilie – bevorzugt lockeren, schwach gedüngten Boden.
Pfefferminze – mag feuchten, humusreichen Boden.
Quendel – liebt trockenen und sonnigen Boden ohne jede Düngung.
Raute – ist mit jedem guten Boden zufrieden.
Ringelblume – wächst ohne jeden Anspruch.
Rosmarin – möchte geschützten und gut gedüngten Boden, um zu gedeihen.
Salbei – stellt nicht die geringsten Ansprüche.
Sauerampfer – bevorzugt ausreichende Düngung.
Sellerie – liebt gute Düngung und feuchten Lehm- bzw. Kalkboden.
Schwarzwurzel – mag nährstoffreichen Boden.
Thymian – gedeiht am besten auf trockenem Boden in sonniger Lage.
Ysop – verlangt nicht mehr als der Thymian.

Wir sind in diesem kurzen Kapitel nur auf die bekanntesten Pflanzen eingegangen und meinen, daß es für den Anfang genügt, sie anzubauen und zu züchten. Wenn ein französisches Sprichwort sagt, daß der Appetit beim Essen käme, dann wissen wir: Dies gilt auch im übertragenen Sinne. Wer einmal begonnen hat, sich einen kleinen Kräutergarten anzulegen, der wird bald größere Freude daran finden, Heil- und Gewürzkräuter aller Arten anzubauen und zu züchten. Es wird ihm ein Gebot sein, dessen Erfüllung ein Dank an die Allmutter Natur ist.

Gewürzmischungen

Einst waren Gewürze ebenso wie Gewürzmischungen ein ausgesprochener Luxus, den sich nicht einmal der sogenannte gute Bürger leisten konnte. Das hat sich im Laufe der Zeit gottlob geändert. Wollte man ein Modewort umfunktionieren, so könnte man von einem völlig neuen Würzbewußtsein reden. Man würzt heute mehr denn je. Das mag nicht zuletzt darauf zurückzuführen sein, daß neben den Gewürzen viele Gewürzmischungen geschaffen wurden, die es den Hausfrauen ermöglichen, für geringen Kostenaufwand allen Speisen einen verbesserten Geschmack zu geben.

Wenn an dieser Stelle die Mischgewürze kurz aufgezeigt werden, dann geschieht es, um das Thema Gewürze zu ergänzen und abzuschließen. Es ist nicht daran gedacht, Standardrezepte zu vermitteln. Das wäre schon allein deshalb nicht möglich, weil die in den Handel gebrachten Gewürzmischungen sich auch dann etwas unterscheiden, wenn sie – von verschiedenen Firmen hergestellt – unter dem gleichen Namen angeboten werden.

Es kann nur stichwortartig angegeben werden, welche Hauptzutaten Verwendung finden. Sie sagen am besten aus, wann und wo die Mischgewürze zur geschmacklichen Verfeinerung beitragen können.

Bratengewürz

Hauptbestandteile: Pfeffer, Paprika, Piment, Glutamat und verschiedene Trockenkräuter. Diese Mischung wird gemahlen den Soßen zugesetzt und mitgekocht. Geeignet für: Kalbs-, Rinder- und Schweinebraten sowie Ragouts.

Barbecue-Spice

Ein anderes Bratengewürz, auch *Barbecue-Spice* genannt, ist eine pikante Mischung gemahlener Gewürze wie Knoblauch, Nelken, Paprika, Chilipfeffer und Glutamat, denen Salz und Zucker beigegeben wird. Geeignet für: Pikante Salate, gegrilltes Fleisch, Geflügel und gebratene Fische. Rauchartiger Geschmack.

Beau Monde Seasoning

Hauptbestandteile: Zwiebelpulver und Sellerie. Geeignet für: Fleischsalat, grünen Salat, Kalb- und Schweinefleisch sowie Steaks.

Boemboe-Nasi-Goreng

Eine Mischung aus Zwiebeln und acht verschiedenen indischen Kräutern, die aufeinander abgestimmt sind und sich bei dem indonesischen Spezialgericht verwenden lassen. Nasi-Goreng vereinigt Pikantes, Saures und Süßes in sich.
Bomboes (sprich: Bumbus) ist die malaiisch-indonesische Bezeichnung für Gewürz und Gewürzmischungen. Die letzteren werden von der Hausfrau meist selbst zusammengestellt.
Bomboe-Nasi-Goreng ist für alle Speisen geeignet, an die man Zwiebeln gibt. Für eine Familienmahlzeit genügt ein Eßlöffel der Mischung. Man läßt sie in wenig Wasser quellen, danach wird Bomboe kurz angedünstet.

Boemboe-Sesate

Eine Gewürzmischung, die mit Wasser oder Milch und Ketchup aufgekocht wird. Man verwendet sie als Beize für die Fleischwürfel des Saté-Gerichtes. Das Fleisch wird darin eingelegt. Später röstet oder grillt man es an kleinen Bambusstäbchen. In unseren Küchen läßt sich das Mischgewürz für Rind- und Schweinefleisch sowie Spießchen verwenden.

Bouquet Garni for Beef

Hauptbestandteile: Majoran, Basilikum, Bohnenkraut, Oregano (Dost), Rosmarin und Salbei. Geeignet für: Hackbraten (ins Fleisch geben), Frikadellen und Fleischklopse (ebenso). Steaks werden nach dem Braten gewürzt. Rindfleisch wird als Braten vorher eingerieben. Beim Kochen und Schmoren wird das Gemisch während des Zubereitens beigegeben.

Fleischsuppen und -brühen und Eintopf gewinnen ebenfalls durch Bouquet garni for Beef.

Bouquet Garni for Soup	Hauptbestandteile: Basilikum, Bohnenkraut, Estragon, Majoran, Petersilie und Thymian. Nur für Suppen geeignet, wie z. B. aus Bohnen, Geflügel, Minestrone, Fleisch und Fisch. Man gibt das Würzgemisch beim Kochen diesen Suppen zu.
Chili con Carne – Gewürz	Hauptbestandteile: Chilipfeffer, Knoblauch, Kümmel, Oregano und andere Gewürze. Geschaffen für das mexikanische Spezialgericht aus Rindfleisch, Tomaten und Zwiebeln. Geeignet für Schweine-, Rind- und Hammelfleisch. Sparsam dosieren!
Chilipulver	Hauptbestandteile: Chillies kleine, scharfe Pfefferschoten, (siehe Cayennepfeffer) gemahlen und gemischt mit Knoblauch, Nelken, Oregano, Paprika und anderen Gewürzen. Geeignet für: Fisch- und Tomatensuppen, Auberginen, Linsen, Bohnen, Gulasch, Pasteten, Ragouts, Gehacktes sowie für gebackenen und gebratenen Fisch.
Curry	Hauptbestandteile des aus 12 bis 30 Gewürzen kombinierten Gemischs: Ingwer, Nelke, Koriander, Kardamom, Muskat, Pfeffer, Paprika, Piment, Zimt und Chillies. Currymischungen sind unterschiedlich, schmecken scharf brennend und pikant. Sie machen keinen Durst und sind bekömmlich. Bei der Dosierung muß man vorsichtig sein. Curry kann leicht ein Gericht übertönen. Geeignet für: Alle Reisgerichte, Sauerkraut, Tomaten, Suppen (Fisch, Tomaten, Blumenkohl, Kartoffeln) Fleisch jeder Art und gekochten Fisch. Curry ist lichtempfindlich, muß also gut verschlossen aufbewahrt werden.

Daoen Djeroek Poeroet

Die aromatisch duftenden und ebenso schmekkenden Blätter des indischen Zitronenbaumes werden vor allem bei Fleischgerichten (Reistafel) der indischen und indonesischen Küche verwendet. Bei uns eignen sie sich für gebratenes Fleisch, für Rind, Schwein und gekochten Fisch.

Daoen-Salam

Das indische Lorbeerblatt, auch Friedensblatt genannt, ist milder als das uns bekannte. Es duftet und schmeckt jedoch ähnlich. Man verwendet es wie Lorbeer (Siehe dort).

Djintan

Indischen Kümmel kann man bei uns nur gemahlen kaufen. Er ist besonders für Nasi-Goreng geeignet und kann sonst wie Kümmel (Siehe dort) verwendet werden.

Einmachgewürz

Unter diesem Sammelbegriff gibt es verschiedene Mischungen aus ungemahlenen Gewürzen, die zum Einmachen von Gurken und Mixed Pickles geeignet sind. Es kommt darauf an, was jeweils eingemacht werden soll: Pfeffer-, Essig-, Senf-, Salz- oder Dill und Gewürzgurken.
Hauptbestandteile: Cayennepfeffer, Anis, Dill, Senfkörner, Paprika, Estragon, weißer Pfeffer, Beifuß, Lorbeerblätter, Ingwer, Nelken, Meerrettich, Kümmel, Chillies, Zimt und Zwiebeln.
Man schichtet das Gewürz abwechselnd mit dem Gemüse in Töpfe oder Gläser.

Fines Herbes

Eine Mischung aus französischer Küchentradition. Getrocknete, ungemahlene Blätter werden – aufeinander abgestimmt – je nach Wunsch zusammengstellt. Meist sind es 5 bis 9 Kräuter. Hauptbestandteile: Basilikum, Kerbel, Majoran, Bohnenkraut, Petersilie, Rosmarin und Schnittlauch. Die Kräuter werden im Mörser fein zerstoßen und sind geeignet für: Alle Fleischspeisen, pikante Salate, Gemüse und Soßen.

Wenn man mehr gerebelte Kräuter zubereitet hat, als man verwendet, so muß der Rest vor Licht geschützt werden.

Fischgewürz
Hauptbestandteile: Weißer oder schwarzer Pfeffer, Lorbeerblätter, Ingwer und Piment. Je nach Verwendungszweck auch Nelken, Meerrettich, Dill oder andere Trockenkräuter.

Geflügelgewürz
Hauptbestandteile: Bohnenkraut, Majoran, Salbei und Thymian. Manchmal auch Rosmarin, schwarzer Pfeffer, Zwiebel, Selleriesaat, ergänzt durch Glutamat und Salz. Geeignet für: Geflügelfüllungen, aber auch bei Schlachtfleisch und Fisch verwendbar. Bei Hackfleischgerichten empfiehlt sich die Hinzunahme von Paprika. Grundsätzlich wird sparsame Dosierung angeraten.

Gemüseflocken
Hauptbestandteile: Getrocknete und gemahlene Karotten, Sellerie, Spinat, Petersilie, Sellerie, Tomaten und Zwiebeln. Geeignet für: Fleischbrühe, Suppen und würzige Soßen.

Grillgewürz
Gegrilltes Fleisch muß besser gewürzt werden als ein gewöhnlicher Braten. Es hat einen höheren Saftgehalt, der die Geschmacksstoffe verdünnt. Das beste Grillgewürz ist *Barbecue-Spice* (s. dort).

Gulaschgewürz
Hauptbestandteil ist Paprika, dem Glutamat als Geschmacksvertiefung zugegeben wurde. Zur Aromatisierung wird meist eine Kleinstdosis Nelken oder Piment beigefügt. Gemahlener Pfeffer gehört auch dazu.

Italienische Mischung
Hauptbestandteile: Oregano (Dost), Basilikum, Paprika (mittelscharf) und Knoblauch. Meist ergänzt man durch Bohnenkraut, Majoran, Thymian, Rosmarin und Salbei. Geeignet für: Minestrone, Tomatengerichte, Salate, Geflügel, Ragouts und Hackfleisch.

Hauptbestandteile dieses Gewürzes für Seemannsgerichte: Senf, Pfeffer, Lorbeerblätter und Piment.

Labskausgewürz

Hauptbestandteile für Essig- oder Würzgemüse: Senfkörner, Lorbeerblätter, schwarze und weiße Pfefferkörner, Dillsaat, Ingwer, Muskatblüte, Koriander, Piment und Paprikastückchen.
Diese Mischung eignet sich auch für kräftige Suppen und Soßen wie zum Marinieren von Fleisch.

Mixed-Pickles-Gewürz

Hauptbestandteile: Thymian, Basilikum, Estragon, Knoblauch, Petersilie und Zwiebel. Geeignet für: Geschlagene Butter, zu gebratenem Fleisch und Fisch. Nach dem Braten beigeben.

Kräuterbuttergewürz

Hauptbestandteile, für warme Fleischspeisen in Teighülle: Weißer Pfeffer, Muskatblüte, Ingwer, Zimt und Lorbeerblätter.
Bei Obstpasteten: Zimt, Nelken, Muskatblüten oder -nuß, Ingwer und Piment. Weitere Zuwendungen nach eigener Wahl.

Pasteten-Gewürz

Hauptbestandteile: Petersilienflocken und etwas getrockneter Knoblauch. Geeignet für: Suppen, Salate, Gemüse und Soßen.

Persillade

Hauptbestandteile: Nelken und Zimt, Ingwer, Kardamom, Nelkenpfeffer, Muskatblüte, Koriander, Anis. Je nach geplantem Gebäck. Es gibt die einzelnen Mischungen für Leb- und Braunkuchen sowie Spekulatiusgewürz gemahlen im Handel.

Pfefferkuchengewürz

Siehe *Bouquet garni for Beef.*
Hauptbestandteile für Sauerbratengewürz: Chillies, Wacholder, schwarzer Pfeffer, Lorbeerblätter, Zwiebeln, Koriander, Zimt, Nelken, Senfkörner und eventuell auch Prisen von Piment und Ingwer.

Rindfleischgewürz

Stroganoff-Gewürz

Hauptbestandteile: Salz, Zwiebel, Pilze, Glutamat und Gewürze nach eigenem Geschmack. Als Bindemittel wird Arrowroot (eine Stärkeart) verwendet.

Wurstgewürz

Hauptbestandteile: Pfeffer, Majoran, Piment, Kardomom, Thymian, Muskatnuß und Ingwer. Mischungen je nach geplanter Geschmacksrichtung.

Etwas über Salze

Salz ist kein Gewürz, sondern ein Mineral. Da man es aber zum Würzen braucht und mit Gewürzen mischt, seien ihm ein paar kurze Worte gewidmet.

Speisesalz

gibt es verschiedenster Art: grob, mittelfein und fein. Salzbrezeln bestreut man mit grobem Salz. Feines Salz löst sich schneller und kommt in die Butter. Tafelsalz mischt man gewöhnlich mit Zusätzen, die ein Verklumpen verhindern. Salz muß warm und trocken aufbewahrt werden.

Gewürztes Salz

Diese Mischung aus Tafelsalz mit Kräutern, Gewürzen, Zwiebeln und Knoblauch (Seasoned Salt) enthält auch Prisen von Zucker, Glutamat und Stärke. Man kann Geflügel, Fleisch und Fisch damit ebenso würzen wie Salate, Quarkspeisen und Eierspeisen.

Knoblauchsalz

Tafelsalz mit getrocknetem und gemahlenem Knoblauch, geeignet für Fleischgerichte aller Art. Auch für Gemüse. Vor allem aber für Grillgerichte die vor dem Grillen gesalzen werden müssen.

Kräutersalz

Hierbei handelt es sich um Tafelsalz, das jeweils mit verschiedenen gemahlenen und getrockneten Kräutern (Blätter, Samen) in verschiedenen Geschmacksrichtungen zusammengestellt wird und meist kein Zwiebel- oder Knoblauchpulver enthält. Diese Art Gewürzmischungen ist besonders zum Nachwürzen von Soßen, Salaten und Suppen gedacht. Es eignet sich aber ebenso für Eintopf, Gurken- und Tomatenspeisen, bei denen es zugleich als Speisesalz zu werten ist.

Meersalz

Auch Seesalz genannt. Man gewinnt es in Salinen oder flachen „Salzgärten", wo das Meerwasser der Sonnenbestrahlung ausgesetzt wird. Es unterscheidet sich vom gewöhnlichen Kochsalz nur um einige im Meerwasser enthaltene Stoffe, die im Grunde genommen keinen besonderen Wert besitzen. Meersalz ist kein Diätsalz, wenngleich dieser irrigen Ansicht von seinen Lieferanten nicht widersprochen wird. Es besitzt auch keine besonderen Würzeigenschaften.

Pökelsalz

Es besteht aus Kochsalz und Zusatzstoffen, die in erster Linie für Fleisch- und Wurstwarenbetriebe gedacht sind. Normalerweise sind die Bestandteile Kochsalz und Salpeter. Schnellpökelsalz enthält in vorgeschriebener Begrenzung salpetrigsaures Natrium (Natriumnitrit). Im Höchstfall sind es 0,6%. Diese Salzmischung findet nur bei Hausschlachtungen Verwendung.

Rauchsalz

Eine amerikanische Partyküchenerfindung, die eigentlich nur darin besteht, daß mit Meersalz eingeriebene Fleischspeisen beim Grillen oder Braten über der offenen Flamme eines Holzfeuers einen rauchigen Geschmack erhalten. Um Liebhabern dieser Geschmacksrichtung dienen zu können, brachten amerikanische Firmen geräuchertes Speisesalz in den Handel (Smoked Salt Old Hickory). Man kann also jetzt alle möglichen Speisen auch ohne eigenes Holzfeuer mit Raucharoma „würzen". Geeignet hierfür sind: Eierspeisen, Gemüse, Steaks, Fischsuppen, Käse und Soßen.

Salatsalz

wird ähnlich wie Kräutersalz zusammengestellt, wobei eine Verwendung nicht nur bei Salaten, sondern auch bei Soßen und Suppen, vor allem in der kräuterarmen Zeit, möglich ist.

Selleriesalz

Verwendet werden hierzu entweder zerkleinerte und getrocknete, pulverisierte Sellerieknollen mit Kochsalz gemischt oder Kochsalz mit Sellerieschalen und -blättern. Das schmackhafte Gewürz ist gut geeignet für: Salate, Suppen, Marinaden, Soßen, Gemüsegerichte und natürlich auch für Fleisch (Steaks, Geflügel) sowie Fleischbrühe und Quark. Man kann dieses Salz zu allen Speisen verwenden, zu denen frischer Sellerie gewählt wird (siehe dort).

Zwiebelsalz

ist im Prinzip ähnlich wie Knoblauchsalz und auch so anwendbar. Es eignet sich besonders für Menschen, denen frische oder geröstete Zwiebeln nicht bekommen.

Essig würzt und ist doch kein Gewürz

Nur weil wir vom Würzen sprechen und es verschiedene würzende Essigarten gibt, sei kurz darüber gesprochen. Als wichtig erscheint uns dabei die alte Hausregel: „Bei Salaten soll man Essig wie ein Geizhals, Öl wie ein Verschwender und Salz wie ein Weiser gebrauchen."

Branntweinessig

ist steuerbegünstigt, weil er aus der Branntweinerzeugung kommt, die für die Bundes-Monopolverwaltung von Bedeutung ist. Dieser Spritessig dürfte der am meisten verwendete sein.

Bieressig

ist verhältnismäßig unbekannt. Man gewinnt ihn aus der Biermaische. Er ist ein gewöhnlicher Gärungsessig.

Muß mit besonderer Kennzeichnung in den Handel kommen, denn dieses konzentrierte, zum Verdünnen bestimmte Präparat hat eine große Ätzwirkung. Reine Essigsäure, gewonnen aus der Trockendestillation von Holz, enthält keine zusätzlichen Aromastoffe, nur den säuerlichen Geschmack. Es gibt auf dem Markt aber aromatisierte Essenz und ebenso Kräuteressenz. Essigessenz

Kann aus Gärungsessig, aber auch aus Essenz hergestellt werden. Er muß einen Mindestanteil von 10% Fruchtsaft bester Qualität enthalten. Künstliche Aromen oder minderwertige Säfte dürfen nicht verwendet werden. Fruchtessig

Er kann auch aus Gärungsessig oder Essigessenz zubereitet werden. Er muß ein oder mehrere Kräuter (bzw. Gewürze) enthalten. Beim Kräuteressig muß der Grundtsoff angegeben werden, Wir kennen Estragonessig, Basilikumessig und auch Knoblauchessig. Kräuteressig

Kräuteressig aus reinem Weinessig ist der beste und bekömmlichste.

Man kann sich einen guten Estragonessig wie folgt bereiten: 50 g Estragonblätter werden mit 1/2 Liter Weinessig übergossen. Diese Mischung bleibt zwei Wochen an einem sonnigen Platz stehen und wird dann in eine andere Flasche umgefüllt.

Wie sein Name sagt, aus der Maische des Malzes hergestellt. Es ist ein echter Gärungsessig. Man verwendet ihn seines kräftigen Geschmacks wegen als Soßengrundlage (Worcester). Malzessig

Ein Gärungsessig, dessen Grundstoff Obstweine der verschiedensten Sorten sein können. Sie dürfen allerdings nicht angegeben werden. Obstessig

Weinessig

muß die Bezeichnung „Echter Weinessig“ tragen, dann ist er die beste Essigsorte. Wenn dieses Prädikat fehlt, handelt es sich um einen Verschnitt oder einen mit Branntweinmaische angesetzten. Auf dem Etikett muß dies vermerkt sein (Beispiel: Weinessig mit 40% Weinessig“).
Es ist immerhin bemerkenswert, daß nur knappe 5% der Essigproduktion „Echter Weinessig“ sind.

Das ABC der Naturheilkunde

In einem Buch über Kräuter und Gewürze wird immer wieder vom Heilen, Gesundwerden und Gesundbleiben zu sprechen sein. Wer sich mit Kräutern als Heilmittel und Beitrag zur richtigen Ernährung beschäftigt, dem ist auch daran gelegen, möglichst viel aus den Randgebieten der Naturheilkräfte zu erfahren. Wir wissen, daß die Naturheilkunde die Lehre von der Überwindung der Krankheiten durch die in uns lebendige Abwehrkraft ist.

„Wer da achtet Wald und Flur, kennt die Wunder der Natur", heißt es in einem alten Kräuterbuch. Der Mensch der Gegenwart ist zu sachlich und zu realistisch, um an Wunder zu glauben, und der Naturheilkunde wäre schlecht gedient, wollte man sie als eine Art okkulte Medizinkunde hinstellen. Schon vor einem Vierteljahrhundert (1950) hat der Deutsche Ärztetag die Forderung nach Schaffung von Lehrstühlen für die Naturheilkunde an den Universitäten gefordert. Er hat sich damit deutlich zu ihr als eine exakte Wissenschaft bekannt, die dem Laien als Helfer im Kampf um Gesundheit und Leben viele Wege selbst durchzuführender naturheilkundlicher Behandlungsmaßnahmen aufzeigt, dabei aber sehr klar und deutlich vor Scharlatanerie und unbesonnenem Handeln warnt.

Eine genaue wissenschaftliche Diagnose, eine Verwendung bestimmter Heilpflanzen zur bestimmten Erkrankung kann nur der Arzt treffen. Er hat zu entscheiden und bei ihm liegt die Verantwortung. Wenn es heißt „Natura sanat, medicus curat (Die Natur heilt, der Arzt hilft ihr)", dann ist mit diesem Helfen die Tatsache gemeint, daß er um die Heilkräfte der Natur weiß und sie zur rechten Zeit am richtigen Platz einsetzt. Wir alle, die ihm Vertrauen schenken, können ihm wiederum dadurch helfen, daß wir uns aufge-

schlossen zeigen und in den Fragen der Gesundheit über allgemeines Grundwissen verfügen.
Das ist der Sinn dieses praktischen ABC, das Ihnen in knappen Stichworten alles sagen will, was zum Verständnis der Naturheilkunde und ihrer Methoden nötig ist.

Abdomen	Bauch. Abdominal ist alles zum Bauch Zugehörige.
Abführmittel	Bei den einzelnen Kräutern und Krankheitsbildern genannt. Faulbaumrinde, Rhabarberwurzel, Sennesblätter und -schoten, Schlehenblüten wirken stark. Mild und gleitend sind pflanzliche Öle oder Ölsaaten wie Leinsamen, Leinöl. Vorsicht vor Gewöhnung. Es empfiehlt sich, nicht die Dosis zu erhöhen, sondern die Mittel zu wechseln.
Abführtees	Unter Kräutern und Krankheitsbild aufgeführt.
Abhärtung	Sie hat schon im Kindesalter zu beginnen. Gutgelüftete Räume, nicht überheizt. Betten nicht zu weich. Viel Aufenthalt in frischer Luft. Ganzwaschungen mit kaltem Wasser. Kneippbäder. Sport, Wandern, Spazieren. Rohkost empfehlenswert.
Abkochung	Siehe „Heilkräuter".
Ableitung	Eine Stauung oder Blutüberfüllung wird entlastend in ein anderes Stromgebiet abgeleitet. Vom Kopf in die Arme, Brust, Leib, Beine. Von der Brust ebenfalls abwärts. Viele Möglichkeiten sind gegeben: Barfußlaufen, Wassertreten (nach Kneipp) oder Tau- und Schneetreten, Fußbäder.
Abreibung, Abwaschung	Sie dienen dem Stoffwechsel durch Wärmeentzug. Abreiben wird dabei schonender angewendet als eine Abwaschung, die bei kräftigeren Kranken angebracht ist. Nach dem Aufstehen Körperbewegungen und Gymnastik, möglichst Ganzabreibung mit naßkaltem Tuch. Feuchtigkeit öfters erneuern. Empfindliche Kranke müssen Brust, Rücken oder Gliedmaßen mit naßkaltem Tuch bedecken und reiben, ohne das Tuch zu bewegen.

Über Dauer und Zahl mit Arzt reden. Bei Abwaschung nicht abtrocknen, sondern im Nachtgewand ins warme Bett.

Akupunktur

Mit Gold- und Silbernadeln ist eine uralte chinesische Heilmethode, die z. Zt. wieder modern wird. Wir können hier nicht ausführlich darauf eingehen. Bei der A. werden mit Hilfe eines besonderen Systems die schmerzhaften Punkte aufgesucht (Meridiansystem) und in die einzelnen Krankheiten zugehörigen schmerzhaften Punkte feine Nadeln gestochen. Sie bleiben meist längere Zeit dort. Schmerzlinderung tritt ein.

Akut

Wird eine frisch auftretende, fieberhafte Erkrankung genannt, die meist schnell abläuft.

Alkaloide

Sind organische Basen, die in vielen Pflanzen enthalten sind. Es sind meist starke Gifte, die bei sachgemäßer Anwendung wertvolle Heilmittel sein können. Es sind Stickstoffverbindungen, ihre Zahl geht an die 500. Es gehören u. a. dazu: Nicotin, Coniin, Chinolin, Aconitin, Atropin, Brucin, Chinin, Cocain, Coffein u. v. a. m.

Alkohol

Ist grundsätzlich ein Gift für alle Körperzellen, besonders schädlich für die Nerven. Einzelheiten erübrigen sich hier.

Allergie

Eine Überempfindlichkeitsreaktion, die angeboren sein kann. Ihre Reizstoffe nennt man Allergene. Das Nervensystem spielt dabei eine wichtige Rolle. Häute, Schleimhäute oder auch innere Organe reagieren auf Reize von Temperatur, bestimmte Speisen und Chemikalien. Am bekanntesten ist der Heuschnupfen (Pollenallergie).

Allopathie

Nennt man die Schulmedizin im Gegensatz zur Naturheilkunde und Homöopathie.

Aminosäuren

Sind stickstoffhaltige Eiweißbausteine, die ausschließlich von Pflanzen gebildet werden. Es gibt 26 Arten. Pflanzliches Eiweiß enthält allerdings nicht alle lebenswichtigen A. Deshalb soll man zu Mahlzeiten nie eine einseitige Auswahl treffen, sondern Pflanzen wählen, die sich gegenseitig ergänzen. Beispiel: Wildgemüse.

Amnesie	Bedeutet Erinnerungsverlust, vorübergehend oder bleibend.
Amöben	Einzellige Lebewesen, z. T. Krankheitserreger z. B. Ruhr.
Amphikramie	Doppelseitiger Kopfschmerz.
Amputation	Operative Entfernung eines Gliedes oder Körperteiles.
Anämie	Siehe „Blutarmut".
Anästhesie	Schmerzbetäubend, Unempfindlichkeit.
Analgesie, Analgie	Aufhebung der Schmerzempfindung bei Erhaltung des Bewußtseins.
Analprolaps	Vorfall der Afterschleimhaut, bei Hämorrhoiden sehr häufig.
Analyse	Zergliederung einer Substanz zur Ergründung ihrer Bestandteile.
Anamese	Vorgeschichte einer Krankheit.
Anaphylaxie	Nennt man eine besondere Form der Allergie, die künstlich erzeugt wird und zu einem lebensgefährlichen Schock führen kann.
Anasarka	Wasseransammlungen im Unterzellengewebe.
Anazidität	Magenübersäuerung.
Anergie	Krankhafte Energielosigkeit gepaart mit Hemmungsgefühlen.
Aneurysma	Erweiterung oder Verwölbung einer Arterie, kann Folge einer Verletzung sein, aber auch syphilitisch.
Angiektasie	Blutgefäßerweiterung. Krampfadern oder Aneurysma.
Angina	Siehe „Kräuter und Krankheiten".
Angiopasmen	Gefäßkrämpfe.
Angst	Oft die Ursache seelischer Störungen, Kreislaufstörungen, Magenbeschwerden, Herzklopfen, Herzkrampf u. a. Lebensangst darf nur durch seelische Behandlung überwunden werden.
Ankylose	Bedeutet Gelenkversteifung.
Anorexie	Gleichbedeutend mit Eßunlust und Appetitmangel.
Antibiotika	Wirkstoffe gegen Krankheitserreger. Viele Heilpflanzen besitzen antibiotische Eigenschaften. Das erklärt ihre Heilwirkungen bei Entzündungen und Infektionen.

Stoffe, die die Fähigkeit besitzen, im Organismus Antikörper zu bilden.	Antigene
Spezifische Eiweißschutzkörper, die von den Körperzellen auf den Reiz von Antigenen gebildet werden, d. h. durch die Einvernehmung körperfremder Bakterien, tierischen, seltener pflanzlicher Stoffe. So ist z. B. ein von Schimmelpilzen gebildetet Antikörper die Grundlage des Penicillins. Antikörper sind auch Gegengifte (Antitoxine).	Antikörper
A. remida sind schmerzstillende Mittel.	Antineuralgien
die aus der linken Herzkammer entspringende Hauptschlagader, die Stammader aller anderen Adern.	Aorta
Krankhafte Gleichgültigkeit, Teilnahmslosigkeit.	Apathie
Blindarmentzündung. Siehe dort.	Appendizis
Verabreichung, Anlegung, Anwendung.	Applikation
Unregelmäßigkeit der Herztätigkeit.	Arhytmie
Bezeichnung von Dr. M. Curry für einen Stoff, der in sehr geringen Mengen in der Luft vorkommt. Er ist mit dem Ozon entweder identisch oder nahe verwandt. Nach Untersuchungen von M. C. soll das menschliche Befinden von dem Arangehalt der bodennahen Luft und seinen Schwankungen abhängig sein. Nicht alle Menschen reagieren in gleichem Maße darauf. M. unterscheidet zwei Menschengruppen: die W-Typen (Warmluft) und die K-Typen (Kaltfront). Während die ersten auf fallende und niedrige Aranwerte reagieren, werden die zweiten von steigenden und hohen Aranwerten angesprochen. Weniger empfindliche Menschen gehören zum G-Typ (Gemischt). Man kann Krankheiten, die über das Lebensnervensystem (Wetterfühligkeit) danach einteilen.	Aran
Schlagaderverkalkung.	Arteriosklerose
Gelenkentzündung.	Arthritis
Abnutzungskrankheit des Gelenks, meist mit Verformung verbunden.	Arthrose
Schlaflosigkeit.	Asomnie
Menschen von schlankem Körperbau.	Astheniker

Aszites	Wasserbauchsucht.
Ataxie	Störungen des geordneten Zusammenlebens der Muskelgruppen.
Atemwege	Am Naseneingang beginnend, verlaufen siedurch Nasenhöhle, Rachen, Kehlkopf, Luftröhre und Bronchien zu den Lungen. Atemwege und Verdauungskanal kreuzen sich im Rachen.
Atherom	Grützbeutel, Talgdrüsengeschwulst, die sich vornehmlich im Bereich der behaarten Kopfhaut bildet. Ein A. kann groß wie ein Hühnerei werden. Nur das Herausschälen mit der gesamten Kapsel (mit Fettpropfen, Fettkristallen und Epidermiszellen) führt zur Heilung, die eine Behandlung mit homöopathischen Mitteln beschleunigt.
Athymie	Schwermut.
Atlas	Bezeichnung des obersten Halswirbels.
Atonie	Schlaffheit. Erschlaffung der Muskulatur.
Atrophie	Gewebeschwund in Organen, einzelnen Teilen oder im ganzen Körper. Ursachen: Vernachlässigung des Körperteils, Kreislauf- oder Stoffwechselstörungen mangelnde Ernährung oder gestörte Nervenversorgung.
Auskultation	Körperbehorchung durch den Arzt.
Autogenes Training	Methode der Selbstbeeinflussung durch Entspannungsübungen.
Auxine	Organische, pflanzliche Wuchsstoffe und für Zellteilung sowie Wachstum unentbehrlich. Die wissenschaftliche Forschung schreibt ihnen die Verhinderung der Mesotrophie (siehe dort) zu. Die gewöhnliche Kost ist arm an Auxinen, sollte aber reich sein. Naturgemäße Vollkost ist hierfür geeignet.
Avitaminosen	Durch Vitaminmangel bedingte Krankheiten. Siehe auch Vitamine.
Azetate	Essigsaure Salze. *Azeton* ist Essiggeist.
Azidismus	Saures Aufstoßen. *Azidose* nennt man die Übersäuerung des Blutes.
Badezusätze	Siehe „Bäder".
Bähung	Behandlung mit heißen Andampfungen, heißen Kompressen oder heißen Kräuterauflagen.

Einzellige, stäbchenförmige, nicht sporenbildende Kleinlebewesen (Pilze), die in zehntausenden von Arten überall in der Natur vorkommen, und ohne die der Gesamtstoffwechsel in der Natur nicht denkbar wäre. Ihre Ausscheidungen rufen oft im Körper schwerste Abwehrreaktionen hervor, die unter verschiedenartigsten Krankheitsbildern verlaufen. Ein nicht abwehrbereiter Körper entwickelt Krankheitskeime.	Bakterien
Bakterientötend; bewirken die weißen Blutkörperchen des lebenden Körpers durch entzündliche Reaktion, die Antikörper und Antibiotica.	Bakterizid
Vorhaut- und Eichelentzündung.	Balanitis
Siehe Atherom.	Balggeschwulst
Grundtemperatur. *Basalt*umsatz- Grundumsatz.	Basalttemperatur
Behandlungslehre mit Bädern aus natürlichen Mineralwassern. Sie ist ortsgebunden und wird von Ärzten des entsprechenden Heilbades durchgeführt.	Balneologie
Methode zur Abhärtung und Massage der Fußsohlen. Es wurde von Prießnitz und Kneipp empfohlen, dient der Ableitung (siehe dort) von Kopf und oberer Körperhälfte.	Barfußlaufen
Beruht auf Schilddrüsenüberfunktion, auch „Glotzaugenkrankheit" genannt.	Basedowsche Krankheit
Chemische Verbindungen, die mit Säuren Salze bilden. Eine gesunde Kost muß basenreich sein. Der schwedische Forscher Ragnar Berg empfahl aufgrund der Erkenntnis, daß gesunde Kost basenüberschüssig sein muß: „Man esse 5-7 mal so viel Kartoffeln, Wurzeln, Gemüse, Früchte, wie andere Nahrungsmittel."	Basen
Einzellige, stäbchenförmige Sporen bildende Kleinlebewesen und häufig Krankheitserreger.	Bazillen
Vitamin-B 1-Mangelkrankheit. Ernährung mit poliertem Reis führt dazu. Vollreis heilt aus.	Beriberi
Zweiseitig, beidseitig.	Bilateral
Gallenfarbstoff, der bei Blutzerfall und Gallenstauung ins Blut übergeht, von dort ins Gewebe und in den Harn. Gelbsucht.	Bilirubin

Biologie	Lehre von den Lebensvorgängen.
Bittermittel	Regen über Magen und Darm das vegetative Nervensystem an. Sie sind appetitanregend und fördern die Magensaftausscheidung. Reichlich vorhanden in: Bitterklee, Enzian, Kalmus, Tausendgüldenkraut, Löwenzahnwurzel, Pomeranzenschalen und Wermut.
Bittersalz	Mittel zur Darmreinigung. Man sollte es möglichst wenig verwenden, da es die Magensekretion stört.
Blennorrhoe	Eitrige Bindehautentzündung.
Blepharitis	Lidrandentzündung.
Blutandrang	Mit Kopfschmerzen und Schwindel sowie Müdigkeitserscheinungen verbunden. ist meist ein Anzeichen für Störungen im Kreislauf. Schuld daran ist vielfach der Gebrauch von ausgesprochenen Gefäßgiften wie Alkohol, Koffein und Nikotin. Bestes Mittel dagegen: Körperliche Bewegung, naturgemäße Lebensweise.
Blutegel	Werden bei einer umstimmenden und blutentziehenden Behandlung örtlich, aber auch am ganzen Körper angesetzt. Egel hemmen Gerinnung, beschleunigen den Lymphstrom, wirken der Gerinselbildung entgegen und bekämpfen Entzündungen. Beratung durch Arzt oder Naturheilkundigen nötig.
Blutgefäße	Auch Adern genannt, das mit dem Herzen verbundene geschlossene Röhrensystem des Blutkreislaufes. Man unterscheidet Schlagadern, Blutadern und Haargefäße.
Blutgruppen	Es gibt 4 Gruppen von Menschen verschiedenen Blutes. Blutgruppe A enthält im Serum einen Stoff, der die Blutkörperchen B zusammenballt. Blutgruppe B einen Stoff, der die Blutkörperchen A zusammenballt. Das Blut AB wird vom Serum A und B zusammengeballt. Das Blut 0 von keinem der beiden. Bei Bluttransfusionen dürfen nur solche Blutgruppen zusammengegeben werden, die Zusammenballungen ausschließen.

Gruppe 0 ist daher Universalspender. Universalempfänger ist die Blutgruppe AB. Bei Transfusionen wird jedoch möglichst auf Gruppengleichheit geachtet.

Blutreinigung
Heilgrundsatz der Naturheilkunde. Es gilt die im Körper aufgespeicherten Schlacken des Stoffwechsels, die Abbauprodukte und Krankheitsgifte zu entfernen.
Dies kann durch Frühjahrskuren (Saft- und Obstkuren), Rohkost und Blutreinigungstees erreicht werden. Hierfür eignen sich viele Kräuter (siehe dort) oder Frischsäfte. Reichliche Flüssigkeitsaufnahme (ohne jeglichen Alkohol) unterstützt die Gewebswäsche des Körpers.

Blutzucker
Befindet sich in jedem menschlichen Körper. Etwa 1 g Traubenzucker auf den Liter Blut. Er ist Energiestoff für die Organe und wird dem Blut laufend entnommen. Durch Nahrung wird er erneuert. Nach jedem Essen steigt der Zuckergehalt an. Das Insulin aus der Bauchspeicheldrüse vernichtet jeden Überschuß. Ist nicht genügend Insulin vorhanden, so steigt der Blutzuckergehalt. Der Körper versucht diesen für ihn giftigen Überschuß durch den Harn zu entfernen. Zucker im Harn heißt Zuckerkrankheit. Es empfiehlt sich an den meist kostenlosen Tests der Apotheken oder Krankenkassen teilzunehmen.

Bohnenkaffee
Gefäßgift, das anfangs zwar anregt, aber auf die Dauer schädlich auf Herz- und Kreislauftätigkeit wirkt.

Botulismus
Lebensmittelvergiftung durch bakteriell infizierte Eßwaren (Wurstvergiftung). Vielseitige Folgeerscheinungen: Erbrechen, Lähmungen usw. Den Arzt rufen. Vorher schon für Magenspülung, Abführen sorgen. Heilerde und Kohle einnehmen.

Bronchien
Hauptäste der Luftröhre.

Bruch
Austreten von Eingeweideteilen. Brüche können angeboren oder erworben sein. Ärztliche Beratung notwendig.

Bursitis
Schleimbeutelentzündung.

Bürstenbad	Es dient zur Anregung des Blut- und Lymphumlaufs, des Stoffwechsels und der oberen Hautschichten. Es ist ein Halbbad von etwa 35 Grad. Man beginnt bei den Fußsohlen und bürstet mit einer weichen Bürste oder einem härteren Schwamm die Haut kräftig durch.
Caecum (Coecum)	Blinddarm
Calvaria	Knöchernes Schädeldach.
Calvitis	Kahlheit. *Calvus* heißt Kahlkopf.
Cancer	Krebs. *Cancroid* – Hautkrebs.
Carbo	Kohle.
Carbonate	Kohlensaure Salze.
Cardia	Bezeichnung für a) Herz b) Magenmund.
Cardiacum	Herzkräftigendes Mittel.
Cardialgie	Magenkrampf.
Caries dentium	Zahnfäule, Karies.
Carcinom	Krebs.
Carpus	Handwurzel.
Caverne	Hohlgeschwür in der Lunge.
Chemotherapie	Bekämpfung von Infektionskrankheiten mit chemischen Mitteln. Die Naturheilkunde rechnet synthetische Arzneien nicht zu den natürlichen Heilmitteln.
Chinarinde	Die gepulverte Rinde verschiedener Cinchonaarten ist reich an Alkaloiden, darunter auch das Chinin. Baum in Süd- und Mittelamerika wie auch Polynesien.
Chirologie	Handlesekunst. Konstituionelle Aussagen sind möglich, da die Hand zum Körper gehört. Man kann chronischen Krankheiten und hormonale Störungen erkennen. Deutung der Handlinie (Lebenslinie) ist umstritten.
Chiropraktik	Heilmethode, die durch Spezialhandgriffe nicht gänzlich ausgerenkte Wirbel wieder einrenkt.
Chlorophyll	Blattgrün, ohne das der Aufbau der wichtigsten Nährstoffe in der Pflanzenwelt nicht möglich wäre. Es spielt auch im menschlichen Stoffwechsel eine wichtige Rolle.
Cholangitis	Entzündung der Gallengänge.

Gallensteinleiden.	Cholelithiasis
Lebenswichtiger Stoff im Körper. Man spricht auch vom Gallenfett. Es entsteht nur durch tierische Ernährung.	Cholesterin
Geschwulst aus Knorpelgewebe.	Chondrom
Träger der Erbanlagen (Gene). Die Körperzellen des Menschen enthalten 48 Chromosomen, die in Form und Größe unterschiedlich sind.	Chromosomen
Krankheit, die sich längere Zeit hinzieht. Chronisch ist der Gegensatz von akut, bedeutet aber keineswegs unheilbar. Man versucht, chronische Krankheiten in akute zu überführen, um so besser die Heilung zu erreichen. Die dadurch eintretende Verschlimmerung des Leidens ist als gutes Zeichen zu werten: Der Körper reagiert und besitzt genügend Abwehrkräfte.	Chronisch
Dickdarmentzündung.	Colitis
Zerschnitten. Rezepturbezeichnung für Drogen, die mit dem Messer zerkleinert wurden.	Concisus
Zerstoßen, zerquetscht; bezeichnete Drogen, die grob zerstoßen wurden, weil sie nicht anders zu verkleinern gehen, z. B. Samen.	Contusus
Rezepturbezeichnung für die Rinde einer Pflanze. Wenn es sich um die Rinde einer Frucht oder einer Wurzel handelt, wird dies besonders angegeben. *Cortex fructus* oder *Cortex radici.*	Cortex
Blase, ein Hohlraum mit Flüssigkeit gefüllt und mit einer Wand umgeben.	Cyste
Bezeichnung für Harnblase.	Cystis
Besichtigung einer Blase mit Hilfe eines Blasenspiegels.	Cystoskopie
Fingerentzündung.	Daktylitis
Dampfbehandlungen siehe Kapitel „Wasserheilkunde“.	Dampfbäder
Gesunde Besiedlung des Dickdarms, die ein starker Schutz gegen Krankheitserreger ist. Colibazillen, Milchsäurebazillen und Darmkokken spielen dabei eine große Rolle. Eine naturgemäße Ernährung mit Gemüse und Obst trägt viel dazu bei.	Darmflora

Defäkation	Stuhlentleerung.
Dekokt	Bezeichnung für Drogenabkochung.
Dekubitus	Wundliegen, Aufliegen.
Delirium	Bewußtseinstrübung mit Wahnvorstellungen *Delirium tremens* ist Säuferwahn.
Dentalgie	Zahnschmerz. Dentale Infektion ist eine von den Zähnen ausgehende Infektion.
Depression	Seelische Verstimmung, bedrückte Gemütsverfassung, Schwermut.
Dermalgie, Dermaltalgie	Hautnervenschmerz.
Dermatologe	Hautarzt.
Desensibilisierung	Unempfindlich machen. Siehe auch bei Allergie.
Desodieren	Geruchsbeseitigung. Waschungen, Spülungen beseitigen üble Gerüche.
Dextrose	Traubenzucker. Siehe dort.
Diabetiker	Zuckerkranke.
Diarrhoe	Durchfall. Siehe dort.
Diät	Bezeichnung für ärztlich vorgeschriebene Krankenernährung.
Digestion	Verdauung.
Dilation	Erweiterung.
Dilutionen	Bezeichnung für (Arznei)-Tropfen.
Dolor	Schmerz, *dolorant* ist schmerzhaft.
Dominant	Vorherrschend, überdeckend.
Dorsum	Rücken. *Dorsal* bedeutet zum Rücken gehörend, rückseitig, zum Rücken hin liegend.
Dosis	Gewichtsmenge eines Medikaments. *Dosieren* heißt abmessen, zumessen.
Dragée	Überzuckerte Arzneipille.
Droge	Bezeichnung für einen pflanzlichen oder tierischen Arzneistoff.
Duodenum	Zwölffingerdarm. *Duodenitis,* Entzündung des Zwölffingerdarms.
Durchfall	Durch Wasser verdünnte, häufige Stuhlausscheidung. Siehe bei „Kräuter und Krankheiten“.
Dusche	Brausen wirken anregend auf Haut und Stoffwechsel. Nicht geeignet für Kleinkinder, nervöse und schwächliche Menschen.
Dysbakterie	Krankheitsvorgänge infolge Störung der Darmflora.

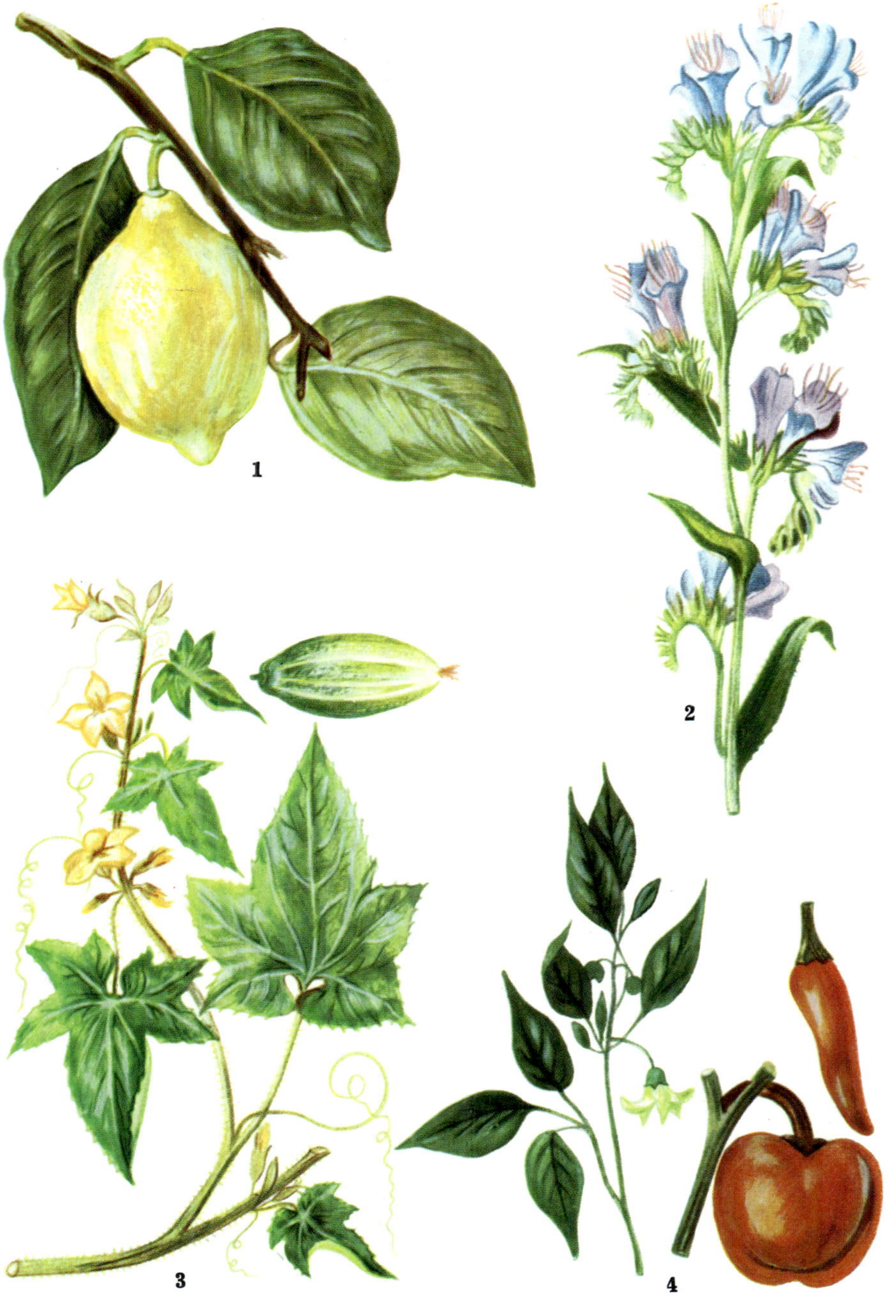

TAFEL 37

1 Zitrone (*Citris medica*)
2 Natternkopf (*Echium vulgare*)
3 Gurke (*Cucumis sativus*)
4 Paprika (*Capsicum annuum*)

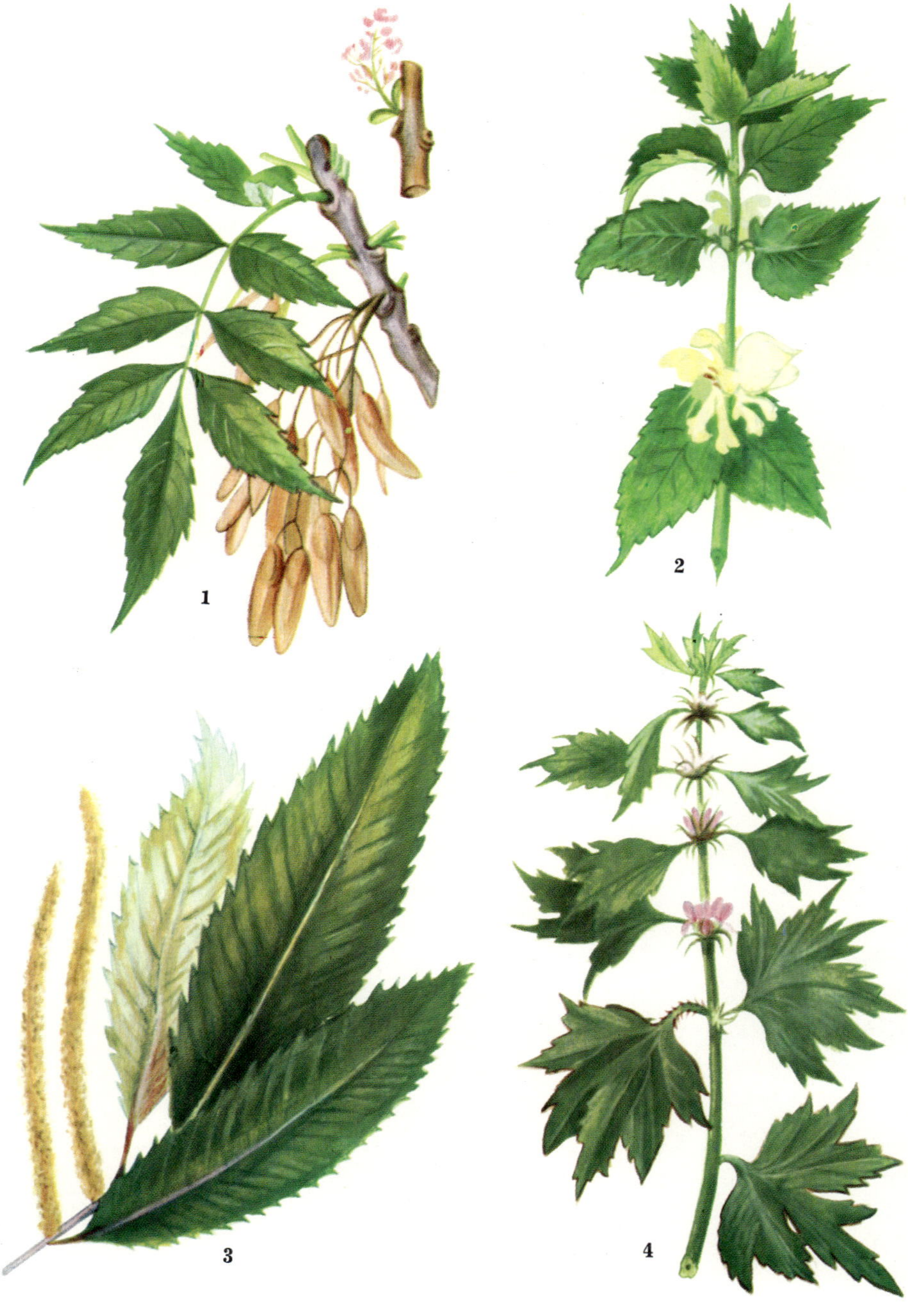

TAFEL 38 1 Esche (*Fraxinus excelsior*)
2 Taubnessel, weiße (*Lamium album*)
3 Edelkastanie (*Castanea sativa*)
4 Herzgespann, echtes (*Leonurus cardiaca*)

Dysentrie

Erkrankung an Ruhr.

Dysmennorhoe

Schmerzhafte Regel mit Ziehen und Krämpfen. Verschiedene Ursachen. Behandlung vielseitig. Gesunde Kost und Stuhlgangregelung wichtig. Bei starken Beschwerden Arzt aufsuchen. Zur Beruhigung Tees von Kamille, Tausendgüldenkraut, Johanniskraut, Rosmarin.

Dyspepsie

Verdauungsstörung, kann von allen Teilen des Verdauungskanals ausgehen.

Ejakulation

Samenerguß.

Eigenblutbehandlung

Einspritzung von unbehandeltem oder behandeltem Eigenblut bei akuten, hochfiebrigen Infektionserkrankungen, Lungenentzündung, Blutvergiftung sowie bei Allergien, Tuberkulose und Hautkrankheiten. Auch bei chronischen Gelenkerkrankungen, Asthma bronchiale, allergischen Erkrankungen, Magen- und Darmgeschwüren. Methode je nach Krankheit verschieden. Nur durch Arzt oder Heilkundigen!

Eigenharnbehandlung

Kann von Fachkräften bei eitrigen Entzündungen der Harnwege, allergischen Erkrankungen, Hormonwechselstörungen und Schwangerschaftserbrechen mit Erfolg angewendet werden.

Eisblase

Eisbeutel aus Blech oder Gummi mit Eis gefüllt. Darf niemals blank, sondern nur mit einem Tuch umschlagen angewendet werden. Die Naturheilkunde hält kühle Kompressen für vorteilhafter.

Eisen

Spurenelement, ist bei der Blutbildung und bei einfacher Blutarmut in vom Körper aufnehmbaren Präparaten notwendig. Besser jedoch führt man es durch ausreichende eisenhaltige Gemüse (siehe dort) in der Ernährung dem Körper zu.

Eiweiß

Wissenschaftliche Forschungen stellten fest, daß der menschliche Körper täglich 70 g Eiweiß braucht. Er kann sie in erster Linie aus der Pflanzenwelt (siehe „Gemüse“) beziehen. Tierisches Eiweiß sollte möglichst 10-15% betragen. Schwarzbrot ist besonders wertvoll.

Bei Eiweißmangel kommt es zu Gesundheitsstörungen, Kreislaufstörungen, Herzschädigungen und zu gefährlichem Nachlassen der körperlichen und geistigen Kräfte. Die Wiedergewinnung der Gesundheit – auch bei ausgezeichneter Ernährung – kann sich über Jahre hinaus hinziehen.

EKG	Elektrokardiogramm, Aufzeichnung der Herztätigkeit.
Eklampsie	Krämpfe, die während der Schwangerschaft blitzartig auftreten. Wahrscheinliche Ursache sind Stoffwechselgifte.
Elektrokardiogramm	Aufzeichnung der bei der Herztätigkeit entstehenden elektrischen Ströme (EKG).
Elektrotherapie	Die beruhigenden, wärmenden, erregenden Eigenschaften des elektrischen Stromes werden zu Heilzwecken in direkter Anwendung auf den Körper benutzt. Elektroden führen dem Körper den Strom zu.
Elephantiasis	Übermäßige Verdickung von Haut und Unterhautzellgewebe infolge Lymphstauung.
Embolie	Verstopfung von Blutgefäßen durch Blutgerinnsel, Fett oder Luft.
Enteral	Auf die Därme bezüglich.
Enteritis	Darmkatarrh.
Entfettungskuren	Sind in schweren Fällen mit längeren Fastperioden einzuleiten. Rohkost und Obstsaftkuren. Die sogenannte „Hollywoodkur“ gehört nicht zur naturgemäßen Behandlung. Siehe auch „Kräuter und Krankheiten“.
Enzym	Ferment. Siehe dort.
Epilepsie	Fallsucht infolge von Hirnkrämpfen.
Erdeessen	Bei vielen Naturvölkern im Sinne von Heilung üblich. Es handelt sich meist um Tonarten.
Erektion	Versteifung, Anschwellung.
Erethisch	Erregbar, reizbar.
Ergänzungsstoffe	Bezeichnung für ernährungswichtige Stoffe, die in unserer Nahrung nur in Spuren notwendig sind, also Vitamine, Auxone, anorganische Spurenelemente und Frischstoffe unerforschter Art.

Erholung — Ist lebenswichtig, wenn Ermüdungserscheinungen und Nachlassen der Leistungsfähigkeit auftreten. Man muß sich völlig entspannen, wobei durchaus nicht nur Ruhe zu empfehlen ist. Der Wechsel von Lebensweise, Ernährung, Klima und Umgebung tragen viel zur Kräftigung und Gesundung bei.

Euphorie — Unnatürliches, oft von Heiterkeit begleitetes Wohlbefinden. Meist durch Gefäßgifte wie Alkohol, Nikotin oder Rauschgifte hervorgerufen. Sie tritt auch bei Gehirnkrankheiten und schweren, zum Tode führenden Erkrankungen ein.

Expektoration — Entleerung von Auswurf aus den Atmungsorganen. Man fördert sie durch Kräuter-Brusttee, Tinkturen und ätherische Öle aus auswurffördernden Pflanzen.

Extern — Äußerlich.

Extrakt — Auszug aus Drogen. Man nennt im allgemeinen eingedickte Auszüge aus Drogen oder eingedickte Pflanzensäfte so. Wässerige Extrakte sind Tees, Kaltaufgüße und Abkochungen.

Facialis — Bewegungsnerv für die Gesichts-, Kau- und Sprechmuskulatur. *Facialislähmung* nennt man die meist einseitige Lähmung der Gesichtsmuskulatur.

Febris — Fieber. *Febris quintana* ist das Fünftage-Fieber (Wolhynisches F.).

Fermente — Die den Stoffwechsel fördernden, lebenswichtigen organischen Stoffe in pflanzlichen und tierischen Zellen.

Ferrum — Eisen.

Fette — Chemische Verbindungen von Fettsäuren mit dem Alkohol Glyzerin. Ihre Grundelemente sind Kohlen-, Wasser- und Sauerstoff. Sie werden restlos verbrannt. Der Körper braucht durchschnittlich pro kg 0,1 g Fett.
Pflanzen- und Milchfette sind gesundheitlich von höherem Wert als tierische Fette, die nicht nur schwer verdaulich sind, sondern auch Wasser,

	Salze und tierische Stoffwechselschlacken im Körper binden.
Fichtennadelextrakt	Wässeriger Auszug aus Fichtennadeln, der durch Verdampfen eingedickt worden ist. Siehe unter „Fichte“.
Fissur	Bezeichnung für Einriß, Spalt.
Fistel	Abnormer röhrenförmiger Gang zwischen einer Körperhöhle und innerer oder äußerer Körperoberfläche. Meist nur durch operativen Eingriff zu beseitigen.
Flatulenz	Aufblähung von Magen und Darm, heftiger Abgang von Winden. *Flatus* – Wind, Blähung.
Flores	Blüten, Blumen. Rezepturbezeichnung.
Föhn	Warmer, trockener Fallwind in Gebirgen. Er beeinflußt stark das Wohlbefinden vieler Menschen, Die Kopfschmerzen, Arbeitsunlust, Gereiztheit, Schlaflosigkeit und andere als Föhnkrankheit bezeichnete Leiden verspüren. An Föhntagen treten Embolien, Schlaganfälle und epileptische Anfälle gehäuft auf. In manchen Krankenhäusern wird an Föhntagen nicht operiert.
Fokalinfektion	Herdinfektion. Siehe dort.
Folia	Getrocknete Blätter der Heilpflanzen.
Fraktur	Knochenbruch.
Fructus	Rezepturbezeichnung für die ganze Frucht einer Pflanze.
Frühjahrskuren	entfernen die Schlacken des Winters aus dem Körper. Blutreinigungskuren sollte man auch ohne Anlaß durchführen.
Frühjahrsmüdigkeit	und Leistungsabfall sollten Anlaß zu einer Frühjahrskur sein.
Frühstückstees	Blutreinigungstees, die geschmacklich bekömmlich und meist auch von ausscheidender Wirkung sind. Teerezepte sind im ersten Teil zur Genüge aufgezeigt.
Fußbad	Siehe Wasserheilkunde. Ebenso Fußdampf und Fußwickel.
Gallenfarbstoffe	entstehen aus Resten des Blutfarbstoffabbaus. Sie werden im Darm weiter zerlegt und später

wieder aufgenommen und zum Neuaufbau des Blutfarbstoffes verwendet. Sie heißen Bilirubin und Biliverdin.

Gallensäuren — Sie helfen bei der Fettverdauung. Vermehrt im Blut bei Gelbsucht führen sie zu unangenehmen Juckreiz.

Gänsehaut — Bei Frostgefühl stellen sich die Haare auf und die Haarbalgränder treten aus der Haut heraus. Diese wird dadurch rauh. Gänsehaut kann auch durch Reizung entstehen.

Ganzanwendung — Im Gegensatz zur Teilanwendung die Behandlung des ganzen Körpers, z. B. bei Waschungen usw. Siehe auch unter „Wasserheilkunde" bei Ganzwaschung und Ganzwickel.

Gastritis — Magenkatarrh. *Gastralgie* ist Magenschmerz, *Gastrektasie* bedeutet Magenerweiterung.

Genese — Ursache, Entstehung. Gen ist der Vererbungskeim, Erbanlagefaktor.

Gesichtsbad — Gesichtsdampf und Gesichtsguß siehe bei „Wasserheilkunde".

Glaukom — Bezeichnung für die schwere Augenerkrankung, Grüner Star.

Glykogen — Tierische Stärke, die meist in der Leber, aber auch im Muskel unter Insulineinwirkung gespeichert wird. Der Körper baut Traubenzucker daraus ab und führt ihn dem Stoffwechsel zu.

Grahambrot — Vollkornbrot aus Weizenschrot.

Grundkost — Sollte möglichst salzarm und ohne scharfe Gewürze sein. Frische und getrocknete Gewürzkräuter sind erlaubt. Gemüse, Salate, Obst (möglichst roh) mit Kartoffeln und Reis sollten den Schwerpunkt der Ernährung bilden. Den Eiweißbedarf des Körpers deckt man mit Milch und Milchprodukten. Eier sind sparsam zu verwenden. Pflanzliche Fette und Öle sowie Butter stillen den Fettbedarf. Als Brot ist Vollkornbrot zu empfehlen. Kalb- und Rindfleisch sind gesünder als Schweinefleisch.

Grüner Star — Augenerkrankung, tritt anfallweise und chronisch auf. Heftiger, plötzlicher Schmerz mit Sehstörun-

	gen, auch Erbrechen; entsteht durch die Steigerung des Augeninnendrucks. Sie schädigt die Sehnerven und führt zur Erblindung. Mit ärztlicher Hilfe kann man sie hinauszögern und durch entsprechende Ernährung und Behandlung manchmal sogar bremsen. Unbedingt einen Facharzt aufsuchen.
Güsse	Eine Art der Wasserbehandlung. Siehe „Wasserheilkunde".
Hämatemesis	Bluterbrechen.
Hämatogen	aus dem Blute stammend.
Hämorrhoiden	Venenerweiterung des unteren Mastdarms. Meist die Folgen der sitzenden Lebensweise. Naturgemäße Lebensweise und kalte Sitzbäder (siehe „Wasserheilkunde") zu empfehlen.
Halluzinationen	Sinnestäuschungen. Sie beruhen häufig auf Mißbrauch von Giften (Alkohol etc.) und Medikamenten.
Halswickel	Siehe „Wasserheilkunde".
Harntreibende Mittel	verstärken die Wasserausscheidung. Viele Heilkräuter sind hierfür geeignet. Besonders starke Wirkung haben Besenginster, Spargel, Petersilie, Sellerie, Zwiebel und Wacholderbeeren.
Hautjucken	ist meist auf innere und hormonale Störungen zurückzuführen. Es kann aber auch auf Bildung von Gewebshormonen (Histamin) beruhen. Viele Erkrankungen (z. B. Gicht, Nierenleiden, Krebs. Zuckerkrankheit) werden von heftigem Juckreiz begleitet. Beste Gegenmaßnahmen sind salz- und gewürzlose Kost, möglichst vegetarisch, Kräuterbäder und Güsse.
Heilerde	wird äußerlich zu Umschlägen bei Entzündungen, Schwellungen usw. angewendet. Innerlich benutzt man sie mit Wasser verdünnt bei Magen- und Darmstörungen.
Heilkrisis	setzt ein, wenn Krankheitszeichen zunehmen und sich verstärken. Die meisten Heilungen brauchen diese Krisis. Sie muß daher gefördert und nicht etwa durch Tabletten gestoppt werden.

Heftiges Eßverlangen, ist meist auf eine Überfunktion der Schilddrüse oder auf Zuckerkrankheit, überreizte Magennerven und Gehirnstörungen zurückzuführen. Angstzustände, Kopfschmerzen und Ohnmachtsanfälle sind die Folge. Nahrungsaufnahme beseitigt die Beschwerden. Rücksprache mit dem Arzt ist angebracht. — Heißhunger

Schwitzbad. Man läßt den Körper oder einzelne Teile des Körpers von heißer, trockener Luft umspülen und treibt so den Schweiß heraus, der sofort trocknet. Siehe „Wasserheilkunde". — Heißluftbad

Bezeichnung für Kneippsche Wasseranwendung; Wickel (siehe dort). — Hemd

Leberentzündung. Siehe auch Gelbsucht. — Hepatitis

Rezeptur-Bezeichnung für getrocknete Pflanze. — Herba

Abfälle der Heulagerung, die sich am Boden sammeln, weil sie schwerer als das Heu selbst sind. Es sind meist Samen, Blüten und Blätter verschiedenster Art. Aromatisch kräftig riechende Kräuter sind in ihrer Heilwirkung die besten. — Heublumen

Heilmethode, die sich für schwächliche Patienten nicht empfiehlt. Ein Sack, zu 2/3 mit Heublumen gefüllt und mit kochendem Wasser übergossen, wird nach etwa 8 Minuten (am besten zwischen Brettern) ausgepreßt und dann in ein Wolltuch eingeschlagen. Wenn man den Heublumensack in breiter Fläche als Wickel auf den Körperteil legt, darf er höchstens 38 Grad Wärme haben. Er muß eng anliegen. Dauer 60-90 Minuten. Danach kalte Ganzwaschung. — Heublumensack

Durch Blütenstaub hervorgerufene allergische Erkrankung. Im Mai, Juni und Juli und während der Heuernte. Gegenmaßnahmen: Trockenkost, Obst. Eventuell Eigenblut – bzw. Eigenharnbehandlung. — Heuschnupfen

Entzündete, dunkelrote Zunge. Sicheres Kennzeichen für Scharlach. — Himbeerzunge

Durch erhöhte Körpertemperatur hervorgerufen, wenn der Körper an der Schweißverdunstung oder Wärmeableitung gehindert ist. Bewußt- — Hitzschlag

	losigkeit und manchmal auch Krämpfe. Beste Hilfe: Sofort entkleiden und mit erhöhtem Oberkörper im Schatten (in frischer Luft) lagern. Kalte Umschläge auf Kopf, Brust und Leib. Eventuell künstliche Atmung. Arme und Beine reiben. Nach Erholung ein kaltes Fußbad.
Hollywoodkur	10-Tage-Kur amerikanischer Herkunft, die die Schäden der Eiweißüberfütterung leugnet, obwohl sie wissenschaftlich nachgewiesen sind. Die Naturheilkunde lehnt diese Kur ab.
Homöopathie	Heilverfahren nach der Lehre Hahnemanns. Sie besagt, daß jede Krankheit mit demselben Mittel in kleinsten Mengen zu heilen sei, das in größeren Mengen ein der Krankheit ähnliches Bild erzeugt.
Homöopathische Dosen	Außerordentliche Verdünnungen.
Hormone	Lebenswichtige körpereigene Wirkstoffe der innersektorischen Drüsen. Ihr Fehlen oder ihre mangelhafte Bildung hat schwere Störungen im Wachstum, Stoffwechsel und der Entwicklung zur Folge.
Hühnerbrust	Mißbildung des Brustkorbs mit kielförmig vorspringendem Brustbein und seitlicher Abflachung, besonders bei Rachitis.
Hungerödem	Eiweißmangel im Blut, entstanden durch Eiweißmangel in der Ernährung. Ansammlungen von Gewebswasser unter der Haut und in Körperhöhlen. Nur durch langsame Zufuhr ausreichender hochwertiger Aminosäuren zu beseitigen. Ausgleich kann sich über zwei Jahre hinziehen.
Hydrämie	Erhöhter Wassergehalt des Blutes.
Hydromanie	Übermäßiger Durst, aber auch krankhafter Trieb, sich ertränken zu wollen.
Hydrotherapie	Heilbehandlung mit Wasser. Siehe dort.
Hyperazidität	Übermäßiger Gehalt an Magensäure.
Hypertonie	Blutdruckerhöhung. Man braucht das Wort auch für übermäßige Spannung bzw. vermehrten Druck (z. B. des Augeninnern).
Hypertrophie	Übermäßige Vergrößerung eines Organs.
Hypochondrie	Überbewertung geringfügiger seelischer oder körperlicher Schäden.

Unterdruck des Blutes, auch herabgesetzte Spannung.	Hypotonie
Unterernährung.	Hypotrophie
Erkrankung auf seelischer Grundlage ohne eigenes Krankheitsbild. Oft „Flucht in die Krankheit“, um den Schwierigkeiten des Lebens auszuweichen.	Hysterie
Angeborene Überempfindlichkeit gegen Substanzen, Einwirkungen, Eindrücke, Reize. Alergie.	Idiosynkrasie
Gelbsucht. *I. gravius neonatorum* wird die schwere Neugeborenengelbsucht genannt.	Ikterus
Überraschend und plötzlich auftretendes Krankheitszeichen.	Iktus
Unempfindlichkeit gegenüber Krankheitserregern oder deren Giftstoffe.	Immunität
Verdauungsstörung.	Indigestion
Anzeige für Heilmittel und Heilmaßnahmen auf grund der vorliegenden Krankheitserscheinungen. Unter *Kontraindikation* versteht man einen Zustand, der die Anwendung einer sonst in Frage kommenden Heilmaßnahme verbietet.	Indikation
Schmerzlos.	Indolent
Kindlich, unterentwickelt infolge hormonaler Störungen. Zurückbleiben der Körperentwicklung oder einzelner Körperteile.	Infantil
Verstopfung einer Arterie, meist durch Embolie. Der von der gesperrten Ader in seiner Blutversorgung gestörte Gewebsbezirk (Organ oder Organteil) stirbt ab (Herz, Lunge, Niere, Milz, Gehirn usw.).	Infarkt
Ansteckung. Infektionskrankheiten sind also ansteckende Krankheiten mit meist fieberhaften Reaktionen des Körpers. Sie sind z. T. meldepflichtig z. B. Scharlach, Typhus, Diphterie, Genickstarre, Tuberkulose, Kindbettfieber u. a. Grundbehandlung ist die Fieberbehandlung, die alle Abwehrkräfte des Körpers zur Krisis freimachen soll.	Infektion
Grippeerkrankung.	Influenza

Infusum	auch *Infus,* Aufguß.
Infusion	Eingießung oder Einfließenlassen größerer Flüssigkeitsmengen, z. B. in die Venen.
Ingestion	Bezeichnung für Nahrungsaufnahme.
Inhalation	Einatmen von Heilmitteln als Gas, Dampf oder zerstäubter Flüssigkeit. Wer schädliche Substanzen einatmet (Bakterien, Staub usw.) kann eine sogenannte Inhalationskrankheit bekommen, die sich besonders auf die Atemwege auswirkt.
Initialsymptome	Anfangserscheinungen einer Krankheit.
Injektion	Einspritzung.
Inkubationszeit	Zeitspanne von der Ansteckung bis zum Ausbruch einer Krankheit. Sie ist bei den einzelnen Infektionskrankheiten unterschiedlich.
Inoperabel	Operation ist nicht möglich.
Insulin	Hormon der Inselzellen der Bauchspeicheldrüse. Es sorgt für die Zuckerverbrennung im Körper. Nichtvorhandensein bedeutet Zuckerkrankheit.
Interkostal	Zwischen den Rippen liegend.
Interkostalneuralgie	Schmerzende Reizung der Zwischenrippennerven.
Intertrigo	Wundsein der Haut durch scharfe Ausscheidungen. Man nennt es häufig Hautwolf.
Intoxikation	Vergiftung durch Bakterien, Ernährung oder Stoffwechsel.
Intramuskulär	Im Inneren des Muskels.
Intravenös	In einer Blutader bzw. in eine Ader hinein.
Irregator	Medizinisches Einlaufgerät, Spülgerät.
Ischias	Nervenschmerz, Hüftweh, muß nach der Ursache behandelt werden.
Jod	wird in geringer Menge für den Stoffwechsel benötigt. Beim Mangel kommt es zu Unterfunktion der Schildrüse.
Jodhaltige Heilpflanzen	sind für reaktionslose Zufuhr geringer Jodmengen geeignet. Blasentang, Irländisches Moos und Strandgrasnelke.

Kräfteverfall, das letzte Stadium schwerer chronischer Krankheiten. Verfall bei Altersschwäche heißt *Alterskachexie.*	Kachexie
Gefäß- und Genußgift. Siehe Bohnenkaffee.	Kaffee
Chemisches Element, das in der Natur nur in Verbindungen vorkommt.	Kalium
Wärmemenge, die 1 kg Wasser von 15 auf 16 Grad erhitzt. Man rechnet in der Ernährungslehre mit Kilokalorien bzw. Joule und gibt die Verbrennungswerte der einzelnen Nahrungsmittel an.	Kalorie
Siehe Wasserbehandlung, Wasserheilkunde.	Kalte Bäder
Siehe Wasserheilkunde.	Kaltwasserkur
Exotische Droge aus dem Holz des Kampferbaumes. Man stellt es auch synthetisch her. In der Medizin Einspritzmittel (Öl) bei Herzschwäche und zum Einreiben. Anregend für Blutkreislauf und Atmung. Lindernd bei Gicht, Rheuma und Rückenschmerzen. *Kampferspiritus,* anwendbar bei Quetschungen, Verrenkungen, rheumatischen Beschwerden, Wundliegen.	Kampfer
Bezeichnung des Magenmundes. *Kardiospasmus* ist der Krampf der Speiseröhre am Mageneingang.	Kardia
Entbehrung, Wartezeit.	Karenz
Zahnfäule.	Karies
Bezeichnung für Krebs bzw, Krebsgeschwür.	Karzinom
Wichtigster Eiweißkörper der Milch.	Kasein
Breiumschlag mit erwärmtem Brei.	Kataplasma
Linsentrübung. Grauer Star.	Katarakt
Magenverstimmung, meist selbst verschuldet. Beste Gegenmaßnahme: Fasten, Getränkezufuhr, Kochsalzzufuhr.	Kater
Dünne medizinische Röhrchen zur Harnentnahme.	Katheter
Ursächlich zusammenhängend.	Kausal
Bezeichnung für brennenden Schmerz.	Kausalgie
Hohlgeschwür in der Lunge.	Kaverne
Rahmhaltiges Sauermilchgetränk, mittels Hefebakteriengemisch aus Süßmilch vergoren.	Kefir

Keimdiät — Schonkost vorbeugend gegen Rachitis. Es entsteht beim ruhenden Getreide, das zur Keimung übergeht und enthält Vitamin- und Hormongruppen.

Kieselsäure — Pflanzliche Substanz, spielt in der Naturheilkunde eine wichtige Rolle. Sie wirkt gegen die Arterienverkalkung, ist bei entzündlichen Abwehrregulationen von starker Wirkung und fördert die Vernarbungsvorgänge bei Tuberkulose. Sie ist auch schleimlösend und auswurffördernd. Als Tee – und zwar abgekocht – verwendet man Ackerschachtelhalm, Hohlzahn, Vogelknöterich, Schilfrohr u. a.

Kolik — Krampfartiger Leibschmerz.

Kolitis — Dickdarmentzündung.

Kollaps — Plötzlicher Schwächeanfall.

Kohle — Medikament durch Verbrennen von Lindenholz hergestellt. Man kann sie auch aus Tierabfällen und Blut oder Bohnenkaffee herstellen. Ihre aufsaugende Eigenschaft wird bei akuten Krankheiten wie Magen- und Darmkatarrh, Ruhr, Typhus und Vergiftungen in Anwendung gebracht.

Kohlehydrate — Gruppe organisch-chemischer Verbindungen aus Kohlenstoff, Sauerstoff und Wasserstoff. Ihre Grundverbindungen sind Trauben-, Frucht- und Milchzucker. Kohlenhydrate sind neben Fetten und Eiweiß wichtige Nährstoffe. Sie werden von Pflanzen mit Hilfe des Blattgrüns erzeugt. Reich an Kohlehydraten sind Zucker, Mehl, Reis, Brot, Kartoffeln und Hülsenfrüchte.

Koma — Bewußtlosigkeit bei verschiedenen Krankheiten wie Harnvergiftung, Zuckerkrankheit, Epilepsie, Vergiftungen u. a.

Kompresse — Feuchter Umschlag. Siehe Wasserheilkunde.

Kondenzmilch — Eingedampfte Milch, gezuckert und ungezuckert.

Kongestion — Blutwallung. Blutandrang zum Kopf.

Konservieren — Haltbarmachen von Lebens- und Arzneimitteln. Beim Konservieren gehen immer wertvolle Stoffe verloren. Tiefgekühltes Gemüse und Obst verlieren jedoch kaum an Wert.

Beschaffenheit des Körpers in seiner Gesamtheit, also auch die seelische Verfassung.	Konstitution
Ansteckung durch Berührung eines Kranken oder von Personen bzw. Gegenständen, die mit ihm in Kontakt waren.	Kontaktinfektion
Einschränkung der Beweglichkeit eines Gelenkes, Verkürzung von Muskeln oder Sehnen und dadurch bedingte Mißgestaltung.	Kontraktur
Wechselwirkung spielt in der Wasserheilkunde (siehe dort) eine große Rolle. Der Kontrast zwischen heiß und kalt in seiner Wechselwirkung bedingt eine kräftige Reaktion des Körpers.	Kontrast
Siehe Wasserheilkunde. Ebenso *Kopfwickel.*	Kopfdampf, Kopfguß
Kotstauung im Dickdarm.	Koprostase
Herzkranzgefäße.	Koronararterien
auch *Krupp,* eine Halskrankheit mit typischem Husten und krampfartiger Luftröhrenverengung.	Krup
Ausschabung der Gebärmutter.	Kürettage
Eine beginnende Krankheit so intensiv behandeln, daß sie abgeschwächt oder gar nicht zum Ausbruch kommt.	Kupieren
Bezeichnung für Lippen, meist Schamlippen.	Labien
Ausscheidung der Magendrüsen, die den Käsestoff der Milch zur Ausflockung bringt.	Labferment
Unsicher, schwankend.	Labil
Extrakt aus der Süßholzwurzel. Bei Husten und Magengeschwüren von Erfolg.	Lakritze
Milchzucker.	Laktose
Verborgen, schlummernd.	Latent
Seitlich.	Lateral
Abführen, Stuhlgang fördern.	Laxieren
Mittel gegen Rachitis, Tuberkulose, Drüsenerkrankungen, Blutarmut und Knochenwachstumsstörungen. Herstellung aus Dorsch- oder Kabeljauleber. Vitamin D und A.	Lebertran
Erde mit hohem Kieselsäuregehalt. Die Naturheilkunde benutzt nur tiefgegrabenen Lehm als Heilerde und zu Wickeln, Aufschlägen und Bädern.	Lehm

Lethargie	Starke Schläfrigkeit, Schlafsucht.
Leukämie	Schwere Blutkrankheit mit Vermehrung der weißen Blutkörperchen. Weißblütigkeit.
Leukozyten	Weiße Blutkörperchen.
Lipoide	Lipoide, die für den Nervenaufbau wichtig sind. Sie kommen im Gehirn, in den Nerven, in Milch, Eiweiß, Fetten und Pflanzensamen vor. Chemisch den Fetten verwandte Stoffe.
Lipurie	Auftreten von Fett im Harn.
Lokalanästhesie	Örtliche Schmerzbetäubung.
Lohtanninbäder	Warme Bäder mit Gerbsäurezusatz. In der Naturheilkunde als Eichenrindenbäder beliebt.
Luftbad	Abhärtungsmittel, auch Reizmittel, wichtig für Blutzirkulation und Gesamtstoffwechsel.
Lumbago	Bezeichnung für Hexenschuß.
Malz	Angekeimte Getreidekörner (Weizen, Roggen, Gerste), die reich an Auxonen und Vitaminen sind. Malzkaffee ist ein gesundes und wohlschmeckendes Getränk, das Pfarrer Kneipp populär machte.
Mangelkrankheiten	Folge vom Fehlen lebenswichtiger anorganischer oder organischer Stoffe (Spurenelemente bzw. Eiweiß, Vitamine).
Margarine	Gebrauchsfett aus pflanzlichen und tierischen Fetten. Man versucht, die Margarine durch Vitaminanreicherung zum vollwertigen Butterersatz zu machen.
Mazeration	Kaltwasserauszug aus Drogen.
Melasse	Nahrungsmittel, wird fälschlicherweise für vitaminreich angesehen, ist aber gesundheitlich keineswegs zu empfehlen. Melasse ist nicht schädlich, aber auch nicht nützlich.
Mesotrophie	Ernährung durch gesundheitlich nicht vollwertige Nahrungsmittel. Gesunde Heilkost vermag Mängel auszugleichen.
Mineralwasser	Natürliche Heilquellen, deren Mineralgehalt je nach seiner Zusammensetzung die Gesundung fördert
Mixtura	Mischung.

Bäder in Moorwasser wirken vor allem entzündungswidrig. Sie sind zu empfehlen bei rheumatischen Leiden, bei Gelenk- und Muskelentzündungen und vor allem bei Unterleibsleiden der Frauen.	Moorbäder
Weglassen des Frühstücks empfiehlt der amerikanische Fastenarzt Dewey, verlegt allerdings das Mittagessen um 2 Stunden vor.	Morgenfasten
Sucht nach betäubenden Mitteln.	Narkomanie
Künstlich herbeigeführte Betäubung.	Narkose
Lehre, nach der man Krankheiten durch Lenkung und Steigerung der im Menschen vorhandenen Kraft abwehren und überwinden kann. Die Kräfte der Natur richtig einzusetzen ist meist nur den Ärzten und Naturheilkundigen gegeben.	Naturheilkunde
Zu den Nerven gehörig.	Nerval
Leichte Erregbarkeit, Nervenschwäche. Nervöse sollten alle Reizmittel meiden.	Nervosität
Oder Nußmus – meist aus Erdnüssen – ist ein hochwertiges pflanzliches Nahrungsmittel.	Nußbutter
Enthalten viel Fett, Eiweiß, Vitamine, Auxone. Sie eignen sich zu vegetarischer Diät und jeder Rohkost.	Nüsse
Fettleibigkeit infolge Überernährung.	Obesität
Siehe Wasserheilkunde.	Oberguß
Stuhlverstopfung.	Obstipation
Krankhafte Wasseransammlung in den Geweben.	Ödem
Lindernde, nicht heilende Behandlung.	Palliative Behandlung
Wickel und Umschläge. Siehe Wasserheilkunde.	Packungen
Lockerung der Zähne, die nicht auf entzündliche Vorgänge, sondern auf Ernährungsstörungen des Zahnfleisches zurückzuführen ist.	Paradentose
Anzeigenpflichtige Darmerkrankung.	Paratyphus
Unter Umgehung des Verdauungskanals.	Parenteral
Krankhaft.	Pathologisch
Magenferment für die Eiweißspaltung wichtig.	Pepsin
Ärztliche Beklopfung des Körpers.	Perkussion

Petroleumumschläge	Anwendung seit altersher bei chronischen Gelenkleiden.
Pflanzensäfte	Säfte aus frischen Pflanzen gewonnen, wertvoll je nach Herkunft (Siehe Heilkräuter) bei Kuren.
Pigmente	Farbstoffe in Geweben, besonders häufig bei Muttermalen.
Podagra	Gicht in der großen Zehe.
Pollen	Blütenstaub, besonders der Gräser. Sie reizen die Schleimhäute empfindlicher Personen. Schnupfen, Asthma (Heuschnupfen).
Präventiv	Vorbeugend.
Provitamine	Die in Pflanzen vorgebildeten Vorstufen bestimmter Vitamine, die erst in menschlichen oder tierischen Körper zu den wirksamen Vitaminen umgewandelt werden.
Psychogen	Durch seelische Ursachen entstanden, seelisch bedingt.
Psychose	Seelische Krankheit.
Psychotherapie	Behandlung seelischer Krankheiten.
Pumpernickel	Roggenvollkornbrot (Schrot) mit Sauerteiggärung.
Purulent	Eiternd. *Pus* = Eiter.
Quaddel	Juckende, rundliche Hauterhebungen, z. B. nach Insektenstichen. Auch Nesselsucht. Flüssigkeitsaustritt aus den Lymphgefäßen der Haut.
Quillajarinde	Saponinhaltige Rinde des chilenischen Seifenbaumes. Beimischung zu Brusttees.
Radiär	auch radial, strahlenförmig.
Radix	Rezepturbezeichnung für die fleischige Pflanzenwurzel.
Reaktion	Rückwirkung, Gegenwirkung. Reizantwort in der Wasserheilkunde.
Reduktion	Wiedereinrichtung von Knochenbrüchen, Verrenkungen.
Reflex	Unwillkürliches Ansprechen auf einen Reiz.
Regeneration	Heilung, Ersatz, Neubildung.
Reibesitzbad	Spezialbad. Der Kranke sitzt in einer Rumpfbadewanne auf einer Fußbank. Das Wasser reicht bis

zum Sitz. Dieser bleibt trocken. Man wäscht die äußeren Geschlechtsteile und reibt sie mit einem groben Leinentuch sanft trocken. Hierdurch soll – nach Kuhne – auf das Lebensnervensystem eingewirkt werden.	
Durch den After bzw. zum Mastdarm gehörig.	Rektal
Vorübergehendes Nachlassen von Krankheitserscheinungen.	Remission
Ausschneidung, teilweise operative Entfernung von Organteilen mit Wiederaneinanderfügen der Schnittenden.	Resektion
Zeitweise wiederkehrende Krankheit.	Rezidivierend
Rezepturbezeichnung für den Wurzelstock einer Pflanze.	Rhizom
Mild wirkendes Abführmittel aus dem Samen von *Ricinus communis.* Der Samen selbst ist giftig, das Öl jedoch nicht.	Rizinusöl
Heilkost zur Umstimmung und Entlastung des Stoffwechsels. Einseitige Anwendung ist unvollkommen, jedoch sollte sie einen Großteil der Ernährung ausmachen.	Rohkost
Siehe Wasserheilkunde.	Rückenguß
Zucker und Kohlenhydrate.	Saccharide
Künstlicher Süßstoff. Etwa 500 mal süßer als Zucker und ohne Kalorien bzw. Joule.	Saccharin
Beruhigende Mittel.	Sedativa
Mit Hilfe von Arzneimitteln beruhigen.	Sedieren
Seifenähnliche Pflanzenstoffe, die reizend und anregend auf die Absonderung von Bronchialausscheidungen wirken.	Saponine
Absonderung bzw. Ausscheidung.	Sekret
Rezepturbezeichnung für den Samenkern einer Pflanze.	Semen
Blutvergiftung.	Sepsis
Vortäuschung einer Krankheit. Sie gilt vor den Gesetzen als bewußter Betrug.	Simultation
Vitaminmangelkrankheit.	Skorbut
Verhärtung bzw. Verkalkung. Siehe Arterienverkalkung.	Sklerose

Skrofulose	Anlagebedingte Neigung zu Entzündungen chronischer Art. Manche Wissenschaftler glauben in ihr den Vorläufer der Tuberkulose zu sehen.
Sodbrennen	Beschwerden durch Übersäuerung oder bei Salzsäuremangel. Reizlose und salzarme Kost ist zu empfehlen. Rauchen soll eingestellt werden. Vegetarische Kost und rohe Milch helfen.
Solbäder	Bäder bei Rheuma, Nervenentzündungen, Blutarmut, Stoffwechselkrankheiten und anderen. Es sind meist gewöhnliche Kochsalzquellen mit etwa 1,5% Salzgehalt. Man kann sie auch selbst zubereiten aus 3-9 kg Salz für ein Vollbad.
Sommersprossen	Pigmentflecke der Oberhaut, die durch Sonneneinwirkung besonders hervortreten. Man sollte abends das Gesicht mit Zitronensaft einreiben und trocknen lassen. Am Morgen dann Gesichtsmassage. Sommersprossen gehen mit zunehmendem Alter zurück.
Somnambulismus	Dämmerzustand, Schlaf- und Nachtwandeln, Mondsüchtigkeit.
Sonnenbad	sollte an windgeschützten Stellen nur morgens genommen werden. Man erhöht die Wirkung der Bestrahlung durch Rohkosternährung.
Sonnenstich	Folge zu langer Sonnenbestrahlung auf den unbedeckten Kopf. Es kann sogar zu Lähmungs- und Bewußtseinstörungen kommen.
Spanischer Mantel	Siehe Wasserheilkunde.
Spermien, Spermatozoen	Samenfäden.
Spezifikum	Arzneimittel, das auf die unmittelbare Krankheitsursache zielt.
Spinal	Zur Wirbelsäule, zum Rückenmark gehörend.
Spurenelemente	Nahrungsbestandteile, für den normalen Lebensablauf von Mensch, Tier und Pflanze unentbehrlich. Sie sind in der Nahrung spurenweise enthalten und nehmen mengenmäßig nicht immer an den chemischen Stoffwechselumsätzen teil. Die wichtigsten von ihnen sind Kobalt, Mangan, Kupfer, Silicium, Jod und Fluor.
Stahlbäder	Eisenkarbonatwässer, die bei Blutarmut und deren Folgeerscheinungen angewendet werden.

Unfruchtbar.	Steril
Herstellung der Keimfreiheit.	Sterilisation
Rezepturbezeichnung für die unbestäubten Narben des Mais. Sie wirken in Abkochungen harntreibend. Man wendet sie bei Blasen- und Nierenleiden an. Sie sollen auch blutzuckersenkende Wirkung besitzen.	Stigmata maydis
Rezepturbezeichnung für die Stengel einer Pflanze.	Stipites
Chemische Umsetzung der ins Blut aufgenommenen Nahrungsstoffe, ihre Verbrennung in den Körperzellen und die Ausscheidung der unbrauchbaren Stoffe.	Stoffwechsel
Störungen des menschlichen Stoffwechsels, u. a. Fettsucht, Gicht, Zuckerkrankheit usw.	Stoffwechselkrankheiten
Der Samen dieses afrikanischen Hundsgiftgewächses enthält herzwirksame Glykoside, die stärker sind als Digitalis.	Strophantus
Magenübersäuerung.	Superazidität
Binde zum Hochtragen hängender Körperteile, vor allem der Hoden.	Suspensorium
Genußgift, dessen Mißbrauch zu schweren Körperschäden führen kann.	Tabak
Bezeichnung für Abzehrung, Schwindsucht.	Tabes
Wundstarrkrampf.	Tetanus
Behandlung.	Therapie
Heilquellbäder mit gleichmäßiger Temperatur über 20 Grad Celsius.	Thermalbäder
Gerinnselbildung im Blutkreislauf, vor allem in den Blutadern. Gefahr bei Geburten und Operationen, wenn Gerinnsel vom Blutstrom fortgerissen wird und sich an engeren Gefäßstellen festsetzt. Emboliegefahr.	Thrombose
Blutzersetzung durch Gifte.	Toxikämie
Giftige Stoffwechselprodukte, die im Körper zu Störungen führen können.	Toxine
Übertragung. Bluttransfusion.	Transfusion
Gewebs- oder Organüberpflanzung.	Transplantation
Ausschwitzung, Ausdünstung.	Transpiration

Traubenkur	Siehe dort.
Traubenzucker	Kohlehydrate, im Tier- und Pflanzenreich verbreitet, auch Dextrose, Glykose. Es wird vom Körper ohne chemische Umsätze verwertet. Gut geeignet für künstliche Ernährung.
Trephone	Zellwuchsstoffe von Epithel- und Bindegewebe.
Trichinose	Wurmerkrankung, die durch Genuß vom Tierarzt nicht freigegebenen Fleisches zu schweren Kreislaufstörungen und Lungenentzündung führen kann.
Tumor	Anschwellung, Geschwulst. Sie ist meist gutartig.
Ulcus	Geschwür. *Ulcus duodeni* = Zwölffingerdarmgeschwür. *Ulcus ventriculi* = Magengeschwür.
Ulzerös	Geschwürig.
Unilateral	Einseitig.
Urämie	Harnvergiftung.
Vegetarische Vollkost	Ernährungsweise, soll möglichst frei von Salz sein. Eiweiß wird durch Quark und Milch zugeführt. Vollkornbrot gut gelagert und Gemüse gedünstet. Eigene Kochrezepte.
Vegetatives Nervensystem	Das vom Einfluß des Bewußtseins und des Willens unabhängige, sogenannte selbständige Nervensystem.
Venös	Die Blutadern betreffend.
Virulent	Krankheitserregend, ansteckend, giftig.
Virus, Viren	Krankheitserregende Kleinlebewesen.
Vitamine	Lebenswichtige, hauptsächlich in Pflanzen gebildete Wirkstoffe.
Vollblitz	Siehe Wasserheilkunde.
Wadenwickel	Siehe Wasserheilkunde.
Wannenbad	Siehe Bäder und Wasserheilkunde.
Waschung	Siehe Wasserheilkunde.
Wechselanwendungen	Siehe Wasserheilkunde.
Weißblütigkeit	Siehe Leukämie.
Wickel	Siehe Wasserheilkunde.

Mögliche Folge langer Bettlägrigkeit, kann durch Waschungen und Bäder gemildert werden. Siehe auch Kampfer.	Wundliegen
Zahnkrankheit, meist auf Mineral- und Vitaminmangel zurückzuführen. Gesunde Ernährung verhindert sie.	Zahnfäule
Volkstümliche Bezeichnung für Gicht.	Zipperlein

Die Wasserheilkunde

des großen Naturheilkundigen
Sebastian Kneipp

Die Anwendung von Wasser zu Heilzwecken geht in ihrer modernen Form auf die Arbeiten der Schweidnitzer Stadtärzte Siegmund Hahn (Vater) und Johann Siegmund Hahn (Sohn) zurück. Sie ist ein uraltes therapeutisches Mittel, das aber erst nach Jahrhunderten wieder neu entdeckt wurde und bald zahlreiche Anhänger fand. Die Hahn'schen Erkenntnisse gaben Vinzenz Prießnitz und Sebastian Kneipp die ersten Anregungen zu ihren Wasserheilmethoden.

Vorgänger Kneipps

Ohne die Leistung des schlesischen Bauern und Naturheilkundigen Prießnitz im geringsten schmälern zu wollen, muß gesagt werden, daß die Kneippschen Methoden weniger schroff waren und sich auch für weniger robuste Menschen eigneten. Kneipp wählte mildere Formen der Kaltwasserbehandlung und paßte seine Methoden den individuellen Bedürfnissen an; er verfeinerte und dosierte die schroffe Wirkung des kalten Wassers. Aber Kneipp konnte seine Methoden ebenso wenig wissenschaftlich begründen, wie Prießnitz. Doch die praktischen Ergebnisse gaben ihnen recht. Mißverständnisse und Übertreibungen gibt es überall und so blieben sie auch Sebastian Kneipp nicht erspart. Aber es war auf die Dauer nicht zu leugnen, daß die Wasserheilkunde trotz vieler Anfeindungen medizinisch eindeutig erfolgreich war. Deshalb eroberte sie sich bald einen festen Platz in der Krankenbehandlung.

Die Praxis erwies und erweist es immer wieder, welchen feindosierenden Einfluß alle hydrotherapeutischen Verfahren auf das vegetative Nervensystem und den ganzen Organismus haben.

Vielfältige Formen

Kneipps Entwicklung des Gießverfahrens (Güsse) führte ebenso zu milder, wirksamer Einwirkung, wie die Vorbereitung durch das warme Wasser, wie heiße Auflagen oder Dämpfe.

Die Reaktion steht im Mittelpunkt jeder Wasserheilmethode. Sie beweist, wie stark die Wasseranwendung auf Kreislauf, Stoffwechsel, auf Nervensystem und seelische Verfassung einzuwirken vermag.

Die vielfältigen Formen moderner Wasseranwendungen sind nach heutigen Erkenntnissen praktisch bei allen Krankheiten möglich.

Bei Fieberkranken hilft das Wasser je nach Anwendung, die Wärme zu erhöhen oder zu entziehen. Das Wasser kann die Durchblutung anregen und zur Erregung oder Beruhigung des Nervensystems beitragen. Es regt die Organfunktionen an, härtet ab und macht gegen Krankheiten widerstandsfähiger, weil es die Funktionen in Übung hält.

So seltsam es sich anhört: Alle Wasseranwendungen, gleich ob kalt oder heiß, erzeugen Wärme. In dieser Wärme liegt die Heilkraft.

Bevor wir auf die einzelnen von Kneipp und seinen Nachfolgern jahrzehntelang erprobten und bewährten Wasserheilanwendungen eingehen, möchten wir noch einen französischen Arzt zitieren, der einmal gesagt hat: »Die Grundzüge des Systems bleiben bestehen wie alles, was auf solidem Boden wächst. Darum wird die Kneippmethode lebendig und in ihren Resultaten immer gleich bemerkenswert und erfolgreich bleiben. Der Name Kneipp wird leben und verknüpft bleiben mit der Wasserkur, solange aus den Quellen der Erde die reine, belebende Flut hervorsprudeln wird, deren Tugenden kennenzulernen und deren Wohltaten zu verbreiten Kneipp mehr als jeder andere beigetragen hat«.

Abreibungen und Abwaschungen

Abwaschungen dienen demselben Zweck wie Abreibungen, wirken aber etwas stärker. Sie werden bei kräftigen Kranken in der gleichen Art angewandt wie die Abreibungen.

Die allgemeine kalte Abreibung, deren Vater Vinzenz Prießnitz ist, wird wie folgt vorgenommen: Sie ist die einfachste und mildeste Form der Wasseranwendung. Man bedient sich dabei am besten eines Waschschwammes oder eines Waschlappens. Zuerst wäscht man das Gesicht, dann den Kopf, die Brust, die Achselhöhlen, die Arme und zuletzt den ganzen Körper. Die Behandlungsdauer darf zwei Minuten nicht überschreiten.

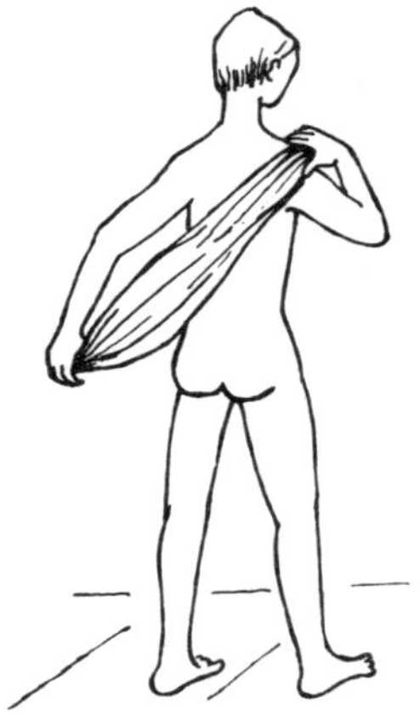

Für gesunde Menschen ist die tägliche Abreibung oder Abwaschung eine labende Medizin und das beste Nervenkräftigungsmittel. Dem Kranken dient sie besonders dann, wenn andere Mittel nicht vertragen werden.

Wie bei allen Wasserbädern, nimmt man auch hier nach dem Abwaschen ein Frottiertuch und reibt den Körper vollständig trocken. Das Frottieren muß schnell gehen, damit man sich keine Erkältung zuzieht.

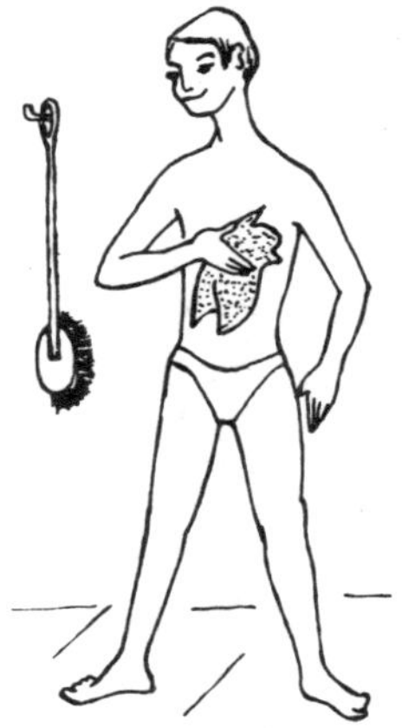

Zu empfehlen ist es, naß noch ein paar Minuten ins Bett zu gehen und so die natürliche Wärme wieder herzustellen.

Diese allgemeine kalte Abwaschung oder Abreibung wirkt als mächtiger Nervenreiz und hat eine beschleunigte und verstärkte Atmung zur Folge. Die hierdurch erweiterten Blutgefäße können eine größere Menge Blutkörperchen aufnehmen. Dadurch wird eine förmliche Ableitung des Blutes von den inneren Organen, wie Leber, Milz und Magen, zur Körperoberfläche bewirkt. Die kalte Abwaschung ist daher nicht nur ein kräftigendes und anregendes Mittel bei allen Nervenschmerzen, sondern hilft auch bei fast allen Nervenleiden, die innere Organe in Mitleidenschaft ziehen. Durch die Ableitung des Blutes aus den inneren Organen zur Körperoberfläche sind auch Heilungen bei Herzklappenfehlern möglich. Auch viele hartnäckige Katarrhe werden beseitigt. Selbst bei schweren Durchfällen von Erwachsenen und Kindern sind Erfolge nachweisbar.

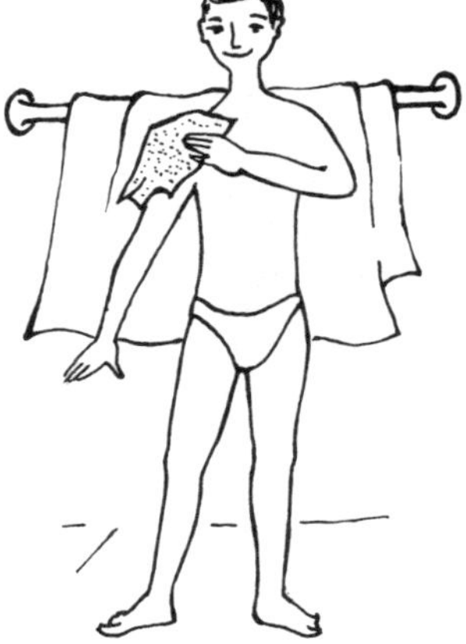

Noch einmal sei betont, daß die Waschung oder Abreibung schnell vor sich gehen muß und der Badende möglichst bald seine gleichmäßige Wiedererwärmung erreicht.

Waschungen und Abreibungen dieser Art haben verstärkte Wirkung, wenn dem Wasser etwas Weinessig oder Arnikatinktur hinzugesetzt wird. Es verstärkt die Reizwirkung. Etwa auf jeden Liter Wasser, ein Weinglas voll Essig bzw. einen Eßlöffel Arnikatinktur. Man kann solche Waschungen mehrmals täglich vornehmen.

Bei besonders empfindlichen Kranken bedeckt man Rücken, Brust und einzelne Gliedmaßen mit einem feuchten Tuch, das dann leicht gerieben oder geklopft wird.

Immer ist darauf zu achten, daß im Badezimmer und Schlafzimmer keine Zugluft ist. Ferner sind alle Waschungen in stubenwarmen Räumen durchzuführen. Nie darf die Temperatur unter 20 Grad liegen. Alle Waschungen, ob ganz oder teilweise, werden am besten morgens vom Bett aus vorgenommen, da eine gute Durchwärmung des Körpers Voraussetzung ist.

Bei kälteempfindlichen Personen, bei Frösteln oder gar Schüttelfrost dürfen nur heiße Waschungen durchgeführt werden.

Die *Ganzwaschung* erfolgt nach den neuesten Erfahrungen, wenn möglich, beim Patienten stehend außerhalb des Bettes. Im Gegensatz zur althergebrachten Form der Abreibung werden Kopf und Gesicht nicht gewaschen.

Bei bettlägerigen Kranken wird zuerst bei bedecktem Unterkörper eine Oberkörperwaschung vorgenommen. Ihr schließt sich bei bedecktem Oberkörper die Unterkörperwaschung an.

Oberkörper

Bei der *Oberkörperwaschung* streicht man, am rechten Handrücken beginnend, an der Außenseite des Armes aufwärts zur Schulter, an der Innenseite zurück zur Hand und dann wieder von der Innenseite bis zur Achselhöhle, die nicht vergessen werden darf. Als nächstes behandeln Sie den Hals. Ihm folgen in mehrfachen Längsstrichen Brust, Leib und Seiten bis zu den Hüften. Alles wiederholt sich in gleicher Reihenfolge am linken Arm beginnend. Zum Schluß wäscht man mit großen Strichen die Rückenpartie. Das Tuch muß natürlich immer wieder neu befeuchtet werden. Dann zieht man – ohne sich vorher abzutrocknen – sofort ein Hemd an. Kranke werden warm im Bett verpackt. Gesunde machen – voll angezogen – wärmeschaffende Bewegungen.

Die Oberkörperwaschung wird besonders bei Angina, Bronchitis, Grippe, Rachenkatarrh, Schnupfen, Lungenentzündung, Rippenfellentzündung, Basedow und Neurasthenie empfohlen. Selbstverständlich ist bei schweren Erkrankungen unbedingt der Arzt zu fragen. Er allein kann entscheiden, ob eine kalte oder warme Waschung nützt oder schadet.

Unterkörper

Dies gilt auch für die *Unterkörperwaschung,* die zumeist bei Bettlägerigen angewandt wird. Sie regt Stoffwechsel und Blutzirkulation an und hilft gegen Stauungen, Krampfadern, Venenentzündungen und Beingeschwüre (wundhafte Stellen müssen gemieden werden). Manchmal findet sie auch bei Magengeschwüren Anwendung. Außerdem sind Unterkörperwaschungen eine gute Vorbeugung gegen das Wundliegen.

Man beginnt mit der Waschung am rechten Fußrücken, führt das Waschtuch außen am Bein hoch bis zur Hüfte und über die Leistengegend an der Innenseite des Beines zum Fuß zurück.

Auch die Fußsohle ist zu waschen. In Auf- und Abwärtsstrichen folgt dann die Rückseite des Beines. Das gewaschene Bein wird dann sofort bedeckt. Es folgt sogleich das linke Bein. Ist die Waschung beendet, wird der Patient fest im Bett eingepackt.

Teilabreibung

Die heute oft angewandte *Teilabreibung* hat Pfarrer Kneipp noch abgelehnt, sie wird aber in der modernen Wasserheilkunde eingesetzt, weil sie einen stärkeren Reiz erzeugt. Zu der Kälteeinwirkung gesellt sich die mechanische Reizwirkung. Die Heilwirkung ist ähnlich wie bei der Teilwaschung, aber stärker und eingreifender. Man wendet sie bei Kreislaufbehandlungen an, wenn dem Kreislauf eine größere Belastung zugemutet werden darf. Bei Genesenden (Rekonvaleszenten) und Fiebernden erfüllt sie voll ihre Aufgabe, während sie bei Krampfadern, Entzündungen der Haut und Thrombose wirkungslos ist.

Bei der Teilabreibung werden Glieder und Körperteile in gleicher Reihenfolge behandelt wie bei den Waschungen. Die Abreibung ist am besten mit einer Hilfsperson vorzunehmen, die ein leicht ausgewrungenes Tuch auf die entsprechende Körperstelle legt und am oberen und unteren Ende festhält, während man selbst mit beiden Händen in langen Strichen das Tuch so kräftig reibt, bis es sich warm anfühlt.

In der Kreislaufbehandlung bei fortgeschrittener Genesung kennt man noch die *schottische Teilabreibung,* eine Wechselwaschung, deren Wirkung in dem kontraststarken Temperaturreiz liegt. Die Waschung wird zuerst mit heißem Wasser (40 Grad) und danach mit leitungskaltem Wasser durchgeführt. Durch Abreiben kann man den Reiz noch erhöhen.

Bei der *Mantelabreibung* handelt es sich um eine Ganzabreibung, die allerdings nur bei kräftigen Menschen angewandt werden kann und geschickter Hilfskräfte bedarf.

Ein großes Laken, das vom Hals bis zu den Füßen reichen muß, wird in kaltes Wasser getaucht. Der Patient steht mit erhobenen Armen neben dem Wasserzuber oder der Wanne. Klitschnaß wird das Tuch einmal um ihn geschlungen. Er senkt dann die Arme und legt sie an den Körper. Jetzt wird das Laken ein zweites Mal um ihn geschlagen und mit dem freien Ende so am Hals befestigt, daß es fest anliegt. Mit kräftigen, langen Strichen reibt jetzt die Hilfsperson von oben nach unten, möglichst beidseitig, über Arme und Rumpf bis das Tuch überall warm wird und der Behandelte eine wohltuende Erwärmung der Haut spürt. Klatschungen mit der flachen Hand auf Brust und Rücken beschließen die Behandlung.

Zu den Abreibungen und Waschungen gehört eigentlich auch das *Bürstenbad,* über das jedoch im Kapitel Halbbad gesprochen wird.

Wickel

In der Kneippschen Wasserheilkunde spielen die Wickel eine bedeutsame Rolle. Wir kennen heute die dreifache Anwendungsmöglichkeit des *kalten Wickels,* die bei fieberhaften Erkrankungen, örtlichen Entzündungsprozessen, Lymphgefäß- und Zellgewebsentzündungen, Gelenkentzündungen, Eiterungen, Verstauchungen, Prellungen, Blutergüssen, nässenden Ekzemen, Blutdruck, Arteriosklerose und Schlaflosigkeit angebracht ist.

Sebastian Kneipp hat die Technik des Wickels von Vinzenz Prießnitz, dem Vater der Wasserheilkunde, übernommen und sie weiterentwickelt.

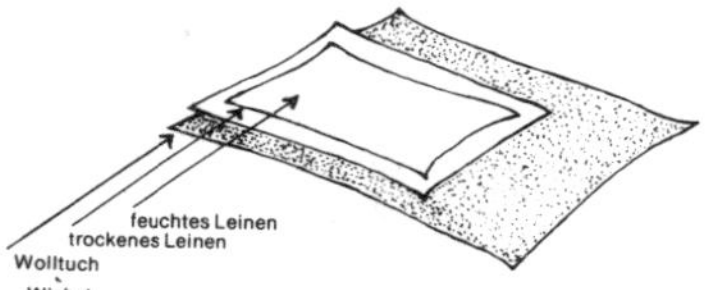

Wickel

Man spricht auch von Packungen, Umschlägen und Aufschlägen. Doch wie immer man sie auch nennen mag, die Wickel sind das einfachste und billigste Hausmittel gegen viele Krankheiten. Sie bestehen alle aus einem inneren feuchten Leinentuch, das mehrfach zusammengelegt ist und einem größeren, äußeren Tuch, das verständlicherweise das innere an den Rändern überragen muß. Wenn keine fertigen Wickel zur Hand sind, kann man auch Bettücher oder sonstige Tücher verwenden. Der innere Teil des Wickels muß gut ausgewrungen sein und darf nicht etwa vor Nässe triefen. Er wird fest aufgelegt und mit dem äußeren Tuch verschlossen. Fest auflegen bedeutet aber keine Hemmung der Blutzirkulation. Je nach der Aufgabe, die der Wickel erfüllen soll, wählt man für den äußeren Teil Leinen, Wolle, Flanell oder Barchent.

Bevor man einen Wickel gibt, legt man am besten alles griffbereit: Tücher, Wasser oder Kräutersud und ein wasserdichtes Stück Stoff, das zwischen nasse Auflage und wollene Außenumhüllung gelegt wird, um das Abdünsten der Haut in die schwer zu reinigende Wolle zu verhindern.

Das Zimmer muß gut gewärmt sein, damit der Kranke sich nicht verkühlt. Beim Auflegen des Wickels sind die Fenster geschlossen zu halten.

Nach einer bis anderthalb Stunden wird der Wickel erneuert. Die Auflage muß so erfolgen, daß sich keine Falten bilden. Der innere Teil wird dann mit dem äußeren überdeckt und straff angezogen. Man befestigt ihn so mit Sicherheitsnadeln, daß er auch bei Bewegungen des Patienten nicht verrutschen kann.

Beim kalten Wickel gibt es drei verschiedene Formen mit entsprechend verschiedenen Wirkungen:

1. Der *wärmeentziehende kalte Wickel* (naßkalt) zwingt den fiebernden Körper zur Abgabe von viel Wärme. Das Tuch wird nur leicht ausgedrückt und nur kurze Zeit aufgelegt. Den Wickel sofort nach dem Warmwerden erneuern.
2. Der *wärmestauende kalte Wickel* soll durch seinen Kältereiz in kurzer Zeit wirken. Er muß, schnell körperwarm geworden, die Wärme dem Körper zurückgeben. Aus diesem Grunde wird er vor dem Auflegen stark ausgewrungen. Er darf sich nur leicht feucht anfühlen. Man kann diesen Wickel 45 bis 75 Minuten wirken lassen, muß ihn jedoch bei eventueller Schweißbildung sofort entfernen. Wird er als Schlafwickel angewandt, darf er über Nacht liegen bleiben.
3. Der *schweißtreibende kalte Wickel* wird bei Erkältungen oder zur Stoffwechselanregung angewandt. Seine Aufgabe ist es, zur Schweiß-

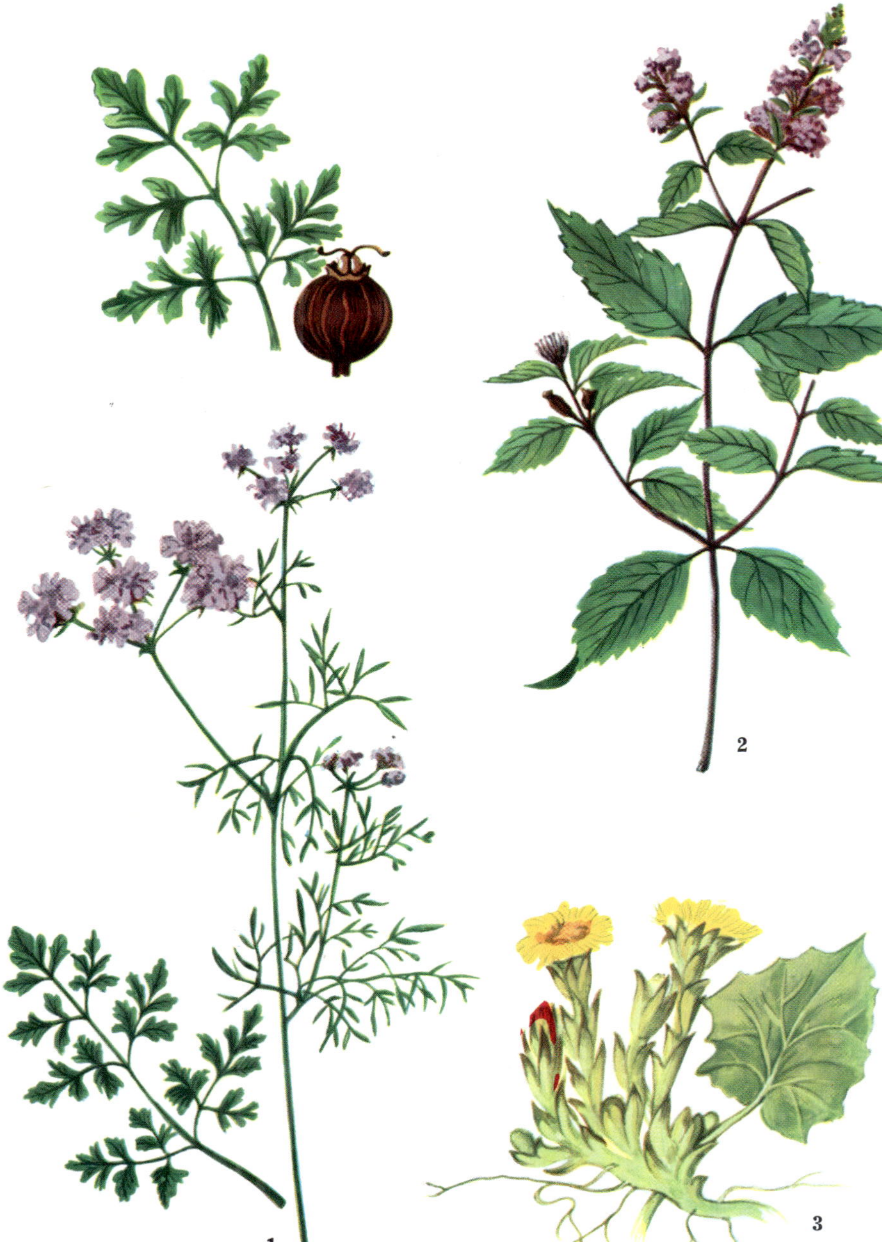

TAFEL 39 1 Koriander (*Coriandrum sativum*)
2 Pfefferminze (*Mentha piperita*)
3 Huflattich (*Tassilago farfara*)

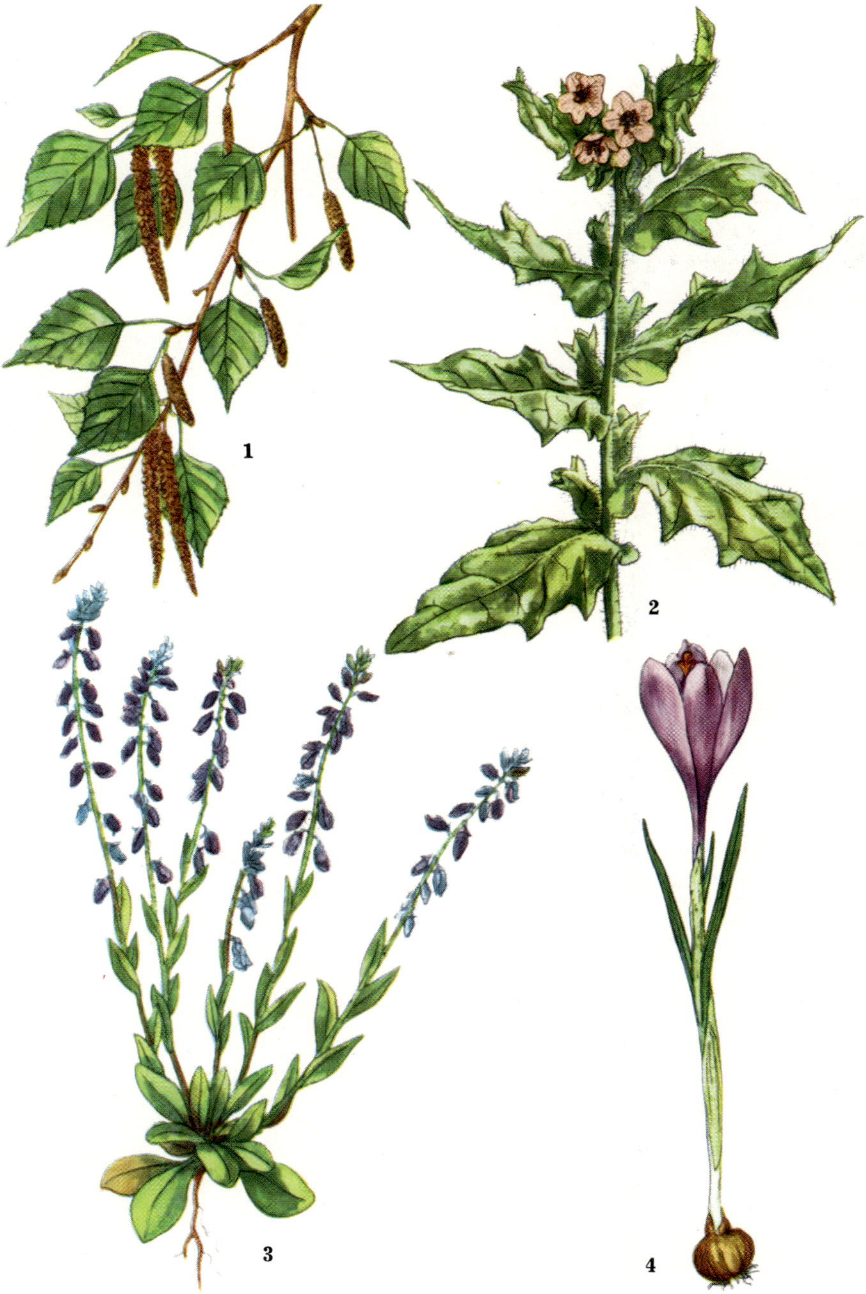

TAFEL 40
1 Birke (*Betula alba*)
2 Bilsenkraut (*Hyoscyamus niger*)
3 Kreuzblume, bittere (*Polygara amara*)
4 Safran, Krokus (*Crocus sativus*)

bildung zu führen. Man wringt das Tuch ebenfalls stark aus und läßt den Wickel dann $1^1/_2$ bis 2 Stunden wirken. Der Wickel muß schnell angelegt und abgenommen werden, wobei auf gute Zimmertemperatur zu achten und Zugluft zu meiden ist. Auch ist darauf zu achten, daß der Kranke seine Arme unter der Bettdecke hält.

Nach dem Abnehmen des Wickels muß der Behandelte mindestens 30 Minuten ruhig liegen. Sollte er sehr stark geschwitzt haben, so ist die doppelte Ruhezeit angebracht. Völlig falsch ist es, durch zu frühe Entfernung der wärmenden Bedeckung eine Erleichterung und Kühlung zu verschaffen, die üble Folgen haben kann. Sollte bei einem Patienten nach dem Anlegen des Wickels innerhalb von 30 Minuten keine Erwärmung eintreten, so hilft man am besten durch ein heißes Getränk oder eine Wärmflasche (niemals Heizkissen!) nach. Nutzt auch dies nichts, so muß man den Wickel entfernen und zu anderen Mitteln greifen.

Warme Wickel

Warme Wickel wendet man besonders bei Erkrankungen der Organe unterhalb des Zwerchfelles an (Magen, Darm, Leber, Galle, Bauchspeicheldrüse, Nieren und Blase).

Bei Entzündungen in diesen Organen bewährt sich der heißfeuchte Wickel selbst dann, wenn die Erkrankung mit Fieber verbunden ist.

Heiße Wickel werden zur Heilung des infektiösen Gelenkrheumatismus im Anfangsstadium angewandt. Man fügt ihnen dann oft Kräuterzusätze bei. (Siehe dort).

Den kombinierten Wickel setzt man speziell bei der Behandlung der Angina an. Seine Heilwirkung steht außer Zweifel. Um den Hals kommt ein heißer, um die Brust ein lauwarmer und um die Waden kommen kalte Wickel. Hals- und Wadenwickel müssen des öfteren erneuert werden.

Die Bezeichnungen Auflage, Aufschläger und Kompresse bedeuten dasselbe. Die Auflage besteht aus einem mehrfach gefalteten Leinentuch, das wie das innere Wickeltuch in kaltes oder warmes Wasser getaucht und dann ausgewrungen auf die zu behandelnde Körperstelle gelegt wird. Große Auflagen werden mit einem Trocken- oder Wolltuch eingewickelt, bei kleineren genügt ein überstehendes Wolltuch. Dem Wasser für Aufschläger wird meist ein wenig Essig zugesetzt.

Die heiße Auflage (Dampfkompresse) besteht aus einem mehrfach zusammengelegten Leinentuch, das eingerollt für einige Minuten in kochendes Wasser gelegt und dann mit einem trockenen Handtuch umwickelt und kräftig ausgepreßt wird. Danach wird eine heiße Auflage in einem bereitliegenden Flanelltuch zu einem Päckchen gepackt, dessen untere Fläche nur einfach ist, während oben und seitwärts eine doppelte Stofflage sein sollte. Die untere, besonders heiße Fläche wird vorsichtig auf die kranke Körperstelle gelegt.

Wickelzusätze dienen meist bei warmen und heißen Wickeln bzw. Auflagen zur Verstärkung der Gesamtwirkung.

Kräuter Essenzen

Essig beschleunigt die Reaktion. Man nimmt auf 2-3 Teile kaltes Wasser 1 Teil Haushaltsessig. Bei Erkältungskrankheiten und Erkrankungen der Luftwege, chronischem Gelenkrheuma und Skrofulose empfiehlt sich *Salz* als Zugabe, möglichst Meersalz. Je Liter kaltes Wasser 1-2 Eßlöffel. Will man die örtliche Reaktion steigern und den Stoffwechsel anregen, kocht man 2-3 Handvoll *Heublumen* in 4-5 Liter Wasser auf. Kochzeit etwa 30 Minuten. Das Wickeltuch wird zusammengerollt in den heißen, ausgesiebten Sud gelegt. Mit *Haferstroh,* das weniger die Haut reizt, kann man ebenso verfahren. Die Zubereitung ist die gleiche.

Zinnkraut (Schachtelhalm) hat sich bei schlecht heilenden Wunden, nässenden Ekzemen, Ausschlägen und Unterschenkelgeschwüren bewährt. In 3 Liter Wasser kocht man 3 Handvoll Zinnkraut auf. Kochzeit etwa 30 Minuten, dann abseihen.

Zusammenziehend wirkt *Eichenrinde,* von der man 1 Handvoll in 2 Liter Wasser 30-45 Minuten aufkocht. Nehmen Sie dabei als Wickeltuch alten Stoff, den Sie nicht mehr verwenden wollen, denn Eichenrindensud gibt Flecken. Man wendet diesen Zusatz bei Hautrissen, oberflächlichen Hautabschürfungen und auch bei Unterschenkelgeschwüren an.

Allgemein bekannt ist die entzündungshemmende *Kamille,* die man auch gegen Eiterungen einsetzen kann. Auf 2-3 Liter Wasser kommen 2 Handvoll Kamille, die aufgebrüht und abgesiebt werden.

Wickelformen

Die Möglichkeiten, durch Wickel den Kranken Erleichterung und Linderung zu verschaffen, sind vielfältig. Die wichtigsten seien nachfolgend genannt.

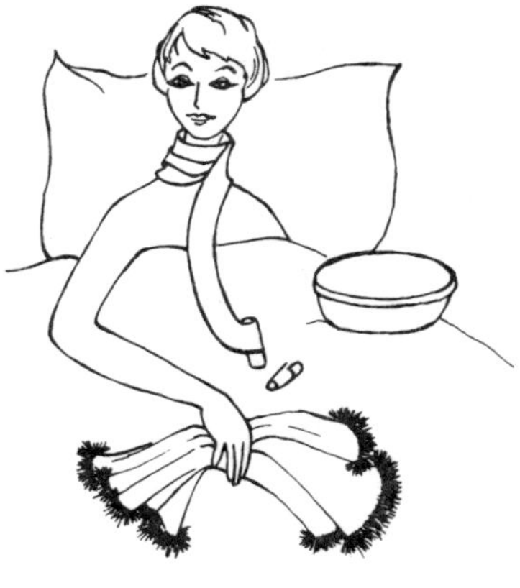

Der *Halswickel* besteht aus einem etwa handbreiten nassen und kalten Tuch, das sich zweimal um den Hals schlingen läßt. Darüber kommt ein trockenes Tuch (Wolle), das etwas breiter als das innere Tuch sein muß. Bewährt hat sich bei Halspackungen ein Zusatz von Lehm oder Quark gegen Entzündungen der Mandeln, der Gesichtshöhlen, der Nase, des Kehlkopfes und der Augen. Bei Kehlkopfkrampf dürfen diese Zusätze nicht angewandt werden.

Die Dauer des Halswickels soll höchstens 60-90 Minuten währen.

Für den *Kopfwickel* benötigt man dreieckig gefaltete Tücher, die mit der langen Seite vom unteren Stirnrand nach hinten angelegt werden. Die feuchten inneren Tücher kann man weglas-

sen, wenn der Patient starken Haarwuchs hat, da es dann genügt, die Haare anzufeuchten. Feuchte Tücher oder feuchtes Haar werden mit einem Wolltuch fest umwickelt. Nach Abnahme des Wickels ist das Haar gut abzutrocknen.
Man kann diesen Wickel kalt oder warm anwenden. Allerdings lehnen ihn viele Ärzte und Patienten ab, weil er als unangenehm empfunden wird.
Beim *Brustwickel* packt man die Tücher so auf das Bett, daß der Kranke sich beim Zurücklegen genau darauf legen kann. Er nimmt dazu das Hemd hoch bis über die Schultern, denn der Brustwickel beginnt am unteren Rippenbogen und endet in der Achselhöhle. Der Patient darf weder tief eingeatmet, noch ganz ausgeatmet haben, wenn man den Wickel am Körper festlegt, da sonst entweder die Atembewegung behindert ist oder aber der Wickel verrutschen kann. Dieser Wickel, oft *Prießnitzumschlag* genannt, wird mit kaltem Wasser gegeben. Man wendet ihn bei akuten und chronischen Luftröhrenentzündungen an, sofern kein Frösteln besteht. Für Herzschwache und Herzkranke ist er nicht geeignet. Ausnahmen bestätigen allerdings auch hier die Regel.

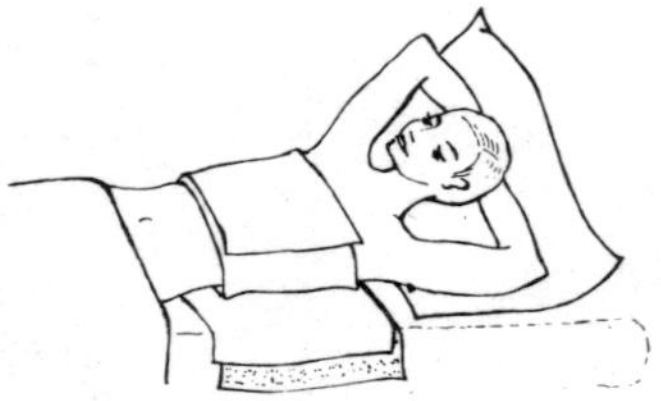

Der Brustwickel läßt sich auch zu Beginn einer Rippenfellentündung anwenden, sofern noch kein Flüssigkeitserguß vorliegt.
Viele Naturheilkundige empfehlen ihn bei Lungenentzündung, Infektionskrankheiten und Gefährdung der Luftwege (Masern, Scharlach, Keuchhusten).
Man kann sich übrigens auch einfacher behelfen. Der Kranke zieht ein Hemd an, dessen Vorderteil und Rücken gut angefeuchtet und dann ausgewrungen wurde. Über das nasse Hemd kommt dann eine warme Strickjacke oder der Bademantel. Gut zugedeckt, erfüllt auch diese Lösung alle Ansprüche.

Vielfach bewährt hat sich bei Bronchialkatarrh und Lungenentzündung der *Kreuzwickel*, der den Körper fest umschließt. Er besteht aus 6 Handtüchern und Plastikstreifen. Davon werden 2 Handtücher – möglichst dünnes Leinen – zu je einem Streifen längs zusammengelegt, so daß sie die Schulter decken. Man feuchtet sie in heißem oder warmem Wasser an und wringt sie aus. Bei hohem Fieber kann man auch kaltes Wasser nehmen. Dann legt man die Tücher kreuzweise so über die Schultern, daß sie die Lungenspitzen bedecken. Ein Handtuchende liegt am Rücken nahe der Wirbelsäule und geht über die Schultern nach vorn, wo das andere Handtuchende auf dem unteren Teil des Brustbeines zu liegen kommt. Befestigt wird das ganze mit Plastikstreifen. Ein drittes Handtuch wird nun ebenfalls angefeuchtet und wie der Brustwickel um die Brust gelegt, damit die Lungengegend feucht eingeschlagen ist. Befestigung ebenfalls mit Plastikstreifen. Nun folgen die nächsten drei Handtücher in gleicher Weise wie die ersten drei. Über das ganze legt man ein Frottiertuch (Badetuch), das Rücken, Schultern und Brust fest umschließt, aber die Arme freiläßt. Dann deckt man den Patienten gut mit einer Woll- oder Bettdecke zu, damit die feuchte Dämpfung der inneren Tücher in die Tiefe wirkt und örtlich das bewirkt, was sonst eine Ganzpackung am ganzen Körper erreicht. Einen Kreuzwickel sollte man zweimal am Tage machen, wobei man beim Auspacken des Patienten darauf achten muß, daß eine plötzliche Abkühlung vermieden wird. Man frottiert den Ausgepackten schnell und gründlich und wäscht ihn danach warm ab.

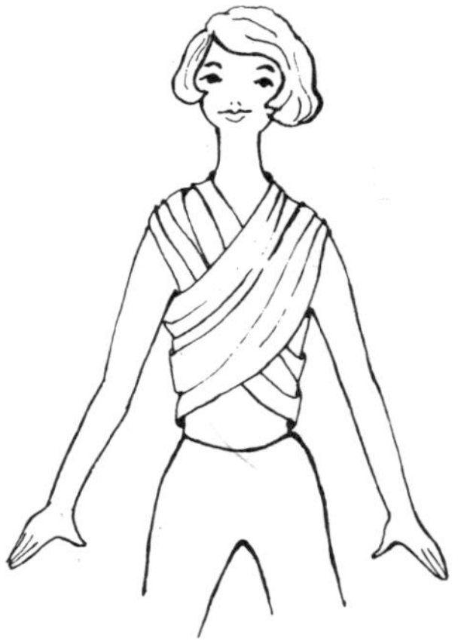

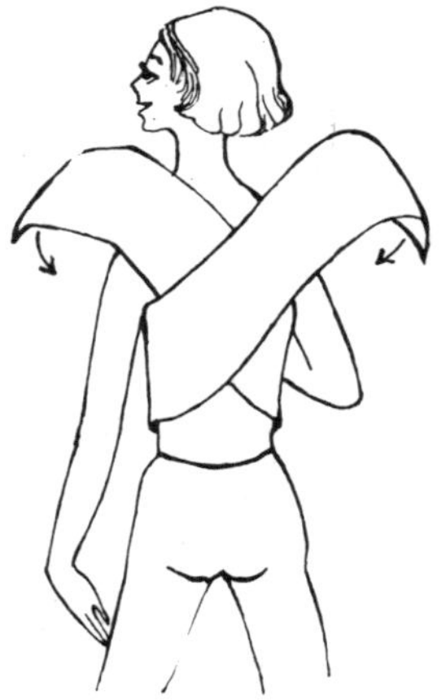

Kneippsche Schal

Ähnlich wie der Kreuzwickel umschließt der *Kneippsche Schal* Brust, Rücken, Hals und Oberarme. Eine Fachkraft legt auf das Bett eine große Decke und ein Zwischentuch. Beide werden am oberen Rand handbreit umgeschlagen.

Diese Tücher müssen dem liegenden Patienten etwa bis zur Mitte des Hinterkopfes reichen. Dann wird der innere Wickel angelegt. Man feuchtet ein viereckiges Leinentuch an und legt es zu einem Dreieck zusammen. Dieses feuchte Dreieck wird dem im Bett sitzenden Kranken so über den Rücken gelegt, daß die lange Seite sich wie ein Kragen um den Hals und die Schulter des Patienten schmiegt. Durch Zurücklegen preßt sich das Tuch fest an den Rücken. Auf die Brust des Erkrankten kommt nun ein feuchtes Handtuch, das man an beiden Seiten zwischen Armen und Körper einsteckt. Darauf zieht man die Dreieckspitze der rechten Seite fest über die rechte Schulter und Brust an und befestigt sie zwischen dem linken Arm und Rumpf. Die linke Dreieckspitze wird dann rechts eingesteckt. Anschließend wird der Patient fest in Trockentuch und Wolldecke gewickelt, wobei darauf zu achten ist, daß beide Hüllen oben und unten gut abschließen. Empfehlenswert ist es, am Hals ein Leinentuch einzulegen, damit die Wolldecke den Erkrankten nicht kratzt.

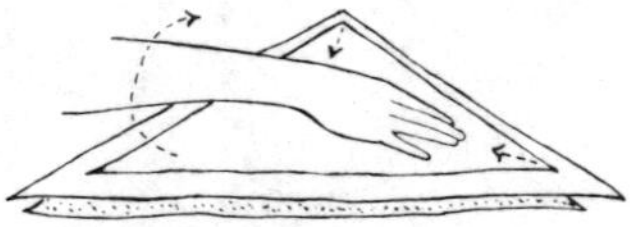

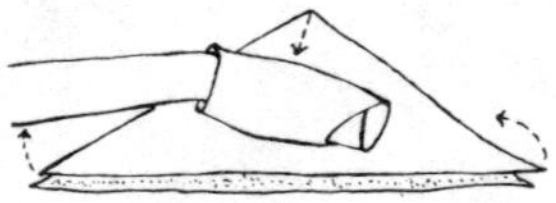

Kneipp hat mit dem kalten Schal Entzündungen der oberen Luftwege, der Lungen und der Rippen bekämpft. Den warmen Schal wandte er bei Asthma, Keuchhusten und Herzasthma an. Dauer des Wickels 1 bis 2 Stunden.

Der *Handwickel* kann warm, heiß und kalt angewandt werden. Die Tücher werden zum Dreieckstuch gefaltet übereinandergelegt. Die Hand muß dann so darauf ruhen, daß die Finger zur Spitze des Dreiecks zeigen. Man schlägt den oberen Zipfel dann so zurück, daß er den Handrücken bedeckt. Danach zieht man einen Seitenzipfel über den Handrücken und um das Handgelenk, wo man ihn einsteckt. Das gleiche geschieht mit dem anderen Zipfel und wird mit Zwischentuch und Wolltuch wiederholt.

Den Handwickel wendet man bei örtlichen Entzündungen, Neuritis und Muskelrheumatismus an. Die Temperatur richtet sich nach dem Zweck. Bei Sehnenscheidenentzündung muß zum heißen Wickel gegriffen werden.

Die gleichen Wirkungen zeigt der *Armwickel,* dessen Tuch viereckig so angelegt wird, daß die längere Seite an die Außenseite des Armes kommt. Man führt die Faltenlegung von der Hand bis zur Schulter hinauf.

Beim *Fußwickel* legt man viereckige Tücher einzeln im Dreieck zusammen. Der mittlere Zipfel kommt über die Zehen. Von den Seiten her werden die anderen Zipfel über den Fußrücken und Knöchel gezogen und um den Fuß bis über den Knöchel gewickelt. Zuerst kommt der innere Teil, dann gesondert der äußere.

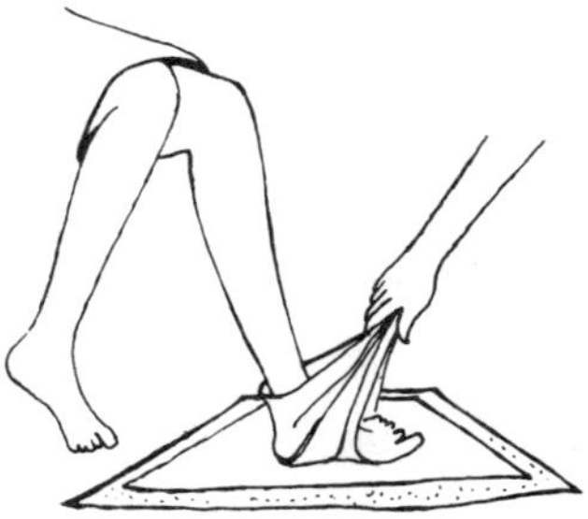

Der Fußwickel wird immer kalt angewandt. Er muß gleichzeitig an beiden Füßen vorgenommen werden und wirkt hervorragend bei übermüdeten Füßen.

Auch zur Ableitung von Kopfschmerzen, bei Entzündung von Lunge, Brustfell oder Unterleib und bei Angina ist er zu empfehlen.

Nasse Socken, über die man höhere trockene Strümpfe zieht, erfüllen diesselbe Aufgabe auf einfachste Art. Dauer des Fußwickels 1 bis 2 Stunden.

Beim *Wadenwickel* empfahl Kneipp ein einfaches Rezept. Der Patient mußte baumwollene oder seidene Strümpfe in kaltes Wasser mit Essigzusatz tauchen, sie dann kräftig auswringen und über die Füße (möglichst bis zum Knie) ziehen.

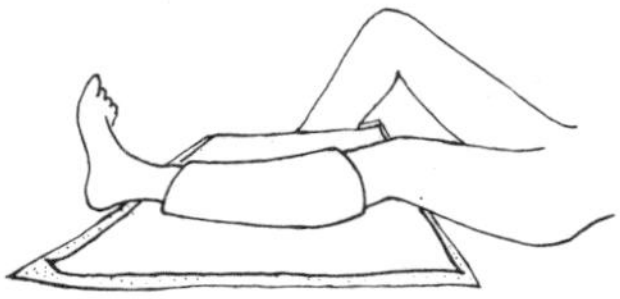

Darüber kamen dann dicke wollene Wadenstrümpfe. So mußte man dann ins Bett gehen, wo eine Bettflasche an den Fußsohlen und ein Wärmebeutel zwischen den Unterschenkeln die Wärmeentwicklung steigerten und die Durchblutung verstärkt. Kein Heizkissen!

Heute legt man Wadenwickel wie Unterschenkelwickel an.

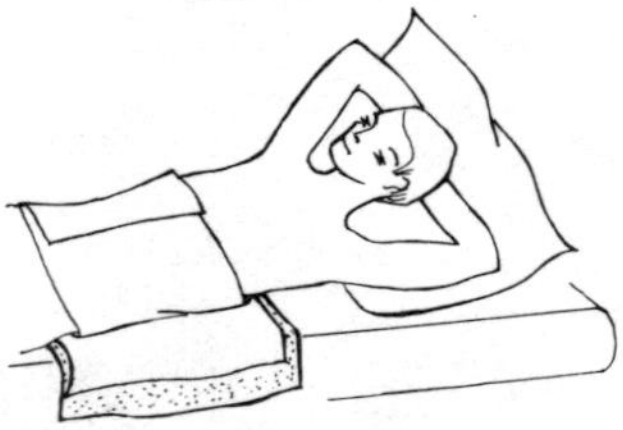

Der Wadenwickel wird in den meisten Fällen kalt angewandt. So bei Fieber, zur Ableitung bei Katarrhen der oberen Luftwege, bei Angina, Mittelohrentzündung, Arteriosklerose der Gehirngefäße, Venenentzündung, Gelenkrheumatismus, Ekzemen und bei Schlaflosigkeit.
Heiße Anwendung erfolgt bei Kinderlähmungserscheinungen (spinal) und bei Sehnenscheidenentzündung.
Man läßt diesen Wickel eine Stunde lang wirken.
Der *Fuß-Wadenwickel* ist, wie schon der Name sagt, nichts anderes als eine Kombination von Fuß- und Wadenwickel. Anwendungsgebiet und Anwendungsdauer wie beim Wadenwickel.
Beinwickel nennt man einen kombinierten Wickel, der vom Fuß bis zur Leistengegend reicht und ebenso angewandt wird wie der Fußwickel. Seine Anwendungsdauer beträgt eine Stunde.
Der *Lendenwickel,* auch als *Leibwickel* bekannt, reicht von der Magengrube bzw. vom unteren Rippenbogen bis zur Mitte der Oberschenkel. Er wird kalt, warm und heiß angewandt. Kalt bei Erkrankungen der Gallenblase, warm gegen alle Störungen im Bereich der Bauchhöhle, bei Verstopfungen und bei Magen- und Darmkatarrhen. Als warmer Heusack ist seine Wirkung bei Koliken bewährt. Warm oder heiß, je nach Verträglichkeit des Patienten, wird dieser Wickel insbesondere bei Magen- und Zwölffingerdarmbeschwerden, bei Leibschwellungen, Nierenentzündungen, Grieß- und Steinleiden sowie bei Entzündungen der Beckenorgane, bei chronischer Blinddarmreizung und bei Dickdarmleiden empfohlen. Bei Schlafstörungen bewährt er sich häufig in kalter Form. Er soll nicht länger als 60 bis 90 Minuten wirken, kann aber bei einem schlafenden Kranken ohne Schaden länger anliegen.
Es gibt noch eine Abart des Leibwickels, den sogenannten *T-Wickel,* bei dem noch senkrecht ein kürzeres, schmaleres Tuch von hinten

zwischen den Beinen nach vorne gelegt und dort festgesteckt wird. Man wendet den T-Wickel nur bei der Behandlung von Blasen- und Unterleibsbeschwerden an.

Der *Kurzwickel* ist ein Halbwickel, der den Körper von den Achselhöhlen bis zu den Knien umwickelt. Die Beine müssen dabei eng aneinanderliegen. Bei dieser Art Wickel, die für 1-2 Stunden angewandt wird, ist vor allem auf einen guten Abschluß nach oben und unten zu achten. Man nennt sie auch *Rumpfpackung.* Die Wirkung ist ungefähr die gleiche wie beim Lendenwickel. Meist in kalter Form angewandt, wirkt er bei Stoffwechselstörungen und grippalen Infektionen schweißtreibend und ableitend.

Der *Unterwickel,* auch *Dreiviertelpackung* genannt, reicht von den Achselhöhlen bis zu den Fußspitzen. Arme und Schultern läßt man dabei frei, bedeckt sie aber locker mit Hemd und Tüchern. Die Auflage der Wolltücher und des Trokkentuches erfolgt ähnlich wie beim Ganzwickel. Die Anwendungsdauer liegt zwischen 1 und 2 Stunden.

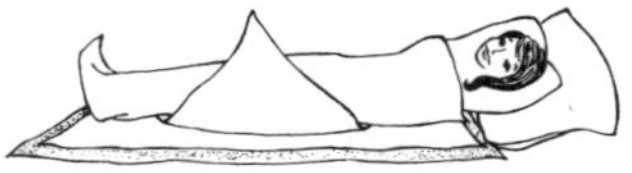

Diese Wickelart wird vorwiegend kalt angewandt. Bei Gicht, Rheuma und Fettsucht, Erkältungskrankheiten, chronischen Katarrhen der Atmungsorgane, Ekzemen, Störungen der Verdauungsorgane und bei Wechseljahrbeschwerden wählen Kneippärzte manchmal auch die heiße Form.

Den *Ganzwickel,* auch *Ganzpackung* genannt, kann man heiß oder kalt anwenden. Er verlangt die Umwicklung des Körpers vom Hals bis zu den Füßen. Man benötigt dazu zwei Wolldecken, von denen eine der Länge nach und die andere der Breite nach gelegt wird. Darauf kommt ein großes, trockenes Tuch, auf das ein nasses Tuch gelegt wird. Beide Tücher müssen so groß sein, daß sie bis zur Mitte des Hinterkopfes reichen. Man schlägt sie so ein, daß die Wicklung später am Hals des Patienten gut sitzt. Wenn man den

Kranken auf die Tücher gebettet hat, legt man ihm ein feuchtes Handtuch auf die Brust, das auch seitwärts zwischen Armen und Rumpf für die nötige Feuchtigkeit sorgt. Danach beginnt die Wickelung, bei der zuerst das feuchte Tuch mit den oberen Enden über die Schulter gezogen wird. Dann hüllt man Rumpf und Beine fest in das feuchte Tuch ein. Mit den Wolldecken werden zuerst die Beine und dann der Rumpf fest eingepackt. Ist eine Ganzpackung aus irgendwelchen Gründen nicht durchführbar, so ersetzt man sie durch mehrere Teilwickel, die sich gegenseitig ergänzen.

Angewandt wird der Ganzwickel in den gleichen Fällen wie der Unterwickel. Besonders zu empfehlen ist er zur Stoffwechselregulierung und zur Entfettung.

Der heiße Ganzwickel hat sich bei der Fieberbehandlung schwächlicher Patienten und bei schweren akuten Erkrankungen gut bewährt.

Der *Spanische Mantel* ist eine von Pfarrer Kneipp besonders bevorzugte Form des Ganzwickels. Er kommt heute – zumindest für den Hausgebrauch – kaum mehr in Anwendung. An Stelle des nassen Wickeltuches wird ein großes matelförmiges Leinengewand angelegt. Es wickelt den Körper vom Hals ab ein und ist so geschnitten, daß die Ärmel über die Fußspitzen und das Gewandende über die Füße reichen. Der Patient zieht dieses feuchte Gewand an und legt sich dann – wie bei der Ganzpackung – auf die vorbereiteten, trokkenen Tücher. Der Helfer streicht den Mantel glatt, wobei die Arme an den Körper gelegt und die Beine einzeln fest umwickelt werden.

Dieser Spanische Mantel ist wohl die kräftigste Anwendung der Kneippschen Wasserbehandlung und für empfindliche oder blutarme Menschen nicht geeignet. Er darf auch nur einmal in der Woche, höchstens zweimal, in Anwendung kommen. Seine Anwendungsdauer beträgt 1 bis 2

Stunden. Bewährt hat er sich bei Stoffwechselkrankheiten und Fettsucht. Man wendet ihn auch bei Hautkrankheiten an, wobei statt des kalten Wassers ein kalter Sud (Zinnkrauttee) benutzt wird.
Das *nasse Hemd* ist ein verkürzter spanischer Mantel und wird vor allem in der Kinderheilkunde angewandt. Es wird stets mit Zusätzen versehen. Ein Leinenhemd dient als Innentuch. Mit Zwischentuch und Wolldecke wird diese Wickelart beendet.

Heublumen

Man benutzt drei verschiedene Formen: das Salzhemd und das Lehmhemd, beide kalt, und das heiße *Heublumenhemd.*
Das Salzhemd und das Heublumenhemd dienen zur Bekämpfung der Masern oder einer Scharlacherkrankung. Sie regen die Entwicklung des Ausschlages an und fördern die Ableitung von den inneren Organen.
Beim Salzhemd löst man 1/8 Kilo in etwa 5 Liter Wasser auf, taucht das Leinenhemd hinein und wringt es aus. Der Kranke behält es etwa 45 bis 60 Minuten am Körper. Danach wird er in trockene Tücher gepackt. Man kann ihn vorher noch feucht abreiben, wobei man an den Beinen beginnt. Dann sofort trocken reiben.
Das Heublumenhemd, besonders bei Infektionskrankheiten, Rachitis, Skrofulose und Stoffwechselstörungen bewährt, wird stets heiß gegeben. Man nimmt auf etwa 5 Liter Wasser 2-3 doppelte Hände voll Heublumen. In den heißen Sud taucht man das Hemd und wringt es schwach aus. Die Anlegung muß rasch erfolgen, ebenso schnell die Einwicklung in Zwischentuch und Wolldecke. Anwendungsdauer nicht länger als eine Stunde.
Das Lehmhemd hilft gegen Hautkrankheiten, Ekzeme, Hautjucken, Flechten u. ä. Das Lehmhemd wird in diesem Fall in eine kalte, dickflüssi-

ge Lehmbrühe getaucht und dann dem Kranken sofort übergestreift. Anwendungsdauer 45 bis 60 Minuten.

Eine Art Kurzwickel sind die *Aufschläger,* oft auch *Auflagen* oder *Kompressen* genannt. Sie bedecken als Oberaufschläger die Vorderseite des Körpers oder als Unteraufschläger die Rückseite. Die trockene Umhüllung umschließt jedoch den Körper ringsum.

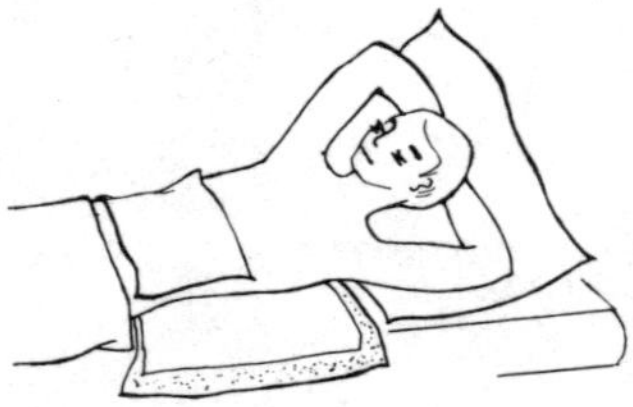

Die *Leibauflage* wird meist mit Essigzusatz gegeben und wie der Lendenwickel angewandt. Man gibt sie heiß oder kalt. Heiß bei Magengeschwüren, Gallenbeschwerden, Blähungen, chronischem Blasenkatarrh, Darmkrämpfen, nervösen Magenstörungen und Menstruationsbeschwerden. Auch bei Herzgefäßkrämpfen wendet man sie heiß an und ergänzt sie durch Bad der linken Hand oder des Unterarmes. Die heiße Auflage schafft auch bei Angina pectoris Erleichterung.

Ober- und Unteraufschläger werden wie Leibauflagen mit einem mehrfach zusammengelegten Leinentuch vorgenommen, das von der Hüfthöhe bis zum Rippenbogen reicht. Die Trockentücher müssen den ganzen Mittelkörper umhüllen. Kalte Auflagen werden sofort entfernt, wenn sie warm geworden sind. Das geschieht im Verlauf von 45-75 Minuten. Heiße bzw. warme Auflagen werden erneuert, wenn sie sich abgekühlt haben.

Kompressen, heiß oder kalt, bestehen aus Auflagen von feuchten, zusammengefalteten Leinen- oder Handtüchern, die zur Abdichtung mit einem trockenen Wolltuch umwickelt werden. *Dampfkompressen* haben eine schmerzlindernde und krampflösende Wirkung. Je intensiver sie ausgepreßt werden, umso länger bleiben sie warm. Das Leinen- oder Handtuch wird etwa 6-8 mal zur notwendigen Größe zusammengelegt, eingerollt und einige Minuten in kochendes Wasser gelegt. Hat man das Tuch herausgenommen – am besten mit

einer Wäscheklammer – wird es mit einem trokkenen Handtuch umwickelt und dann kräftig ausgewrungen. Danach wird die Leinenauflage in bereitgelegten Wollflanell so eingeschlagen, daß zwischen der unteren Lage und der Körperauflegestelle nur eine Schutzlage vorhanden ist. So wird die Dampfkompresse vorsichtig aufgelegt. In vielen Fällen verstärkt man ihre Wirkung durch eine zusätzliche Wärmeflasche (kein elektrisches Heizkissen!).
Nach Erkalten wird die Dampfkompresse sofort durch eine neue ersetzt.
Kalte Kompressen verwendet man bei Prellungen und bei nervöser Erregung als Herz- und Stirnkompressen.
Das *Sitzen auf nassem Tuch,* nur in kalter Form anwendbar, hat sich vor allem bei Hämorrhoiden und zur Anregung des Dickdarms bewährt. An der Methode hat sich seit Kneipps Zeiten nichts geändert. Man breitet eine Wolldecke über einen Stuhl und legt darüber ein vier- bis achtfach gefaltetes nasses Leinentuch. Der Kranke setzt sich darauf und schlägt das Wolltuch fest um sich zusammen. Es ist darauf zu achten, daß Oberkörper und Füße bekleidet sind und die kalte, nasse Unterlage zur rechten Zeit ausgewechselt wird.
Breiauflagen werden nur warm gegeben und wirken wie Dampfkompressen. Ihre Wärme hält sich länger. Man wendet dabei gekochte und gequetschte Kartoffeln, Leinsamen und Bockshornkleesamen an. Die heiße Füllung kommt in Säckchen oder wird in ein couvertartig gefaltetes Tuch geschlagen und mit der einfachen Seite auf den betreffenden Körperteil gelegt. Das Einschlagen mit Trocken- und Wolltuch wird wie bei jedem anderen Wickel durchgeführt.

Kartoffeln
Leinsamen
Bockshornklee

Man probiert durch Anlegen an die eigene Wange oder durch Auflegen auf den Handrücken die Verträglichkeit der Breiauflage, die zur Entspannung und Erweichung entzündeter Haut- und Schleimhautpartien und Spasmen der glatten Muskulatur dient, die Lymph- und Blutzufuhr im behandelten Gebiet erhöht und lokale Entzündungen hemmt.

Den *Kartoffelbreisack* empfahl Kneipp zur Schmerzstillung, zur Lösung von Krämpfen im Magen- und Darmkanal, bei Schwellungen und Flüssigkeitsansammlungen, bei Ergüssen, Entzündungen, Verrenkungen, chronischen Entzündungen und Katarrhen der oberen Luftwege, bei Ischias, Hexenschuß und Gicht. Auch bei Arthritis, Furunkel und Fettsucht sollen Breiauflagen vorteilhaft sein und erleichternd wirken.

Heublumen

Die *Heublumenpackung,* auch *Heusack* genannt, hilft gegen Störungen der Verdauungsorgane, Krampfzustände, Leberstörungen, Magen- und Darmkatarrhe, Katarrhe der oberen Luftwege, akute Rippenfellentzündung, Entzündung der weiblichen Unterleibsorgane (schmerzhafter Regelbeginn), Muskelrheumatismus, chronische rheumatische Gelenkveränderungen, Arthritis deformans, Hexenschuß, Ischias und andere Erkrankungen.

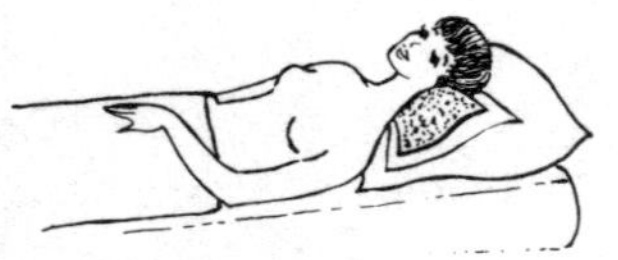

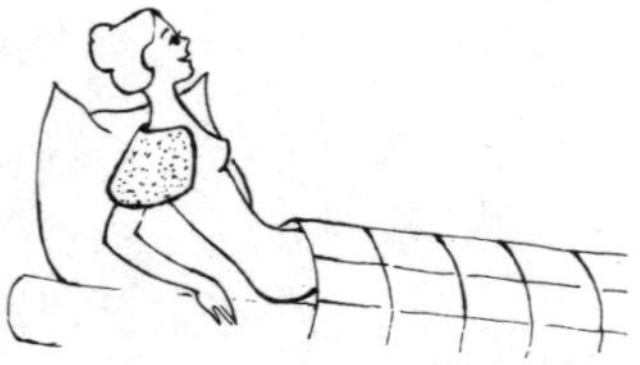

Kartoffelbrei- und *Heublumensack* werden stets heiß aufgelegt und müssen nach 45 Minuten entfernt werden. Es empfiehlt sich, den Kranken noch mindestens 30 Minuten warm zugedeckt im Bett ruhen zu lassen und erst dann eine schnelle Ganzwaschung vorzunehmen, nach der er sofort wieder ins Bett gehen oder sich warm anziehen und möglichst viel bewegen muß.

Zur *Lehmpackung,* die stets kalt erfolgt, nimmt man am besten im Handel erhältliche Heilerde. Wer pulverisierten Lehm aus der Lehmgrube verwenden will, muß ihn durch einstündiges Erhitzen keimfrei machen.

Man verrührt die Heilerde bzw. den Lehm mit Wasser (eventuell Essigzusatz, Kräutersud oder verdünnte Arnikatinktur) zu einer teigartigen Masse und trägt ihn auf die zu behandelnden Stellen fingerdick auf. Bei Kranken mit empfindlicher Haut legt man eine dünne Verbandsmullschicht zwischen Lehm und Haut.

Lehmpackungen wirken entfettend, so daß es sich empfiehlt, bei häufiger Anwendung die behandelten Körperstellen mit Hautöl einzureiben.

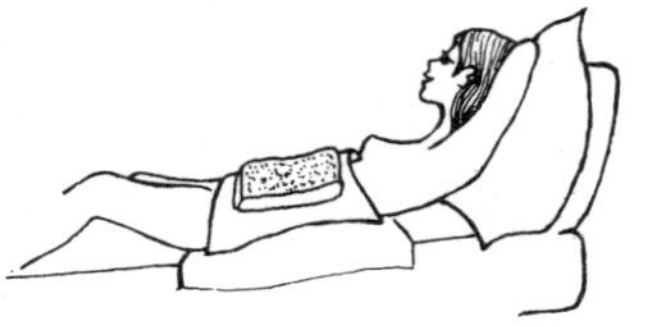

Die Lehmpackung entzieht der entsprechenden Körperpartie sehr viel Wärme. Sie bleibt lange kühl. Mit beginnender Trocknung setzt eine kräftige Saugwirkung ein. Die Wirkung der Lehmwickel gleicht der des Wasserwickels, hat sich aber besonders bei eitrigen Wunden, Entzündungen, Furunkeln und Karbunkeln bewährt, bei Gelenk- und Gewebeschwellungen nach Verletzungen: Verstauchung, Knochenbruch, Verrenkung und Gewebsblutung.

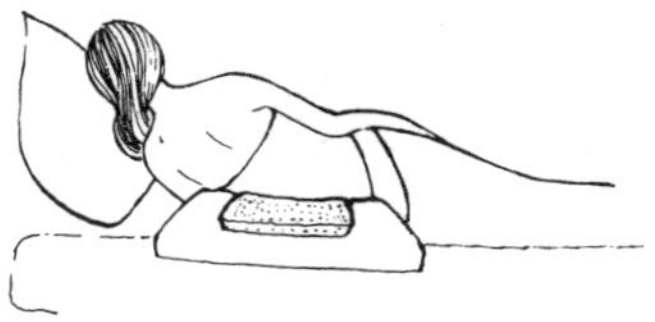

Mit Essig angesetzt, sind Lehmwickel ein vorzügliches Mittel gegen Insektenstiche.

Die Anwendungsdauer kann 2 bis 3 Stunden betragen. Einmal benutzte Heilerde kann man nicht mehr verwenden.

Die *Quark- bzw. Topfenauflage* wird zumeist kalt gegeben. Ihre Wirksamkeit hat sich bei allen mit Fieber verbundenen Krankheitszuständen erwiesen, häufig auch bei Entzündungen der Lunge, des Rippenfells, der Gelenke und Venen.

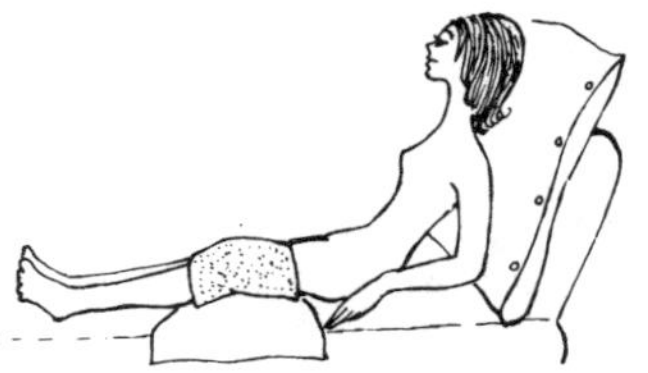

Der Quark wird zu einem dicken Brei verrührt. Je feiner man verrührt, umso stärker ist die Wirkung. Bei Erwärmung die Auflage erneuern.

Güsse

Begießungen, von Pfarrer Kneipp als Güsse bezeichnet, sind in ihrer Form und Dosierung einwandfrei des „Wasserdoktors" ureigene Erfindung. Sie haben ihre genauen Regeln und führen auch nur zum Erfolg, wenn diese genau befolgt werden. Kneipp war keineswegs der erste, der die Heilkraft der Wasserbehandlung entdeckte. Schon der große Arzt des Altertums, Hippokrates, kannte sie. Andreas Baccius, der Leibarzt des Papstes Sixtus V., gab im 16. Jahrhundert eine Schrift heraus, in der er von Besprengungen mit kaltem Wasser bei Fieber oder Ohnmachten sprach.

Der Skandinavier Bergius beschrieb als erster die Methode der Kaltwasserbehandlung mit einer Schlauchbegießung. Ein Aschaffenburger Arzt namens Reuß begoß Anfang des 19. Jahrhunderts seine Patienten in einer Badewanne mit einer Gießkanne von allen Seiten.
Wassergüsse hat auch Prießnitz bis zu seinem Tode mit Erfolg angewandt. Er schuf Duschen mit starkem Wasserdruck, die aus einer Fallhöhe von mehreren Metern ihre dicken Strahlen auf die nackten Körper fallen ließen. Wasserdruck und Falldruck gehörten bei ihm zusammen. Er hielt den mechanischen und thermischen Reiz für wichtig. Kneipps großer Verdienst ist es, erkannt zu haben, daß nur das kalte Wasser, nur der thermische Reiz von Bedeutung für die Krankenbehandlung ist. Kneipp hat die Anwendung des Wassers, besonders des kalten Wassers, in ein geschlossenes System gebracht. Als 1886 sein berühmtes Buch „Meine Wasserkur" erschien, stieß es bei vielen Schulmedizinern auf Ablehnung, ohne daß deshalb der Siegeszug der Wasserbehandlung aufzuhalten gewesen wäre. Die aufgeschlossenen Ärzte seiner Zeit waren von der überzeugenden Einfachheit des Kneippschen Systems fasziniert und kamen oft von weither gereist, um es an Ort und Stelle zu studieren und in ihre praktische Arbeit zu übernehmen.

„Meine Wasserkur"

Es sei hier noch einmal gesagt, daß die meisten Kneippschen Wasseranwendungen heute in Kneippkurorten oder Kneipp-Sanatorien am besten durchgeführt werden können. Es gibt aber auch „Gesundheitsschulen", die diesen Sanatorien angegliedert sind, und deren Helferinnnen unter der Devise „Die Kneippkur daheim" ausgebildet werden, um bei der häuslichen Krankenpflege jederzeit zur Verfügung stehen zu können. Wickel vermag jede Hausfrau anzuwenden, aber Güsse sind wesentlich schwieriger und nur wer eine fachliche Ausbildung erhalten hat und mit

den Prinzipien der Kneippschen Lehre und ihrer Anwendung vertraut ist, kann Güsse vornehmen, wobei er zuvor genaue Anweisungen vom behandelnden Arzt einzuholen hat.
Ausschlaggebend bei der Anwendung von Güssen, deren Umfang, Stärke und Dauer, ist das Nervensystem des Kranken.
Nur gut durchgewärmte Körper dürfen begossen werden. Neigt der Patient zu kalten Füßen oder Frösteln, so muß für eine Vorerwärmung des Körpers gesorgt werden. Die Erfahrung hat gelehrt, daß Güsse niemals mit vollem Magen genommen werden sollten.
Der Guß erfolgt stets in einem warmen Raum ohne jede Zugluft. Gegossen wird immer zum Herzen hin. Erst nach Eintritt einer leichten Rötung der begossenen Stelle (Reaktion) wird der Guß beendet. Der Behandelte zieht sich sofort – ohne jedes Abtrocknen – schnell warm an und sorgt durch Bewegung für Wiedererwärmung.
Güsse sind grundsätzlich kurz und wirken teils örtlich, teils allgemein. Sie können mit einer Kanne ausgeführt werden. Man wendet jedoch heutzutage meistens den drucklosen Strahl eines Schlauches an.
Die meisten kalten Güsse werden je nach Art in einer genau festgelegten Linienführung langsam, beständig und ruhig vorgenommen. Der Schlauch wird senkrecht gehalten. Der Wasserstrahl muß in etwa Mittelfingerlänge hervorsprudeln. Das bedeutet: Die Schlauchmündung muß sich etwa 10 cm vom Körper entfernt befinden, wobei sie stets nach unten zu richten ist. Beim Guß muß nämlich das Wasser einen „fließenden Wassermantel" um den begossenen Körperteil bilden.
Warum sind Güsse nötig? Kann man nicht durch Bäder die gleichen Erfolge erzielen? Solche oder ähnliche Fragen werden mit Recht gestellt und man kann keine bessere Antwort darauf geben als Kneipp selbst, der dazu schrieb: „Auf die Zertei-

lung der Güsse hat mich die Gebrechlichkeit, Schwächlichkeit und Weichlichkeit der Menschheit gebracht. Viele Tausende wagen sich nicht in ein Vollbad und fürchten es. Ich kann es ihnen auch nur mißraten; sie haben vielleicht weder Naturwärme noch Naturkraft dazu; aber ein Fußbad, ein Halbbad, Sitzbad und ein Armbad kann jeder nehmen, wenn er auch noch so geschwächt ist. Und so ist es auch mit den Güssen. Wenn der Mensch noch so schwach ist, durch die leichten Teilanwendungen wird der Körper kräftig und allmählich fähig für stärkere Anwendungen".

Die Variationen dieser Art der Wasserbehandlung lassen eine Dosierung für jeden individuellen Fall zu, und die Annahme, daß sich Güsse nur für kräftige Personen eignen, ist völlig falsch. Schwächere Patienten bedürfen einer milderen Dosierung und werden auch nicht zu lange begossen. Man darf bei ihnen auch keine sofortige Reaktion erwarten, weil ihr Blutgefäßsystem sich erst der neuen Behandlungsmethode anpassen muß. Auf keinen Fall dürfen 50 Sekunden Gußdauer überschritten werden. Als Durchschnittsdauer werden 40 Sekunden angegeben. Gießen ist – das sei noch betont – nicht dasselbe wie Duschen und Spritzen.

Die kalte Gußart ist am wirksamsten, weil die Reaktion schon während der Anwendung eintritt.

Durch Güsse erreicht man eine Umstimmung des Stoffwechsels, eine leichte Nervenreizung und eine Anregung der Blutzirkulation. Der Körper wird angeregt, überwindet die Müdigkeit, härtet mit der Zeit ab und wird gekräftigt.

Kneippsche Güsse können aber auch wärmeentziehend wirken, beruhigen und die Schweißbildung vermehren. Temperierte Güsse, warm beginnend und langsam kälter werdend, sind bei schlechter Reaktionslage, nervösen Reizzuständen und fehlender, natürlicher Körperwärme angezeigt. Sie sind in ihrer Wirkung zwar nicht so

kräftig, schonen aber den Patienten und machen ihn mit der Zeit für die kalten Güsse aufnahmefähig.
Güsse sollte man sich immer von gelernten Helfern oder in Kuranstalten von Bademeistern machen lassen.
Wenn wir im folgenden die einzelnen Gußarten beschreiben, so geschieht dies nicht, um diesen Helfern ins Handwerk zu pfuschen, sondern um die verschiedenen Anwendungsmethoden und Wirkungsweisen zu erklären.

Knieguß

Unter *Knieguß* versteht man die Begießung des Unterschenkels einschließlich der Knie. Man nimmt ihn am besten stehend in der Wanne vor. Er beginnt an der Ferse des rechten Fußes, geht hinten an der Außenseite des Beines bis zur Kniekehle und der Innenseite wieder hinunter bis zu den Zehen. Darauf führt man den Wasserstrahl, rechts am Fußrücken an den Zehen beginnend, außen am Bein bis zum Knie nach oben und auf der Innenseite nach unten zurück. Dann folgt das linke Bein nach dem gleichen Schema. Das Schienbein soll nicht direkt begossen werden. In der Kniekehle läßt man den Strahl möglichst 10 Sekunden verweilen.

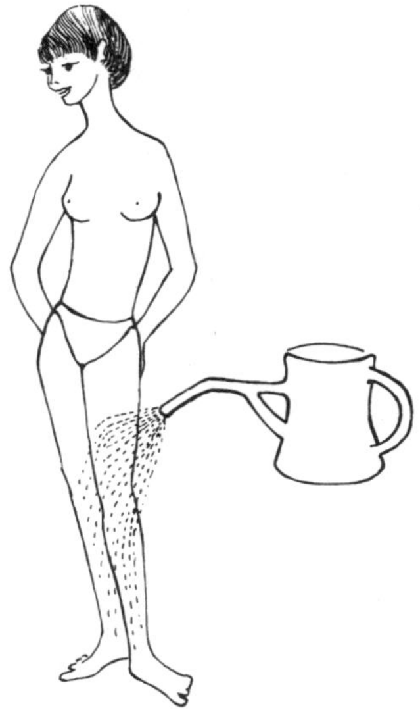

Beim Knieguß muß sich der Strahl vor allem auf die Muskulatur richten. Sie soll ebenso angeregt werden wie die örtliche Hautdurchblutung und die Kreislaufwirkung der Organe des kleinen Beckens. Die Ableitung des Blutes vom Kopf in die Beine wird am Knieguß deutlich spürbar. Diese Gußart wird kalt, heiß und im Wechselguß in Anwendung gebracht. Beim Wechselguß erfolgt zuerst die heiße Anwendung.
Der Arzt oder Heilkundige empfiehlt den Knieguß bei Blutwallungen zum Kopf, örtliche Entzündungen der Haut, der Sehnen und Sehnenscheiden, bei Krampfadern und kalten Füßen, sofern das Leiden chronisch ist.

Schenkelguß

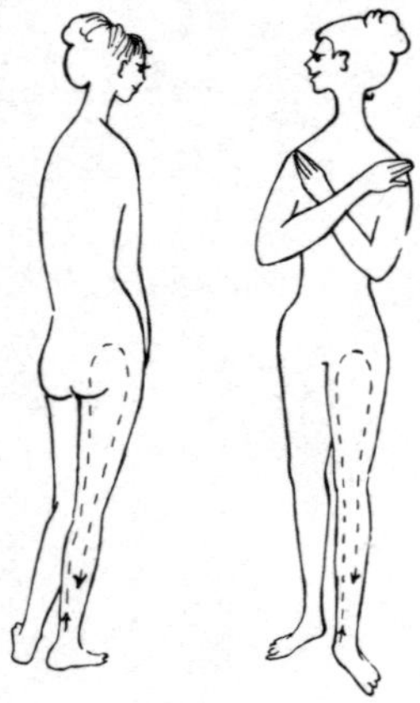

Der *Schenkelguß* ähnelt dem Knieguß bei erhöhter Wirkung und wird gewöhnlich erst angewandt, wenn der Patient sich an Kniegüsse gewöhnt hat. Der Schenkelguß führt erst von der rechten, dann von der linken Ferse bis zum Gesäß hinauf und wieder zurück. Danach leitet man den Strahl vom Fußrücken bis zur Leistungsbeuge hinauf und ebenfalls wieder hinunter. Blase und Unterleib dürfen nicht erfaßt werden.

Der Schenkelguß wird auch als Wechselguß gegeben. Man wendet den Schenkelguß an bei ausgedehnten Krampfadern, Muskelrheuma, Lähmung der unteren Glieder sowie Ischias (Wechsel) an. Ist der Patient nierenkrank, darf man diese Gußart nicht anwenden.

Unterguß

Ähnlich wie der Schenkelguß wird der *Unterguß* durchgeführt. Der Wasserstrahl ist auf der Rückseite etwa eine Handbreit höher zu leiten und geht auf der Vorderseite bis zum Rippenbogen. Das Wasser muß breit über Leib und Bein fließen. Der Unterguß wirkt sich wohltuend auf den Blutkreislauf, auf Magen, Dünndarm, Milz, Leber und Bauchspeicheldrüse aus. Er wird darum auch vor allem bei Magen-, Darm-, Leber- und Gallenleiden in Anwendung gebracht. Manche Ärzte empfehlen ihn auch bei Zuckerkrankheit.

Armguß

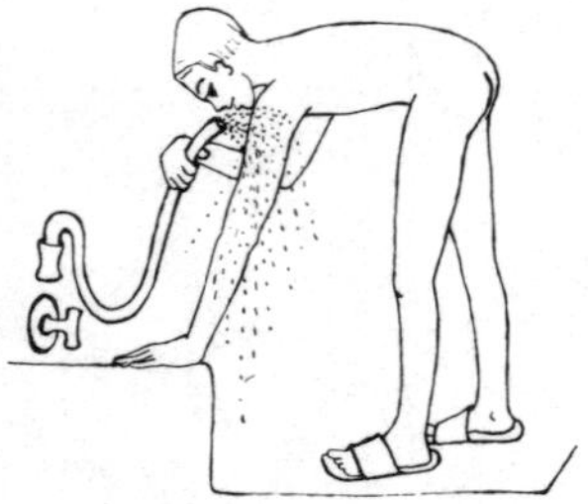

Auch der *Armguß* wird am besten stehend vorgenommen. Der Kranke stützt sich dabei mit beiden Armen auf ein über die Wanne gelegtes Brett oder auf ein in die Wanne gestelltes Bänkchen. Er braucht nur eine kleine Rumpfbeugung vorzunehmen. Der Strahl geht von der rechten Hand an der äußeren Armseite bis zur Schulter hinauf. Dort verweilt er 6-10 Sekunden, damit das abfließende Wasser den ganzen Arm wie ein Mantel umhüllt. Anschließend geht der Strahl an der Arminnenseite abwärts. Nach dem rechten folgt der linke Arm in gleicher Weise. Der Guß wird wiederholt.

Armgüsse regen Blutzirkulation und Stoffwechsel

an, stärken das Nervensystem und bewähren sich bei nervösen Herzbeschwerden, bei Schreibkrämpfen oder rheumatischen Veränderungen in den Armen. Auch für Atmung und Herzmuskeldurchblutung ist diese Gußart angebracht.

Oberguß

Der *Oberguß* kann in der gleichen Stellung wie der Armguß durchgeführt werden. Wichtig ist, daß die Haltung des Patienten das Abfließen des Wassers nach vorn über Schultern und Nacken erlaubt. Der Oberguß ähnelt dem Armguß. Er wird aber über die Schulter hinaus rückenabwärts in kleinen Kreisen bis zur Gürtellinie geführt. Dabei ist unbedingt darauf zu achten, daß das Rückgrat vom Strahl nicht erfaßt wird.

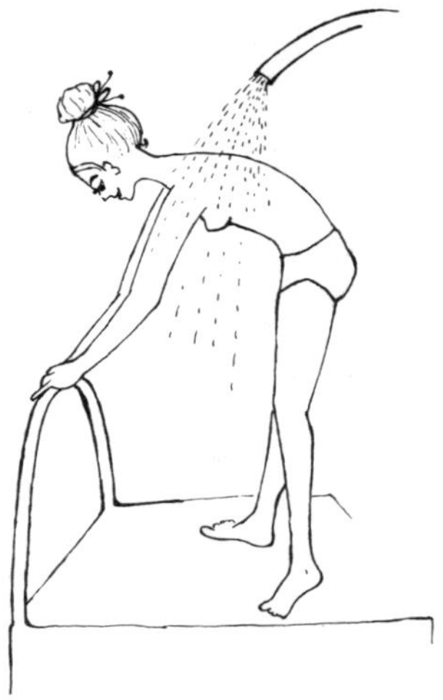

Ist auf der rechten Seite die Gürtellinie erreicht, so wird der Strahl wiederum in kleinen Kreisen auf der linken Seite aufwärts bis zur Schulter und dann abwärts bis zum linken Handrücken geführt. Danach wird der gleiche Vorgang vom linken Handrücken aus nach rechts wiederholt.

Beim Gießen sollte der Patient möglichst tief atmen, um jede Atemstockung auszuschalten. Außerdem ist darauf zu achten, daß der Kopf, bzw. die Haare nicht naß werden. Durch Badehaube oder Aufrechthalten des Kopfes läßt sich dies leicht vermeiden.

Obergüsse fördern die Heilung bei Katharren der oberen Luftwege und der Lunge, bei Asthma, Lungenblähungen und Lungentuberkulose (wenn Blutungsneigung fehlt) sowie bei Rippenfellentzündung und Erkrankungen des Kehlkopfes und der Stimmbänder. Auch bei Krampfadern, also Stauungen in den Beinen, haben ableitende Obergüsse eine gute Wirkung.

Bei Arterienverkalkung und Lungentuberkulose mit Blutungsneigung wird der Oberguß erst angewandt, wenn der Kranke durch leichtere Güsse darauf vorbereitet worden ist.

Rückenguß

Der *Rückenguß* kann stehend oder sitzend vorgenommen werden. Die letztere Form ist für den

Patienten am wenigsten strapazierend und daher besonders bei schwächlichen Personen zu empfehlen. Der Kranke setzt sich auf ein über die Wanne gelegtes Brett. Der Wasserstrahl wird vom rechten Handrücken aufwärts über die Schulter und von dort auf der rechten Seite bis zum Gesäß hinab geführt. Auf der linken Seite wird der Guß in gleicher Form wiederholt. Die Brust wird mit der Hand gewaschen.

Beim Stehen wird die gesamte Körperrückseite begossen. Der Strahl beginnt am rechten Fuß und geht an der Außenseite des Körpers hinauf bis zur Hüfte und von dort ohne Aufenthalt an der Innenseite bis zur Ferse hinab. Der Patient wäscht sich selbst mit der linken Hand Herz- und Brustgegend ab. Von der linken Hüfte geht der Strahl dann über die Mitte der Oberschenkel zum rechten Arm. Zur gleichen Zeit wäscht eine Hand den Rücken ab und mildert so den schroffen Kältereiz. Dann hält der Helfer den Schlauch senkrecht über den rechten Arm bis zur Höhe des rechten Schulterblattes und läßt ihn etwas verweilen, damit sich ein Wassermantel über die rechte Schulterseite, die Rückseite und den rechten Arm ergießt.

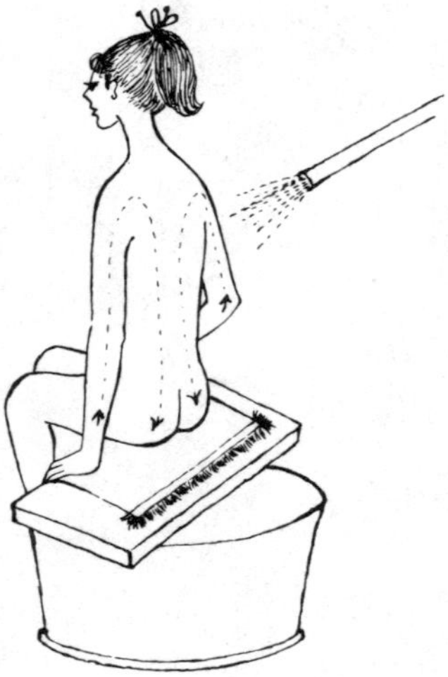

Danach wird der Strahl den Rücken abwärts über die Oberschenkelmitte zum linken Arm und aufwärts zum linken Schulterblatt geführt. Er verweilt hier ebenso wie vorher rechts und geht dann zweimal von einer Rückenhälfte zur anderen. Der Wechsel erfolgt unterhalb des Gesäßes, damit eine Direktbegießung des Rückenmarks vermieden wird.

Den Rückenguß können nur Fachkräfte ausführen. Vor jedem laienhaften Versuch ist hier besonders dringend zu warnen.

Der Rückenguß dient dazu, die Durchblutung des Rückenmarks zu steigern und dadurch die blutbildenden Organe, das Herz und die Atmung zu stärken.

Für Nervöse, Herzkranke oder an Kreislaufstörungen Leidende sind Rückengüsse schädlich.
Viele Patienten empfinden Rückengüsse als unangenehm und anstrengend. Sie werden daher in Kneippsanatorien nur selten angewandt.

Kopfguß

Einen *Kopfguß* sollte man sich grundsätzlich nur in einem Kurheim oder in einem ähnlichen Institut unterziehen. Er ist ebenso unangenehm wie Augen- und Ohrengüsse und wird bei Mittelohrkatarrhen, Sehnervenschwund und Kopfekzemen angewandt.
Der Strahl beginnt hinter dem rechten Ohr an der Stirnhaargrenze und führt über das linke Ohr und die Stirn in spiralenförmigen Kreisen bis zur Kopfmitte, wo er einige Sekunden verweilt, um einen Wassermantel über den Kopf zu legen. Dann geht der Strahl wiederum in spiralenförmigen Kreisen den gleichen Weg zurück. Der Guß darf nicht länger als 30 Sekunden dauern.

Augenguß

Auch der *Augenguß* kann nur von Fachkräften vorgenommen werden. Der Strahl beginnt am rechten Auge an der Schläfe, die er dreimal umkreist, und wechselt dann auf das andere Auge über, wo sich der Vorgang wiederholt. Man wechselt beim Augenguß etwa drei bis viermal und gießt nur mit abgeschwächtem Strahl, der sich durch Zusammenpressung der Schlauchmündung fächerförmig auf die betroffenen Stellen ergießt. Beim Gießen ist darauf zu achten, daß dem Kranken genügend Gelegenheit zum Atmen bleibt. Man wendet diese Gußart nur an, wenn man eine Durchblutung der Augenpartien, der Bindehäute und des Augeninnern erreichen will. Bei geschwächten Augen, Hornhauttrübungen und Augenmuskellähmungen hat sich diese Gußart als zweckmäßig erwiesen.

Gesichtsguß

Der *Gesichtsguß* wird bei schlaffer Haut empfohlen, wenn eine Anregung der Gesichtshautdurchblutung erreicht werden soll. Bei Gesichtsneuralgien, Migräne, Augenmüdigkeit und Zahnschmerzen sind Gesichtsgüsse oft sehr heilkräftig.

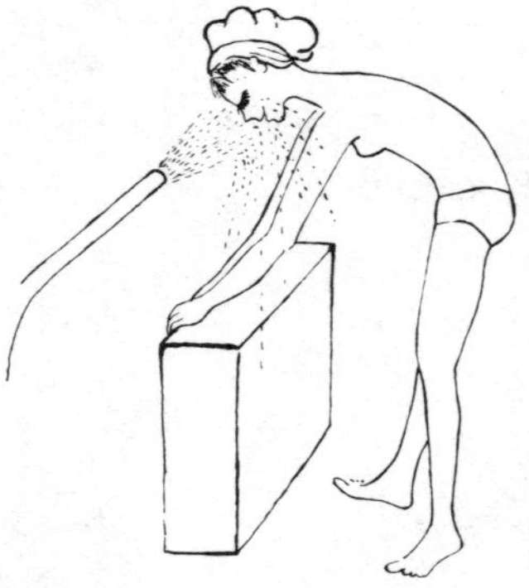

Auch diesen Guß sollten nur Fachkräfte durchführen. Man beginnt rechts unterhalb der Schläfe, umkreist langsam das Gesicht und führt den Strahl dann in Querstrichen über die Stirne und begießt das Gesicht in Längsstrichen von der Stirn hin zum Kinn von rechts nach links. Die Begießung endet mit einer ovalen Umrundung des Gesichtes, das anschließend sofort abgetrocknet werden muß. Der Heilhelfer hat während des Gusses darauf zu achten, daß dem Patienten genügend Zeit zum tiefen Atmen bleibt.

Man nimmt diese Gußart, genau wie den Kopfguß, am zweckmäßigsten über eine Wanne gebeugt oder in einer Wanne sitzend vor.

Ohrenguß

Die gleiche Haltung erfordert der bei leicht seitlich gedrehtem Kopf vorzunehmende *Ohrenguß*. Wichtige Vorsichtsmaßnahme: Verschließen des Gehörganges mit Watte.

Beim Ohrenguß führt der Helfer den Strahl abgeschwächt mehrfach im Kreis um die Ohrmuschel, hinter dem Ohr beginnend. Diese Gußart fördert die Durchblutung des inneren Ohrs und seiner Umgebung, sie kräftigt die Gehörnerven und trägt zur Heilung von Katarrhen des Mittel- und Innenohres bei. Selbst Schwerhörigen tun diese Güsse gut.

Blitzguß

Von völlig anderer Art ist der *Blitzguß,* den Pfarrer Kneipp einst eigenhändig mit einer Gartenspritze bei seinen Patienten vornahm. Die moderne Wasserheilkunde ist von dieser drastischen Form abgekommen. Die Kombination der Kaltreizwirkung mit mechanischer Druck- also Massagewirkung, wird heute durch Schlauchbespritzung mit 2-3 Atmosphären Druck erreicht. Am Ende des Schlauches ist ein etwa 10 cm langes Stahlrohr befestigt, das eine 0,5 cm breite Austrittsöffnung sitzt.

Der Patient wird aus einer Entfernung von 4-5 m

bespritzt. Der Helfer nimmt dabei das Schlauchende mit dem Metallmund so in die rechte Hand, daß sein Zeigefinger in gestreckter Haltung über die Mündung hinausreicht. Mit dem Finger schwächt er den Strahl ab und erzeugt feinen Sprühregen.

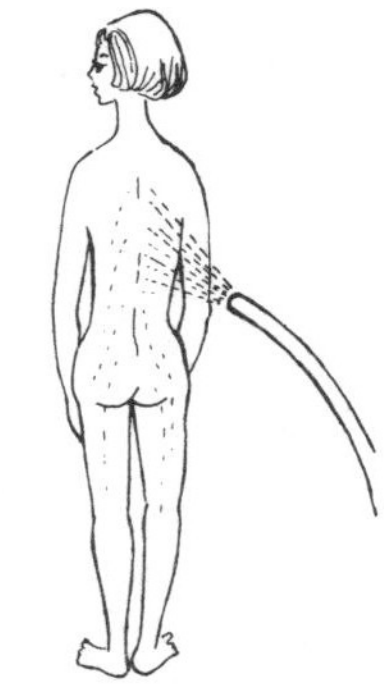

Die Kälte des Wassers wird beim Blitzguß kaum empfunden, aber das Aufschlagen des Wassers ist häufig ein wenig schmerzhaft, da es wie Schlagen oder Stechen wirkt.

Beim Blitzguß ergießt sich zunächst ein feiner Sprühregen von den Füßen aufwärts über den Rücken. Erst danach setzt die Anwendung des scharfen Strahles ein. Er beginnt an der Ferse des rechten Beines und steigt, wie beim Schenkelguß, am Bein hinauf und hinunter. Das gleiche wiederholt sich am linken Bein. Nach der Aufwärtsführung des Strahles zur Hüfte folgen Querstrahlen über das Kreuz, weitere Strahlen am Außenrand des Rückens hoch zum Schulterblatt, das kurz umgossen wird, worauf sich der Strahl zur Lendengegend senkt und auf die andere Körperseite übergeht, um dort dasselbe zu wiederholen.

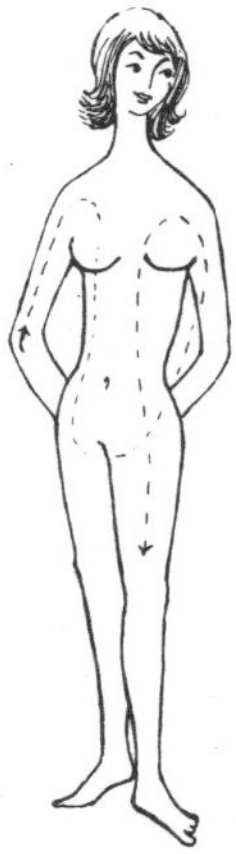

Von der Schulter aus wird die Rückenseite der Arme begossen. Ähnlich wie die Rückseite, wird auch die Vorderseite des Körpers begossen.

Blitzgüsse kommen nur bei ärztlich betreuten Heilbehandlungen in Frage und eignen sich nicht für den Hausgebrauch.

Abgeschlossen wird der Blitzguß wieder mit der Sprühdusche. Seine Zeitdauer liegt zwischen 3 und 5 Minuten. Man wendet auch Knie- und Schenkelblitzgüsse an.

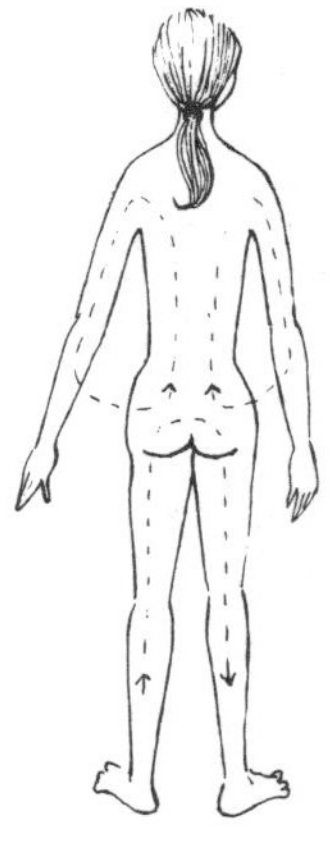

Nach dem Blitzguß besteht bei vielen Behandelten ein angenehmes Müdigkeitsgefühl, andere dagegen fühlen sich körperlich beschwingt und unternehmungslustig.

Blitzgüsse regen den Kreislauf an, tragen zur Stoffwechselsteigerung bei und haben sich bei

Fettsucht, Rheumatismus, Lähmungen, chronischen Gelenkerkrankungen und als Schenkelblitzguß bei Ischias gut bewährt. Auch bei Gelenkerkrankungen, Hexenschuß und Vergrößerungen der Vorsteherdrüse wendet man den Schenkelblitz an.
Blitzgüsse erfolgen nur auf ärztliche Verordnung.

Bäder

Kneipp kennt viele Arten von Bädern. Er empfiehlt sie kalt, heiß, wechselwarm und temperaturansteigend.
Die Wassertemperatur hat sich nach seinen Heilerfahrungen dem Bedürfnis des Kranken anzupassen. Bäder werden als Teilbäder (Armbad, Sitzbad, Halbbad u. a. m.) und als Vollbäder und andererseits – bei größerer Anwendung – durch den gleichmäßigen Druck des Wassers. Ihre Wirkung wird durch hautreizende Zusätze gesteigert.

Kaltbad

Das *Kaltbad* darf nicht mehr als 15 Grad Celsius haben, bei empfindlichen Personen bis etwa 18 Grad. Nach Kneipps Worten: „Je kürzer das Bad, desto besser die Wirkung“. Man wendet es heute an in einer Zeit zwischen 6 und 20 Sekunden. Der Badende muß vor dem Bad warm sein, notfalls muß er sich vorerwärmen. Er wird nach dem Bad ein Gefühl wohliger Erwärmung haben, vorausgesetzt, daß er die Badedauer nicht im falschen Heroismus überzieht. Man nimmt das kalte Bad am besten früh gleich nach dem Aufstehen, trocknet im gewärmten Baderaum (18-20 Grad) nur die im allgemeinen nicht bedeckten Körperteile ab, sowie zusätzlich die Kreuzbein- und Lendengegend. Dann zieht man sich schnell an und macht sich Bewegung. Wer es sich erlauben kann, geht naß noch einmal ins warme Bett zurück.
Solche kalten Bäder haben sich bestens bewährt bei Fettsucht, Zuckerkrankheit, Gicht, Rheuma, Kreislaufstörungen, niedrigem Blutdruck und Blutstauungen.

Warme Bäder wendet man an, wenn Wärmezufuhr angebracht ist und heiße Bäder nicht vertragen werden. Die Temperatur liegt zwischen 32 und 37 Grad. Die Dauer beträgt 15 bis 20 Minuten. Warme Bäder sorgen für eine passive Gefäßerweiterung bei schwachem Reaktionsvermögen der Nerven und Gefäße, für Zufuhr von Wärme, Auflösung und Ausleitung von Stoffen, Entspannung der Gefäße und Muskeln, Anregung der Hautausscheidung, Nervenberuhigung und Schlafförderung.

Warmbad

Um ein Warmbad besonders wirksam zu machen, empfiehlt sich im Anschluß eine kalte Abwaschung, kalte Begießung oder ein ganz kurzes Kaltbad.

Wechselbäder, die meist nur als Teilbäder in Anwendung kommen, empfehlen sich bei ungenügendem Wärmegefühl. Man nimmt ein warmes oder heißes Bad von 5-10 Minuten Dauer. Dem folgt ein Kaltbad von 8-10 Sekunden Dauer. Der Wechsel kann wiederholt werden. Man beginnt immer warm oder Heiß und endet immer kalt.

Wechselbad

Heiße Bäder werden gewöhnlich mit 38-40 Grad Celsius genommen. Sehr heiße Bäder haben eine Temperatur von 40-45 Grad. Es kommt hierbei auf die Verträglichkeit an. Heiße Bäder beschleunigen die Herzaktion. Ihre Dauer sollte 15-20 Minuten betragen.

Heißes Bad

Wer nicht sicher ist, ob er heiße Bäder verträgt, sollte erst ärztlichen Rat einholen.

Ansteigende Bäder beginnen mit einer Anfangstemperatur von 34-36 Grad Celsius, die sich innerhalb einer halben Stunde (oder auch 20 Minuten) auf 40-45 Grad steigern. Solche Bäder werden meist als Teilbäder genommen und dienen der Anregung des gesamten Kreislaufes, lösen Stauungen auf und sind auch als schonender Übergang zu Überwärmungsbädern gut geeignet. Man kann sie durch langsames Zufließenlassen bis auf 45 Grad steigern.

Ansteigendes Bad

Diese Art Bad muß sofort abgebrochen werden, wenn eine Schweißbildung beginnt. Am besten folgt dem Bad eine Trockenpackung mit etwa einer Stunde Ruhe, danach eine kühle bzw. kalte Abwaschung.

Werden Bäder kurmäßig durchgeführt, so nimmt man sie mit *Badezusätzen,* deren Aufgabe es ist, die Hautreaktion wesentlich zu verstärken. Man erhält die meisten Badezusätze in Apotheken und Drogerien und kann daher auch eine Badekur im eigenen Haus durchführen. Die Zusätze beschleunigen den Hautreiz, verstärken den Eintritt der Reaktion und steigern die Verbrennungsvorgänge im Organismus. Meist werden Abkochungen von Pflanzen und Pflanzenteilen verwendet, aber auch Senfmehl (sehr starke Hautreizung. Vorsicht!) Salz, Holzasche, Kleie, Schwefel und Moorlauge werden, je nach dem Heilzweck, dem Wasser zugesetzt. Wir sprechen darüber an anderer Stelle.

Die bekanntesten Kneippschen Bäderformen sind die folgenden:

Armbäder

Armbäder lassen sich wie alle Bäder kalt, warm, heiß, ansteigend und wechselnd durchführen. Kneipp empfahl dazu eine spezielle Armbadewanne, man kann aber auch jedes andere geeignete Gefäß benutzen. Wichtig ist einzig und allein, daß man beide Arme bis zum Oberarm eintauchen kann. Dabei empfiehlt es sich, die Wanne erhöht aufzustellen, damit der Kranke nicht durch tiefes Bücken unnötig strapaziert wird.

Die Dauer des *kalten Armbades* sollte nie 30 Sekunden überschreiten. Wenn Wärmereiz oder schneidender Schmerz früher einsetzen, sind die Arme sofort aus dem kalten Wasser zu nehmen.

Durch Armschwenken – nicht zu schnell – läßt man die Arme trocknen oder bürstet sie trocken. Will man einem bettlägerigen Kranken durch ein Armbad Linderung verschaffen, so kann man jeden Arm einzeln behandeln. Es ist in diesem

Falle gut, wenn der Kranke erst die Hand ins Wasser legt und den Unter- bzw. Oberarm langsam nachschiebt.

Kalte Armbäder sind bei nervösen und organischen Herzstörungen angebracht, bei erhöhtem Blutdruck, bei örtlichen Kreislaufstörungen und auch bei Schlaflosigkeit.

Das *warme Armbad,* dessen Temperatur zwischen 36 und 38 Grad Celsius liegt, wird seltener verordnet. Man wendet es bei Asthma, Herzangst, Herzkrämpfen, chronischen Gelenkveränderungen, Rheuma, schlecht heilenden Wunden und Nagelbettvereiterungen an. Meist wird es mit Zusätzen gegeben. Seine Dauer liegt zwischen 15 und 20 Minuten. Häufig wird ein kaltes Armbad im Anschluß empfohlen. Auch ein kalter Armguß ist angebracht.

Das Trocknen der Arme geschieht wie beim Kaltbad durch langsames Schwingen der Arme oder Trockenbürsten.

Das *heiße Armbad* wirkt ebenso wie das *ansteigende Armbad,* bei dem man von 35 Grad langsam auf 40 bis 41 Grad ansteigt. Man beendet es bei beginnendem Schweißausbruch. Durch beide Bäder erreicht man eine große Kreislaufentlastung. Sie sind wärmezuführend, entzündungswidrig und krampflösend. Man wendet sie daher bei Angina pectoris, Kranzadererkrankungen, Rheuma, Gelenkerkrankungen und eiternden Wunden an.

Wechselarmbäder werden selten verordnet. Man beginnt mit 4-5 Minuten Warmbad, darauf folgen 5-10 Sekunden Kaltbad und wieder 4-5 Minuten Warmbad. Zwei bis dreimaliger Wechsel ist üblich. Man beginnt immer warm und endet kalt. Angebracht sind solche Bäder bei Neigung zu kalten Händen und bei Durchblutungsstörungen.

Das *Wechselhandbad,* eine mildernde Anwendung, dient dem gleichen Zweck.

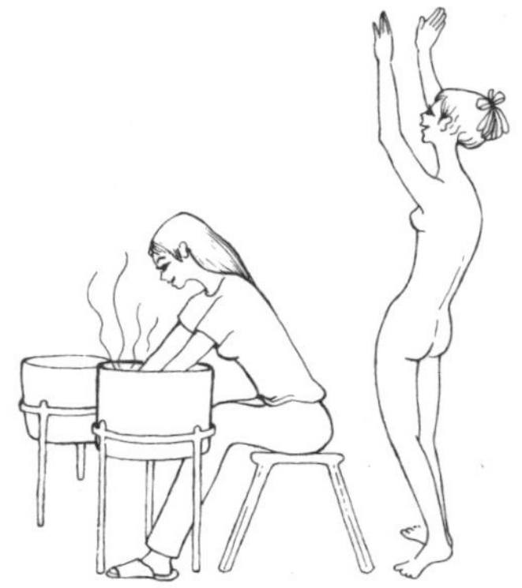

Fußbäder

Fußbäder werden gewöhnlich in viel zu flachen Gefäßen vorgenommen. Kneipp schuf eine eigene Fußbadewanne. Man kann jedoch jedes andere hohe Gefäß oder einen Eimer benutzen. Kneipp war der erste, der die abhärtende oder ableitende Wirkung der Fußbäder erkannte und diese Erkenntnisse sofort in die Tat umsetzte.

Unter „Fuß" versteht man in Süddeutschland das ganze Bein und man sollte deshalb statt Fußbad besser Unterschenkelbad sagen.

Beim *kalten Fußbad* füllt man die Wanne oder den Eimer so mit Wasser, daß die Waden noch bedeckt werden. Die Füße müssen warm sein. Ein kaltes Fußbad kann 1/4-2 Minuten dauern. Da die Wirkung bei jedem Menschen anders ist, beendet man das Fußbad am besten, wenn das erste Kältegefühl in den Füßen nachläßt oder man einen stechenden Kälteschmerz spürt. Nur kein falsches Heldentum! Beim kalten Fußbad gilt das gleiche wie bei anderen Kaltbädern: Je kürzer, desto besser! Kalte Fußbäder wirken ableitend bei Blutfülle im Kopf und Nasenbluten. Sie helfen bei Kopfweh und Ohrensausen. Die Erfahrung, daß sie die Fußmüdigkeit beheben, hat wohl schon jeder gemacht. Weniger bekannt dürfte sein, daß auch Darmträgheit in vielen Fällen durch kalte Füße behoben werden kann.

Wassertreten

Die einfachste Form des kalten Fußbades ist das von Kneipp empfohlene *Wassertreten.* Dieses Wassergehen kann man jederzeit daheim in der Badewanne oder in jedem Bach durchführen. Man schreitet dabei in Storchschritten durch Wasser, das bis über die Waden reicht. Mittlere Wadenhöhe genügt auch. Anfangs empfiehlt es sich, nicht mehr als eine halbe Minute zu stolzieren. Später kann man das Wassertreten bis auf 2 Minuten steigern.

Nach Abstreifen der Feuchtigkeit zieht man sofort trockene Strümpfe an und sorgt durch Umhergehen für Erwärmung.

Eine leichtere Form des Wassertretens ist das *Tautreten,* bei dem man etliche Minuten barfuß durch nasses Gras wandert.
Das *Schneetreten,* eine Kaltanwendung, die nur Sekunden dauert, erfüllt den gleichen Zweck.

Fußbäder

Das *warme Fußbad* wird gewöhnlich mit Zusätzen genommen. Man wendet es bei kalten Füßen an, bei Schweißfüßen oder zur Vorbereitung bei Wechselbädern. Die Wassertemperatur liegt zwischen 36 und 39 Grad Celsius. Die Anwendungsdauer sollte eine Viertelstunde nicht überschreiten. Bei schwächeren Personen wirkt das warme Fußbad nervenstärkend, fördert die gesamte Körpererwärmung und verhilft bei öfterer Anwendung zu besserem Schlaf.
Man sollte Kneipps Rat befolgen und dem warmen Fußbad stets ein kaltes Fußbad oder einen Knieguß folgen lassen.
Das *heiße Fußbad* wird wie das warme Fußbad meist mit Zusätzen genommen (Zinnkraut, Kamille, Heublumen etc.). Die Temperatur liegt zwischen 38 und 45 Grad Celsius. Die Anwendungsdauer beträgt 12-15 Minuten. Bei Personen mit hohem Blutdruck sollte das Wasser nicht zu heiß sein und nicht zu lang gebadet werden. Wirksam ist ein heißes Fußbad bei Schlaflosigkeit und bei chronischen kalten Füßen, es wird aber häufig auch zur Behandlung von örtlichen Entzündungen der Haut, der Knochen und Gelenke und der Beckenorgane angewandt. Auch Fußschwäche, Schweißfüße und Senk- bzw. Spreizfußbeschwerden werden damit behandelt. Ableitend wirkt es bei Entzündungen des Rachens, des Kehlkopfes, des Halses und der Ohren.
Ansteigende Fußbäder, die mit 34 Grad beginnen und innerhalb 20 Minuten auf etwa 45 Grad Celsius erhöht werden, empfehlen sich besonders bei Erkältungskrankheiten mit Fieber, man nimmt sie aber auch gegen Halsentzündungen, Bronchialkatarrhe, zu hohem Blutdruck, Bronchial-

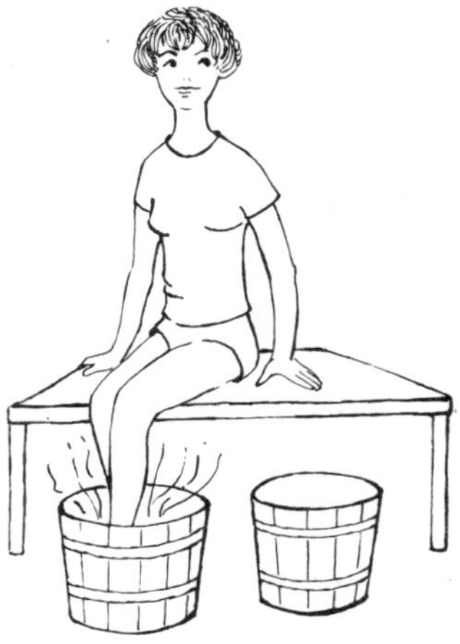

asthma, Rheuma und Gicht und gegen Gefäßkrämpfe, Ischias und Gehstörungen.

Das *Wechselfußbad* wird wie das Wechselarmbad genommen. Die Dauer des warmen Bades sollte 10 Minuten nicht überschreiten; das kalte Bad soll auf 8-10 Sekunden beschränkt bleiben. Man wechselt zwei bis dreimal. Stets wird warm begonnen und kalt aufgehört.

Wechselfußbäder helfen bei chronisch kalten Füßen, bei Kopfschmerzen, Schlaflosigkeit, leichter nervöser Erregbarkeit und im Klimakterium.

Sitzbäder

Auch die Wirkung der *Sitzbäder* ist unbestritten, wendet man sie aber zu oft an, dann schlägt die Heilkraft ins Gegenteil um. Am besten ist es, sich auf wöchentlich zwei Sitzbäder zu beschränken. Auch drei sind noch zu verantworten, mehr aber auf keinen Fall!

Sitzbäder wirken in erster Linie auf die Durchblutung der Unterleibs- und Bauchorgane.

Das Wasser soll bei Sitzbädern bis zur Nabelhöhe reichen. Man kann sie jederzeit in einer normalen Badewanne durchführen, besser aber ist es, wenn man eine richtige Sitzbadewanne erwirbt. Sie zahlt sich auf jeden Fall aus, denn irgendwann kommt für jeden einmal die Zeit, wo ihm Sitzbäder zur Gesundung verhelfen.

Das Sitzbad unterscheidet sich in seiner reinen Form vom Halbbad dadurch, daß der Badende seinen Unterkörper so in das Wasser eintaucht, daß der Unterleib bis etwa zur Nierengegend und die obere Oberschenkelhälfte vom Wasser bedeckt sind.

Beim *kalten Sitzbad* sollte der Oberkörper am besten bekleidet sein. Es genügt ein hochgehobenes Hemd. Das kalte Sitzbad darf nur kurz sein. Oft genügen 6 Sekunden, mancher hält 20 Sekunden aus, aber jede Sekunde zuviel ist vom Übel.

Im Anschluß an das Bad ist Bettruhe zu empfehlen, man kann sich aber auch durch viel Bewegung erwärmen.

Kalte Sitzbäder wirken bei Verstopfung, Hämorrhoiden, Unterleibsbeschwerden und Schlaflosigkeit. Bei Verstopfung empfiehlt es sich, während des Bades eine Gummiwärmflasche auf den Leib zu legen. Vor Elektrokissen wird gewarnt!
Es gibt Ärzte, die kalte Sitzbäder bei Magen- und Darmgeschwüren und bei Blinddarmentzündung verordnen. Wer glaubt, ein solches Leiden zu haben, sollte aber auf alle Fälle erst den Arzt befragen und nicht versuchen, sich selbst auszukurieren. Überhaupt ist es immer gut, einen Arzt zu Rate zu ziehen.
Das *warme Sitzbad* nimmt man am besten völlig entkleidet, man hüllt jedoch alle nicht vom Wasser bedeckten Körperteile in Laken oder Decken. Die Wassertemperatur liegt zwischen 32 und 37 Grad Celsius. Die Dauer des Bades beträgt 10-15 Minuten. Jedem warmen Sitzbad sollte ein kalter Unterguß oder ein kurzes Kaltbad folgen. Danach ist Bettruhe dringend anzuraten.
Warme Sitzbäder werden häufig mit Zusätzen genommen. Heublumen bei Erschlaffung der Magen- und Darmmuskeln, bei Magen- und Darmgeschwüren, Entzündungen im Beckenbindegewebe und in den Unterleibsorganen. Zinnkraut (Schachtelhalm) bei Blasen- und Nierenstörungen. Haferstroh bei Gicht.
Ähnlich wie das warme Sitzbad wird das heiße Sitzbad durchgeführt. Die Dauer beträgt im Höchstfall bei entsprechend guter Verträglichkeit 12 Minuten. Die Wassertemperatur liegt zwischen 38 und 45 Grad Celsius. Dieses Bad wird nur noch selten verordnet. Es hat sich aber bei Darm- und Nierenkoliken und bei Neigung zu Durchfällen bewährt und wirkt auch bei Menstruationsbeschwerden lindernd.
Das *ansteigende Sitzbad* darf nur auf ärztliche Verordnung durchgeführt werden. Man steigert die Wassertemperatur von 34 bis auf 45 Grad Celsius. Es hilft bei Krampfbeschwerden in Harn-

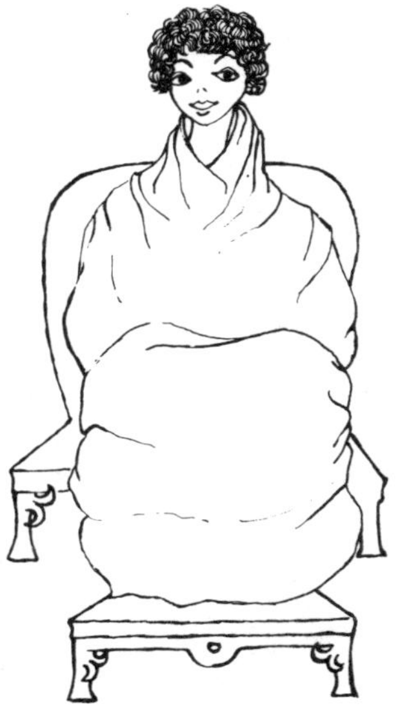

leiter und Harnblase. Manchmal unterstützt man durch solche Bäder die Bemühungen, Nierensteine aus dem Harnleiter in die Blase abzuführen. Auch bei Menstruationsbeschwerden kann das ansteigende Sitzbad wirksam sein. Die Entscheidung darüber liegt beim Arzt.

Das *Wechselsitzbad,* selten daheim durchführbar, wird von manchen Ärzten bei Stauungen im Unterleib oder auch in den Bauchorganen empfohlen. Bei Darmerschlaffungen ist das Wechselsitzbad oft ein zusätzliches Heilmittel.

Halbbäder

Das *Halbbad* wird in den meisten Fällen nur dann verordnet, wenn der Patient ein Vollbad nicht verträgt. Auch das Halbbad kann in verschiedenen Formen genommen werden.

Will man beim *kalten Halbbad,* das in der Wanne sitzend (Nabel bedeckt) durchgeführt wird, unnötige Wärmeverluste vermeiden, so rollt man das Hemd nach oben zusammen, ehe man ins Wasser steigt. Man bleibt etwa 6-10 Sekunden sitzen, steigt dann schnell heraus, schlüpft unabgetrocknet in die Kleider und macht sich Bewegung. Langsam in das kalte Wasser setzen, zuerst mit den Füßen hineinsteigen und dann mit dem Gesäß auf die Fersen niederlassen. Danach setzt man sich und streckt die Beine lang aus. Herzgegend und Rücken werden mit der Hand benetzt.

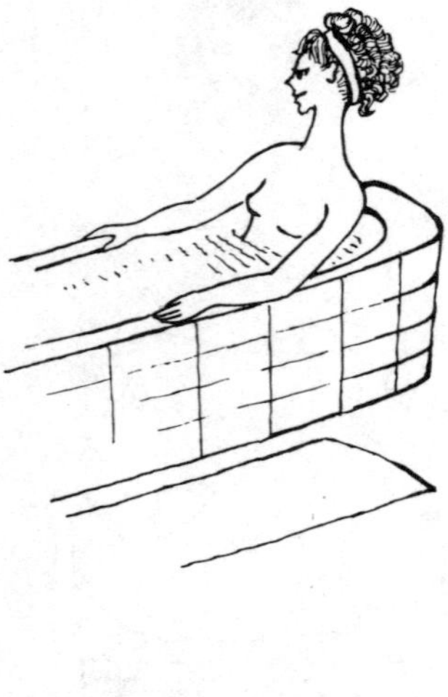

Wirksam ist das kalte Sitzbad bei Verstopfungen, Blähsucht, Schwächezuständen der Blase, bei Senkung der Unterleibsorgane, bei Hysterie, nervöser Überreizung, Schlaflosigkeit und Basedow-Erkrankung. Abzuraten ist bei Darmentzündungen mit Durchfällen, bei Herzerkrankungen und Arteriosklerose. Manche der Ärzte empfehlen es zur Kräftigung des Kreislaufes und des Nervensystems, bei Magen- und Darmerkrankungen und Leberschwellung.

Das *warme Halbbad* wird besonders bei Kranken in Anwendung gebracht, deren Zustand ein Vollbad nicht erlaubt. Einem warmen Halbbad sollte unbedingt eine kalte Unterkörperwaschung oder ein Unterguß folgen. Danach ist Bettruhe wichtig. Ebenso ist das *heiße Halbbad* nur ein Ersatz für das heiße Vollbad, wenn letzteres nicht vertragen wird. Man wendet es zum Schwitzen bei beginnenden Erkältungen an. Die Temperatur liegt zwischen 38 und 45 Grad Celsius. Länger als 12 Minuten darf es nicht dauern.

Auch das *ansteigende Halbbad* wird heute nur noch selten verordnet. Es wirkt als Schwitzkur gegen Gelenkrheumatismus und Gicht. Gelegentlich versucht man damit auch eine Krampflösung zum Abgang von Nierensteinen. Es wird wie alle anderen ansteigenden Bäder genommen.

Vollbäder

Vollbäder, auch Ganzbäder genannt, erfordern, wie der Name besagt, das Eintauchen des ganzen Körpers bis zum Hals in das Wasser.

Das *kalte Vollbad* mit höchstens 15 Grad Wärme dient in erster Linie der Abhärtung, wird aber auch bei Fettsucht empfohlen.

Die Dauer beträgt, je nach persönlichem Reaktionsvermögen, 5-10 Sekunden. Man wäscht sich vor dem langsamen Einsteigen Brust und Rücken mit der Hand kalt ab. Erst dann taucht man langsam bis zum Hals in das kalte Wasser. Nach dem Bad streift man mit den Händen das Wasser leicht ab und kleidet sich sofort an. Durch Bewegung erwärmt man sich oder man geht unmittelbar nach dem Bad ins Bett.

Das *temperierte Vollbad* ist eine milde Form des Kaltbades und für Menschen bestimmt, die den Kältereiz nicht vertragen. Temperatur: 25 Grad Celsius; Dauer 5-10 Minuten.

Warme Vollbäder werden vom Arzt niemals bei schweren Erkrankungen von Herz und Kreislauf erlaubt. Ihre Temperatur liegt zwischen 32 und 37 Grad Celsius. Ihre Anwendungsdauer beträgt 5-20 Minuten. Sie werden meist mit Zusätzen genommen.

Salzbad: Bei akuten Infektionskrankheiten mit Hautausschlag (Masern, Scharlach), bei Asthma, Erkrankungen der oberen Luftwege, Bronchialkatarrh und Rachitis.

Heublumen- oder Haferstrohbad: Bei nervöser Unruhe und Schlaflosigkeit, bei Stoffwechselstörungen, Fettsucht, Gicht, Rheuma, Stein- und Grießleiden.

Kleiebad: Bei Ekzemen und Flechten. Anschließend Lehmpackung.

Jedem warmen Vollbad muß eine kalte Waschung oder ein Guß folgen. Am besten Schenkelguß mit Oberkörperwaschung.

Das *heiße Vollbad* darf nur auf ärztliche Anordnung genommen werden. Bei Kreislaufkranken und Personen mit zu hohem Blutdruck ist es schädlich. Man wendet es in erster Linie zur Einleitung von Schwitzmaßnahmen an. Es ist auch bei rheumatischen Erkrankungen und Infektionskrankheiten heilwirksam. Die Temperatur liegt zwischen 38 und 45 Grad Celsius, die Anwendungsdauer beträgt 5-10 Minuten.

Dem heißen Vollbad folgt eine kalte Ganzwaschung. Dann ist sofortige Bettruhe nötig.

Ansteigende Vollbäder werden nur auf ärztliche Verordnung durchgeführt. Sie beginnen mit einer Temperatur von 35 Grad und steigern sich innerhalb von etwa 15-20 Minuten bis auf 45 Grad Celsius. Man kann sie nur Kranken mit kräftigem Kreislauf gestatten. Nach dem Bad erfolgt eine Trockenpackung. Die Wirkung ist schweißtreibend und stoffwechselanregend.

Dampfbäder

Dämpfe in Form von Voll- und Teildampfbädern hat Pfarrer Kneipp für seine Schwitzkuren benutzt, weil sie sich leicht und einfach durchführen lassen. Anfangs zog er ganze Dampfbäder vor, erkannte aber im Laufe der Jahre, daß in vielen Fällen eine Teilbehandlung erfolgreicher ist.

Dämpfe sind örtliche Wasseranwendungen, bei denen das Wasser als Dampf zur Erwärmung be-

stimmter Körperteile oder des ganzen Körpers benutzt wird. Man erreicht dadurch eine Erweiterung der Gefäße und damit eine erhöhte Durchblutung, die das Herz entlastet.
Ein *Kopfdampfbad* ist bei Bronchialkatarrh angebracht, bei Schnupfen und Entzündungen von Kehlkopf, Nasennebenhöhlen und Mittelohr. Man benötigt dazu einen großen Topf, der mit sprudelnd heißem Kräutersud gefüllt und mit einem Deckel gut verschlossen ist. Im Topf muß natürlich genügend Raum zur Dampfentwicklung frei bleiben. Die Kräuterzusätze werden etwa eine halbe Stunde gekocht. Man kann zur Reizwirkung Heublumen, Zinnkraut (Schachtelhalm), Fichtennadeln und Kamille benutzen. Die Kräuter werden ohne Säckchen aufgekocht. Den Topf mit dem dampfenden Sud stellt man dann auf einen Stuhl. Der Kranke setzt sich davor, stützt sich mit den Armen auf den Stuhlrand und läßt sich mit Leinen und Wolltüchern bedecken. Langsam verschiebt er den Deckel des Topfes und reguliert dadurch die Intensität der Dampfwirkung, bis er den ganzen Dampf verträgt. Zwischendurch darf er natürlich die Umhüllung hin und wieder kurz heben, um frische Luft einzuatmen.
Das zu schnelle Abkühlen des Sudes kann man verhindern, indem man vorsichtig einen erhitzten Ziegelstein in das Kräuterwasser gleiten läßt. Langsam, damit keine Spritzer das Gesicht verletzen können!
Die Dauer der Anwendung kann 15-30 Minuten betragen. Es kommt hierbei auf die individuelle Verträglichkeit an. Sollte man stärkeres Herzklopfen oder Schwindel spüren, so ist mit dem Dampfbad sofort abzubrechen.
Nach jedem Dampfbad empfiehlt sich eine Abwaschung mit kaltem Wasser. Es versteht sich von selbst, daß man nach einem Kopfdampfbad auch dann nicht sofort ins Freie gehen darf, wenn es sommerlich warm ist und die Sonne scheint.

Das *Fußdampfbad* empfiehlt sich bei Fußschweiß, beginnenden Erkältungen, Rheuma und Gicht. Man legt auf einen Stuhl eine Wolldecke und darüber ein Badelaken. Davor stellt man, wie beim Kopfdampfbad, einen Topf, der gut zur Hälfte mit heißem Wasser gefüllt sein muß (Heublumensud verstärkt die Wirkung). Über den Topf wird ein Lattenrost gelegt. Jetzt setzt sich der Kranke auf den Stuhl, stellt die Füße auf den Lattenrost und hüllt sich fest in Badelaken und Wolldecken. Auch hier kann die Anwendungsdauer, je nach Verträglichkeit des Patienten, 15-30 Minuten betragen. Nach dem Dampffußbad ist eine kalte Abwaschung durchzuführen.

Das *Gesäßbad,* auch als *Unterleibsdampfbad* bekannt, wird mit Hilfe eines sogenannten Leibstuhles oder eines Stuhles mit durchlöchertem Sitz durchgeführt, auf den sich der Kranke mit entkleidetem Unterkörper zu setzen hat. Der Oberkörper ist bis zur Gürtellinie mit Leinentüchern und Wolldecken gegen jede Verkühlung zu schützen. Unter den Sitz wird dann der Topf mit dem Kräutersud gestellt, dessen Dampf nach oben zieht. Damit der Topf für die Anwendungsdauer genügend Dampf entwickelt, kann man mit einem erhitzten Ziegelstein den Sud erneut erhitzen oder den Topf mit einer elektrischen Heizplatte unter den Stuhl schieben. Dauer des Dampfbades im Höchstfall 20 Minuten. Danach ohne kaltes Nachwaschen sofort ins Bett, wenn die Lösung von Krämpfen oder ein Nachschwitzen erreicht werden soll. In anderen Fällen empfiehlt sich eine Ganzwaschung.

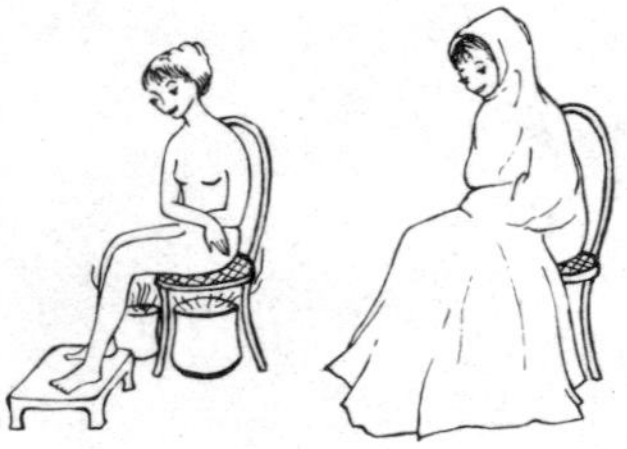

Diese Art von Dampfbad wendet man bei Erkältungskrankheiten zum Schwitzen an. Haferstrohsud trägt zur Linderung von Steinleiden bei. Heublumensud empfiehlt sich bei Erkältungen, krampfartigen oder rheumatischen Zuständen des Unterleibes und bei Blasenkatarrh. Zinnkrautsud bewährt sich bei Stoffwechselstörungen, Prostataleiden, aber auch bei Koliken von Niere, Blase und Darm.

Das *Volldampfbad* ähnelt der Sauna und ist in den meisten Fällen nur in Kuranstalten durchführbar. Im Handel gibt es allerdings Kästen für Dampfbäder, die leicht zu handhaben sind. Der Kranke ist bis zum Hals eingehüllt und spürt selbst am besten, wie lange er das Bad verträgt. Jede Übertreibung schadet. Es ist immer zu raten, den Hausarzt zu befragen.

Eine kalte Kompresse auf der Stirn schafft Erleichterung und wird als wohltuend empfunden. Im allgemeinen soll eine Dauer von 10 Minuten nicht überschritten werden. Anschließend geht man unabgetrocknet zum Nachdünsten ins Bett. Erst wenn man wieder völlig trocken ist, wird eine kalte Abwaschung oder ein Kaltbad genommen.

„Dreißig Jahre lang habe ich sondirt
und jede einzelne Anwendung an mir
selbst probirt."
Sebastian Kneipp in „Meine Wasserkur"
Ausgabe 1899

Register

Quellen- und Literaturverzeichnis

Georg Fischer, Heilkräuter und Arzneipflanzen, 1947
Dr. Ferdinand Müller, Das große Kräuterbuch, 1937
Adamud Loniverus, Kreutterbuch, 1679
Roland Gööck, Das Buch der Gewürze, 1962
Heinz Görz, Die Natur heilt, 1969
Heinz Görz, Das kleine Kneippbuch, 1969
Heinz Görz, Der Wasserdoktor, 1958
Sebastian Kneipp, Meine Wasserkur, 1886
Sebastian Kneipp, So sollt ihr leben, 1889
Dr. Fritz Wiedemann, Länger und gesünder leben, 1972
Dr. Albert Schalle, Die Kneippkur, 1957
Prof. Alfred Brauchle, Das große Buch der Naturheilkunde, 1957
Berthold Withalm, Naturgemäßes Volksheilbuch, 1955
Moritz Heine, Das deutsche Nahrungswesen, 1901
Dr. Oetkers Warenkunde, 1959